高级卫生专业技术资格考

肿瘤内科学

高级医师进阶

（副主任/主任医师）

主　编　张春霞
副主编　张　洁　高　平

编　者

杨　静　杨　柳　于　洋　张金玉　张耀元
季冰风　赵荣颖　赵子仪　周　默　王红微
张润楠　石　琳　程　惠　马艳敏　曲彦泽
李晓玲　张　超　张　彤　王　楠　邓　敏
邓　屾　程　磊　杨　伟　李　蕙　李震雨
马小满　王　开　王　安　白　莹　杜　蕊
张蓉蓉　杨　光　于　潇　张晓丹　潘家栋
肖梦雅　王月莹　张　璐　杨卓伊　马春雷

中国协和医科大学出版社

图书在版编目（CIP）数据

肿瘤内科学·高级医师进阶／张春霞主编．—北京：中国协和医科大学出版社，2016.1
（高级卫生专业技术资格考试用书）
ISBN 978-7-5679-0264-0

Ⅰ．①肿…　Ⅱ．①张…　Ⅲ．①肿瘤-内科-诊疗-医药卫生人员-资格考核-自学参考资料　Ⅳ．①R730

中国版本图书馆 CIP 数据核字（2015）第 035066 号

高级卫生专业技术资格考试用书
肿瘤内科学·高级医师进阶

主　　编：张春霞
责任编辑：吴桂梅

出版发行：**中国协和医科大学出版社**
（北京东单三条九号　邮编 100730　电话 65260431）
网　　址：www.pumcp.com
经　　销：新华书店总店北京发行所
印　　刷：中煤（北京）印务有限公司

开　　本：787×1092　1/16 开
印　　张：32.25
字　　数：650 千字
版　　次：2016 年 1 月第 1 版
印　　次：2019 年 3 月第 4 次印刷
定　　价：115.00 元

ISBN 978-7-5679-0264-0

前　言

恶性肿瘤是当今世界最难攻克的顽症之一。近年来，我国恶性肿瘤发病率逐年上升，并有发病年龄提前的趋势。恶性肿瘤在我国已成为常见病、多发病，严重威胁着人类的生命和健康，死亡率位居致死疾病之首。随着肿瘤专家的不断探索和广泛研究，近年来在诸多领域取得了较大的进展，特别是在肿瘤内科治疗方面进展较快。目前，肿瘤内科治疗已成为恶性肿瘤综合治疗中不可缺少的重要手段，也成为某些肿瘤根治的主要方法。

随着医学科学的飞速发展，临床上新理论、新技术和新方法不断出现。同时，高级技术资格考试制度逐渐完善，但考试用书却极其匮乏。为了加强临床医务人员对学科知识的系统了解和掌握，提高医疗质量，同时也为了满足考生需要，我们组织了从事临床工作多年，在本学科领域内具有较高知名度的副主任医师职称以上的专家，共同编写了此书。

本书内容紧扣高级卫生专业技术资格考试要求，根据大纲对专业知识“熟悉”“掌握”“熟练掌握”的不同层次要求，详略得当，重点突出。全书共分4篇47章，具体内容包括肿瘤内科基础知识、肿瘤内科药物、肿瘤诊治技术以及肿瘤内科疾病。

全书内容具有实用性、权威性和先进性，是拟晋升副高级和正高级职称考试人员的复习指导用书，同时也可供高年资医务人员参考，以提高主治医师以上职称医务人员临床诊治、临床会诊、综合分析疑难病例以及开展医疗先进技术的能力。

由于编写时间仓促及编者经验和学识有限，尽管编者尽心尽力，书中难免出现不足之处，恳请广大读者与专家更正和完善。

编　者

2015年9月

目 录

第一篇
肿瘤内科基础知识

第一章　肿瘤发生的分子机制

第一节　肿瘤发生的多病因、多基因、多阶段性

知识点1：肿瘤发生的启动阶段　　副高：熟练掌握　正高：熟练掌握

肿瘤发生的启动阶段是指正常细胞经致癌因素作用后发生基因改变的过程，发生肿瘤启动的细胞具备向恶性细胞转变的风险。习惯上称为“第一次打击”。此过程比较短且不可逆。进入机体的致癌物经过活化代谢后和细胞膜、DNA 或蛋白质相互作用，造成基因结构及功能的改变，从而引起细胞增殖与分化异常。基因的改变包括传统的遗传学改变以及基因以外的表观遗传变化。前者指基因的碱基顺序发生改变，是外来致癌因素造成细胞基因改变或外来基因（如病毒癌基因）整合到细胞基因组中导致染色体畸变或基因突变等。后者则是指基因的碱基顺序并没有发生改变，而是某个或某些基团结构异常，如 DNA 甲基化及组蛋白乙酰化等，使基因调控和表达发生变化，引起细胞连续增殖和分化异常。

知识点2：肿瘤发生的促进阶段　　副高：熟练掌握　正高：熟练掌握

肿瘤发生的促进阶段是指发生了基因改变的启动细胞在特定的条件下（如促癌因子的作用）发生选择性克隆扩增，获得肿瘤细胞的某些表型，形成了在病理形态学上可以鉴别的病灶。在促进阶段，孕育着第二次、第三次甚至更多次的遗传改变。肿瘤的促进阶段与启动阶段相比历时较长。在促进阶段初期，这些遗传异常能够被人体自身修复机制纠正，具有可逆性；但是后期，细胞内“受损基因”不断累积，造成细胞不可逆转的形态及功能失常，并能逃脱人体防御肿瘤的免疫监视，进入增殖失控阶段，逐渐呈现恶性表型。

知识点3：肿瘤发生的演进阶段 副高：熟练掌握 正高：熟练掌握

演进阶段是肿瘤发生的最终阶段。在演进因子或完全的致癌因子的作用下，癌前状态的细胞再次产生遗传物质的不可逆性改变，并获得一些新的生物学特性，例如异质性增加、增殖和侵袭能力增强、出现浸润及转移等，最终导致恶性肿瘤的发生。

演进阶段是一个动态的过程，当细胞开始出现核型不稳定性与染色体异常时即表示肿瘤发生进入演进期。核型不稳定性的机制有：DNA 损伤及其修复机制的缺陷，原癌基因（如 mos、myc）和抑癌基因（如 p53、Rb1）以及细胞周期调节基因（如周期素、周期素依赖性激酶、蛋白激酶和磷酸化酶的基因）的结构及其表达水平改变和微卫星不稳定性等。

第二节 肿瘤相关基因

一、癌基因

知识点1：癌基因定义及其分类 副高：熟练掌握 正高：熟练掌握

癌基因是一类存在于病毒或细胞基因组中，其表达产物在一定条件下能使正常细胞转变为恶性细胞的核苷酸序列，又称为转化基因。存在于病毒内的癌基因称为病毒癌基因，存在于细胞内的癌基因称为细胞癌基因。病毒癌基因根据其来源于 RNA 病毒或 DNA 病毒，又分为 RNA 病毒癌基因与 DNA 病毒癌基因。细胞癌基因在正常情况下是以非激活状态存在，所以被称为原癌基因。其表达产物涉及细胞增殖、分化等重要生理调节过程。原癌基因一旦被激活，就成为具有转化活性的细胞癌基因。

知识点2：原癌基因的分类 副高：熟练掌握 正高：熟练掌握

（1）生长因子：sis、mos 和 hst 等原癌基因能够产生相应的血小板衍生生长因子、前表皮生长因子以及成纤维细胞生长因子。其产物分布于细胞外，可作用于自身及其他细胞，促进细胞生长。

（2）生长因子受体：包括 erbB、erbA 和 fms 等，其产物都在细胞膜上，可以和外来配体结合，传入生长信号。正常的受体基因可因结构改变而被激活，从而导致细胞连续分裂增殖。

（3）非受体蛋白激酶：src、yes、fgr、abl 及 ros 等原癌基因编码产物具有酶活性，能够使蛋白质上的丝氨酸、苏氨酸或酪氨酸残基发生磷酸化。

（4）ras 基因产物：包括 H-ras、K-ras 和 N-ras。ras 基因定位在染色体 1p22 或 1p23，其编码产物是鸟苷酸结合蛋白，具有鸟苷三磷酸（GTP）酶活性，定位在细胞膜的内侧面，参与生物信息的跨膜传递，进行细胞分裂。

（5）核蛋白：包括 Myc、Myb、Fos 及 Jun 等，编码产物位于细胞核内，控制基因的表达与转录，对生长因子传导的信息以及细胞生长与增殖进行调控。

知识点3：原癌基因的激活机制——基因突变　　副高：熟练掌握　正高：熟练掌握

基因突变即基因在编码序列的特定位置上有一个或几个核苷酸发生改变，是原癌基因激活的一种主要方式。基因突变包括点突变、移码突变以及其他复杂的核苷酸序列变化。点突变是指DNA分子中一个碱基被另一个碱基所取代，如同义突变、无义突变和错义突变等。移码突变中多见的是碱基缺失或插入。其他复杂的核苷酸序列改变则包括整码突变、重组突变（即染色体错误配对不等交换）等。如ras基因家族常常出现点突变，即原癌基因编码的第12位甘氨酸残基被替换成缬氨酸残基。该突变使ras基因编码的ras蛋白丧失GTP酶活性，不能将GTP水解为鸟苷二磷酸（GDP），从而使得下游信号通路连续激活，引起细胞失控性生长，导致肿瘤发生。大约有30%的肿瘤组织存在ras基因突变，所以，检测ras基因突变有利于诊断某些肿瘤。

知识点4：原癌基因的激活机制——基因扩增　　副高：熟练掌握　正高：熟练掌握

正常情况下，细胞每经历一个周期，DNA即复制一次，但在某些情况下，DNA能够复制数十次甚至上百次。基因扩增是DNA过度复制引起。原癌基因扩增是指基因拷贝数增加，编码的蛋白量也经常增加。如20%～30%的乳腺癌患者中会出现HER-2基因扩增。HER-2是表皮生长因子受体家族成员之一，此种基因扩增提示患者预后不理想，容易发生复发转移，同时也是临床采用抗HER-2的靶向治疗药物曲妥珠单抗的重要依据。

知识点5：原癌基因的激活机制——染色体易位　　副高：熟练掌握　正高：熟练掌握

当基因从一个染色体上的正常位置移到另一染色体的某个位置，叫做染色体易位，是原癌基因激活的另一种多见形式。多种肿瘤中有染色体易位，如Burkitt淋巴瘤中位于8号染色体上的C-myc基因易位到14号染色体上，与14号染色体上的免疫球蛋白重链基因的调节区相连接，在此调节区序列控制下被转录激活，从而生产出大量MYC蛋白，驱动淋巴细胞大量恶性增殖，产生肿瘤。染色体易位现象在白血病与淋巴瘤中比较普遍，是其特异性细胞遗传学和分子生物学标志，对疾病诊断和分型具有重要意义。

知识点6：原癌基因的激活机制——插入诱变　　副高：熟练掌握　正高：熟练掌握

RNA病毒本身没有病毒癌基因，但这类病毒的基因组两端含长末端重复序列，在感染细胞后，长末端重复序列能够插入到原癌基因附近或内部，通过长末端序列中启动子与增强子的调控使癌基因表达增强，称插入诱变，造成肿瘤发生。

二、抑癌基因

知识点7：抑癌基因的确定条件　　副高：熟练掌握　正高：熟练掌握

抑癌基因编码的蛋白质对于肿瘤发生有抑制作用，这类基因的缺失或失活能够导致细胞增殖失控，甚至促进肿瘤形成。确定一种抑癌基因在理论上需满足三个基本条件：①此基因在该恶性肿瘤对应的正常组织中应正常表达；②此基因在该恶性肿瘤中需有结构改变或表达缺陷或功能失活；③将此基因的野生型导入基因异常的肿瘤细胞内，可以部分或全部改变其恶性表型。临床上多见的抑癌基因包括 p53、Rb1、APC、p16、PTEN 及 FHIT 等。

知识点 8：抑癌基因——p53　　副高：熟练掌握　正高：熟练掌握

p53 定位在人类染色体 17p13 上，由 11 个外显子与 10 个内含子组成，编码产物是相对分子质量 53000 的 P53 蛋白。P53 蛋白的生物学功能是 G_1 期 DNA 损伤的检查点，当 DNA 受损伤时，p53 基因被激活，P53 蛋白累积，DNA 复制停止，使 DNA 损伤得到修复。但如果细胞遭遇大量不可修复的 DNA 损伤时，p53 则开启细胞凋亡程序，阻止细胞向恶性转化。

p53 基因可通过突变或与癌蛋白结合等形式失活，丧失抑癌活性。许多肿瘤 p53 缺失，或表达突变型 p53，丢失其对细胞周期的控制作用。如 Li-Fraumeni 综合征是一种主要因为 p53 功能异常引起的家族性肿瘤综合征，该综合征可导致家族成员对恶性胶质瘤、白血病、乳腺癌、肺癌以及软组织肉瘤等多种肿瘤具有高度易感性。

知识点 9：抑癌基因——视网膜母细胞瘤基因　　副高：熟练掌握　正高：熟练掌握

视网膜母细胞瘤基因定位在人染色体 13q14，有 27 个外显子，其主要产物是相对分子质量 105000 的核磷蛋白，称 P105-Rb。P105-Rb 有磷酸化与非磷酸化两种形式，非磷酸化形式为其活化形式。

P105-Rb 能够控制细胞由 G_1 期进入 S 期，对细胞生长起负调节作用。当细胞受到刺激进行分裂时，P105-Rb 因磷酸化而失活，使细胞进入 S 期。当细胞分裂成为两个子细胞时，失活的 P105-Rb 通过脱磷酸化使子细胞处在 G_1 期。Rb1 基因异常主要表现为等位基因缺失及基因突变，与视网膜母细胞瘤、乳腺癌及膀胱癌等肿瘤有关。

知识点 10：抑癌基因——结肠腺瘤样息肉病基因

副高：熟练掌握　正高：熟练掌握

结肠腺瘤样息肉病基因（APC）是家族性腺瘤性息肉病（FAP）的易感基因，定位在 5 号染色体，编码产物为相对分子质量 300 000 的蛋白质。APC 蛋白能够和 β-连环蛋白（β-catenin）连接，促进 β-catenin 降解，从而降低细胞内 β-catenin 水平而控制细胞增殖。在 FAP 患者中，因为 APC 基因失活引起 β-catenin 在细胞内累积，进而造成细胞增殖加快，形成肿瘤。APC 基因不仅和 FAP 相关，而且和散发性结肠癌、肺癌等疾病也有关。

知识点 11：抑癌基因——p16 基因　　副高：熟练掌握　正高：熟练掌握

p16 基因也称多肿瘤抑制（MTS）基因。该基因定位在染色体 9p21，由 2 个内含子与 3 个外显子组成，其编码产物为 CDK 的抑制因子，通过抑制 CDK4 对细胞周期发挥负调控作用，阻止细胞由 G_1 期进入 S 期，因而抑制细胞增殖。p16 基因异常与恶性黑色素瘤等多种人类肿瘤的出现有关。p16 基因失活的主要方式是启动子区甲基化、基因缺失以及基因突变。

知识点 12：抑癌基因——PTEN 基因 副高：熟练掌握 正高：熟练掌握

PTEN 基因定位在染色体 10q23，由 9 个外显子组成，编码由 403 个氨基酸组成的 PTEN 蛋白，具备磷酸酯酶的活性。PTEN 蛋白可以通过拮抗酪氨酸激酶等磷酸化酶活性从而抑制肿瘤的发生、发展。PTEN 基因失活的主要方式为等位基因缺失、基因突变以及甲基化。PTEN 基因异常可存在于 Cowden 综合征、胶质瘤和前列腺癌、卵巢癌、子宫内膜癌、胰腺癌、乳腺癌、甲状腺癌以及肺癌等多种肿瘤中，被认为是继 p53 之后肿瘤中第二个易突变的基因。

知识点 13：抑癌基因——脆性组氨酸三联体基因
副高：熟练掌握 正高：熟练掌握

脆性组氨酸三联体基因（FHIT）定位在人类染色体 3p14.2，编码含 147 个氨基酸且相对分子质量为 16800 的蛋白质，是一种非常典型的二腺苷三磷酸（Ap3A）水解酶。FHIT 基因能够调控细胞周期、诱导细胞凋亡。肿瘤中 FHIT 基因的失活机制主要有基因缺失、异常转录和异常甲基化等，点突变比较罕见。FHIT 基因失活可引起 Ap3A 水解酶活性丧失，从而造成 Ap3A 水平升高。Ap3A 具有抑制蛋白激酶的活性，其水平升高能够阻断抑制途径或凋亡通路，增强生长信号传导途径，导致肿瘤出现。FHIT 基因缺失与许多肿瘤的发生密切相关，80%的小细胞肺癌与 40%的非小细胞肺癌中有 FHIT 基因缺失，42%的浸润性乳腺癌中有 FHIT 蛋白的表达下调或缺失。

三、其他肿瘤相关基因

知识点 14：其他肿瘤相关基因——错配修复基因
副高：熟练掌握 正高：熟练掌握

DNA 经常受到各种因素的影响而产生核苷酸序列变化，需要通过 DNA 修复系统进行修复。这一功能主要是由错配修复（MMR）基因所表达的蛋白来完成。目前为止已发现的和人类 MMR 相关的基因包括：hMSH2、hMLH1、hMLH3、hMSH3、hMSH5、hMSH6 及 hPMSH1 等。

知识点 15：错配修复反应过程 副高：熟练掌握 正高：熟练掌握

（1）识别：hMSH2 蛋白分别和 hMSH3 及 hMSH6 蛋白形成异源二聚体 hMutSα 与 hMutSβ，这两个异源二聚体能够识别 DNA 链上的错配碱基位点并与之结合。hMLH1 分别和 hPMS2、hPMS1 及 hMLH3 结合形成 hMutLα、hMutLβ 及 hMutLγ 异源二聚体，这些异源二聚体与 hMutSα 及 hMutSβ 结合为复合物，从而开启错配修复。

（2）切断：上述识别过程中产生的复合物在核酸外切酶、解旋酶、增殖细胞核抗原、DNA 聚合酶、单链结合蛋白以及复制因子等与 MMR 相关酶的共同作用下，切除含有错配碱基的一段 DNA 链。

（3）修复：DNA 聚合酶Ⅲ和 DNA 连接酶根据模板链序列合成正确的 DNA 链，填充被切除的部分，从而完成整个 MMR 过程。

知识点 16：DNA 的错配修复　　副高：熟练掌握　正高：熟练掌握

DNA 的错配修复确保了 DNA 复制的精确性和遗传物质的完整性与稳定性。MMR 基因突变能够引起修复功能缺陷，从而使某些原癌基因与抑癌基因的突变迅速累积在细胞内，最终引起肿瘤发生。

知识点 17：其他肿瘤相关基因——代谢酶基因多态　　副高：熟练掌握　正高：熟练掌握

环境中的化学致癌物大多为前致癌物，进入机体后需经过不同代谢酶的生物转化作用。其中代谢酶有：①参与致癌物活化过程的Ⅰ相酶，例如细胞色素 P450（CYP）酶系统；②参与致癌物解毒代谢（造成致癌物降解失去其致癌活性）过程的Ⅱ相酶，例如谷胱苷肽巯基转移酶。

前致癌物最终能否成为终致癌物并启动对靶器官的致癌效应，则是由两类代谢酶“解毒”与“致毒”之间的平衡作用而共同决定的。代谢酶基因多态能够影响酶的活性，而酶活性的个体差异则有可能是影响个体肿瘤易感性的因素之一。但是，外源性化学致癌物的体内代谢过程非常复杂，所以在探讨代谢酶基因多态性与肿瘤易感性之间的关系时，不但要考虑代谢酶基因的单独作用，而且需考虑其联合或交互作用。

第三节　细胞信号转导通路与肿瘤

一、主要的细胞信号转导通路

知识点 1：细胞信号转导的过程　　副高：熟练掌握　正高：熟练掌握

细胞信号转导是经由细胞膜或胞内受体感受细胞外各类信号刺激，经复杂的细胞内信号转导系统的转换引发细胞基因表达改变，从而影响细胞生物学功能的过程。

知识点2：细胞信号转导系统 副高：熟练掌握 正高：熟练掌握

细胞信号转导系统是由细胞外信息分子（即配体）、能接受信号的特定受体、细胞内信号转导分子以及细胞核内转录因子组成。配体主要包括生长因子与细胞因子、激素、神经递质、肿瘤坏死因子以及黏附分子等。受体是一类大分子物质，能识别及选择性结合配体，从而引起细胞反应。按照在细胞中的位置，受体分为细胞表面受体与胞内受体，细胞表面受体存在于细胞膜上，与肽类激素和生长因子等水溶性配体以及前列腺素等某些脂溶性配体相结合，从而将细胞外信息跨膜传递到胞内；胞内受体存在于胞质或胞核中，与类固醇激素和甲状腺素等可以通过胞膜的小分子疏水配体相结合，进而引起细胞特定的应答反应。

知识点3：细胞信号转导系统原理 副高：熟练掌握 正高：熟练掌握

细胞外信号通过与受体特异性相结合，激活细胞内信号转导分子，从而触发离子通道的开放及蛋白质可逆磷酸化等变化，进而调控基因表达，引发一系列生物效应。细胞信号转导通路中的单一或多个环节产生障碍或异常，可以导致细胞代谢、生长、分化以及生物学行为的异常，引起各种疾病特别是肿瘤的发生。

知识点4：主要的细胞信号转导通路——MAPK 转导通路 副高：熟练掌握 正高：熟练掌握

丝裂原活化蛋白激酶（MAPK）转导通路是近年来研究比较广泛的蛋白激酶转导通路。MAPK 是一类细胞内大量分布的丝氨酸/苏氨酸激酶，在与细胞生长、分化和凋亡等密切相关的信号转导途径中发挥重要作用。该通路可由生长因子、激素、细胞因子以及应激等多种方式激活。MAPK 是该转导通路中的重要枢纽，通常位于胞质信号转导通路的终末位置，活化后快速转位到细胞核内，通过直接激活核内转录因子或者激活其他一些蛋白激酶来调节一些特定基因的转录活性，从而影响细胞的正常生命活动过程，最终导致肿瘤形成。

知识点5：主要的细胞信号转导通路——PI3K 转导通路 副高：熟练掌握 正高：熟练掌握

磷脂酰肌醇 3-激酶（PI3K）转导通路参与细胞生长、增殖、黏附及分化等多种重要的细胞功能。PI3K 激活后能够促使磷脂酰肌醇二磷酸酯（PIP2）转化成为磷脂酰肌醇三磷酸酯（PIP3）。PIP3 作为第二信使激活下游激酶比如 AKT 等；激活的 AKT 转移到细胞核内，通过磷酸化作用调控多种转录因子如核转录因子 κB（NF-κB）与下游靶蛋白如哺乳动物雷帕霉素靶蛋白（mTOR），从而造成肿瘤发生。

知识点6：主要的细胞信号转导通路——TNF 受体介导的转导通路 副高：熟练掌握 正高：熟练掌握

肿瘤坏死因子（TNF）具备多种生物学效应，如促进细胞增生、分化、凋亡，诱发炎症以及调节免疫等。TNF受体不仅在正常细胞表面大量存在，而且也分布在多种肿瘤细胞表面。TNF诱导的各种生物学效应均是通过细胞表面两种特异性TNF受体TNFR1与TNFR2相互作用而引发的，这两种受体均为跨膜蛋白，介导细胞凋亡的主要为TNFR1。TNF激活的下游信号转导蛋白主要有Caspase蛋白酶、转录因子NF-κB及JNK蛋白激酶。其中，Caspase蛋白酶激活后能够产生级联激活反应，引起细胞凋亡；而NF-κB与JNK激活后，抑制细胞凋亡。

知识点7：主要的细胞信号转导通路——TGF-β受体介导的转导通路

副高：熟练掌握　正高：熟练掌握

转化生长因子-β（TGF-β）超家族是一类由多种组织细胞合成的多功能细胞因子，其受体介导的转导通路是一个极为重要的胞内信号转导通路，对许多细胞的生长、分化具有调节作用。TGF-β受体是位于细胞表面的跨膜蛋白，具有丝氨酸/苏氨酸激酶活性。最早被证实的TGF-β受体激酶底物是近年来发现的SMAD家族。SMAD蛋白位于细胞质中，可将信号由细胞膜直接传导至细胞核。当TGF-β和TGF-β受体结合后，活化的TGF-β受体使其位于羟基端的丝氨酸产生磷酸化导致SMAD蛋白形成二聚体复合物，这一复合物转运到细胞核，行使转录因子的功能。TGF-β受体介导的信号转导通路在肿瘤发生发展过程中发挥“双刃剑”的作用，即兼具致癌与抑癌的双重作用。在肿瘤发生早期，TGF-β可发挥抑癌因子的作用，抑制肿瘤细胞生长；而在肿瘤发展末期，该信号通路中的某些成员可出现功能缺陷如SMAD基因突变等，从而使细胞增殖失控，同时促进肿瘤内血管形成，为肿瘤生长与转移提供良好的微环境。

知识点8：主要的细胞信号转导通路——整合素转导通路

副高：熟练掌握　正高：熟练掌握

整合素是细胞表面受体的主要家族，是一种跨膜糖蛋白，介导细胞和细胞外基质的黏附，也在白细胞黏附过程中介导细胞和细胞之间的相互作用。整合素是由α与β两个亚单位通过非共价键形成的异源二聚体，目前至少发现18种α亚单位与8种β亚单位。整合素的信号转导通路主要通过激活黏着斑激酶进行传导。整合素转导通路与肿瘤形成、生长、分化、凋亡以及转移等过程存在密切联系。

知识点9：主要的细胞信号转导通路——Wnt转导通路

副高：熟练掌握　正高：熟练掌握

Wnt基因最早是在研究果蝇发育机制时发现的。高度保守的Wnt信号蛋白家族在胚胎发育中发挥重要的作用，如果被异常激活可导致肿瘤的发生。通过不同信号分子间的相互作用，Wnt蛋白能够调节细胞生长、迁移、分化和发育等多方面复杂的信号级联反应。二十多年的研究已经检测出人类基因组存在 19 个不同的 Wnt 基因。研究表明，Wnt 信号至少存在以下路径：经典的 Wnt/β-catenin 通路（包括 Wnt-1、Wnt-3a 和 Wnt-8a 等）与非经典的 Wnt 通路（包括 Wnt-4、Wnt-5a 和 Wnt-11 等）。目前研究发现，乳腺癌、结直肠癌以及卵巢癌等多种肿瘤中都存在 Wnt 信号转导通路异常。

知识点 10：主要的细胞信号转导通路——JAK-STAT 转导通路

副高：熟练掌握　正高：熟练掌握

两面神激酶（JAK）是一类非跨膜型非受体型蛋白酪氨酸激酶家族，在细胞因子信号传递过程中发挥重要作用。之所以称 JAK 为两面神激酶，是因为其既可以磷酸化与其相结合的细胞因子受体，又可以磷酸化多个含特定 Src 同源 2 结构域的信号分子。信号转导子与转录激活子（STAT）是 JAK 的底物。当细胞因子与其靶细胞上的特异性受体相结合后可使 JAK 活化，继而催化受体上的酪氨酸残基产生磷酸化，并形成相应的 STAT 与受体复合物相结合的“停泊位点”。最后，JAK 激酶催化 STAT 蛋白磷酸化，已经活化的 STAT 形成同源或异源二聚体后进入细胞核内与特定的靶基因相结合，调控目的蛋白表达。JAK-STAT 信号转导通路的异常活化与肿瘤和白血病等多种疾病的发生、发展和预后密切相关。

二、信号转导异常与肿瘤发生发展

知识点 11：配体异常导致细胞增殖失控和播散生长

副高：熟练掌握　正高：熟练掌握

某些肿瘤细胞能够异常分泌生长因子样的活性物质，从而刺激自身增殖。例如在人神经胶质母细胞瘤、骨肉瘤以及纤维肉瘤中都可见 SIS 原癌基因的异常表达，sis 原癌基因的编码产物和血小板源性生长因子-β 链高度同源，从而造成细胞脱离外来生长信号的调控，变成“自我刺激”生长的细胞。

知识点 12：受体异常导致细胞增殖失控和播散生长

副高：熟练掌握　正高：熟练掌握

受体异常可分为两种：①受体下调或减敏，前者是指受体数量减少，后者则是指靶细胞对配体刺激的反应性减弱或消失；②受体上调或增敏，前者是指受体数量增加，后者则是指靶细胞对配体刺激的反应增强过度。这两种受体异常都可导致细胞信号转导障碍，从而影响肿瘤发生发展。导致受体异常的原因主要包括染色体易位、基因突变以及过表达。

知识点 13：Ras 信号转导通路改变导致细胞增殖失控和播散生长

副高：熟练掌握　正高：熟练掌握

Ras 途径是和肿瘤细胞生长失控最密切相关的信号转导通路，介导大部分生长因子刺激的细胞增殖。ras 基因编码的 Ras 蛋白能够在 SOS 催化下通过与 GTP 结合而依次激活 RAF、MEK 及 MAPK（包括细胞外信号调节激酶、c-Jun 氨基末端激酶和 P38 等）通路。若 Ras、Raf、MEK 及 MAPK 通路中的任何环节发生改变导致该通路连续激活时，就会导致细胞增殖失控。目前已发现有约 30%的人类肿瘤出现不同性质的 ras 基因突变。

知识点 14：PI3K 信号转导通路改变导致细胞增殖失控和播散生长

副高：熟练掌握　正高：熟练掌握

PI3K 信号转导通路和多种肿瘤发生发展密切相关。AKT 是 PI3K 信号转导通路中的非常重要的蛋白分子，在 10%~20%的胰腺癌、40%的肝癌及 50%的结肠癌中都可检测到 AKT 的突变。在一些原发性结肠癌与卵巢癌中也检测到 PI3K 调控亚基 p85 的突变。

知识点 15：JAK-STAT 信号转导通路改变导致细胞增殖失控和播散生长

副高：熟练掌握　正高：熟练掌握

JAK-STAT 信号转导通路的异常激活和多种肿瘤发生发展密切相关。造血系统的肿瘤（包括白血病与淋巴瘤）中多见 STAT1、STAT3、STAT5 的激活。在白血病、骨髓增殖性疾病及 MDS 中，均可见到 JAK2 V617F 突变，从而导致 JAK-STAT 信号转导通路的异常激活。

知识点 16：NF-κB 信号转导通路改变导致细胞增殖失控和播散生长

副高：熟练掌握　正高：熟练掌握

NF-κB 信号转导通路具有显著的抑制细胞凋亡的功能，NF-κB 的连续激活能够刺激细胞生长，导致细胞增殖失控。在人类肿瘤特别是淋巴系统的恶性肿瘤中，常可见 NF-κB 家族基因的突变。在 75%的乳腺癌组织中，NF-κB 的表达明显高出邻近的正常组织多倍。

知识点 17：Wnt 信号转导通路改变导致细胞增殖失控和播散生长

副高：熟练掌握　正高：熟练掌握

很多肿瘤如超过 90%的结肠癌都与 Wnt 信号转导通路的异常激活密切相关。β-Catenin 是 Wnt 通路核心蛋白，其基因突变能够导致 β-Catenin 蛋白不能被磷酸化和泛素化降解，导致 β-Catenin 在胞质内大量聚集。从而，β-Catenin 进入细胞核并激活和细胞分裂及生长调控相关的基因（如 c-myc 与 Cyclin D1 等基因），导致细胞增殖失控，引起肿瘤发生。

第二章 肿瘤生物学

第一节 肿瘤细胞生物学基础

一、真核细胞的基本结构

知识点1：细胞的概念 副高：熟练掌握 正高：熟练掌握

细胞是生物体结构与功能的基本单位。原核细胞结构简单，种类稀少，包括细菌、立克次体和支原体等。真核细胞结构复杂，种类繁多，包括人类、动物、植物以及真菌等。真核细胞由细胞膜、细胞质和细胞核三部分组成。

知识点2：细胞膜 副高：熟练掌握 正高：熟练掌握

细胞膜又称质膜，是指围绕在细胞最外层、主要由脂质和蛋白质构成的生物膜，厚约10nm。细胞膜的基本骨架为脂类分子排列形成的双分子层，蛋白质以各种方式镶嵌在脂双层中或结合在其表面，糖类多以复合物的形式通过共价键与膜中的脂类和蛋白组成糖脂和糖蛋白。细胞膜具有流动性及不对称性，是具有选择透过性的半透膜。

知识点3：细胞膜的主要功能 副高：熟练掌握 正高：熟练掌握

（1）为细胞的生命活动提供比较稳定的内环境。

（2）细胞内外选择性的物质传递。

（3）为细胞骨架纤维或细胞外基质提供锚定位点，以维持细胞的形态。

（4）提供细胞识别位点，同时完成细胞内外信息的跨膜传递。

（5）为多种酶提供结合位点，使得酶促反应高效有序地进行，通过特殊的细胞间连接介导细胞和细胞、细胞和基质之间的连接。

（6）参与形成具有各种不同功能的细胞表面特化结构。

知识点4：细胞膜结构 副高：熟练掌握 正高：熟练掌握

细胞膜表面有一层由多糖、蛋白聚糖、糖蛋白和糖脂组成的膜相关复合物，称为糖萼或糖被膜，与细胞黏附、接触抑制、生长控制和细胞抗原性、营养吸收以及受体功能都有密切关系。细胞膜常有一些特化结构，以适应细胞和细胞间的联系与交流。这些结构称为细胞间连接结构，例如紧密连接、缝隙连接、中间连接和桥粒等。

知识点5：细胞质 副高：熟练掌握 正高：熟练掌握

真核细胞中除核以外的原生质部分称为细胞质。细胞基质的主要成分是蛋白质、脂类、糖类和无机盐等。在细胞质中有许多具有一定形态和功能的结构，称为细胞器。人体细胞中的细胞器主要包括线粒体、内质网、中心体、高尔基体、核糖体、溶酶体和微体等。内质网、线粒体、高尔基体、溶酶体以及过氧化物酶体等细胞器属于膜性结构细胞器，与胞质中的各类小泡、液泡和核膜等膜性结构统称为内膜系统。细胞膜和细胞内膜系统具有相同的基本结构特征，总称为生物膜。核糖体、中心粒等是非膜性结构细胞器。细胞质中还有由微丝、微管及中等纤维构成的复杂的细胞骨架系统。

知识点6：细胞核 副高：熟练掌握 正高：熟练掌握

细胞核是细胞内遗传信息的储存库，是DNA复制和RNA转录中心，也是细胞代谢、生长、分化、繁殖的控制枢纽。细胞核的形态不一，通常为圆形或椭圆形。大多数细胞只有一个细胞核，少数无核、双核或多核，一般位于细胞中央或偏于一侧。细胞核的形态在细胞周期的不同阶段变化很大。间期细胞核主要由核膜、核仁、染色质及核基质组成。

细胞核是细胞内最大的细胞器，不同类型细胞的细胞核大小不一样，高等动物细胞核的直径一般为5~10μm，其体积为细胞体积的1/3~1/2。每种类型的细胞核与细胞的体积之间通常保持着一定的比例，可用核质比例（N/C）来表示，即是细胞核体积与胞质体积的比值。核质比与细胞类型、发育时期、生理状态以及染色体倍数有关，幼稚型的细胞核相对较大。

间期细胞核中能被碱性染料染色的物质称染色质，是由核酸（主要为DNA）与蛋白质构成的核蛋白复合体。细胞分裂时，染色质凝集形成光镜或电镜下可见的点状或棒状结构，称为染色体。DNA是遗传信息的携带者，这些信息能够通过复制传给下一代。

二、真核细胞的分裂方式

知识点7：有丝分裂 副高：熟练掌握 正高：熟练掌握

有丝分裂是体细胞增殖的主要方式。分裂过程中染色体复制1次，细胞分裂1次，形成2个子细胞。每个子细胞中的染色体数目和母细胞相同，成为二倍体细胞。有丝分裂过程可分为分裂间期与分裂期2个时期。分裂间期分为G_1期（DNA复制期前）、S期（DNA复制期）和G_2期（DNA复制期后）3个阶段；有丝分裂期可分为前期、中期、后期及末期4个时期。

知识点8：减数分裂 副高：熟练掌握 正高：熟练掌握

减数分裂是生殖细胞特有的分裂方式。分裂过程中DNA复制1次，细胞持续分裂2次，1个母细胞分裂成为4个子细胞。所形成的每个子细胞中的染色体数量减半，成为单倍体细胞。

三、肿瘤细胞的一般特征

知识点9：细胞的大小 副高：熟练掌握 正高：熟练掌握

恶性肿瘤细胞一般体积增大，有时出现体积很大的“瘤巨细胞”。癌细胞形状异常，失去原有正常细胞的形状，相互之间的大小形态也差别较大。但少数分化很差的肿瘤，其瘤细胞比正常细胞小、圆形，大小也比较一致。

知识点10：细胞质 副高：熟练掌握 正高：熟练掌握

（1）因为肿瘤细胞胞质内核蛋白体增加，胞质常呈嗜碱性。可因瘤细胞产生的异常分泌物及代谢产物（如激素、黏液、糖原、脂质、角质及色素等）而具有不同特点，胞质内的特异性产物常可帮助判断肿瘤的来源。

（2）肿瘤细胞胞质内的细胞器常出现数目减少、发育不良或形态异常，这在分化低的恶性肿瘤细胞中更为常见。胞质内主要见游离的核蛋白体，而其他细胞器大量减少。说明瘤细胞主要合成供自身生长的蛋白质，而丧失其分化的能力，这与肿瘤细胞生长快速以及恶性程度高有关。

（3）癌细胞的胞质总是保留着一些起源组织的特征，但癌细胞的胞质无法完全保持来源组织的特征。肿瘤细胞胞质的这些特征性的改变，有利于其鉴别诊断。另外，对细胞质中的细胞骨架成分，如中间丝进行免疫组织化学分析，同样有助于肿瘤的鉴别。

知识点11：细胞核 副高：熟练掌握 正高：熟练掌握

恶性肿瘤细胞的细胞核一般体积增大，且核质比失常［正常为1∶(4~6)，恶性肿瘤细胞则接近于1∶1］。核大小及形状不一，并可出现巨核、双核、多核以及奇异形状的核。核染色深，染色质呈粗颗粒状，分布不均匀，通常堆积在核膜下，核膜增厚。核仁增大，数目增加（可为3~5个）。核分裂象常增多，可出现不对称性、多极性或顿挫性等病理性核分裂象。恶性肿瘤细胞的核异常改变多数与染色体为多倍体或非整倍体有关。

细胞核的多形性为恶性肿瘤的重要特征，区别良恶性肿瘤时有重要作用。

第二节 肿瘤分子生物学基础

一、肿瘤细胞膜的变化

知识点1：膜糖蛋白的改变 副高：熟练掌握 正高：熟练掌握

（1）膜糖蛋白丢失：细胞表面高分子量糖蛋白消失，使癌细胞能够不依赖细胞接触而进行顺式糖基化作用，进而失去细胞接触抑制现象。

（2）膜糖蛋白链的变化：糖链上唾液酸（涎酸）、岩藻糖及N-糖基化糖链分支皆明显增加，这是肿瘤胞膜最常见的变化。在转移癌中唾液酸的含量升高，细胞表面唾液酸的增加和肿瘤细胞免疫逃避现象有关。

（3）合成新的糖蛋白：癌细胞表面存在一种分子量为100kDa的新糖蛋白（gp100），由于具有胰岛素受体的作用，因此有利于癌变细胞的生长。

知识点2：膜糖脂的改变　　副高：熟练掌握　正高：熟练掌握

（1）某些糖鞘脂合成不完整，而其前体物的含量增多，导致某些特殊糖脂消失。在白血病、脑肿瘤、肾癌以及肠癌等也呈现类似糖链缺损的糖脂变化，可能是因为单一的或复合的糖基转移酶受抑制，活性降低导致糖链合成受阻。

（2）伴随着恶性化产生新糖脂的合成。许多癌细胞能够合成自己独特的新糖脂，或由原有的糖脂系的合成转变成为另一种糖脂系的合成。

（3）糖脂反应消失。糖脂反应导致密度依赖性生长抑制作用，因此糖脂反应合成的糖鞘质又称为密度依赖性糖鞘质。癌细胞丧失这种糖脂反应，这是转化细胞无限增殖的原因之一。

（4）隐匿性糖脂的显露。质膜糖鞘质的一个明显特性就是隐匿性，隐匿性的改变和细胞功能变化密切相关，并且和蛋白质构象的变化具有高度的协同作用。肿瘤细胞使正常处在隐匿状态的糖脂暴露，变得更加容易接受外源性配体。因为细胞表面糖鞘质为多功能的膜调节因子，癌细胞膜糖鞘质的改变将引起许多细胞功能的改变，如生长失去控制、膜流动性改变以及细胞识别缺陷等。

知识点3：细胞表面结构的改变　　副高：熟练掌握　正高：熟练掌握

癌细胞膜的不规则性增强，质膜间的排列复杂多样。有丝足、垂片及纤毛存在、减少或缺乏。有些细胞膜表面正常情况下没有微绒毛，而当恶变为癌细胞时将出现一些不规则微绒毛，这有利于营养物质的吸收，但阻碍了细胞间的紧密接触，从而减弱接触抑制，有利于细胞增殖与浸润。恶性肿瘤细胞的细胞间连接结构不但数量少，而且发育差。根据肿瘤细胞质膜的特殊分化结构，可以对一些肿瘤作出鉴别诊断。如电镜下见到少数发育差的桥粒以及胞质中少量张力原纤维，可诊断为鳞状细胞癌。肿瘤细胞表面糖萼中的聚糖结构常发生改变，表现为肿瘤细胞与凝集素的结合特性发生变化。

知识点4：膜表面特性改变与细胞通透性异常的关系
副高：熟练掌握　正高：熟练掌握

癌细胞膜的通透性表现异常，如癌细胞对某些糖类和氨基酸的运送比相应的正常细胞多，以致癌细胞能够迅速生长。此外，还表现在癌细胞内一些水解酶如氨基肽酶、组织蛋白酶和癌细胞的代谢产物，如乳酸等，有向外“渗漏”的现象，导致正常组织结构破坏，从而有助于癌细胞的迅速生长及侵袭。癌细胞通透性增高可能与 cAMP 含量减少有关。cAMP 可激活细胞膜上的蛋白激酶，有助于膜蛋白磷酸化，使膜蛋白的构象发生改变，从而控制膜的通透性。

知识点5：膜表面特性改变与接触抑制降低或消失的关系

副高：熟练掌握　正高：熟练掌握

正常细胞在体外培养时表现为贴壁生长与汇合成单层后停止生长的特点，即接触抑制现象。表明细胞和细胞间能传递信息，停止细胞分裂。培养的肿瘤细胞没有接触抑制，能不断增殖，与细胞膜的结构及功能失常有关。快速生长的肿瘤细胞表面蛋白酶活性增强。因为蛋白酶可使细胞膜表面的糖蛋白水解，使带有糖链的多肽片段脱落，导致细胞不易黏着，接触抑制也消失。另外，细胞膜糖脂的糖链长短和糖基转移酶的活力可能与细胞的接触抑制有关。

知识点6：膜表面特性改变凝集反应的关系　副高：熟练掌握　正高：熟练掌握

植物凝集素使转化细胞产生凝集，而相应的正常细胞在相同的条件下则不凝集。与植物凝集素作用的肿瘤细胞能够显示出接触抑制现象。若加入植物凝集素的受体（α-甲基葡萄糖和α-甲基甘露糖），夺去已结合在细胞表面膜上的植物凝集素，肿瘤细胞又能够表现出不受细胞接触抑制而继续分裂的特点。这种凝集反应的作用点即为膜表面的糖受体，而膜上的糖受体有启动 DNA 合成及影响细胞增殖的作用。所以当肿瘤细胞膜的受体被植物凝集素遮盖时，DNA 的合成及无限分裂增殖就停止。凝集素结合特性的改变和肿瘤细胞的转移潜能有密切关系。

知识点7：膜表面特性改变与细胞膜黏着力降低的关系

副高：熟练掌握　正高：熟练掌握

正常细胞由于彼此间存在一定的黏着力，限制了细胞向附近及远处的扩散。癌细胞的主要特征之一是彼此之间、癌细胞和起源组织之间的黏着性差。癌细胞膜表面的机械黏着力是正常上皮细胞的 1/5~1/3。癌细胞容易脱落以及侵入周围组织，或侵入血液、淋巴组织，并通过血液及淋巴液的循环，播散到身体的其他部位，造成癌症的扩散与转移。恶性肿瘤细胞表面呈负电荷增加、纤连蛋白的含量下降以及构成黏着斑结构的纽蛋白的构象改变等，都能够降低癌细胞的黏着性，使其易于从组织上脱落和转移。

此外，转化细胞膜上有一种蛋白酶能够使血纤维蛋白溶酶原转变为血纤维蛋白溶酶，使纤维蛋白分解。此蛋白酶能够降解与细胞相结合的细胞间基质或黏合物，从而有助于恶性细胞累及其周围的正常组织。

知识点8：细胞膜成分改变与肿瘤转移　　副高：熟练掌握　正高：熟练掌握

肿瘤细胞的浸润、转移行为和其表面的肿瘤相关的糖密切相关，细胞表面含有丰富唾液酸的癌细胞容易转移。肿瘤细胞表面单糖也影响癌细胞转移到哪一靶组织，并且糖脂的成分和肿瘤细胞的转移有关。

二、肿瘤细胞的物质代谢

知识点9：肿瘤细胞的生物学特性　　副高：熟练掌握　正高：熟练掌握

肿瘤细胞具有恶性增殖、分化不良、浸润以及转移等基本生物学特征。肿瘤细胞因为自分泌或其细胞增殖的信号途径的激活，对生长因子需要量明显降低。某些实体瘤细胞还能释放血管生成因子，促进血管向肿瘤生长，获得大量繁殖所需的营养物质。正常真核细胞大多应黏附在特定的细胞外基质上才能存活，肿瘤细胞丧失锚定依赖性，能够在琼脂、甲基纤维素等支撑物上生长。

恶性肿瘤具有浸润性与转移特性。正常细胞由于彼此间存在一定的黏着力，限制了细胞向附近及远处的扩散。而癌细胞表面细胞黏着与连接相关的成分发生变异或缺失，相关信号通路受阻，细胞失去与细胞间或细胞外基质间的联结，易于从原发部位脱落并且侵入周围组织，或侵入血液、淋巴组织，并通过血液与淋巴液的循环，播散到身体的其他部分，造成癌的扩散与转移。

许多癌细胞具备变形运动能力，并且能产生酶类，使血管基底层与结缔组织穿孔，使其向其他组织迁移。正常细胞移植到宿主体内后，因为免疫反应而被排斥，多不易存活。但是肿瘤细胞具有可移植性，如人的肿瘤细胞能够移植到鼠类体内，形成移植瘤。恶性肿瘤细胞的这些特性可以遗传给子代细胞，使癌能够不断扩大甚至广泛散播，并且永远保持癌细胞的恶性特征。

知识点10：肿瘤细胞核酸代谢的改变　　副高：熟练掌握　正高：熟练掌握

肿瘤细胞代谢旺盛，肿瘤组织的DNA与RNA聚合酶活性都高于正常组织，其RNA和DNA合成速率高而分解速率明显降低，因而DNA与RNA的含量均比正常组织显著增高。DNA与细胞的分裂及繁殖有关，RNA与细胞的蛋白质合成和生长有关。所以，核酸增多为肿瘤快速生长的物质基础。

核酸代谢中的主要酶类，如DNA合成酶在恶性肿瘤中明显增多。参与真核细胞DNA复制过程的拓扑异构酶（包括Ⅰ型和Ⅱ型）与端粒酶在肿瘤细胞中出现异常改变。如：Ⅰ型拓扑异构酶在肺癌、结直肠癌、前列腺癌、卵巢癌和恶性淋巴瘤中表达增强；Ⅱ型拓扑异构酶在乳腺癌、卵巢癌和恶性淋巴瘤中表达增强。

知识点11：肿瘤细胞蛋白质代谢改变　　副高：熟练掌握　正高：熟练掌握

肿瘤细胞中蛋白质合成和分解代谢都增强，但合成代谢超过分解代谢，甚至能够夺取正常组织的蛋白质分解产物，合成肿瘤本身所需要的蛋白质，结果可以使机体处于严重消耗的恶病质状态。肿瘤的分解代谢表现在蛋白质分解为氨基酸的过程增强，而氨基酸的分解代谢则下降，可使氨基酸重新用于蛋白质合成，可能和肿瘤生长旺盛有关。

肿瘤相关的标志酶或蛋白，如胚胎性蛋白质合成速率增加。相反，与细胞分化相关的酶或蛋白合成则会减少或全部消失。肿瘤组织还可以合成肿瘤蛋白，作为肿瘤特异抗原或肿瘤相关抗原，导致机体的免疫反应。有的肿瘤蛋白与胚胎组织有相同的抗原性，称为肿瘤胚胎性抗原。例如肝细胞癌能够合成胎儿肝细胞所产生的甲胎蛋白（AFP），另外，卵巢、睾丸含有卵黄囊结构的生殖细胞肿瘤患者血中 AFP 也有升高；内胚层组织出现的一些恶性肿瘤如结肠癌、直肠癌等可产生癌胚抗原；胃癌能够产生胎儿硫糖蛋白等，检测这些抗原有助于与相应肿瘤的鉴别诊断。

知识点 12：肿瘤细胞糖代谢的改变　　副高：熟练掌握　正高：熟练掌握

大多数正常组织通过糖的有氧分解获得能量，只有在缺氧时才进行无氧糖酵解。恶性肿瘤细胞糖代谢的特征性改变为酵解增强，即使在氧气供应充足的条件下也主要以无氧糖酵解方式获得能量（即有氧糖酵解），该现象称为 Warburg 效应。

正常肝组织在有氧条件下氧化供能约为 99%，而酵解供能仅占 1%，但肝癌组织中糖酵解供能可达到 50%。这可能是因为癌细胞线粒体的功能障碍所致，或者与瘤细胞的酶谱变化，尤其是与 3 个糖酵解关键酶（己糖激酶、磷酸果糖激酶及丙酮酸激酶）活性增加与同工酶谱的改变，以及糖异生关键酶活性下降有关。糖酵解的许多中间代谢产物被瘤细胞利用合成蛋白质、核酸和脂类，从而为瘤细胞本身的生长与增殖提供了必需的物质基础。

分子生物学研究提示，Warburg 效应与癌基因的活化及抑癌基因的失活有关。例如，癌基因 ras 的突变能够促进糖酵解，转录因子 Myc 可上调各种代谢相关基因的表达；抑癌基因 p53 的失活能够抑制 SCO2 的表达（编码细胞色素 C 氧化酶的基因），进而干扰线粒体呼吸链的功能等。

知识点 13：肿瘤细胞脂类代谢的改变　　副高：熟练掌握　正高：熟练掌握

肿瘤细胞胆固醇不论以绝对含量或占总脂的百分比计算，都逐渐增高，癌变期可比正常量高出 1 倍以上；而总磷脂占总脂的比例则明显下降。细胞膜中这两种脂类的比例失常，可造成膜流动性的改变，后者可能与细胞的恶性行为有关。

三、肿瘤细胞生长动力学

知识点 14：肿瘤细胞的倍增时间　　副高：熟练掌握　正高：熟练掌握

肿瘤细胞的倍增时间是指肿瘤细胞数增加 1 倍所需的时间。多数恶性肿瘤细胞的倍增时间并不比正常细胞短，而是和正常细胞相似或更长。因此，肿瘤细胞倍增时间的长短可能不是决定恶性肿瘤生长速度的主要因素。

临床上实际应用的倍增时间是指肿瘤体积增加 1 倍所需的时间。人类肿瘤的体积倍增时间大多为 2~3 个月，同一患者的转移瘤倍增时间比原发肿瘤短，处于肿瘤早期，倍增时间短，随着肿瘤体积增大，倍增时间逐步延长。

知识点 15：肿瘤细胞生长分数（GF） 副高：熟练掌握 正高：熟练掌握

肿瘤细胞的生长分数是指肿瘤细胞群体中处于增殖状态（S 期和 G_2 期）的细胞比例。生长分数越大，肿瘤生长就越快速；反之则生长缓慢。在细胞恶性转化的初期，绝大多数的细胞处在增殖期，因此生长分数较高。随着肿瘤的连续生长，不断有肿瘤细胞产生分化，大多数细胞处于 G_0期（静止期），停止分裂增殖。就算是生长最快速的肿瘤，其生长分数通常也只在 20%左右。

知识点 16：肿瘤细胞的生成与丢失 副高：熟练掌握 正高：熟练掌握

正常组织的细胞生成和丢失保持动态平衡。在肿瘤实质中，既有肿瘤细胞由于丧失细胞间的接触抑制而不断生成，又有肿瘤细胞因为凋亡、坏死、营养供应不足及机体抗肿瘤反应而丢失，这二者之间的平衡状态直接影响肿瘤组织的生长速度。肿瘤细胞的生长程度大于丢失程度决定了肿瘤的进行性生长和生长速度。

四、肿瘤细胞生长的调控机制

知识点 17：细胞周期的概念 副高：熟练掌握 正高：熟练掌握

细胞周期是指细胞从一次分裂完成开始到下一次分裂结束所经历的全过程，包括 DNA 合成前期（G_1 期）、DNA 合成期（S 期）、DNA 合成后期（G_2 期）、细胞分裂期（M 期）。在正常机体中，胚胎细胞的细胞周期必须维持迅速运行，成年细胞的细胞周期运行缓慢，而神经元细胞的细胞周期几乎完全不运行。生长中的细胞若细胞周期无法运行，其结果是细胞死亡；而在成熟细胞中，若细胞周期无法正常运行，则可导致肿瘤发生。

知识点 18：细胞周期调控机制的核心 副高：熟练掌握 正高：熟练掌握

细胞周期调控机制的核心为一组蛋白激酶。它们各自在细胞周期内特定的时间被激活，通过对相应的底物进行磷酸化，促使细胞完成细胞周期。这些蛋白激酶的激活依赖于另一类具有细胞周期特异性或时相性表达、累积及分解的蛋白质，后者被称为细胞周期素，而前者被称为细胞周期依赖性蛋白激酶。

知识点 19：细胞周期调控机制限制点 副高：熟练掌握 正高：熟练掌握

细胞周期能否启动，主要的调控点在 G_1 期，它决定细胞能否通过 G_1 期，进入 S 期。人类细胞增殖过程中，在 G_1 期较晚时有一个决定点，称为“限制点”。

人类细胞是否能够通过限制点进入细胞周期，主要受到与细胞增殖有关的细胞外生长因子调控。只要存在相应的生长因子，细胞就能通过限制点，一旦通过了限制点，细胞就可以依次完成剩下的 G_1、S、G_2、M 期，甚至在缺乏生长因子继续刺激的条件下，也可以完成整个细胞分裂周期。相反，若细胞在 G_1 期就缺乏相应的生长因子，细胞周期的运行将停止在限制点，这时细胞进入“安静”状态，称为 G_0期。在此期间，细胞可以长期不增殖而存活，一旦在生长因子或其他细胞外增殖信号的刺激下，G_0期细胞又能重返细胞周期。

知识点 20：细胞周期调控机制检测点　　副高：熟练掌握　正高：熟练掌握

细胞周期的完成，不单是细胞数量上的一分为二，还意味着质量上的忠实复制。若前一个细胞周期时相没有完成（如 DNA 合成没有完成或 DNA 损伤未修复），下一个细胞周期时相则延缓进行，而新的细胞周期时相开始后，上一个细胞周期时相必须完成。这种精密的延缓和强制的次序，由细胞内特有的监控机制——检测点来完成。

细胞周期内有两类检测点，一类是 DNA 损伤检测点，就是检测 DNA 有无损伤、修复或合成有无错误，直至检测无误，方能开始下一个细胞周期时相，否则细胞开始凋亡；另一类是时相次序检测点，即确保细胞周期时相的严格次序及不重复性。

知识点 21：细胞周期与肿瘤治疗　　副高：熟练掌握　正高：熟练掌握

不同肿瘤细胞对治疗的敏感性不同。处在增殖周期的细胞对抗肿瘤药物或放射治疗比较敏感，而处于休眠状态的 G_0期细胞对抗肿瘤药物和放射治疗不敏感，可成为肿瘤复发的根源。所以生长分数高的肿瘤（如高度恶性的淋巴瘤）对放疗、化疗敏感，而生长分数较低，非增殖期细胞数量增多的肿瘤（多见于实体瘤，如胃癌），则可能对放疗、化疗的敏感性较差。对于此类肿瘤，可以先行手术治疗去除大部分肿瘤细胞，剩余的 G_0期瘤细胞可再进入增殖期，从而增加对放疗、化疗的敏感性。

针对肿瘤细胞各时相的药物主要分为两类：①细胞周期非特异药物：作用在各个时相，包括 G_0期，如蒽环类抗生素；②细胞周期特异性药物：只对增殖周期中某些时相敏感，如5-氟尿嘧啶（5-FU）主要作用在 S 期。针对细胞周期调控的肿瘤治疗主要有几个方面：通过限制 CDKs 与细胞周期素活性，抑制肿瘤细胞过度生长；利用细胞周期检测点缺陷，将其作为靶点，加速肿瘤细胞死亡。

知识点 22：细胞凋亡的概念　　副高：熟练掌握　正高：熟练掌握

细胞凋亡是指细胞在一定的生理或病理条件下，遵循自身的程序，由基因调控的主动死亡过程，是不同于细胞坏死的一种死亡方式。细胞凋亡是机体生存与成长的基础，贯穿着生命的全过程。生物学意义是：清除多余、发育不正常以及已完成使命和有害的细胞。

知识点23：肿瘤细胞凋亡的调控机制——Bcl-2和恶性肿瘤

副高：熟练掌握 正高：熟练掌握

在细胞凋亡过程中Bcl-2家族蛋白主要调控凋亡信号的整合。Bcl-2在乳腺癌、肺癌、结肠癌以及前列腺癌等很多肿瘤细胞内的表达水平均明显升高，另一个家族分子——Bcl-XL在多种血液肿瘤中高效表达。抑凋亡蛋白Bcl-2/Bcl-XL通过Bcl-2基因重排等造成其过表达，打破了正常的细胞凋亡机制，使肿瘤细胞得到了生存优势，对凋亡信号变得不敏感，也使肿瘤细胞得以抵抗常规化疗和放疗，所以和肿瘤的不良预后有一定的关系。

知识点24：肿瘤细胞凋亡的调控机制——p53和恶性肿瘤

副高：熟练掌握 正高：熟练掌握

DNA损伤是研究最深入的诱导细胞凋亡产生的原因，而这些因素诱导细胞凋亡的重要载体为p53基因。许多类型的应激信号，例如DNA损伤、端粒酶活性异常升高、癌基因活化以及低氧等广泛存在于恶性肿瘤的发生和发展以及肿瘤细胞的侵袭及转移过程中，而这些信号都能活化p53基因。p53基因作为避免潜在恶性细胞生长与存活的应激反应信号途径的中枢，在避免肿瘤发生中具有关键作用。p53基因缺失或突变可发生在50%以上的人体恶性肿瘤中。其他肿瘤虽然存在野生型p53，但也可能由于p53蛋白的稳定性调节、细胞内定位及p53活性机制等出现异常而存在p53表达或功能缺陷。p53功能缺失的肿瘤不会凋亡，也增加了肿瘤细胞对化疗药物与放射治疗的耐药性/抵抗性。

知识点25：细胞凋亡与肿瘤治疗 副高：熟练掌握 正高：熟练掌握

对肿瘤细胞凋亡分子机制的研究已经开始为药物开发提供新靶点和新思路。利用凋亡调节分子作为抗肿瘤药物筛选靶点的目的为：①激活凋亡信号；②阻断抑制凋亡的信号。因为Bcl-2蛋白在多种肿瘤细胞内的高表达，降低胞内Bcl-2/Bcl-XL水平与阻断Bcl-2/Bcl-XL蛋白的抑凋亡活性成为研发的重点，例如Bcl-2的反义寡核苷酸oblimersen已经用于恶性黑色素瘤的治疗。

五、肿瘤血管生成的概念及基本过程

知识点26：肿瘤血管生成的概念 副高：熟练掌握 正高：熟练掌握

血管生成是指从已存在的毛细血管网的基础上生长出新的毛细血管的过程。肿瘤组织中的血管生成为一种病理状态，其生物学特性主要包括：低反应性、高通透性和低供氧能力。肿瘤血管给肿瘤细胞提供代谢条件使其不断生长，而且其高通透性的结构缺陷，亦为肿瘤转移的途径之一。

知识点 27：肿瘤血管生成的基本过程　　副高：熟练掌握　正高：熟练掌握

（1）内皮细胞在生长因子刺激下激活，出现血管生成表型。
（2）血管部位细胞外基质变化、基膜降解，内皮细胞芽生、增殖和迁移。
（3）新生内皮细胞索形成管状毛细血管袢和管腔。
（4）募集周细胞，用来稳定新形成的毛细血管网络，最终形成成熟的血管。

六、肿瘤血管生成的调控机制

知识点 28：VEGF 家族与肿瘤血管生成　　副高：熟练掌握　正高：熟练掌握

血管内皮生长因子（VEGF）主要是由血管周围细胞产生，在促进血管形成以及抑制内皮细胞的凋亡中发挥重要作用。它是针对内皮细胞特异性最高且促血管生成作用最强的有丝分裂诱导原，同时亦为纤维蛋白溶酶原的激活因子和抑制因子，从而调节血管生成过程中基膜细胞基质的降解。VEGF 还能够增加血管通透性，使内皮细胞接受刺激因子的能力增强。迄今为止发现的该家族成员主要包括 VEGF-A、VEGF-B、VEGF-C、VEGF-D、VEGF-E 和胎盘生长因子（PIGF）。这些 VEGF 家族成员都是分泌蛋白，并以同源二聚体形式存在。

知识点 29：VEGF 受体家族与肿瘤血管生成　　副高：熟练掌握　正高：熟练掌握

VEGF 只有与其特异性受体结合后方能被激活，从而引起一系列信号转导过程。目前已发现的 VEGF 受体（VEGFR）包括 VEGFR1、VEGFR2 和 VEGFR3，都属于 Fms 样酪氨酸激酶（FLT）家族。VEGFR1 又称为 FLT1，存在于造血干细胞、巨噬细胞及单核细胞表面，与这些细胞的迁移有关；VEGFR2 又称胎肝激酶-1（FLK1），主要存在于血管内皮细胞及淋巴血管内皮细胞表面，与促进内皮细胞增殖、迁移以及提高血管通透性有关；VEGFR3 又称 FLT4，能保持血管内皮细胞完整性并且参与肿瘤的血管生成，是胚胎血管发育所必需的。成人体中，FLT4 主要存在于淋巴管内皮细胞，也参与保持淋巴管内皮细胞的存活，并促进其增殖及迁移。

知识点 30：Ang、Tie-2 受体与肿瘤血管生成　　副高：熟练掌握　正高：熟练掌握

血管生成素（Ang）是第一个被确定来源于人肿瘤组织、具有促血管生成作用的蛋白质家族，包括 Ang-1、Ang-2、Ang-3 和 Ang-4，它们可与内皮细胞表面特异性受体免疫球蛋白样环和上皮生长因子样域酪氨酸激酶 2（Tie-2）结合。其中 Ang-1 和 Ang-2 与血管生成密切相关。

Ang-1 主要是由血管旁支持细胞合成，与内皮细胞膜上的 TIE-2 受体特异性结合，引起受体激活与随后的信号传递，但和 VEGFR 不同的是，TIE-2 的活化不是诱导内皮细胞的增殖，而是调节内皮细胞与血管周围间质细胞的相互作用，进而维持血管稳定性。Ang-2 与 Ang-1 结构相似，也可与 Tie-2 结合，低水平存在于正常成人组织中，但在缺氧或 VEGF 等因子刺激下表达量明显上调，这时，Ang-2 与 Ang-1 竞争结合 Tie-2，内皮细胞和间质细胞、周细胞的联系松动，使内皮细胞容易被细胞外基质降解，从而促进血管生成。

知识点 31：FGF 家族与肿瘤血管生成　　副高：熟练掌握　正高：熟练掌握

成纤维细胞生长因子（FGF）家族是除 VEGF 家族外第二个主要的血管生成因子家族。其中研究最为深入的为碱性成纤维细胞生长因子（bFGF）与酸性成纤维细胞生长因子（aFGF）。迄今为止一共发现 4 种 FGF 受体（FGFR）：FGFR 1、FGFR 2、FGFR 3 和 FGFR 4。FGFR 和 VEGFR 同属于酪氨酸激酶受体，与 FGF 结合后致使其发生同源或异源自身磷酸化而激活，导致内皮细胞的增殖、迁移以及分化，促进血管的生成。

知识点 32：基质金属蛋白酶与肿瘤血管生成　　副高：熟练掌握　正高：熟练掌握

基质金属蛋白酶（MMP）是一类 Zn^{2+} 依赖性的内源性蛋白水解酶，通过降解细胞外基质（ECM）促进血管生成，是重要的血管生成因子。目前已经发现 20 多种 MMP，且新成员仍在持续增加。其家族可以根据结构和主要底物不同分为：胶原酶与Ⅳ型胶原酶、基质溶解素、膜类基质金属蛋白酶、间充质溶解素以及其他 MMP。其中，Ⅳ型胶原酶与基质金属蛋白酶作用最为重要，可以直接调节血管生成，并且在 ECM 的降解过程中发挥关键作用，是病理与生理条件下血管生成的必需成分。

知识点 33：血管生成抑制因子分类　　副高：熟练掌握　正高：熟练掌握

大分子蛋白前体酶解片段、丝氨酸蛋白酶抑制剂、细胞因子与含 TSP Ⅰ型重复模序的血管生成抑制因子、组织金属蛋白酶抑制剂、抑癌基因以及其他血管生成抑制因子。

知识点 34：大分子蛋白前体酶解片段与肿瘤血管生成
副高：熟练掌握　正高：熟练掌握

（1）血管生成抑制素：血管生成抑制素是最先确定的内源性血管生成抑制因子之一，是纤溶酶原的蛋白酶解产物，最开始在 Lewis 肺癌小鼠的血清和尿液中分离得到。血管生成抑制素特异作用在内皮细胞表面的受体，抑制内皮细胞的增殖与迁移，并诱导内皮细胞凋亡。

（2）抗血管生成性抗凝血酶Ⅲ：抗血管生成性抗凝血酶Ⅲ（aaAT）是丝氨酸蛋白酶抑制剂家族成员，为凝血酶抑制物，而 aaAT 是切除了羟基端环的抗凝血酶，能够特异性的抑制内皮细胞的增殖和血管生成，而不作用在其他正常细胞或肿瘤细胞。

（3）内皮细胞抑制素：内皮细胞抑制素是 1997 年在鼠血管瘤株培养上清液中分离出来的一种血管生成抑制因子，它可以抑制内皮细胞的增殖与迁移，并诱导内皮细胞凋亡。

知识点35：干扰素中的细胞因子与肿瘤血管生成

副高：熟练掌握 正高：熟练掌握

干扰素（IFN）是具有多种生物学功能的调节性细胞因子，IFN-α、IFN-β 和 IFN-γ 能够通过下调肿瘤细胞中 VEGF、bFGF 等生长因子的表达水平而具有血管生成抑制作用。

知识点36：丝氨酸蛋白酶抑制剂超家族与肿瘤血管生成

副高：熟练掌握 正高：熟练掌握

丝氨酸蛋白酶抑制剂超家族是由一系列同源性蛋白质组成的蛋白质家族，其中某些成员如色素上皮衍生因子、maspin 和血管紧张素原等具有抑制血管生成活性的功能。

知识点37：组织金属蛋白酶抑制剂与肿瘤血管生成

副高：熟练掌握 正高：熟练掌握

组织金属蛋白酶抑制剂（TIMP）是体内天然存在的金属蛋白酶抑制物，包括 TIMP-1、TIMP-2、TIMP-3 及 TIMP-4。TIMP 对 MMP 活性的抑制主要体现在两个阶段，一是在 MMP 酶原活化阶段，TIMP 和 MMP 形成稳定复合物，抑制其自我活化；二是在 MMP 活化之后与其按照 1∶1 比例进行结合，抑制其活性。

知识点38：周细胞与肿瘤血管生成

副高：熟练掌握 正高：熟练掌握

周细胞是指毛细血管中位于内皮细胞外侧的壁细胞。周细胞通过直接接触以及旁分泌通路和内皮细胞发生相互作用，一个周细胞能够同时与多个内皮细胞接触，起到整合与协调邻近内皮细胞的作用。

周细胞与内皮细胞共同调控血管的生成及成熟，其主要调控通路包括调控周细胞增殖和迁移的 PDGF/PDGFR-β 信号通路、调控周细胞分化的 TGF-β 信号通路以及调控血管稳定的 Ang/Tie-2 和 SIP/Edg 信号通路等，其中 PDGF/PDGFR-β 信号通路在肿瘤的血管生成和转移中发挥重要调控作用。

知识点39：原癌基因与肿瘤血管生成——VEGF 的活性调节

副高：熟练掌握 正高：熟练掌握

原癌基因 ras 既能够直接上调肿瘤细胞中的 VEGF 的表达水平，又能够通过刺激环氧化酶-2 的表达，从而上调邻近基质细胞中 VEGF 的表达水平，促进血管的生成。与 ras 基因相似，有超过 20 种的原癌基因通过诱导 VEGF 的表达，有助于肿瘤血管生成。抑癌基因 p53 编码的产物 TP53 蛋白为一种转录因子，它通过抑制缺氧诱导因子-1α（HIF-1α）的转录激活并且促进 MDM2 介导的 HIF-1α 的泛素化及蛋白酶体降解，下调胞内 HIF-1α 的水平，从而抑制 HIF-1 靶基因 VEGF 的表达，因此抑制血管的生成。

知识点 40：原癌基因与肿瘤血管生成——扩散因子的活性调节

副高：熟练掌握　正高：熟练掌握

在体内，扩散因子（SF）是一种有效的血管生成因子；在体外，SF 能够刺激内皮细胞增殖、迁移、分化和蛋白酶产生。SF 活性通过原癌基因 c-met 介导，内皮细胞中的 MET 激酶活性可以刺激血管生成。

知识点 41：原癌基因与肿瘤血管生成——其他蛋白酶的活性调节

副高：熟练掌握　正高：熟练掌握

在肿瘤细胞中，原癌基因编码产物刺激的蛋白酶对于血管生成表型的建立和维持发挥重要作用，而活化的内皮细胞能够介导蛋白酶对基质蛋白的降解。这是新生血管萌芽进入肿瘤与结缔组织的重要步骤。

知识点 42：抑癌基因与肿瘤血管生成　副高：熟练掌握　正高：熟练掌握

抑癌基因 p53 可以通过调节下游靶基因转录，刺激抑制血管生成基因 SMAD4 等表达，进而抑制肿瘤血管形成。p53 基因突变能够引起新生血管的生成，有利于肿瘤的迅速生长，通常是肿瘤进入晚期的表现。

七、肿瘤血管生成与肿瘤治疗

知识点 43：肿瘤血管生成与肿瘤治疗　副高：熟练掌握　正高：熟练掌握

血管生成是肿瘤发生的重要病理特征，抑制血管的生成对于肿瘤治疗有重要意义。与传统的以肿瘤细胞为靶点的治疗方式（放、化疗）相比，血管生成抑制剂以肿瘤血管内皮细胞作为靶点，具有低毒、广谱及不易产生耐药性的优点。

虽然已经有多种血管生成抑制剂进入了临床试验阶段，但它们在人体实验中所展现的抑瘤效果并不如动物实验所显示的结果理想，这表明肿瘤的血管生成过程是一个有多种因素参与、多条信号通路调控的非常复杂的过程，单独阻断某条信号通路并无法完全阻止血管的生成。若将几种作用机制不同的血管生成抑制因子联合使用，可能取得更好的效果。此外，将抗血管生成疗法和放化疗联用，可以增强肿瘤细胞对放化疗的敏感性。

八、肿瘤的演进

知识点 44：肿瘤演进的概念　副高：熟练掌握　正高：熟练掌握

恶性肿瘤在生长过程中变得越来越富有侵袭性的现象称为肿瘤的演进，其过程包括生长加快、浸润周围组织及远处转移等。

知识点 45：肿瘤演进的发生机制 副高：熟练掌握 正高：熟练掌握

肿瘤演进的发生机制如下：①细胞增殖调节失控；②肿瘤细胞黏附降低；③肿瘤基质酶解加强；④肿瘤细胞移动性增加；⑤逃避宿主的免疫监视；⑥错配修复系统功能发生变化；⑦染色体改变。

九、肿瘤的异质性

知识点 46：肿瘤异质性的概念 副高：熟练掌握 正高：熟练掌握

肿瘤的异质性是指肿瘤在生长过程中，经过多次分裂增殖，其子细胞呈现出分子生物学或基因方面的差异性改变，从而使肿瘤的生长速度、侵袭能力、对药物的敏感性及预后等各方面产生差异。

知识点 47：肿瘤异质性的发生机制 副高：熟练掌握 正高：熟练掌握

癌变细胞因为其遗传的不稳定性，可因 p53 基因的丢失和 DNA 修复酶基因的突变等，使该细胞在克隆性扩增时自动产生突变。这些突变积累到一定程度，就会产生新的生物学特性。在肿瘤的潜伏期，癌变细胞已经历多次分裂增殖，所以早在临床发现以前，肿瘤细胞的异质性就已经开始产生。有些肿瘤，如骨肉瘤，当患者就诊时，具有转移潜力的亚群就已形成；而另一些肿瘤，如混合唾液腺瘤，具有侵袭性的亚群很少出现，即使有也是到了晚期才出现。

十、肿瘤干细胞

知识点 48：干细胞的概念 副高：熟练掌握 正高：熟练掌握

干细胞（SC）是一类具有自我更新及分化能力的多潜能细胞。根据干细胞所处的发育阶段分为胚胎干细胞与成体干细胞。根据干细胞的发育潜能分为 3 类：全能干细胞、多能干细胞以及单能干细胞。

知识点 49：肿瘤干细胞的概念 副高：熟练掌握 正高：熟练掌握

肿瘤干细胞（CSC）是存在于肿瘤组织中的一小部分具有干细胞性质的细胞群体。一个 CSC 能通过不对称分裂形成两个异质的细胞，一个是与之性质相同的 CSC，另一个是构成肿瘤大部分的普通非致瘤性肿瘤细胞，其结果是维持 CSC 数目稳定并形成肿瘤。

知识点 50：肿瘤干细胞与干细胞的相同点 副高：熟练掌握 正高：熟练掌握

（1）具有无限增殖及分化的特点。
（2）存在类似的调节自我更新的信号转导途径。
（3）具有不同表型与异质性。
（4）具有端粒酶活性。
（5）能转移到各种组织中并有相似的归巢与转移途径。

知识点 51：肿瘤干细胞与干细胞的不同点　　副高：熟练掌握　正高：熟练掌握

（1）自我更新信号转导途径的负反馈机制已经被破坏。
（2）缺乏分化为成熟细胞的能力。
（3）有累积复制错误的倾向等。

知识点 52：肿瘤干细胞与耐药　　副高：熟练掌握　正高：熟练掌握

CSC 具有正常干细胞具有的大部分特性，干细胞之所以能够保持永生性是由于它具有活跃的 DNA 修复能力和高表达三磷酸腺苷结合盒（ABC）转运体、耐药、抗辐射以及抗凋亡等特性，所以肿瘤干细胞就可能也具有耐药性。肿瘤干细胞耐药可能与下列因素有关：一是肿瘤干细胞大多处于 G_0期，很少进行分裂增殖，所以对很多抗肿瘤药物不敏感，特别是细胞周期特异性药物；二是药物靶标的突变或过表达，使药物失去活性与细胞内药物减少等。

知识点 53：肿瘤干细胞与肿瘤治疗　　副高：熟练掌握　正高：熟练掌握

（1）CSCs 特异性的靶向分子清除：除 CSCs 在人类脑胶质瘤中，$CD133^+$脑胶质瘤干细胞经常优先表达 L1 细胞黏附因子（L1CAM）。体外研究表明通过 RNAi 干扰 L1CAM 表达后的肿瘤干细胞，其形成神经球的能力明显下降。用端粒末端转移酶抑制剂 GRN163L 靶向治疗恶性胶质瘤（GBM）干细胞，能够使 GBM 干细胞端粒缩短并降低增殖率，导致干细胞死亡。GRN163L 和替莫唑胺及放射治疗联合应用能够发挥协同作用，可以有效地抑制 GBM 干细胞的生长。

（2）逆转 CSCs 的耐药：在多种恶性肿瘤中，抑制 CSC 对化疗的耐药性可对肿瘤治疗起到辅助作用。例如：抑制 ABC 转运蛋白家族介导的多种药物的耐药性，能够逆转肿瘤干细胞对化疗的耐受性。在恶性黑色素瘤干细胞中，针对依赖 ABCB5 的药物外排机制的单克隆抗体抑制剂与 siRNA 介导的基因沉默，可逆转肿瘤干细胞对阿霉素（多柔比星）的耐药性。

十一、肿瘤侵袭及转移的主要过程

知识点 54：肿瘤侵袭的概念　　副高：熟练掌握　正高：熟练掌握

肿瘤侵袭是指肿瘤细胞通过各种方式破坏周围正常组织结构，脱离原发肿瘤并异常的分布于周围组织及其间隙的过程，其标志为肿瘤细胞突破基膜。

知识点 55：肿瘤转移的概念 副高：熟练掌握 正高：熟练掌握

肿瘤转移是指恶性肿瘤细胞脱离其原发部位，在体内通过各种途径的转运，到达与原发部位不连续的组织继续增殖生长，并形成与原发肿瘤同样病理性质的继发肿瘤的全过程。

知识点 56：肿瘤细胞增生的过程 副高：熟练掌握 正高：熟练掌握

肿瘤细胞增生是肿瘤侵袭的前提与基础。肿瘤细胞缺乏产生生长抑制因子的能力，后者能致使腺苷酸环化酶活化形成 cAMP，cAMP 的减少将影响细胞接触抑制。接触抑制丧失，集堆生长的肿瘤细胞增长旺盛，内部压力明显升高，从而有利于肿瘤细胞向压力低的方向侵袭与转移。

知识点 57：肿瘤血管生成的过程 副高：熟练掌握 正高：熟练掌握

当肿瘤直径达到 1~2mm 时，经微环境渗透提供的营养物质已无法确保肿瘤细胞的生长。这时，向肿瘤提供养料的血管将逐步形成。整个形成过程是在各种血管生成因子与血管生成抑制因子的共同调控下进行的。

知识点 58：肿瘤细胞脱落并侵入基质的过程 副高：熟练掌握 正高：熟练掌握

部分肿瘤细胞可以分泌一种物质，使黏附因子的表达受到抑制，因此增加肿瘤细胞运动能力，使其从肿瘤母体脱落成为游离细胞。这种脱落的肿瘤细胞通过分泌各种蛋白溶解酶，分解细胞外基质，从而侵入基质。

知识点 59：肿瘤细胞进入循环系统的过程 副高：熟练掌握 正高：熟练掌握

肿瘤细胞和局部毛细血管或毛细淋巴管内皮细胞密切接触并且穿透其管壁，在血管、淋巴管内继续存活及转运。肿瘤诱导形成的新生血管不仅和原发肿瘤生长有关，而且为侵入基质的游离肿瘤细胞进入循环系统提供了基本条件。

知识点 60：癌栓形成的过程 副高：熟练掌握 正高：熟练掌握

大部分进入循环系统的肿瘤细胞在转运过程中被消灭，只有极少数转移倾向极高的细胞存活下来，并且相互聚集形成微小癌栓。

知识点 61：肿瘤细胞逸出循环系统过程 副高：熟练掌握 正高：熟练掌握

当肿瘤细胞和血管内皮黏附后，可诱导内皮细胞回缩，暴露出细胞外基质。肿瘤细胞能够与细胞外基质的有机成分结合，促进肿瘤转移定位在特定的脏器。

知识点62：肿瘤细胞在继发部位定位生长的过程

副高：熟练掌握　正高：熟练掌握

当肿瘤转移细胞和继发脏器细胞接触时，可反应性通过自分泌、旁分泌和内分泌方式产生多种信号因子，这些肿瘤细胞在不同因子的作用下增殖生长，最终形成转移灶。

知识点63：转移癌继续扩散的过程　副高：熟练掌握　正高：熟练掌握

与原发肿瘤一样，当转移瘤灶体积增大到一定程度时，新生毛细血管网逐渐形成接通肿瘤。转移瘤灶的肿瘤细胞也可以通过脱落、侵入循环系统形成二级转移瘤灶，这就是所谓的“转移之转移”。

十二、肿瘤侵袭及转移的主要途径

知识点64：肿瘤沿组织间隙侵袭　副高：熟练掌握　正高：熟练掌握

肿瘤细胞侵及周围间质后，通常在基质中压力最小处增殖生长，形成不规则肿块，即为“直接播散”或“直接蔓延”。浸润的肿瘤可侵袭邻近的淋巴管与血管，另发现，有相当一部分肿瘤沿神经周围间隙浸润，特别表现为前列腺癌和唾液腺腺样囊性癌。

知识点65：肿瘤沿淋巴管侵袭　副高：熟练掌握　正高：熟练掌握

肿瘤细胞侵入局部淋巴管，沿淋巴管持续生长蔓延，特别表现在晚期肿瘤淋巴回流受阻时。扩张的充满肿瘤细胞的淋巴管能够形成白色条状细网，曾称之为“淋巴管癌病”。

知识点66：肿瘤沿血管侵袭　副高：熟练掌握　正高：熟练掌握

肿瘤细胞侵入局部毛细血管或小静脉后沿着血管壁生长蔓延。肿瘤的血管侵袭最多见。

知识点67：肿瘤沿浆膜面或黏膜面侵袭　副高：熟练掌握　正高：熟练掌握

肿瘤可通过浆膜或黏膜下隙在浆膜或黏膜表面生长，如宫颈癌向宫腔扩展。但必须区分是局部蔓延还是转移，也应注意局部蔓延和肿瘤多中心性发生的区别。一般而言，局部蔓延有持续性，肿瘤多中心发生者瘤组织生长为散在灶性，且罕见。

知识点68：肿瘤的淋巴转移　副高：熟练掌握　正高：熟练掌握

淋巴转移是肿瘤多见转移途径，尤其是上皮组织的恶性肿瘤多经淋巴转移。其步骤包括：在周围间质中浸润生长的肿瘤细胞和毛细淋巴管内皮细胞粘连，穿透内皮细胞间的临时裂隙，在淋巴管内存活且被转运，肿瘤细胞到达淋巴结后在边缘窦停留增生，进而粘连并穿透窦内皮细胞与基膜进入淋巴结实质内生长。

知识点69：肿瘤的血行转移　　副高：熟练掌握　正高：熟练掌握

血行转移是指在周围间质中浸润的肿瘤细胞穿过血管内皮细胞间隙，在血管内形成瘤栓。其步骤包括：肿瘤细胞不停地进入血液循环，循血流到达另一组织后在其毛细血管内停留，然后与毛细血管内皮细胞粘连，穿过血管壁，粘连侵袭基膜，再进入周围间质继续增殖，基质中的血管出现肿瘤组织，形成转移瘤。

知识点70：肿瘤的种植转移　　副高：熟练掌握　正高：熟练掌握

种植转移是指除淋巴转移、血行转移以外的一种恶性肿瘤转移途径，可引起浆膜面、黏膜面或其他部位转移瘤的生长，肿瘤细胞可以由浆膜破口或直接由黏膜面脱落进入腔道。

十三、肿瘤侵袭及转移的分子生物学机制

知识点71：基因调控与肿瘤侵袭和转移　　副高：熟练掌握　正高：熟练掌握

肿瘤转移涉及多个癌基因与抑癌基因的改变，并且与癌基因及抑癌基因之间的表达失衡有关。目前的研究资料表明，至少有十几种癌基因被证实具有诱发或促进癌细胞侵袭或转移的潜能，例如Bcl-2、myc、mos、raf、fes、fms、ser、fos、p53（突变型）和erb-B-2等，而肿瘤转移抑制基因，如nm23、TIMPs和KISS-1也逐渐成为近年来备受关注的研究领域。

知识点72：钙连接素与肿瘤侵袭和转移　　副高：熟练掌握　正高：熟练掌握

钙连接素是一种跨膜糖蛋白家族，主要参与同源细胞间的连接，分为E、P、N三种。E-钙连接素主要分布于各种上皮组织，P类主要分布于上皮组织和胎盘的基底层，而N类多分布于神经组织、心脏、骨骼肌和角膜组织。

E-钙连接素是3种钙连接素中影响肿瘤侵袭和转移较重要的一种，具有抑制转移的作用。E-钙连接素基因丢失，将导致细胞的侵袭与转移潜能增加；反过来，E-钙连接素基因表达增强则会导致细胞的侵袭和转移能力受到抑制。

知识点73：整合素与肿瘤侵袭和转移　　副高：熟练掌握　正高：熟练掌握

整合素是一类膜镶嵌糖蛋白，由α与β两个亚单位非共价形成异二聚体复合物，因为

亚单位的诸多变异使得整合素形成一个庞大的家族。

整合素作为细胞表面受体在细胞信号转导过程中具有重要地位，它能将接收到的信号传递进入细胞核内。整合素对于肿瘤细胞的侵袭和转移作用除了直接介导黏附在细胞外基质、影响细胞外环境外，另一重要作用是通过调节细胞内信号通路、控制细胞骨架变形及能量代谢从而改变细胞的形态、运动、增殖和寿命。整合素在一定程度上可诱导活化蛋白溶解酶，以此促进细胞外基质和基膜的降解，进一步促进肿瘤转移。此外，整合素还能够启动某些细胞逃逸机制来抑制细胞凋亡。

除钙连接素和整合素之外，还有免疫球蛋白类黏附分子和选择素等其他黏附分子参与肿瘤侵袭和转移的过程。

知识点 74：细胞外基质与肿瘤侵袭和转移　　副高：熟练掌握　正高：熟练掌握

细胞外基质（ECM）主要由胶原、糖蛋白、蛋白多糖及氨基葡聚糖等组成。ECM 在上皮或内皮细胞的基底部以基膜的形式出现；在细胞间黏附结构则以间质结缔组织形式存在。胶原是 ECM 的主要成分，目前已发现至少 12 种类型的胶原，其中以Ⅰ、Ⅱ、Ⅲ和Ⅳ型胶原研究最多。Ⅰ、Ⅱ、Ⅲ型胶原主要存在于间质结缔组织中，而Ⅳ型胶原主要存在于基底膜内。

肿瘤的侵袭和转移是一个包含蛋白合成与降解在内的主动的动态过程。其中，基膜胶原的降解是肿瘤侵袭的重要早期过程。它不但依赖于蛋白酶的种类和数量，还与蛋白酶及其抑制物之间的平衡有关。

知识点 75：基质金属蛋白酶、组织抑制剂与肿瘤侵袭和转移

副高：熟练掌握　正高：熟练掌握

ECM 的破坏和降解都需要相应的溶解酶参与。溶解酶系统是由一个庞大的蛋白溶解酶家族组成，也称基质金属蛋白酶（MMP）。MMP 与相应的组织金属蛋白酶抑制剂（TIMP）在肿瘤的侵袭和转移过程中扮演重要角色。

MMP 根据其结构与功能分为：胶原酶、明胶酶、基质溶解酶及膜类基质金属蛋白酶（MT-MMP），它们分别降解不同的 ECM。MMP 的活性程度与肿瘤的侵袭和转移潜能密切相关，当 MMP 活性增强时，可促进肿瘤细胞侵袭和转移。

知识点 76：纤溶酶及其调节因子与肿瘤侵袭和转移

副高：熟练掌握　正高：熟练掌握

纤维蛋白酶原在纤溶酶原激活剂（PA）的作用下形成纤溶酶，后者能够降解消化大多数基质物质，并且可以促使胶原酶原变为活性的胶原酶共同参与消融作用。这种组织基质的消融作用在肿瘤转移过程中，例如肿瘤血管生成、肿瘤细胞脱落、基质浸润、侵入与逸出循环系统、继发脏器移行及环境改造等重要步骤中体现出极为重要的效应。PA 在这些过

程中发挥重要的正调节作用，而纤溶酶原激活物抑制剂（PAI），则发挥负调节作用，两者共同协调这些复杂的过程。

知识点77：血管生成与肿瘤侵袭和转移　　副高：熟练掌握　正高：熟练掌握

恶性肿瘤生长到一定程度必须依靠新生血管形成为其提供氧气以及其他营养物质以帮助其进一步生长，同时必须依靠血管清除其相关的代谢产物。肿瘤新生血管的形成对于原发肿瘤细胞本身的增殖和生长是必不可少的，同时也是肿瘤侵袭和转移的必要条件，贯穿肿瘤转移的全过程。

知识点78：肿瘤干细胞与肿瘤侵袭和转移　　副高：熟练掌握　正高：熟练掌握

CSCs可能为肿瘤转移的根本原因，并提出CSCs是肿瘤转移的“种子”细胞这一观点。肿瘤中各转移灶的细胞核型是一样的，认为各转移灶是经由单细胞克隆增生形成的。CSCs具有强大的繁殖潜能，它们一旦到达远隔部位就能快速发生克隆增生，而非CSCs即使迁移到远隔部位，也极少有细胞形成集落或克隆。

知识点79：机体免疫与肿瘤侵袭和转移　　副高：熟练掌握　正高：熟练掌握

免疫系统与肿瘤转移的相互关系涉及肿瘤细胞的异质性、转移肿瘤细胞的内在免疫原性及宿主对自身肿瘤细胞的识别和杀灭。机体免疫监视杀伤系统有NK细胞、T细胞、巨噬细胞、TIL细胞和细胞毒T淋巴细胞等。机体免疫又分为全身免疫与局部免疫。进入循环系统的肿瘤细胞必须远离上述各种杀伤因素，才能在继发器官定位生长，只有极少肿瘤细胞能得到这种能力最终形成转移瘤灶。

免疫编辑是用来概括免疫系统和肿瘤之间的互动关系的一个新概念。免疫编辑包括三个过程：排斥、平衡及逃逸。肿瘤细胞通过免疫编辑过程能够改变其免疫原性，使肿瘤细胞在具有免疫活性的宿主中远离免疫排斥并形成临床上观察到的肿瘤。经过了免疫编辑过程，肿瘤细胞的侵袭和转移能力通过筛选得到强化，从而使得肿瘤的发展更为快速。

知识点80：肿瘤微环境与肿瘤侵袭和转移　　副高：熟练掌握　正高：熟练掌握

微环境是肿瘤在其发生过程中所处的内环境，肿瘤微环境是一个复杂的综合系统，它由许多基质细胞构成，包括成纤维细胞、免疫和炎性细胞、脂肪细胞与胶质细胞、平滑肌细胞以及一些血管细胞等。这些细胞能够被肿瘤细胞诱导，在其周围产生大量的生长因子、细胞趋化因子和基质降解酶，有利于肿瘤细胞的增殖和侵袭。

肿瘤的无限增殖，需要不停地建立适合自己生长的外部组织环境，而随着肿瘤恶变的演化，肿瘤外部组织环境中的营养条件已无法满足肿瘤的生长需求，这时肿瘤细胞可以通过诱导肿瘤血管生成等途径不停地构建新的营养代谢网络，促进肿瘤细胞的生长，这一规律贯穿在整个肿瘤进展的过程，是肿瘤不断恶变且发生转移的基础。

十四、肿瘤侵袭及转移与肿瘤治疗

知识点81：肿瘤侵袭及转移与肿瘤治疗　　副高：熟练掌握　正高：熟练掌握

目前针对肿瘤侵袭及转移有多种治疗方法，例如基因治疗、细胞黏附因子抑制剂、基质金属蛋白酶抑制剂及血管形成抑制剂等。

目前FDA已经批准多项抗肿瘤血管生成的药物进行临床应用。如贝伐单抗可结合VEGF以免其与内皮细胞表面受体结合，抑制内皮细胞的有丝分裂，减少新生血管的生成，从而阻断肿瘤生长所需的血液、氧气及其他营养供应，限制肿瘤的生长，同时阻止肿瘤的侵袭和转移，发挥抗肿瘤作用。

第三章 肿瘤免疫学

第一节 肿瘤抗原

一、肿瘤特异性抗原

知识点1：肿瘤抗原的概念及分类 副高：掌握 正高：掌握

肿瘤抗原泛指在肿瘤发生、发展过程中新出现或过度表达的抗原物质。肿瘤抗原主要分为两大类，肿瘤特异性抗原（TSA）与肿瘤相关抗原（TAA）。TSA是指在某种肿瘤或某类肿瘤中表达，而在正常组织中不表达的蛋白或多肽等。它们可以由致癌过程中突变基因或致癌病毒相关基因所编码，是肿瘤细胞特有物质。TAA是指不仅存在于肿瘤细胞中，而且存在于某些正常组织中具有免疫原性的分子。它们可能是胚胎时期表达的产物或是细胞发育分化过程中的产物；也可能是异常高表达的基因产物。不管是肿瘤特异性抗原还是肿瘤相关抗原，它们都有可能作为免疫识别的靶子，用于肿瘤的诊断和治疗。

知识点2：突变基因编码的产物 副高：掌握 正高：掌握

突变基因编码的产物是指在肿瘤细胞产生过程中，癌基因、抑癌基因突变或染色体易位形成的融合基因所产生的肿瘤特有的基因产物。例如癌基因ras第13位密码子突变，其产物由Gly转变成为Asp，形成新的MHC提呈的肽段，能够被CTL识别。肿瘤细胞中抑癌基因p53突变将造成p53产物大量堆积，并被提呈到细胞表面，打破免疫耐受，引起免疫反应。染色体易位产生的融合基因bcr-abl产物P210蛋白，也能够被免疫系统识别。

知识点3：病毒相关肿瘤抗原（VATA） 副高：掌握 正高：掌握

SV40病毒诱发的小鼠肿瘤细胞表达病毒编码的大T癌蛋白可以作为排斥性的抗原，被免疫系统识别。人类腺病毒可诱发肿瘤细胞表达EIA抗原。人乳头瘤病毒16型、18型的E6、E7基因产物能与抑癌基因p53和Rb基因结合，促进肿瘤的发生。宫颈癌细胞中表达的E6和E7蛋白也是较强的肿瘤排斥性抗原。

二、肿瘤相关抗原

知识点4：胚胎抗原 副高：掌握 正高：掌握

胚胎抗原是胚胎发育过程中表达的抗原，发育成熟的组织不表达，而肿瘤细胞将启动这类抗原的表达。多见的胚胎抗原有甲胎蛋白和癌胚抗原等。肿瘤的胚胎性抗原还有肿瘤-睾丸抗原，它们可在正常的睾丸及胎儿卵巢中表达。如黑色素瘤表达的MAGE-1、MAGE-3、BAGE、GAGE-1及GAGE-2；食管癌表达的NY-ESO-1抗原都属于肿瘤睾丸抗原。目前已鉴定出一大批来源于40多个基因或基因家族的肿瘤睾丸抗原。

知识点5：分化抗原　　副高：掌握　正高：掌握

分化抗原是机体器官与细胞在发育过程中表达的正常分子。黑色素瘤可以表达来自正常黑色素细胞的前体细胞低水平表达的部分蛋白（如转铁蛋白、酪氨酸酶及gp100、Melan-A、MART-1和gp75）。

知识点6：过度表达的抗原　　副高：掌握　正高：掌握

组织细胞发生癌变后，多种信号转导分子的表达量远远高于正常细胞。如HER-2/neu，它的基因产物为跨膜蛋白，在某些正常组织有少许表达，如心肌细胞；在某些癌细胞中，特别是部分恶性程度较高的乳腺癌和卵巢癌中呈高水平表达，并且成为抗体和T淋巴细胞识别的靶子。

知识点7：其他肿瘤相关抗原　　副高：掌握　正高：掌握

如MUC1基因编码的与细胞膜相关的黏蛋白，在某些癌细胞中高度表达，关键是糖基化不完全，并暴露出多肽骨架，成为免疫识别的靶子。

第二节　抗原的加工、提呈和识别

知识点1：抗原提呈细胞　　副高：掌握　正高：掌握

抗原提呈细胞（APC）是能捕捉、加工和处理抗原，并将处理后的抗原肽片段提呈给抗原特异性淋巴细胞的一类免疫细胞。专职抗原提呈功能最强的APC为树突状细胞（DC）。此外，巨噬细胞（M）与B淋巴细胞等在特异性免疫应答的诱导和调节中也起着重要作用。

知识点2：树突状细胞　　副高：掌握　正高：掌握

根据DC来源，分为髓系DC和淋巴系DC两大类。大多数DC来源于骨髓，由骨髓进入外周血，再分布到全身各处。DC广泛分布于脑以外的全身脏器，数量很少，通常只占所在器官全部细胞的1%以下。未成熟的DC能够表达主要组织相容性复合体（MHC）Ⅰ/Ⅱ

类分子、Ig 的 Fc 受体（FcR）、补体受体（C3bR）以及某些 Toll 样受体（如 TLR2、TLR4、TLR9）。未成熟 DC 具有极强的摄取和加工处理抗原的能力，但提呈抗原与激发免疫能力差。成熟 DC 表达 CD1a、CD11c 和 CD83，高效表达 MHC Ⅰ/Ⅱ类分子与协同刺激分子（如 B7 和 ICAM），其摄取抗原能力较弱，但提呈抗原与启动免疫应答能力强。DC 在成熟过程中，同时产生迁移，由外周组织通过淋巴管及血液循环进入次级淋巴器官，然后激发 T 细胞应答。

知识点 3：抗原提呈的两种形式　　副高：掌握　正高：掌握

内源性抗原主要包括细胞内自身抗原，肿瘤抗原和病毒抗原，通过主要组织相容性复合体Ⅰ类分子途径呈递。胞质内蛋白在蛋白酶作用下降解成为肽段，依次被热休克蛋白 HSP70 与 HSP90 传递给内质网膜上的抗原加工成为相关转运子（TAP），同时，在蛋白酶的作用下进一步被剪切成为小肽。小肽由 TAP 经 HSP96 传递到内质网内新合成的 MHC-T 类分子上，再由 MHC Ⅰ类分子把结合的抗原小肽托出细胞膜外，最终提呈给 $CD8^+$T 细胞。

外源性抗原经过专职 APC 吞噬（主要为颗粒抗原），胞饮（主要为可溶性抗原）或胞吞（主要为经细胞膜上受体 FcR，C3R 捕获抗原）被捕获，在细胞内形成吞噬体，然后与溶酶体融合成为吞噬溶酶体。抗原经多种水解酶作用降解成为具有免疫原性的肽片段，同时由内质网合成的 MHC Ⅱ类分子转运到吞噬溶酶体内，与肽片段结合形成具有稳定螺旋结构的多肽-MHC Ⅱ类分子复合物。在高尔基体参与时，该复合物被转运到细胞膜表面，供 $CD4^+$T 细胞受体（TCR）进行识别。APC 也可将捕获的外源性肿瘤抗原经由 MHC-T 类分子提呈给 $CD8^+$T 细胞，此过程称为抗原的交叉提呈。

知识点 4：T 细胞对抗原的识别　　副高：掌握　正高：掌握

T 细胞是通过 T 细胞受体（TCR）进行抗原识别。TCR 有 α、β、γ 和 δ 4 种肽链，组成 TCRαβ 与 TCRγδ 2 种 TCR 类型，多数 T 细胞为前者。CD3 是由 δ、γ、η、ε 和 ζ 链组成。CD3 分子和 TCR 形成稳定的复合物（TCR/CD3）结构，参与转导 TCR 的信号。T 细胞识别的为 MHC-T 类分子或Ⅱ类分子与提呈抗原肽的复合物。单纯的抗原肽是无法直接被 T 细胞识别。此外，由 MHC-T 类分子提呈抗原肽时，其 α_3 功能区和 T 细胞表面的 CD8 分子相互作用，并且 CD8 分子还与部分 α_2 功能区结合。由 MHC Ⅱ类分子提呈抗原肽时，其 α_2 与 β_2 功能区和 T 细胞表面的 CD4 分子相互作用。

知识点 5：协同刺激分子　　副高：掌握　正高：掌握

T 细胞的活化除了应满足上述识别条件外，还必须有协同刺激分子参与。若在 T 细胞激活诱导阶段缺乏协同刺激信号，不仅无法活化 T 细胞，还会引起 T 细胞克隆特异性无反应性，造成免疫耐受。不同的细胞系列传递协同刺激信号的分子有所差异。其中包括：B 淋巴细胞激活抗原（B7）、淋巴细胞功能相关抗原 3（LFA-3）、细胞间黏附分子（ICAMs）、血管内皮细胞黏附分子（VCAM-1）和热稳定抗原（HSA）等。它们与其相应的受体结合，起到协同刺激作用。

第三节 抗肿瘤免疫效应机制

一、T 细胞介导的特异性抗肿瘤免疫

知识点 1：$CD4^+T$ 细胞和 CTL 活化和增殖机制　　副高：掌握　正高：掌握

CTL 为特异性抗肿瘤免疫的主要效应细胞。机体内突变的细胞凋亡和死亡后释放出抗原，被树突状细胞（DC）这些抗原提呈细胞（APC）摄取后加工处理并提呈给 $CD4^+T$ 细胞或 $CD8^+T$ 细胞，引起这两类 T 细胞的活化和增殖。

肿瘤细胞低表达或不表达共刺激分子，无法有效激活初始 $CD8^+T$ 细胞，而需要 APC 与 $CD4^+T$ 细胞的辅助。肿瘤抗原被 APC 摄取，能够在 APC 内分别与 MHC Ⅰ类分子和 MHC Ⅱ类分子结合形成复合物，表达在 APC 表面。Ag-MHC Ⅱ结合 TCR 后，激活 $CD4^+T$ 细胞；然而 Ag-MHC Ⅰ结合 TCR 后，活化 CTL 前体细胞。CTL 前体细胞在 Ag-MHC Ⅰ的特异性活化信号与 Th 细胞释放的细胞因子共同作用下，增殖分化成为 CTL。

知识点 2：细胞毒性 T 淋巴细胞（CTL）识别和杀伤肿瘤细胞的机制——识别与结合肿瘤细胞　　副高：掌握　正高：掌握

CTL 在趋化因子作用下离开淋巴组织向肿瘤部位聚集。CTL 高表达黏附分子（如 LFA-1、CD2 等），能够有效结合表达相应配体（ICAM-1 和 LFA-3 等）的肿瘤细胞。一旦 T 细胞受体（TCR）识别肿瘤细胞提呈的特异性抗原肽，产生免疫突触，使 CTL 分泌的效应分子在局部形成极高的浓度，从而选择性杀伤所接触的靶细胞，且不影响邻近正常细胞。

知识点 3：CTL 识别和杀伤肿瘤细胞的机制——胞内细胞器重新定向　　副高：掌握　正高：掌握

CTL 识别肿瘤细胞表面 Ag-MHC Ⅰ后，TCR 与共受体向效-靶细胞接触部位聚集，造成 CTL 内某些细胞器的极化，如细胞骨架系统（肌动蛋白和微管等）、高尔基复合体和胞质颗粒等向效-靶细胞接触部位重新排列和分布，从而确保 CTL 胞质颗粒中的效应分子释放后能够有效地作用于所接触的肿瘤细胞。

知识点 4：CTL 识别和杀伤肿瘤细胞的机制——颗粒胞吐和靶细胞崩解　　副高：掌握　正高：掌握

CTL 胞质颗粒中的效应分子释放于效-靶结合面：效应分子对肿瘤细胞进行致死性袭

击。CTL 主要通过两条途径发挥对突变细胞和肿瘤细胞的特异性杀伤作用，一是脱颗粒途径，即 CTL 与肿瘤细胞特异性结合，开启脱颗粒程序，释放出具有细胞毒效应的颗粒物质（如穿孔素和颗粒酶），迅速杀伤表达有肿瘤抗原的肿瘤细胞；二是死亡受体途径，CTL 能够表达 FasL，并分泌 TNF-α，它们与肿瘤细胞表面的死亡受体（Fas 与 TNF 受体）结合，启动凋亡相关的信号，导致肿瘤细胞凋亡。随后 CTL 脱离肿瘤细胞，寻找下一个目标，而肿瘤细胞在杀伤机制的作用下开始凋亡，但不对正常细胞造成损伤。

知识点 5：$CD4^+T$ 细胞抗肿瘤免疫效应机制 副高：掌握 正高：掌握

$CD4^+T$ 细胞不仅在 $CD8^+CTL$ 激活中发挥重要辅助作用，对于免疫记忆的维持也是必须的。此外，一些 $CD4^+T$ 细胞也可以直接杀伤肿瘤细胞，但主要通过分泌细胞因子间接发挥抗肿瘤的免疫效应。

二、非特异性免疫效应细胞的抗肿瘤作用

知识点 6：NK 细胞抗肿瘤免疫效应 副高：掌握 正高：掌握

NK 细胞在趋化因子作用下能够迁移到肿瘤发生部位，其杀伤肿瘤细胞效应的机制为：NK 细胞表面表达的免疫抑制性受体（IR）与表面活化性受体（AR）控制着 NK 细胞的活化以及对靶细胞的杀伤。NK 细胞可以识别正常细胞表达的 MHC Ⅰ类分子而启动杀伤抑制信号，使得 NK 细胞不能杀伤机体正常细胞。

一方面，突变细胞或肿瘤细胞 MHC Ⅰ类分子表达缺失或降低，无法与 NK 细胞表面 IR 结合，进而启动杀伤抑制信号；另一方面，MHC Ⅰ类分子表面某些糖类配体能够与 NK 细胞表面 AR 结合，使 NK 细胞活化并且发挥细胞毒效应。NK 细胞可通过 4 种方式杀伤靶细胞：例如通过抗体依赖细胞介导的细胞毒作用（ADCC）杀伤靶细胞；通过黏附分子结合靶细胞，再释放细胞因子杀伤靶细胞；通过 Fas/FasL 途径引起靶细胞凋亡；通过释放穿孔素在靶细胞上穿孔和颗粒酶 B 释放酶类物质杀伤靶细胞。

知识点 7：巨噬细胞在肿瘤免疫中的双重作用 副高：掌握 正高：掌握

巨噬细胞在肿瘤免疫中具有双重作用。一方面，巨噬细胞为专职性抗原提呈细胞与非特异性免疫效应细胞，具有抗肿瘤作用，其机制在于可以通过处理、提呈肿瘤抗原诱导特异性抗肿瘤免疫应答。活化的巨噬细胞可非特异吞噬肿瘤细胞后，通过溶酶体酶、髓过氧化物酶等直接杀伤肿瘤细胞，也可经由 ADCC 杀伤肿瘤细胞，活化的巨噬细胞还可通过分泌 TNF 与 NO 等细胞毒性因子间接杀伤肿瘤细胞。另一方面，巨噬细胞还能够被肿瘤细胞分泌的某些物质驯化，成为免疫抑制性巨噬细胞，进而促进肿瘤的发展。

三、抗体在肿瘤免疫中的双重作用

知识点 8：抗体抑制或杀伤肿瘤细胞的机制　　副高：掌握　正高：掌握

机体内突变的细胞由于表达一些特殊的抗原而能激活体内的 B 淋巴细胞，进一步分化发育成为浆细胞，浆细胞可分泌一些具有抗肿瘤作用的抗体。这些抗体可通过下列机制发挥抗肿瘤作用：

（1）补体系统介导的溶解肿瘤细胞作用：主要是通过补体依赖的细胞毒作用及调理作用杀伤肿瘤细胞。补体依赖的细胞毒作用是指通过特异性抗体和靶细胞膜表面相应抗原结合，形成复合物进而激活补体经典途径，所形成的攻膜复合物对靶细胞发挥裂解效应。补体的调理作用是指补体活化的裂解产物 C3b、C4b 和 iC3b 能够与靶细胞结合，再分别与吞噬细胞表面 CR1、CR3 或 CR4 结合，从而促进吞噬细胞的吞噬作用。

（2）抗体依赖性细胞介导的细胞毒作用：IgG 类抗体可以介导巨噬细胞、NK 细胞发挥抗体依赖性细胞介导的细胞毒作用，其原理为表达 IgG Fc 受体的 NK 细胞和巨噬细胞等，通过与已结合在肿瘤细胞等靶细胞表面的 IgG 抗体的 Fc 段结合，进而杀伤这些靶细胞。

（3）抗体的调理作用：IgG 抗体的某些亚类（IgG1 和 IgG2）的 Fc 段具有与吞噬细胞表面的 Fc 受体结合从而增强吞噬细胞的功能。

（4）抗体封闭肿瘤细胞上的某些受体，例如封闭肿瘤细胞表面转铁蛋白受体，能够抑制肿瘤细胞生长。

知识点 9：抗体的促肿瘤生长作用　　副高：掌握　正高：掌握

虽然肿瘤抗原能够诱导机体产生特异性抗体，并可通过多种方式起到抗肿瘤的作用，但总体来说，在肿瘤患者体内自然形成的抗体并不是抗肿瘤免疫的重要效应因素。在某些情况下，肿瘤特异性抗体不但无法杀伤肿瘤细胞，反而会干扰特异性细胞免疫机制对肿瘤细胞的杀伤作用，这种能够促进肿瘤生长的抗体被称为增强抗体。目前对于该现象的作用机制尚不十分清楚。此外，抗体还可干扰肿瘤细胞黏附作用，使得肿瘤细胞的黏附特性改变或丧失，从而促进肿瘤细胞转移。

虽然在体内抗肿瘤的体液免疫作用并不是重要机制，但针对肿瘤细胞表面的肿瘤抗原所制备的特异性单克隆抗体，已经应用于肿瘤诊断和免疫治疗，例如抗 CD20 单抗治疗 B 细胞淋巴瘤以及抗 HER-2 的单克隆抗体治疗乳腺癌等。

四、其他免疫效应分子在抗肿瘤免疫中的作用

知识点 10：其他免疫效应分子在抗肿瘤免疫中的作用　　副高：掌握　正高：掌握

干扰素和肿瘤坏死因子等细胞因子、补体分子以及多种酶类同样具有非特异性地抑制或杀伤肿瘤细胞的作用，亦为机体抗肿瘤的机制之一。利用这些分子的抗肿瘤作用，目前已研发出多种抗肿瘤的药物用于临床治疗肿瘤患者，有些药物正在进行临床试验，也有望

在临床推广使用。

第四节 肿瘤的免疫逃逸机制

知识点1：肿瘤的免疫逃逸机制——肿瘤细胞的抗原缺失或抗原调变

副高：掌握 正高：掌握

肿瘤细胞表达的抗原与正常蛋白差别较小，故免疫原性弱，不能诱发机体产生足够强度的抗肿瘤免疫应答清除肿瘤细胞。此外，在机体抗肿瘤免疫的压力下，肿瘤细胞表达抗原减少或丢失即产生抗原调变，从而使肿瘤细胞逃避免疫细胞的识别与杀伤。

知识点2：肿瘤的免疫逃逸机制——肿瘤抗原的封闭 副高：掌握 正高：掌握

肿瘤细胞能够高表达黏多糖等覆盖肿瘤抗原，还能够分泌刺激因子活化宿主的凝血系统，引起肿瘤细胞外纤维蛋白的产生，隔离肿瘤抗原，从而干扰免疫效应细胞的识别和攻击。

知识点3：肿瘤的免疫逃逸机制——肿瘤细胞MHCⅠ类分子表达低下

副高：掌握 正高：掌握

肿瘤细胞大多是MHC Ⅰ类分子表达缺陷或低下，导致肿瘤细胞不提呈或弱提呈肿瘤抗原，不能诱导CTL活化及杀伤肿瘤细胞。

知识点4：肿瘤的免疫逃逸机制——肿瘤细胞共刺激信号异常

副高：掌握 正高：掌握

虽然肿瘤细胞能够表达肿瘤抗原，具有一定的免疫原性（可以提供T细胞活化第一信号），但其很少表达CD80与CD86等正共刺激分子，却表达PD-L1等负共刺激分子，因此无法为T细胞活化提供有效的第二信号，也就不能有效诱导抗肿瘤免疫应答。T细胞的失能造成机体对肿瘤产生免疫耐受。

知识点5：肿瘤细胞表达或分泌免疫抑制分子 副高：掌握 正高：掌握

肿瘤细胞表达或分泌免疫抑制分子TGF-β（膜结合型与分泌型）、IL-10、IL-33等，这些分子可以发挥强大的免疫抑制作用，抑制机体产生肿瘤免疫应答。

知识点6：肿瘤的免疫逃逸机制——肿瘤细胞的抗凋亡作用

副高：掌握 正高：掌握

肿瘤细胞能够高表达多种抗凋亡分子（如 Bcl-2），不表达或弱表达 Fas 等凋亡诱导分子，进而抵抗 CTL 等诱导的凋亡，逃避杀伤效应。

知识点 7：肿瘤的免疫逃逸机制——肿瘤诱导免疫细胞凋亡作用

副高：掌握　正高：掌握

某些肿瘤细胞表面可以表达 FasL 和抑制性分子，诱导肿瘤特异性 T 细胞凋亡以及抑制 T 细胞的活化与增殖。

知识点 8：肿瘤的免疫逃逸机制——肿瘤诱导免疫细胞的抑制作用

副高：掌握　正高：掌握

肿瘤细胞还可以通过主动诱导荷瘤机体产生调节性 T 细胞与髓系来源的抑制性细胞（MDSC）抑制机体的免疫应答。

知识点 9：肿瘤微环境对肿瘤免疫逃逸的影响　副高：掌握　正高：掌握

机体内突变的细胞在适合生长的微环境内，便会不断生长和增殖而形成肿瘤，此微环境即称为肿瘤微环境。肿瘤微环境内有能抑制肿瘤细胞生长和增殖的免疫效应细胞和免疫效应分子等；也有可以促进肿瘤细胞生长、增殖和转移的各种免疫抑制性细胞，例如 Treg 细胞、肿瘤相关巨噬细胞、MDSC 等以及一些免疫抑制分子。

这些免疫抑制细胞及分子部分来源于身体其他部位，部分是由肿瘤细胞分泌的免疫抑制因子诱导形成。肿瘤微环境内抗肿瘤的免疫效应细胞与免疫效应分子及帮助肿瘤细胞免疫逃逸的免疫抑制细胞和分子对于肿瘤的作用决定了肿瘤细胞的生长与增殖的状态。肿瘤微环境内的抑制性因素通常占上风，促进了肿瘤细胞的生长并保护了肿瘤细胞，使其不被免疫效应细胞等的杀伤。

知识点 10：宿主免疫功能低下或受到抑制　副高：掌握　正高：掌握

宿主免疫功能的高低亦是肿瘤细胞能否免疫逃逸的关键因素。长期服用免疫抑制剂或 HIV 感染、抗原提呈细胞功能低下或缺陷以及体内存在一定量的“增强抗体”或“封闭因子”等因素经常使宿主处于免疫功能低下的状态，有助于肿瘤免疫逃逸。

第四章 肿瘤病理学

第一节 基本概念和一般组织学形态

知识点1：肿瘤细胞异型性 副高：掌握 正高：掌握

肿瘤细胞异型性是指肿瘤组织细胞的形态特征与其同源组织细胞的正常形态比较所表现的不同程度差异。例如细胞核质比例失常，细胞核分裂活跃程度增加，细胞核染色质异常，细胞质内生化、组化特性异常以及细胞免疫功能异常等。

知识点2：肿瘤组织结构异型性 副高：掌握 正高：掌握

肿瘤组织的构成分为主质和间质，主质是体现肿瘤生物学特性的核心内涵，即本质成分，而间质是指肿瘤赖以生存的支持成分。肿瘤组织结构异型性是指构成肿瘤的主质和间质与同源组织相比较，无论在细胞数量、构成比例、排列方式、生长方式以及与周围组织的关系等，多方面均失去原有的正常状态和规律。良性肿瘤组织的异型性不明显，通常与其同源组织相似。恶性肿瘤的组织结构异型性明显，甚至很难从组织形态鉴别其来源组织。

知识点3：癌前疾病和癌前病变 副高：掌握 正高：掌握

癌前疾病是指一类统计学上具有明显癌变危险的疾病，例如结肠家族性腺瘤性息肉病。癌前病变是指恶性肿瘤发生发展过程中的前驱阶段病变，例如上皮内肿瘤和原位癌。

知识点4：上皮内肿瘤 副高：掌握 正高：掌握

上皮内肿瘤是指上皮组织的内异型增生性非浸润性病变，包含各类上皮组织的癌前病变。上皮内肿瘤根据病变形态学的不同程度分为轻度、中度及重度3级或低级别与高级别2级，如非浸润性尿路上皮肿瘤、前列腺上皮内瘤（PIN）等。

知识点5：原位癌 副高：掌握 正高：掌握

原位癌是指高级别上皮内肿瘤或上皮细胞重度异型增生，但上皮基底膜结构完整，瘤变的细胞没有浸润基底膜以外的间质组织，如食管鳞状上皮原位癌、宫颈鳞状上皮CIN Ⅲ和乳腺导管原位癌等。

知识点6：早期癌 副高：掌握 正高：掌握

早期癌通常用于表述肿瘤的局部状态（T_1），例如消化道的浅表浸润性癌，肿瘤局限于黏膜下层，表现为浸润固有肌层。

（1）黏膜内癌：即黏膜内浸润癌，癌细胞侵犯黏膜固有层，局限于黏膜肌层内。淋巴结转移率通常为1%~5%。

（2）黏膜下癌：黏膜内浸润癌继续向深层浸润，浸透黏膜肌层，到达黏膜下层，没有侵及食管固有肌层。淋巴结转移率为10%~35%。

（3）早期食管癌：包括黏膜内浸润癌与黏膜下浸润癌，无淋巴结转移证据。

第二节 肿瘤的生物学特性

知识点1：肿瘤的分化 副高：掌握 正高：掌握

分化是指原始幼稚细胞随着个体发育逐渐进化为成熟组织的过程，包括组织的结构、细胞的功能和代谢等。肿瘤在发生发展过程中，细胞形态与功能、代谢以及组织结构所发生的异常改变和正常的细胞组织分化相反，是从成熟走向幼稚的过程，即为“去分化”的过程。肿瘤组织病理学用肿瘤的分化程度表达肿瘤细胞相对其同源正常组织细胞的成熟或幼稚的程度。肿瘤分化好，表示其组织学形态与其同源的正常组织相似。相反，肿瘤分化差，表示其分化程度幼稚，甚至完全丧失了同源组织的正常结构功能与形态特征。对大多数肿瘤而言，分化幼稚的肿瘤恶性程度较高。

知识点2：肿瘤的生长 副高：掌握 正高：掌握

肿瘤的生长有膨胀性生长、外生性生长及浸润性生长。

良性肿瘤多数为膨胀性生长，形态表现为结节状，境界清楚，有完整包膜，不侵犯破坏周围正常组织，缓慢生长。但可能对局部组织形成压迫或管腔阻塞，间接影响器官功能。

浸润性生长方式是恶性肿瘤的共同特点。在体表或腔道可表现为外生性、乳头状或菜花状；肿瘤无包膜，生长快速，侵袭性极强，直接侵入周围组织间隙，破坏正常组织器官结构，引起功能障碍，侵入血管、淋巴管，导致远处器官转移。

知识点3：肿瘤的扩散 副高：掌握 正高：掌握

（1）直接蔓延：恶性肿瘤的浸润性生长方式，不但对局部组织器官原有的结构形成破坏，而且进一步向器官外侵袭，造成周围组织器官的破坏。

（2）转移：肿瘤细胞可以直接浸润组织间隙，形成种植性播散，也可能侵袭组织间淋巴管或血管，早期形成脉管瘤栓、区域淋巴结或血行转移，晚期引起远处器官或组织的转移性肿瘤。

第三节 肿瘤病理学检查方法

知识点1：肿瘤病理学的常规检查方法 副高：掌握 正高：掌握

肿瘤病理学的常规检查方法有脱落细胞学检查和活体组织检查。

知识点2：肿瘤病理学的组织化学染色方法 副高：掌握 正高：掌握

肿瘤病理学的组织化学染色方法是指通过组织化学染色的方法检测肿瘤细胞质中某种物质的存在，用于鉴别肿瘤组织来源及类型，如黏液、糖蛋白、黑色素和含铁血黄素等。

知识点3：肿瘤病理学的免疫组化染色方法 副高：掌握 正高：掌握

免疫组化染色是病理诊断常规检测技术，应用抗原与抗体特异性结合的免疫学原理，通过标记抗体的显色剂（荧光素、酶、金属离子、核素）来确定肿瘤组织细胞内抗原（多肽和蛋白质），对其进行定位及定量的分析，从而达到鉴别肿瘤组织来源和不同亚型分类的目的。

常规组织病理学诊断基础上的肿瘤鉴别诊断，多数可以通过免疫组织化学技术明确组织来源、分类及亚型分类。但大多数抗体对于细胞谱系确定并非特异的，不仅如此，分化很差的肿瘤因为存在生物学异质性，导致蛋白表达的变异。故经常遇到一部分疑难诊断的肿瘤病例亟待新技术方法的应用。

知识点4：肿瘤标志物及其检测意义 副高：掌握 正高：掌握

肿瘤标志物是由肿瘤组织自身产生的并且具有特异性识别功能的生化物质，通过检测它们的存在和表达情况，能够间接地反映肿瘤的组织学来源和生物学特性，从而达到辅助肿瘤诊断及监测肿瘤复发等目的。

第四节 肿瘤分子病理学检测

知识点1：恶性肿瘤病变的途径 副高：掌握 正高：掌握

某些关键基因的一系列不同的突变是发生恶性病变的必经途径，可以是肿瘤前体细胞DNA的缺失、重组、点突变及染色体易位，这些突变影响了细胞周期的调控、分化、凋亡和细胞与细胞之间或细胞与基质之间的变化。不同肿瘤有不同的基因组合形式，并由此导致了细胞的克隆性增殖。所以检测基因的特异性变化可以当作诊断性标志应用于恶性肿瘤的诊断。

知识点 2：分子病理学检测——原位杂交检测技术（ISH）

副高：掌握　正高：掌握

ISH 是以核酸碱基互补配对原则为基础发展得来的检测技术，主要是利用 DNA 序列的互补性，将标记的 DNA 探针（荧光或非荧光）和预处理的待测样本的 DNA 进行原位杂交，其主要特点为将病理形态学观察与分子生物学技术结合起来，不仅能够检出特异的基因及其产物，而且可以观察其在不同细胞中的分布情况。所谓的原位杂交是用生物素或地高辛等标记的探针。肿瘤诊断中通常用于检测 Epstein-Barr 病毒（EBV）感染及人乳头瘤病毒（HPV）等，以协助 EBV 相关肿瘤（如鼻咽癌、NK/T 细胞淋巴瘤和霍奇金淋巴瘤等）与 HPV 相关肿瘤（如宫颈癌和口咽癌等）的诊断和鉴别诊断。

知识点 3：分子病理学检测——荧光原位杂交检测技术（FISH）

副高：掌握　正高：掌握

FISH 技术是在原位杂交技术的基础上发展而来的，杂交探针用荧光物质标记，在荧光显微镜下观察，对荧光信号进行辨别与计数，即可对细胞、组织样本中的染色体或基因异常进行检测和诊断。FISH 的特点为特异性、敏感性和分辨率都很高。FISH 正成为一种多见检测手段，广泛用于肿瘤诊断（如血液肿瘤与软组织肉瘤中染色体移位等）、靶向药物靶分子检测（如乳腺癌 HER-2 基因扩增与肺癌 EGFR 基因扩增等）及肿瘤早期诊断和复发监测（如膀胱癌患者尿液中检测 3、7、9 和 17 号染色体异常等）方面的检测。

知识点 4：分子病理学检测——基因突变检测　副高：掌握　正高：掌握

基因突变检测在分子靶向治疗筛选使用人群中发挥决定性作用，如检测肺腺癌 EGFR 或 K-ras 基因突变，结直肠癌 K-ras、BRAF 或 PI3K 基因突变，胃肠道间质瘤（GIST）c-KIT 或 PDGFRA 基因突变，是选择易瑞沙、爱必妥和格列卫等分子靶向药物治疗的前提。

基因突变检测的方法较多，目前临床上主要采用的方法有 DNA 序列测定、实时 PCR 技术及焦磷酸测序等。DNA 序列测定目前普遍使用以 Sanger 双脱氧链末端终止法为原理的全自动测序仪。它在罕见突变的发现上具有优势，但检测敏感性较差。当患者的突变序列占总序列的比例少于 25%时，直接测序法经常不能检出突变序列，结果呈假阴性。实时 PCR 技术是指在 PCR 反应体系中加入了荧光基团，利用荧光信号积累实时监测整个 PCR 过程，最后通过曲线对未知模板进行分析的方法。与 DNA 直接测序相比，实时 PCR 法具有敏感性高、自动化程度高及污染低等特点，但只能对已知突变检测，对未知突变检测结果为假阴性。

知识点5：分子病理学检测——基因重排检测 副高：掌握 正高：掌握

抗原受体基因克隆性重排检测是除免疫表型分析外淋巴瘤诊断最有力的辅助工具，有助于淋巴造血系统增生性病变的确定与分型，主要应用于淋巴瘤及淋巴结反应性增生性病变的诊断及鉴别诊断。单克隆性重排的T、B细胞受体基因是对应的T、B淋巴细胞肿瘤的典型特征，并且可以用相对保守区的引物通过PCR技术扩增出来。正常淋巴细胞群体具有长短不同的受体基因重排DNA片段，即多克隆性群体。

知识点6：分子病理学检测——染色体易位检测 副高：掌握 正高：掌握

染色体易位是指2条非同源染色体同时发生断裂，所形成的断裂片段移至另一条染色体断端，并连接形成新染色体，它是染色体异常的一种体现，多见于淋巴造血系统恶性肿瘤和骨与软组织肉瘤中。软组织肉瘤种类很多，形态各异，一直是病理诊断中的难点，细胞遗传学研究显示多种软组织肉瘤存在特征性的染色体易位。这些染色体易位引发相应染色体上的基因发生断裂，并形成新的融合基因，且编码融合蛋白，融合基因的检测已经成为诊断这些肿瘤的敏感的分子手段。目前最常使用的检测方法包括FISH法检测易位DNA与反转录PCR（RT-PCR）法检测其融合基因转录的mRNA产物。如染色体易位t（X；18）（p11.2；q11.2）及其引起的SYT-SSX基因融合是滑膜肉瘤的分子遗传学特征，检测SYT-SSX融合基因或其产物有助于滑膜肉瘤的鉴别诊断。

第五节 各系统常见肿瘤病理分类及细胞遗传学改变

一、鼻咽部肿瘤

知识点1：鼻咽部肿瘤的分类 副高：掌握 正高：掌握

（1）恶性上皮性肿瘤：包括鼻咽癌、鼻咽部乳头状腺癌、涎腺型腺癌。

（2）良性上皮性肿瘤：包括Schneiderian型乳头状瘤、鳞状细胞乳头状瘤、异位垂体腺瘤、颅咽管瘤等。

（3）软组织肿瘤：包括鼻咽部血管纤维瘤。

（4）淋巴造血系统肿瘤：包括弥漫性大B细胞性淋巴瘤、结外NK/T细胞淋巴瘤、滤泡树突细胞肉瘤/肿瘤、髓外浆细胞瘤等。

（5）骨及软骨肿瘤：包括脊索瘤。

（6）其他或继发肿瘤。

知识点2：鼻咽癌的概念 副高：掌握 正高：掌握

鼻咽癌的定义为来源于鼻咽部黏膜的癌，具有扁平上皮分化特征。鼻咽癌包括鳞状细胞癌（角化性鳞状细胞癌）、非角化性癌（分化型和未分化型）和基底样鳞状细胞癌。腺癌及涎腺型癌未包括在内。鼻咽癌按照细胞形态又可以分为角化型和非角化型，大部分属非角化性癌，非角化性癌又进一步分为分化型与未分化型，两型间无临床和预后方面的区别。所谓淋巴上皮样癌即为未分化型角化性癌的一种组织类型，是指癌巢中有大量淋巴细胞和浆细胞浸润，甚至将癌巢分成少量细胞群或单个细胞，使得上皮分化特征不明显。

知识点3：鼻咽癌的组织病理　　副高：掌握　正高：掌握

免疫组织化学染色显示广谱角蛋白（AE1/AE3）与高分子量角蛋白（CK5/6、CK34BE12）呈强阳性，部分瘤细胞核 p63 呈强阳性，EMA 常表现为局灶膜阳性。任何种族和地域，所有非角化性鼻咽癌都与 EBV 感染有关。检测 EBV 简捷可靠的途径是使用原位杂交检测 EBV 编码的 RNA（EBER），表现是瘤细胞核阳性。免疫组化和 PCR 方法都不能作为检测 EBV 的可靠方法。

知识点4：角化性鳞状细胞癌　　副高：掌握　正高：掌握

角化性鳞状细胞癌与发生在头颈部其他部位的角化性鳞状细胞癌相似，根据分化程度有低分化、中分化和高分化 3 种亚型。该类型鼻咽癌常为非角化性癌放疗后继发得到，与非角化型癌相比，其局部浸润性强，淋巴结转移率低，对放疗敏感性低，预后效果差。免疫组化染色结果和非角化性癌一致。EBV 检测表达结果不一致，原位杂交结果显示分化差的瘤细胞核阳性率高，但是有鳞状分化的瘤细胞核则很少有阳性表达。放射所致的角化性鳞状细胞癌与 EBV 感染无关。发生在鼻咽部的基底样鳞状细胞癌罕见，同样可呈现 EBER 检测阳性。

知识点5：鼻咽部乳头状腺癌及涎腺型腺癌　　副高：掌握　正高：掌握

两种类型癌发生于鼻咽都极罕见。乳头状腺癌呈现为外生性生长的一种低级别类型腺癌，一般只局限于鼻咽部。常见的涎腺型腺癌类型为腺样囊性癌。

知识点6：良性上皮性肿瘤　　副高：掌握　正高：掌握

（1）乳头状肿瘤：见于鼻咽，属罕见肿瘤。

（2）异位垂体腺瘤：最常见于蝶骨、蝶窦及鼻咽。

知识点7：软组织肿瘤　　副高：掌握　正高：掌握

血管纤维瘤是一种发生在鼻咽部的特殊类型的软组织肿瘤，特指男性鼻咽发生的富含间充质细胞和血管的肿瘤。因为可能出现大出血，故活检时应予以谨慎。

知识点8：淋巴造血系统肿瘤 副高：掌握 正高：掌握

鼻咽原发霍奇金淋巴瘤非常罕见。非霍奇金淋巴瘤的主要类型在西方几乎均是B细胞来源，大部分是弥漫性大B细胞性淋巴瘤，而在亚洲则是结外NK/T细胞淋巴瘤与外周T细胞淋巴瘤的发病率明显升高，B细胞淋巴瘤只占50%~60%。

二、食管肿瘤

知识点9：食管肿瘤的分类 副高：掌握 正高：掌握

(1) 良性上皮性肿瘤：包括鳞状上皮乳头状瘤。

(2) 恶性上皮性肿瘤：包括鳞状细胞癌（疣状癌、基底细胞样鳞状细胞癌和梭形细胞鳞癌）、腺癌、腺鳞癌、黏液表皮样癌、小细胞癌和未分化癌。

(3) 非上皮性肿瘤：包括平滑肌瘤、脂肪瘤、颗粒细胞瘤、胃肠间质瘤（GIST）、平滑肌肉瘤及恶性黑色素瘤。

(4) 继发性肿瘤。

知识点10：上皮内肿瘤的特点 副高：掌握 正高：掌握

上皮内肿瘤分为低级别与高级别上皮内肿瘤两级系统，异形细胞局限于上皮层的下半部分称为低级别上皮内肿瘤，异形细胞达上皮层的上半部分称为高级别上皮内肿瘤。上皮内肿瘤包括重度不典型增生/原位癌。

知识点11：食管癌的特点 副高：掌握 正高：掌握

食管癌以食管中段癌最多见，多见组织学类型是鳞状细胞癌；罕见类型是腺癌，其组织学发生基础是Barrett食管。大体分型分为早期癌与中、晚期癌。早期癌大体分型为隐匿型、乳头型、斑块型和隆起型。晚期浸润癌大体类型分为蕈伞型、髓质型、溃疡型和缩窄型。小细胞癌与肺癌中的同类型癌一致。

知识点12：非上皮性肿瘤的特点 副高：掌握 正高：掌握

食管可见多种间叶性肿瘤，但平滑肌瘤最多见，胃肠道间质肿瘤（GIST）型肿瘤在食管中非常罕见且与发生在胃肠的同类肿瘤相似。恶性黑色素瘤通常表现为息肉状。

三、胃肿瘤

知识点13：胃肿瘤的分类 副高：掌握 正高：掌握

（1）上皮性肿瘤：包括：①良性：腺瘤；②恶性：腺癌（Lauren 分型为肠型和弥漫型）、类癌、腺鳞癌、鳞状细胞癌、小细胞癌及未分化癌等。

（2）非上皮性肿瘤：包括 GIST、平滑肌瘤、神经鞘瘤、血管球瘤和平滑肌肉瘤等。

（3）恶性淋巴瘤：包括边缘带 B 细胞 MALT 型淋巴瘤、套细胞淋巴瘤和弥漫性大 B 细胞性淋巴瘤等。

知识点 14：胃癌的特点　　副高：掌握　正高：掌握

胃癌的病变分期及特点为：早期癌肉眼形态分为隆起型、表浅型与凹陷型；中晚期癌肉眼形态分为隆起型、溃疡型与浸润型。组织学类型以腺癌最常见。胃癌的细胞来源从形态学研究推测主要发生于胃腺颈部的干细胞。肠上皮化生和腺上皮不典型增生可能均与癌有关。

知识点 15：胃肠道类癌的特点　　副高：掌握　正高：掌握

胃肠道类癌属于胺前体摄取和脱羧作用（APUD）系统肿瘤。病变特点是可发生在阑尾、小肠、直肠、胃及十二指肠等处。其中发生在阑尾者最多见，其次是小肠。

知识点 16：非上皮性肿瘤的特点　　副高：掌握　正高：掌握

非上皮性肿瘤中最多见的是间质瘤。胃肠道间质瘤的病变特点：GISTs 构成了胃与小肠原发性非上皮性肿瘤的绝大部分。GIST 源自于胃肠道的 Cajal 间质细胞，它的功能为调节胃肠道自主运动。

关于间质瘤良性、恶性的组织学标准主要是根据核分裂象计数和肿瘤体积的大小。世界卫生组织（WHO）的参考标准：①良性：核分裂<5/50HP，肿瘤体积<5cm；②恶性潜能未定：核分裂<5/50HP，肿瘤体积≥5cm；③恶性：核分裂>5/50HP，无论肿瘤体积大小。但未检出核分裂象的较大肿瘤（通常>10cm），后期也会复发或转移。另外 Ki-67 高增殖指数（>10%）也可以反映出肿瘤的高恶性潜能。组织学分级核分裂象是主要参考指标，肿瘤细胞核分裂象>10/10HP 属高度恶性，低核分裂象（1~5/10HP）属低度恶性。

知识点 17：恶性淋巴瘤的特点　　副高：掌握　正高：掌握

胃肠道淋巴瘤与黏膜相关淋巴组织淋巴瘤是小 B 细胞淋巴瘤的亚型，占 B-淋巴瘤的 7%~8%，大约有 50%发生在胃，属于一类惰性淋巴瘤，病程缓慢，对放射治疗敏感，即使累及多部位或骨髓受累，一般预后也较好。诊断上没有特异的免疫表型与组织学特征。目前，通过检测遗传学异常改变 t（11；18）（q21；q21）；Trisomy3，不仅有助于恶性淋巴瘤诊断和鉴别诊断，而且是临床治疗的重要指南。当出现片状转化的“母细胞”性大 B 细胞时则表示肿瘤向高度恶性淋巴瘤转化，病变后期大细胞汇合成大片状，不易与弥漫性大 B

细胞性淋巴瘤区别。

四、结肠、直肠肿瘤

知识点18：结肠、直肠肿瘤的分类 副高：掌握 正高：掌握

（1）上皮性肿瘤：包括腺瘤（管状、绒毛状和管状绒毛状、锯齿状）、上皮内肿瘤（低级别和高级别）、腺癌、类癌、混合性腺癌—类癌。

（2）非上皮性肿瘤：包括胃肠间质瘤、平滑肌肉瘤、平滑肌瘤、脂肪瘤、血管肉瘤及恶性黑色素瘤、恶性淋巴瘤（边缘带B细胞MALT淋巴瘤、弥漫性大B细胞性淋巴瘤、套细胞淋巴瘤、Burkitt淋巴瘤）等。

（3）结肠家族性腺瘤性息肉病：属于癌前疾病。该病通常有家族特征并伴有常染色体显性异常特征，有癌变倾向。

知识点19：上皮内肿瘤的特点 副高：掌握 正高：掌握

上皮内肿瘤具有腺癌形态学特点但病变仅局限于黏膜固有层，未浸润黏膜肌层进入黏膜下层，研究表明这类肿瘤无转移的危险性，故称为高级别上皮内或黏膜内肿瘤。所以，高级别上皮内肿瘤包括：重度不典型增生与原位腺癌、黏膜内癌3个病变阶段，而轻度和中度不典型增生则可归结在低级别上皮内肿瘤范畴。肿瘤浸润到黏膜下层时才视为恶性。

知识点20：遗传性非息肉病性结直肠癌的特点 副高：掌握 正高：掌握

遗传性非息肉病性结直肠癌（NHPCC；Lynch综合征）是一种常染色体显性遗传病，特点是病变可发展为结肠癌、直肠癌、子宫内膜癌、小肠癌、输尿管癌及肾盂癌等。DNA微卫星不稳定性是NHPCC癌的重要细胞遗传学特征。

五、肝肿瘤

知识点21：肝肿瘤的分类 副高：掌握 正高：掌握

（1）上皮性肿瘤：良性包括肝细胞腺瘤、局灶性结节性增生和肝内胆管腺瘤等。恶性包括肝细胞性肝癌与肝母细胞瘤、胆管囊腺癌与胆管细胞性肝癌、混合性肝细胞癌和胆管细胞癌以及未分化癌。

（2）非上皮性肿瘤：良性包括血管平滑肌脂肪瘤、淋巴管瘤和血管瘤等。恶性包括上皮样血管内皮细胞瘤、血管肉瘤和骨骼肌肉瘤等。

（3）杂类肿瘤：孤立性纤维性肿瘤、畸胎瘤、内胚窦瘤和Kaposi肉瘤，炎性假瘤或炎性肌纤维母细胞瘤等。

（4）淋巴造血系统肿瘤。

另外，还有上皮性异常：包括肝细胞不典型增生、不典型增生结节（腺瘤样增生）及

胆管异常等。

知识点22：肝细胞肝癌的特点 副高：掌握 正高：掌握

肝细胞肝癌由类似肝细胞的肿瘤细胞构成，瘤细胞间由被覆薄层内皮细胞的血窦样腔隙构成。与正常肝组织血窦内皮不同，肝细胞肝癌的内皮细胞类似毛细血管，免疫组化染色CD34呈阳性，血窦的这种表型改变称为“毛细血管化”。这是区别肝细胞肝癌与其他良性肝细胞瘤样病变的重要指标之一。

肝细胞肝癌结构类型包括小梁状、假腺样或腺泡型、实体型、硬化型及纤维板层型。细胞学亚型包括多形性细胞、透明细胞、肉瘤样变、脂肪变和多种胞质内小体形成。癌前病变有腺瘤样增生（低级别不典型性增生）与肝细胞不典型增生（高级别不典型性增生），因为缺乏明确客观的表型或基因型依据，两者与早期肝细胞肝癌的鉴别诊断标准不统一。

知识点23：肝原发淋巴瘤的特点 副高：掌握 正高：掌握

肝原发淋巴瘤罕见，常见于白种人的中年男性。淋巴瘤累及肝比肝原发淋巴瘤多见，80%～100%的慢性白血病、50%～60%的非霍奇金淋巴瘤以及约30%的多发性骨髓瘤可累及肝。

六、胰腺肿瘤

知识点24：胰腺肿瘤的分类 副高：掌握 正高：掌握

胰腺肿瘤主要是上皮性肿瘤。

（1）外分泌腺肿瘤：包括腺瘤、囊腺瘤、交界性肿瘤、实性-假乳头瘤，腺癌、囊腺癌、腺泡细胞癌、胰母细胞瘤、导管内乳头状黏液腺癌、实性-假乳头状癌等。

（2）内分泌细胞肿瘤：包括胰岛细胞瘤、类癌等。

知识点25：胰腺癌的病变特点 副高：掌握 正高：掌握

胰腺癌在消化系统癌中较少见，多发生在胰头。胰头癌早期可有胆总管梗阻现象，临床表现为出现逐渐加重的黄疸。

七、肺肿瘤

知识点26：肺肿瘤的分类 副高：掌握 正高：掌握

（1）良性上皮性肿瘤：包括鳞状上皮乳头状瘤、肺泡腺瘤、乳头状腺瘤、涎腺型腺瘤和黏液性囊腺瘤。

（2）浸润前上皮性病变（癌前病变）：包括鳞状上皮不典型增生/原位癌、非典型性腺瘤性增生和弥散性特发性肺神经内分泌细胞增生。

（3）恶性上皮性肿瘤：包括：①腺癌：腺泡腺癌、乳头状腺癌、细支气管肺泡细胞癌、实体型腺癌、混合性腺癌；②鳞状细胞癌：乳头型、透明细胞型、小细胞型、基底样型；③小细胞癌：复合性小细胞癌；④大细胞癌：大细胞神经内分泌癌、基底细胞样癌、淋巴上皮样癌、透明细胞癌等；⑤类癌：典型类癌、非典型类癌；⑥肉瘤样癌：癌肉瘤、多形性癌、梭形细胞癌、巨细胞癌、肺母细胞瘤；⑦涎腺型癌：黏液表皮样癌、腺样囊性癌、上皮-肌上皮癌等；⑧腺鳞癌。

（4）淋巴细胞/组织细胞肿瘤：包括 MALT 淋巴瘤、淋巴瘤样肉芽肿病、弥漫性大 B 细胞性淋巴瘤和肺 Langerhans 组织细胞增生症。

（5）间叶肿瘤：包括滑膜肉瘤、肺静脉肉瘤、肺动脉肉瘤、上皮样血管内皮细胞瘤/血管肉瘤、胸膜肺母细胞瘤软骨瘤、弥漫性肺淋巴管瘤病、淋巴管平滑肌瘤病、炎症性肌纤维母细胞肿瘤、先天性周围支气管肌纤维母细胞肿瘤。

（6）混杂类型肿瘤：包括错构瘤、畸胎瘤、黑色素瘤、硬化性血管瘤、透明细胞瘤、肺内胸腺瘤。

（7）肺转移性肿瘤。

知识点 27：腺癌的特点　　副高：掌握　正高：掌握

腺癌组织象很多样，具体可分为下列 5 种类型，即腺泡型腺癌、细支气管肺泡癌、乳头型腺癌、实体型腺癌以及混合性腺癌。80%以上属于混合型腺癌，即含有 2 种以上类型肺腺癌。应注意的是诊断细支气管肺泡癌时肿瘤成分必须全部呈现该类型，而不是依靠优势成分原则。在全身脏器发生的腺癌中，TTF-1 是除了甲状腺癌外针对肺腺癌比较特异的标志物。

知识点 28：鳞状细胞癌的特点　　副高：掌握　正高：掌握

鳞状细胞癌为肺癌的主要组织学类型，源自于支气管上皮或肺泡上皮中的多能干细胞，与发生在其他器官和部位的鳞状细胞癌无明显差别。

知识点 29：小细胞癌的特点　　副高：掌握　正高：掌握

胞质少、染色质呈细颗粒状、核仁小且不明显的低分化神经内分泌癌。常有大片坏死及高的核分裂计数（10/10HP）。复合性小细胞癌定义为小细胞癌中合并任何一种组织类型的非小细胞癌成分，通常是腺癌、鳞癌或大细胞癌，合并梭形细胞癌不多见。

知识点 30：大细胞癌的特点　　副高：掌握　正高：掌握

大细胞癌约占所有肺癌的 9%，是一种分化较差的非小细胞癌，光学显微镜下缺乏腺癌或鳞状细胞癌分化特点，超微结构上可以显示腺样或鳞状分化特点。大细胞神经内分泌癌与小细胞癌的鉴别要点为前者核仁明显、胞质丰富，更重要的是细胞核超过正常静止期小淋巴细胞直径的3倍，免疫组化上皮分化特点即角蛋白标记阳性程度经常高于小细胞癌。

知识点31：肉瘤样癌的特点 副高：掌握 正高：掌握

肉瘤样癌为一组分化较差且含有肉瘤或肉瘤样分化的非小细胞癌。5个亚型中多形性癌定义为含有梭形细胞癌与其他类型非小细胞癌如腺癌、鳞状细胞癌或大细胞癌成分。梭形细胞癌是肿瘤全部呈梭形细胞形态，角蛋白染色有阳性区域。

知识点32：肺癌的分子遗传学和细胞遗传学改变 副高：掌握 正高：掌握

研究发现肺鳞状细胞癌与腺癌之间在分子病理方面存在某些不同。其中鳞状细胞癌最具特征性的改变是3q扩增和3p中大片段等位基因的缺失，ErbB（EGFR，HER-2/neu，K-ras）通路异常在非小细胞癌中特别是腺癌中多见，而在小细胞癌中则较少。p53突变可见于所有类型肺癌，以小细胞癌最为多见，其次为鳞状细胞癌。目前对于肺腺癌中EGFR基因突变检测，重点为19和21外显子区检测，它已经成为靶向治疗的重要分子病理依据。

知识点33：良性上皮性肿瘤的特点 副高：掌握 正高：掌握

此类肿瘤非常罕见，有报道其占肺肿瘤不足0.5%。

知识点34：肺癌前病变的特点 副高：掌握 正高：掌握

3种癌前病变鳞状上皮不典型增生/原位癌、非典型性腺瘤性增生以及弥散性特发性肺神经内分泌细胞增生分别为肺鳞状细胞癌、腺癌和类癌的癌前病变，其中非典型性腺瘤性增生有时和细支气管肺泡癌鉴别困难。

知识点35：淋巴细胞/组织细胞肿瘤的特点 副高：掌握 正高：掌握

70%~90%的肺原发淋巴瘤为MALT淋巴瘤，占据肺肿瘤的0.5%以下。病理诊断特别是支气管镜活检标本时有一定困难，需要鉴别的病症有炎症、淋巴组织增生和小细胞癌等。弥漫性大B细胞性淋巴瘤5%~20%为肺原发淋巴瘤，鉴别诊断包括大细胞癌、小细胞癌以及罕见生殖细胞肿瘤等。

知识点36：间叶肿瘤的特点 副高：掌握 正高：掌握

在肺间叶性肿瘤中需要提及上皮样血管内皮细胞瘤，该肿瘤为来自于血管内皮，有转移潜能、介于血管瘤与高级别血管肉瘤之间、生物学行为属交界或低度恶性的一类罕见肿瘤，经常累及软组织、骨、肺、肝等器官，而且50%的上皮样血管内皮瘤表现为多器官发生，肝和肺同时受累比较多见。该肿瘤见于除小儿外的所有年龄组，发生在骨或软组织时，男、女发病量无差别，而发生于肝、肺器官则女性发病明显多于男性。

因为肿瘤可以表现为多脏器受累或多灶改变，故临床常误诊为恶性肿瘤广泛转移。组织学有特殊形态，为皮样短条索状或小的实性巢状结构，并且可见胞质空泡形成，有时呈印戒样，与腺癌类似。肺上皮样血管内皮细胞瘤典型形态呈多结节状，结节特点为中心硬化、细胞减少区和外周富于细胞区，极少形成瘤细胞构成的血管腔。大多数肿瘤细胞形态异型不明显，分裂活性低或无，通常无坏死。当肿瘤细胞核异型明显，分裂活性增强，细胞呈梭形或多形性且伴有坏死时则需诊断为血管肉瘤。

八、乳腺肿瘤

知识点37：乳腺肿瘤的分类　　副高：掌握　正高：掌握

（1）上皮性肿瘤：①恶性：包括浸润性导管癌、浸润性筛状癌、浸润性小叶癌、浸润性微乳头状癌、浸润性乳头状癌、小管癌、大汗腺癌、髓样癌、黏液癌、化生性癌、分泌型癌、神经内分泌癌、富于脂质性癌、炎症性癌等；②小叶瘤变；③导管内增生性病变：包括普通型导管增生、导管原位癌平坦型导管增生、非典型性导管增生；④微小浸润癌；⑤导管内乳头状肿瘤：包括中心型乳头状瘤、囊内乳头状癌、非典型性乳头状瘤、外周型乳头状瘤、导管内乳头状癌；⑥良性上皮增生：包括腺病及其亚型、腺瘤；⑦肌上皮病变：包括肌上皮增生症、腺肌上皮腺病、腺肌上皮瘤、恶性肌上皮瘤。

（2）间叶性肿瘤：包括血管瘤、血管肉瘤、血管周细胞瘤、肌纤维母细胞瘤、炎性肌纤维母细胞瘤、纤维瘤病、颗粒细胞瘤、骨肉瘤等。

（3）纤维上皮性肿瘤：包括纤维腺瘤、叶状肿瘤（良性、交界性、恶性）、低度恶性导管周围间质肉瘤、乳腺错构瘤。

（4）乳头部肿瘤：包括乳头腺瘤、汗管腺瘤、乳头 Paget 病。

（5）恶性淋巴瘤。

（6）转移性肿瘤。

（7）男性乳腺肿瘤：包括男性乳腺发育、乳腺癌。

知识点38：浸润性导管癌和其他类型浸润性癌的特点　　副高：掌握　正高：掌握

浸润性导管癌常通过肿瘤中腺管的成分比例、细胞核异型程度及核分裂象计数的评估进行组织学分级，分级标准近来采用 Elaston 与 Ellis 改进的 Patley 和 Scarff 方法，将组织学分为1~3级。Ⅰ级是高分化，3~5分；Ⅱ级是中分化，6~7分；Ⅲ级是低分化，8~9分。非特殊型浸润性导管癌70%~80%表达雌激素受体，15%~30%表达 EREB2。

知识点 39：浸润性小叶癌的特点 副高：掌握 正高：掌握

浸润性小叶癌的经典形态是单行排列的散在小细胞呈条索状浸润在间质中，围绕正常导管向心性分布，核分裂象罕见。除了经典型之外，浸润性小叶癌还有其他亚型：实体型、腺泡型及多形性小叶癌。免疫表型 E-cadherin 检测有助于区分小叶与导管来源的癌。浸润性小叶癌与导管癌之间在预后方面的区别目前尚无定论。

知识点 40：髓样癌的特点 副高：掌握 正高：掌握

髓样癌是一种由低分化肿瘤细胞组成的边界清楚、瘤细胞呈片状合体细胞样、无腺管结构形成、间质含有大量淋巴浆细胞成分的特殊类型乳腺癌。由于髓样癌和不典型髓样癌相比预后较好，因此应严格掌握此特殊类型的诊断标准，相关的组织学标准包括：合体细胞生长结构的比例（>75%）、无腺管结构、中度至明显弥漫淋巴浆细胞浸润、中度至明显核异型性以及完整的肿瘤边界。虽然如此，仍存在分歧并难以完全判定，这就是髓样癌重复性差的原因。推荐的简化标准认为合体细胞生长方式、无腺管结构、淋巴浆细胞浸润和肿瘤性坏死罕见（<25%）是最具重复性的形态特征。

知识点 41：浸润性微乳头状癌的特点 副高：掌握 正高：掌握

浸润性微乳头状癌为乳腺癌的一种特殊类型，微乳头结构与肿瘤的浸润及淋巴结转移有关，但多变量分析提示该组织类型和生长方式与预后无直接相关性。

知识点 42：小叶瘤变 副高：掌握 正高：掌握

小叶瘤变指发生于终末导管小叶单位（TDLU）的上皮异型增生的总称，包括终末导管的 Paget 样改变。由此产生的浸润癌可以是导管癌也可以是小叶癌，还可称为非典型性小叶增生和小叶原位癌。当细胞增生明显为实性或伴有坏死形成，特别是局限于小叶而没有扩展的导管原位癌（小叶癌化）与导管原位癌很难鉴别，对此免疫组化染色可帮助诊断，小叶瘤变常表达 CK34pE12，但不表达 E-cadherin，导管原位癌正好与之相反。不同于高级别导管内癌，典型小叶瘤变极少表达 EREB2 和 p53 蛋白。

知识点 43：导管内增生性病变的特点 副高：掌握 正高：掌握

导管内增生性病变主要发生在终末导管小叶单位，限定于乳腺导管小叶系统上皮细胞一系列增生性病变，如普通型导管增生（UDH）、非典型性增生（ADH）以及导管原位癌（DCIS），DCIS 又分为低级别、中级别和高级别 3 种不同的病变程度。多数情况下根据细胞学特点可以区分导管内增生的不同类型，容易混淆的病变常为 ADH 与低级别 DCIS，两者的区别主要在于病变的范围和细胞形态和结构。

知识点44：微小浸润癌 副高：掌握 正高：掌握

微小浸润癌暂定义为存在一处或多处明确散在的镜下小浸润灶，浸润灶大小的定义在1mm。若浸润不明确，则仍应归入原位癌。肌上皮相关标志物包括p63，calponin，S-100，SMA，CK5/6等的检测可帮助浸润灶的判定。真正的微小浸润癌很少发生腋窝淋巴结转移，临床通常依照导管原位癌处理。

知识点45：导管上皮乳头状肿瘤的特点 副高：掌握 正高：掌握

导管上皮乳头状肿瘤包括从增生到不典型增生以及导管内乳头状癌的一系列病变，诊断导管内乳头状癌的标准为≥90%的乳头上皮缺乏肌上皮成分（而不论存在或缺乏明显的上皮增生）以及病变中存在≥90%的可识别的任何级别DCIS。

知识点46：纤维上皮性肿瘤的特点 副高：掌握 正高：掌握

纤维上皮性肿瘤主要有两大类：纤维腺瘤与叶状肿瘤。叶状肿瘤根据间质细胞的形态与生长方式分为良性、交界性和恶性。叶状肿瘤不论良、恶性均可复发，复发瘤的镜下形态可以与原发瘤一致，或者出现去分化成分特点。导管周围间质肉瘤仅限用于一种罕见的具有双向分化、界限不明显的低度恶性肿瘤，常表现为增生的梭形细胞围绕在小管周围，无叶状结构。临床行为可以复发，个别进展为典型叶状肿瘤。

知识点47：雌激素受体的存在与组织学特性 副高：掌握 正高：掌握

雌激素受体的存在与组织学特性有关：核分级高，组织学分级低，无肿瘤坏死，肿瘤间质弹性纤维增生显著。

知识点48：与乳腺癌诊治和预后相关的标志物及意义——雌激素受体（ER）和孕激素受体（PR） 副高：掌握 正高：掌握

研究表明，肿瘤组织中ER或PR的表达情况在乳腺癌的治疗中发挥重要作用。ER或PR阳性，通常选内分泌治疗。他莫昔芬（TAM）的疗效只与ER有关，而与患者月经状况、淋巴结是否转移无关。若ER阳性，在化疗基础上给予TAM能进一步提高疗效，降低死亡率。

知识点49：与乳腺癌诊治和预后相关的标志物及意义——c-ErbB2（HER-2的单克隆抗体） 副高：掌握 正高：掌握

c-ErbB2 是乳腺癌预后相关标志物，c-ErbB2 阳性表明对 CMF 方案（CTX+MTX+5-FU 即环磷酰胺+甲氨蝶呤+5-氟尿嘧啶）和他莫昔芬耐药，预后差。乳腺癌患者中 HER-2/neu 基因扩增或过度表达的占 20%～30%，其无病生存期非常短。目前，针对 HER-2 的单克隆抗体高表达患者的 Herceptin，临床取得极佳的疗效，并进一步证明与单用化疗相比，化疗加 Herceptin 能明显提高疗效。

九、甲状腺肿瘤

知识点 50：甲状腺肿瘤的概念　　副高：掌握　正高：掌握

甲状腺滤泡上皮来源的肿瘤数量远远大于 C 细胞源性肿瘤，且大多数预后较好。甲状腺肿瘤特别是癌主要发生于青年和中年人，与环境中碘的依赖性、对放射性碘的遗传毒性作用以及由碘缺乏引起的非遗传毒性作用有特殊易感性。小儿乳头状癌对放射最为易感。此外，有些甲状腺癌包括在多发性内分泌肿瘤 2 型等遗传综合征中。

知识点 51：甲状腺肿瘤的分类　　副高：掌握　正高：掌握

（1）癌：包括滤泡癌、髓样癌、乳头状癌、低分化癌、扁平上皮细胞癌、未分化或间变性癌及其他罕见类型癌。

（2）腺瘤：包括滤泡性腺瘤、透明变梁状肿瘤。

（3）其他甲状腺肿瘤：包括软组织肿瘤、异位胸腺瘤、原发性淋巴瘤与浆细胞瘤、滤泡树突细胞肿瘤等。

知识点 52：乳头状癌的特点　　副高：掌握　正高：掌握

乳头状癌最具特征性的核表现为体积增大、深染或磨玻璃样，可见核仁、核沟或核内包涵体等，当没有分级乳头状结构时，上述核改变特征可以作为诊断乳头状癌的主要依据，但值得注意的是，其必须占据肿瘤中的大部分，若只是局灶或小部分区域诊断时可进行描述或说明。癌性乳头和结节性甲状腺肿伴乳头状增生或伴乳头结构形成甲状腺腺瘤进行鉴别，鉴别要点就是乳头状核形结构。有报道建议进行免疫组织化学标志物 HBME-1、Galectin、CK19 联合检测，有利于良性、恶性乳头的鉴别，但也存在争议。

知识点 53：滤泡癌的特点　　副高：掌握　正高：掌握

根据侵袭程度分为微小侵袭性与广泛侵袭性两种主要类型。前者指局部包膜或血管累及，长期随访死亡率较低，后者指广泛侵袭周围甲状腺组织或血管。

（1）低分化癌：在形态上或生物学行为上介于分化型（滤泡癌和乳头状癌）与未分化癌之间的一类癌。

（2）未分化癌：属于高度恶性肿瘤，组织学表现全部或部分由未分化细胞构成，免疫表型和超微结构特征表明肿瘤细胞有上皮分化。

知识点54：鳞状细胞癌的特点 副高：掌握 正高：掌握

肿瘤完全由鳞状细胞癌成分组成，显示甲状腺周围组织广泛受累或血管与神经周围累及。注意与未分化癌或乳头状癌的鳞状细胞分化或化生区域进行鉴别。

知识点55：甲状腺髓样癌的特点 副高：掌握 正高：掌握

甲状腺髓样癌是来源于C细胞的甲状腺神经内分泌肿瘤。所有甲状腺髓样癌肿瘤都可以产生降钙素，血清降钙素水平升高。大部分病例中存在淀粉样物质。组织形态多样，任何显示不寻常特征的甲状腺癌都应考虑到该类型肿瘤的诊断。免疫组织化学检测除了降钙素阳性外，大部分病例CEA阳性，另外还可表达神经内分泌标志物如CgA、syn等，部分也呈现TTF-1、CK阳性或弱阳性，Ki-67指数通常较低。鉴别诊断包括腺瘤、滤泡癌、甲状旁腺肿瘤以及罕见甲状腺内其他神经内分泌肿瘤等。

知识点56：原发性淋巴瘤的特点 副高：掌握 正高：掌握

原发性淋巴瘤病理类型主要包括结外边缘带B细胞淋巴瘤（EMZBCL）与弥漫性大B细胞性淋巴瘤（DLBLCL），其他类型淋巴瘤如滤泡性淋巴瘤比较罕见，特别是具有明显结节状形态的EMZBCL与滤泡性淋巴瘤相似。所以，EMZBCL中反应性克隆化滤泡中心和滤泡性淋巴瘤的肿瘤性滤泡中心需要鉴别，大多数滤泡淋巴瘤Bcl-2免疫反应呈阳性，也表达CD10和Bcl-6等生发中心细胞特征。

十、膀胱肿瘤

知识点57：膀胱肿瘤的分类 副高：掌握 正高：掌握

（1）尿路上皮肿瘤：①浸润性尿路上皮癌：肉瘤样、微乳头状、淋巴瘤样、浆细胞样、未分化、伴有鳞状分化、伴有腺样分化、伴有滋养叶分化；②非浸润性尿路上皮癌：原位癌、低级别、高级别、低度恶性潜能的非浸润性乳头状尿路上皮肿瘤；③内翻性乳头状瘤。

（2）鳞状细胞癌。

（3）腺性肿瘤。

（4）神经内分泌肿瘤。

（5）间叶肿瘤。

（6）造血系统和淋巴样肿瘤。

知识点58：膀胱肿瘤的特点 副高：掌握 正高：掌握

膀胱癌好发于膀胱侧壁和三角区近输尿管开口处，所以易阻塞输尿管口，引起肾盂积水和肾盂肾炎。肿瘤可单发或多发，大小不一，外观多呈乳头状或平坦状。组织学类型有多见的尿路上皮癌，鳞状细胞癌与腺癌罕见。尿路上皮癌根据分化程度不同分为低级别和高级别，依据有无浸润分为浸润性和非浸润性两种。

遗传学研究数据表示浸润性尿路上皮肿瘤来源于高级别非浸润性乳头状尿路上皮癌或尿路上皮原位癌，并且浸润性生长的尿路上皮肿瘤和低级别非浸润性尿路上皮乳头状肿瘤，如低度恶性潜能的非浸润性乳头状尿路上皮肿瘤与低级别非浸润性尿路上皮乳头状癌，在遗传学水平上有明显区别。虽然浸润性生长的膀胱尿路上皮肿瘤发生多条染色体改变，但目前仍没有明确的可以采纳的分子参数及具有充分临床预测价值的分子指标。

十一、肾肿瘤

知识点 59：肾肿瘤的分类 副高：掌握 正高：掌握

（1）肾细胞癌：包括集合癌、肾髓质癌、透明细胞性肾细胞癌、乳头状肾细胞癌、嫌色性肾细胞癌、未分类的肾细胞癌等（良性肿瘤有肾乳头状腺瘤和嗜酸细胞瘤）。

（2）后肾肿瘤：包括后肾腺瘤、后肾腺纤维瘤、后肾间质瘤。

（3）肾母细胞瘤。

（4）间叶性肿瘤：①主要发生在儿童期的肿瘤有透明细胞肉瘤、骨骼肌样瘤、先天性中胚层细胞肾瘤等；②主要发生在成年人期的肿瘤有平滑肌瘤、平滑肌肉瘤、血管平滑肌脂肪瘤、血管肉瘤、血管周细胞瘤、神经鞘瘤、骨骼肌肉瘤、恶性纤维组织细胞瘤、孤立性纤维瘤等。

（5）间叶和上皮混合性肿瘤：包括囊性肾瘤、上皮和间质混合性肿瘤、滑膜肉瘤。

（6）神经内分泌肿瘤：包括类癌、嗜铬细胞瘤、神经母细胞瘤、神经内分泌癌、原始神经外胚叶肿瘤。

（7）淋巴造血组织肿瘤。

（8）生殖细胞肿瘤：包括畸胎瘤、绒毛膜癌。

（9）转移性肿瘤。

知识点 60：肾细胞癌的特点 副高：掌握 正高：掌握

肾细胞癌是肾原发肿瘤中最常见的类型，来源于肾小管上皮细胞的腺癌。多见于肾两端，特别是上端更为多见。一般单发。肿瘤常有出血，坏死及钙化区，呈多彩状。组织学上透明细胞性肾癌最多见。核分级是透明细胞性癌重要预后指标，常用的 4 级分级原则：Ⅰ级，细胞核小，如成熟淋巴细胞，无核仁，难以观察染色质特点；Ⅱ级，核染色质呈细颗粒状，核仁不明显；Ⅲ级，核仁易见；Ⅳ级，细胞核具有多形性，染色质增多，有 1 个或多个大的核仁。具体诊断时以肿瘤中细胞核最高分级作为最终结果。

透明细胞性肾癌是 von Hippel-Lindau 病的典型形式之一，虽然大多数透明细胞性肾癌与本病无关，但多种分子技术分析方法在大批散发的病例中发现透明细胞性肾癌有3p的多个位点缺失或易位等。

知识点61：间叶源性肿瘤的特点 副高：掌握 正高：掌握

血管平滑肌脂肪瘤是肾最多见的间叶源性良性肿瘤，由多少不等的脂肪组织、梭形和上皮样平滑肌细胞及厚壁异常的血管组成。上皮性血管平滑肌脂肪瘤是具有恶性潜能的间叶源性肿瘤，以增生的上皮样细胞为主，并且含有典型血管平滑肌脂肪瘤的3种成分，因为上皮样区域可以出现异型性和多形性，有时与分化差的肾细胞癌很难鉴别，HMB45作为前者的较特异性标志物有助于鉴别诊断。

知识点62：肾母细胞瘤的特点 副高：掌握 正高：掌握

肾母细胞瘤是来源于肾胚基的肿瘤。主要发生于儿童。一般为单侧，镜下可见原始的肾小球样与肾小管样结构，周围为间叶组织来源的梭形细胞基质。

十二、前列腺肿瘤

知识点63：前列腺肿瘤的分类 副高：掌握 正高：掌握

（1）上皮性肿瘤：包括腺癌、前列腺上皮内瘤、尿路上皮性肿瘤等。

（2）神经内分泌肿瘤：包括类癌、小细胞癌、副结瘤、神经母细胞瘤。

（3）间叶性肿瘤：包括平滑肌肉瘤、骨骼肌肉瘤、软骨肉瘤、血管肉瘤等。

（4）淋巴造血系统肿瘤。

（5）杂类肿瘤。

（6）转移瘤。

知识点64：前列腺肿瘤的特点 副高：掌握 正高：掌握

前列腺癌的发病相关因素之一是生活方式，特点为高热量饮食和缺乏体育锻炼。流行病学资料表明前列腺癌在黑色人种中最多，其次是白种人，亚洲黄种人发病率最低。多见于60岁以上的老年人，病因可能与雄激素水平有关。早期好发于前列腺外区。组织学上97%为腺癌，少数为移行细胞癌或鳞状细胞癌。通常采用Gleason分级法进行分级。前列腺癌可产生酸性磷酸酶与前列腺特异性抗原，临床上常以此作为前列腺癌的检测依据。

十三、睾丸和睾丸周围组织肿瘤

知识点65：睾丸和睾丸周围组织肿瘤的分类 副高：掌握 正高：掌握

（1）生殖细胞肿瘤：包括精原细胞瘤、胚胎性癌、卵黄囊瘤、滋养层细胞瘤和畸胎瘤等。

（2）性索-间质肿瘤：包括间质细胞瘤、支持细胞瘤、颗粒细胞瘤等。

（3）淋巴造血组织肿瘤。

（4）睾丸周围组织肿瘤：包括腺瘤样瘤、恶性间皮瘤、附睾腺癌、附睾乳头状囊腺瘤等。

知识点66：精原细胞瘤的特点 副高：掌握 正高：掌握

精原细胞瘤起源于睾丸原始生殖细胞，是睾丸最多见的肿瘤。常为单侧发生。发生于隐睾的概率比正常位睾丸高几十倍。精原细胞瘤是低度恶性。肉眼肿瘤切面为鱼肉状。镜下典型的精原细胞瘤具有瘤细胞形态结构单一和间质内有淋巴细胞浸润2个特征。免疫组化表达PLAP与CD117是其特征。精原细胞瘤对放射治疗高度敏感。淋巴道转移较多见。发生于性腺器官的精原细胞瘤易诊断，转移到其他部位或器官的精原细胞瘤的鉴别诊断有低分化癌、黑色素瘤、淋巴瘤等。

知识点67：淋巴造血组织肿瘤的特点 副高：掌握 正高：掌握

发生在睾丸的淋巴瘤属于结外淋巴瘤的多见部位之一，非霍奇金淋巴瘤也是比较多见的睾丸恶性肿瘤之一。常见于60岁以上的老年人，儿童原发睾丸淋巴瘤罕见。与精原细胞瘤的组织学图像虽然同属于小细胞肿瘤，但残存的曲细精管结构和淋巴瘤相关抗体（通过免疫组化染色方法）有助于鉴别诊断。

十四、卵巢肿瘤

知识点68：卵巢肿瘤的分类 副高：掌握 正高：掌握

（1）表面上皮性肿瘤：①浆液性肿瘤：腺癌、交界性肿瘤、良性囊腺瘤和腺纤维瘤；②黏液性肿瘤：腺癌、交界性肿瘤、良性囊腺瘤和腺纤维瘤、伴腔壁结节的黏液囊性肿瘤、伴腹膜假黏液瘤的黏液性囊性肿瘤；③子宫内膜样肿瘤：腺癌、交界性肿瘤、良性囊腺瘤和腺纤维瘤；④透明细胞肿瘤：腺癌、交界性肿瘤、良性囊腺瘤和腺纤维瘤；⑤移行细胞肿瘤：移行细胞癌、恶性Brenner瘤、交界性Brenner瘤、良性Brenner瘤；⑥鳞状细胞肿瘤：鳞状细胞癌、表皮样囊肿；⑦混合性上皮肿瘤（应注明成分）：分为恶性、交界性、良性。

（2）性索-间质肿瘤：包括颗粒细胞瘤、卵泡膜细胞瘤、类固醇细胞肿瘤、男性细胞瘤或支持-间质细胞瘤、混合性或未分类的性索-间质肿瘤。

（3）生殖细胞肿瘤：包括畸胎瘤、胚胎性癌、卵黄囊瘤（内胚窦瘤）、无性细胞瘤、绒毛膜癌等。

（4）生殖细胞性索-间质肿瘤：包括两性母细胞瘤等。

（5）继发性或转移性肿瘤（非特异性肿瘤）：包括Krukenberg瘤等。

知识点69：表面上皮性肿瘤的特点 副高：掌握 正高：掌握

表面上皮性肿瘤依据其不同的生物学特性分为良性、恶性和交界性。性质介于良性、恶性之间的肿瘤被定义为交界性肿瘤。多见的组织学类型有浆液性交界性囊腺瘤与黏液性交界性囊腺瘤。

在浆液性肿瘤中有一类肿瘤“伴微浸润的浆液性交界性肿瘤”是形态与不伴有微浸润的浆液性交界性肿瘤类似，但间质中可以出现1个或多个散在微小浸润灶，其中任何一个浸润灶的面积应≤$10mm^2$。浆液性交界性囊腺瘤可以出现浸润性种植与非浸润性种植，两种不同的生物学行为和预后有关。p53蛋白组织原位表达检测对浆液性肿瘤类型具有一定鉴别价值。

黏液性肿瘤中腹膜假黏液瘤指盆腹腔纤维组织包裹大量黏液性或胶胨状物质，黏液湖中可有亦可无上皮成分，在充分取材前提下，需注明上皮细胞异型性（良性、恶性、交界性），有报道上皮细胞为良性或交界性的腹膜假黏液瘤临床经过为良性或惰性，而上皮细胞为恶性时，预后则为致命性。

知识点70：性索-间质肿瘤的特点 副高：掌握 正高：掌握

性索-间质肿瘤中所有颗粒细胞瘤都具有恶性潜能，预后和临床分期密切相关。一般来说卵泡膜细胞瘤和硬化性间质瘤都属于良性肿瘤，罕见情况下，卵泡膜细胞瘤核有异型性或核分裂象活跃或黄素化产生转移。支持-间质细胞瘤分为低分化、中分化和高分化，总的来说此类肿瘤患者病死率较低，而且死亡病例主要限于中分化、低分化患者或临床Ⅱ期以上患者。

知识点71：生殖细胞源性肿瘤的特点 副高：掌握 正高：掌握

生殖细胞源性肿瘤中畸胎瘤分为成熟性畸胎瘤与未成熟性畸胎瘤。

未成熟性畸胎瘤含有数量不一的未成熟、胚胎性成分，如未成熟性神经外胚层成分。在成分取材前提下，按照未成熟神经上皮的数量，将原发性或转移性未成熟畸胎瘤分为3级；Ⅰ级，任何肿瘤切片中的未成熟成分≤1个低倍视野（40倍）；Ⅱ级，任何肿瘤切片中的未成熟成分为1~3个低倍视野（40倍）；Ⅲ级，任何肿瘤切片中的未成熟成分≥3个低倍视野（40倍）。

混合性生殖细胞肿瘤是2种或2种以上的不同生殖细胞组成的肿瘤，其中至少一种成分为原始性。最多见是无性细胞瘤与卵黄囊瘤的混合，多数胚胎性癌实际上是恶性混合性生殖细胞肿瘤，常与卵黄囊瘤混合，表现通常以胚胎性癌成分为主。另外大部分生殖细胞源性的绒毛膜癌也经常混合有其他生殖细胞肿瘤成分。

免疫表型方面：常用的鉴别诊断标志物包括Vimentin、PLAP、CD30、CK、AFP、HCG等。无性细胞瘤Vimentin、PLAP、CD30阳性，特别是PLAP具有较好的特异性与敏感性，

CK 少有阳性，而卵黄囊瘤中显示 AFP 和 CK 染色为特征性标志但并不特异，CD30 染色在胚胎性癌中呈阳性，卵黄囊瘤中呈灶状阳性。带有绒毛膜癌成分时 HCG 阳性。此外，卵黄囊瘤雌激素和孕激素受体呈阴性。

知识点 72：转移性肿瘤的特点 副高：掌握 正高：掌握

卵巢转移性肿瘤最常见，其中 Krukenberg 瘤指转移性黏液性/印戒细胞腺癌，典型病例通常来源于结肠和胃。乳腺癌、胰腺癌、子宫内膜癌、淋巴瘤、白血病、黑色素瘤等都能够转移至卵巢。

十五、子宫颈癌

知识点 73：子宫颈癌的分类 副高：掌握 正高：掌握

（1）鳞状上皮肿瘤及癌前病变：包括鳞状细胞癌、早期浸润性癌（微小浸润性）、鳞状上皮内肿瘤。

（2）腺体肿瘤及其癌前病变：包括腺癌、早期浸润性腺癌、原位腺癌、腺体非典型性增生。

（3）其他上皮性肿瘤：包括腺鳞癌、神经内分泌癌（类癌、非典型性类癌、小细胞癌和大细胞神经内分泌癌）、未分化癌。

（4）间叶性肿瘤和肿瘤样病变：包括平滑肌瘤、平滑肌肉瘤、血管肉瘤、葡萄状肉瘤、子宫内膜样间质肉瘤、手术后梭形细胞结节等。

（5）混合性上皮间叶肿瘤：包括癌肉瘤（恶性中胚叶或米勒源性混合瘤，化生性癌）、腺肉瘤、腺纤维瘤、腺肌瘤等。

（6）黑色素细胞肿瘤。

（7）生殖细胞肿瘤。

（8）淋巴组织和造血组织肿瘤。

（9）其他肿瘤。

知识点 74：子宫颈癌的特点 副高：掌握 正高：掌握

子宫颈癌前病变（宫颈上皮内瘤变，CIN）宫颈上皮内瘤变（宫颈鳞状上皮不典型增生）可分为Ⅲ级：CIN Ⅰ级，异型增生的细胞仅限于上皮层的下 1/3；CIN Ⅱ级，异型增生的细胞波及上皮层的 1/2 或≤2/3；CIN Ⅲ级/原位癌，异型增生的细胞超过全层的 2/3 或累及上皮全层。

子宫颈早期浸润性鳞状细胞癌形成浅表性浸润，浸润深度≤0.5cm；浸润宽度≤0.7cm。对于腺癌早期浸润的识别有一定难度，大多数病例浸润深度从表面算起。

宫颈腺癌中的微小偏离型腺癌在活检组织中有时很难确诊，形态上其大多数腺体与正常腺体不能区分，浸润性生长可作为其诊断依据。另外，对于宫颈腺癌与子宫内膜来源的腺癌在临床上进行的鉴别，免疫组化染色具有重要参考价值，ER、PR、Vimentin 和 CEA 标志物有助于鉴别诊断，子宫内膜来源的癌 ER、PR 和 Vimentin 阳性，CEA 阴性，而宫颈来源的癌正好相反。

混合性上皮间叶肿瘤中癌肉瘤和腺肉瘤在宫颈中的发病率明显低于宫体。

十六、子宫体肿瘤

知识点 75：子宫体肿瘤的分类　　副高：掌握　正高：掌握

（1）上皮性肿瘤和相关病变：包括子宫内膜癌（腺癌、鳞状细胞癌、移行细胞癌、小细胞癌、未分化癌等）、子宫内膜增生症（无异型性的单纯性或复杂性增生、伴有异型性的单纯和复杂性增生）、子宫内膜息肉。

（2）间叶性肿瘤：子宫内膜间质及相关肿瘤（低级别子宫内膜间质肉瘤、子宫内膜间质结节、未分化子宫内膜肉瘤）、平滑肌肿瘤（平滑肌肉瘤、无法确定而恶性潜能的平滑肌肿瘤、平滑肌瘤特殊亚型等）、其他间叶性肿瘤如血管周上皮样细胞肿瘤和腺瘤样瘤等。

（3）混合性上皮和间叶肿瘤：包括癌肉瘤、腺肉瘤、腺纤维瘤、腺肌瘤（非典型性息肉样亚型）。

（4）妊娠滋养细胞疾病：包括滋养细胞肿瘤、胎块妊娠、非肿瘤性滋养细胞病变。

（5）其他肿瘤及继发肿瘤等。

知识点 76：子宫体肿瘤的特点　　副高：掌握　正高：掌握

子宫内膜癌分为 2 个主要类型：Ⅰ型为雌激素依赖性，肿瘤经过子宫内膜增生症到癌的演变过程；Ⅱ型为非雌激素依赖性，肿瘤发生不经过内膜增生病变阶段，此种类型的癌常见于年龄较大的妇女且肿瘤进展较快。遗传学改变两型间也有差别，Ⅰ型子宫内膜癌主要表现为微小卫星不稳定性、PTEN 功能丧失及 K-ras 基因突变；Ⅱ型子宫内膜癌主要表现为 p53 基因突变。

在良性平滑肌肿瘤中可能存在类似恶性的生长方式，但并没有恶性生物学行为，如弥漫性平滑肌瘤病、静脉内平滑肌瘤病和转移性良性平滑肌瘤。平滑肌肉瘤的关键诊断指标是肿瘤中出现凝固性坏死灶。当无肿瘤性坏死时诊断肉瘤需要弥漫性与中度以上细胞异型性及核分裂象≥10/10HP。若仅有细胞异型性，而核分裂象<10/10HP，将病变称为“非典型性平滑肌瘤具有低度复发风险”。

十七、软组织肿瘤

知识点 77：软组织肿瘤的分类　　副高：掌握　正高：掌握

（1）脂肪细胞性肿瘤：①良性：包括脂肪瘤（病）、神经脂肪瘤病、脂肪母细胞瘤（病）、软骨样脂肪瘤、血管脂肪瘤、平滑肌脂肪瘤、肾上腺外髓脂肪瘤、肾外血管平滑肌脂肪瘤、梭形细胞/多形性细胞脂肪瘤、冬眠瘤；②中间型（局部侵袭性）：包括非典型性脂肪瘤性肿瘤/高分化脂肪肉瘤；③恶性：包括去分化脂肪肉瘤、黏液样脂肪肉瘤、多形性脂肪肉瘤。

（2）纤维母细胞性/肌纤维母细胞性肿瘤：①良性：包括骨化性肌炎、结节性筋膜炎、增生性肌炎、增生性筋膜炎、肌纤维瘤/肌纤维瘤病等；②中间型（局部侵袭）：包括浅表纤维瘤病（掌/跖）、韧带样型纤维瘤、脂肪纤维瘤病；③中间型（偶见转移型）：包括孤立性纤维性肿瘤和血管周细胞瘤、炎症性肌纤维母细胞性肿瘤、低度恶性肌纤维母细胞肿瘤、黏液炎症性纤维母细胞肿瘤、婴儿性纤维肉瘤；④恶性：包括成年人型纤维肉瘤、黏液纤维肉瘤、低度恶性纤维黏液样肉瘤、硬化性上皮样纤维肉瘤。

（3）纤维组织细胞性肿瘤：①良性：包括腱鞘巨细胞肿瘤、弥漫型巨细胞肿瘤、深在性良性纤维组织细胞瘤；②中间型（偶见转移型）：包括丛状纤维组织细胞性肿瘤、软组织巨细胞肿瘤；③恶性：包括多形性“恶性纤维组织细胞瘤”/未分化多形性肉瘤、巨细胞“恶性纤维组织细胞瘤”/伴有巨细胞的未分化多形性肉瘤、炎症性“恶性纤维组织细胞瘤”/伴有明显炎症的未分化多形性肉瘤。

（4）平滑肌肿瘤：包括血管平滑肌瘤、深在性平滑肌瘤、生殖道平滑肌瘤、平滑肌肉瘤。

（5）周细胞性（血管周细胞性）肿瘤：包括血管球瘤、恶性血管球瘤、肌性周细胞瘤。

（6）骨骼肌肿瘤：①良性：包括横纹肌瘤；②恶性：包括胚胎性骨骼肌肉瘤、腺泡状骨骼肌肉瘤、多形性骨骼肌肉瘤。

（7）脉管肿瘤：①良性：包括血管瘤、上皮样血管瘤、淋巴管瘤、淋巴管瘤病；②中间型（局部侵袭性）：如Kaposi型血管内皮细胞瘤；③中间型（偶见转移型）：包括网状血管内皮细胞瘤、乳头状淋巴管内血管内皮细胞瘤、混合性血管内皮细胞瘤、Kaposi肉瘤；④恶性：包括上皮样血管内皮细胞瘤、软组织血管肉瘤。

（8）分化不确定的肿瘤：①良性：包括肌内黏液瘤（包括富于细胞型）、关节旁黏液瘤、深在性（侵袭性）血管黏液瘤；②中间型（偶见转移型）：包括血管瘤样纤维组织细胞瘤、骨化性纤维黏液样肿瘤、混合瘤/肌上皮瘤/副脊索瘤；③恶性：包括滑膜肉瘤、上皮样肉瘤、腺泡状软组织肉瘤、骨外黏液样软骨肉瘤（“脊索样”型）、肾外骨骼肌样肿瘤、软组织透明细胞肉瘤、原始神经外胚层肿瘤/骨外Ewing肿瘤、具有血管周上皮样细胞分化的肿瘤、促纤维组织细胞增生性小细胞肿瘤、透明细胞软组织肿瘤。

知识点78：脂肪细胞性肿瘤的特点　　副高：掌握　正高：掌握

脂肪细胞性肿瘤中梭形细胞脂肪瘤与多形性脂肪瘤属良性病变，罕见局部复发。常表现为男性颈部或背部皮下结节，镜下由梭形细胞、多核巨细胞或花环状巨细胞及成熟脂肪细胞成分组成，细胞可以呈现核深染和多形性。免疫组化染色中梭形或多形性细胞CD34呈阳性，而S-100罕见阳性。脂肪肉瘤是最多见的软组织肉瘤，其主要组织类型有高分化脂肪肉瘤、黏液样脂肪肉瘤和多形性脂肪肉瘤无论在组织形态、临床表现及遗传学特征方面均为完全不同的独立疾病。现已证明以前的圆细胞性脂肪肉瘤亚型和黏液样脂肪肉瘤在遗传学改变方面具有极强的一致性，即超过90%的病例存在t（12；16）（q13；p11）易位，归入黏液样脂肪肉瘤中。去分化脂肪肉瘤为一种原发或继发性恶性脂肪细胞性肿瘤，组织学特点表现为非典型性脂肪瘤性肿瘤/高分化脂肪肉瘤向不同分化程度的非典型脂肪细胞性肿瘤的转移。

知识点79：纤维母细胞性/肌纤维母细胞性肿瘤的特点　　副高：掌握　正高：掌握

纤维母细胞性/肌纤维母细胞性肿瘤的肿瘤细胞为间叶性肿瘤中既有纤维母细胞特征又有肌纤维母细胞的特点的一个类型，其中的良性病变——结节性筋膜炎是软组织中比较多见的瘤样病变。临床上多见于成年人浅筋膜处生长较快的单结节肿块，病史1~2周，部分出现疼痛，上肢前臂最多见。镜下成分有增生活跃的不成熟的纤维母细胞、可见核分裂象、各种程度增生的胶原纤维和新生的毛细血管和炎症细胞以及红细胞外渗，有时组织学改变类似于恶性形态。免疫组化波形蛋白与肌动蛋白阳性反应。

软组织孤立性纤维性肿瘤与血管外周细胞瘤均属于本类型肿瘤，特征性的表达CD34与CD99标志物，部分肿瘤表达Bcl-2蛋白。炎性假瘤和一部分浆细胞肉芽肿主要发生在儿童和年轻人的软组织及内脏。肺外炎症性肌纤维母细胞性肿瘤有1/4的病例可能出现复发，而且仅凭形态学表现无法预测其生物学行为，属中间型纤维母细胞性/肌纤维母细胞性肿瘤。

知识点80：纤维组织细胞性肿瘤的特点　　副高：掌握　正高：掌握

现在作为一种排除性诊断，恶性纤维组织细胞瘤和未分化肉瘤是同义词，发病率不足成年人肉瘤的5%。皮肤纤维组织细胞瘤和隆突性皮肤纤维肉瘤等为发生在皮肤上的纤维母细胞性肿瘤。局限性与弥漫性腱鞘巨细胞瘤虽然发生在关节滑膜部位，与真正的滑膜并没有多少相似之处，却与纤维组织细胞性病变有非常多的共同之处，应将其归入所谓纤维组织细胞性肿瘤的范畴。

知识点81：平滑肌肿瘤的特点　　副高：掌握　正高：掌握

平滑肌肿瘤的概念在非皮肤和非子宫部位时已经发生了极大的转变，目前对这些病变的认识及定义越来越清楚。过去诊断的绝大多数发生于胃肠道、肠系膜及网膜的所谓平滑肌肿瘤，包括上皮样平滑肌瘤与恶性潜能未定的平滑肌瘤，实际上是胃肠道间质瘤，具有kit基因突变并表达KIT蛋白。

知识点82：周细胞性肿瘤的特点　　副高：掌握　正高：掌握

周细胞性（血管周细胞性）肿瘤和血管外周细胞瘤是完全不同的两大类肿瘤，后者与血管周细胞无显著相关性，而与孤立性纤维性肿瘤密切相关（纤维母细胞性/肌纤维母细胞性肿瘤）。目前仍属于周细胞性的肿瘤都可出现肌性/收缩性血管周细胞方向分化，并且均有在血管周围生长的特征，“肌性周细胞瘤”最能代表此类肿瘤的特性。

知识点 83：骨骼肌肉瘤的特点　　副高：掌握　正高：掌握

骨骼肌肉瘤是婴幼儿与儿童软组织肉瘤中最多见的类型，少见于青壮年，45 岁以上极为罕见。骨骼肌肉瘤不同的组织类型和发生部位有密切关系。组织类型包括胚胎性骨骼肌肉瘤、腺泡状骨骼肌肉瘤和多形性骨骼肌肉瘤。其中，胚胎性骨骼肌肉瘤又分为梭形细胞、葡萄状和间变性 3 种亚型。发于儿童的胚胎性亚型预后强于腺泡状类型，而梭形细胞和葡萄状亚型预后更好。发于成年人的骨骼肌肉瘤预后欠佳并与组织类型无关。免疫组化染色结蛋白、特异性肌动蛋白及肌红蛋白可显示阳性。

知识点 84：脉管肿瘤的特点　　副高：掌握　正高：掌握

脉管肿瘤中良性血管瘤非常多见，只是在具体诊断时很难判断其是畸形、真性肿瘤还是反应性病变。无论是从形态上还是从功能上也不易将血管内皮和淋巴管内皮进行区分。上皮样血管瘤即从前的伴有嗜酸细胞的血管淋巴组织增生，或伴有嗜酸细胞反应的淋巴滤泡引起的结节性血管母细胞性增生。这组病变都非常罕见，主要见于婴幼儿和儿童。上皮样血管内皮细胞瘤是一种具有独特组织特征的低度恶性血管源性肿瘤，常累及多个器官，以肺、肝和骨等器官多见。大多数软组织血管肉瘤为高级别肿瘤，预后欠佳。当其主要成分或大部分成分表现为上皮样内皮形态时，称之为“上皮样血管肉瘤”亚型。需要与癌和上皮样肉瘤等鉴别。

知识点 85：分化不确定肿瘤的特点　　副高：掌握　正高：掌握

具有血管周上皮样细胞分化的肿瘤是一类组织学形态及免疫表型有独特改变的肿瘤，PEComa 家族包括淋巴管平滑肌瘤病、血管平滑肌脂肪瘤（或上皮样血管平滑肌脂肪瘤）及肺透明细胞“糖”瘤等。

黑色素细胞标志物呈阳性是其主要免疫表型特征，包括 HMB45、Melan-A 等。滑膜肉瘤定义为具有一定程度上皮样分化的间叶组织梭形细胞肿瘤，并有独特性染色体易位 t（X；18）（p11；q11）。其他具有明显遗传学特征的肉瘤还包括腺泡状软组织肉瘤发生特异性 der（17）t（X；17）（p11；q25）改变；软组织透明细胞肉瘤中存在互换易位 t（12；22）（q13；q12）；促纤维组织细胞增生性小细胞肿瘤中独特改变是 t（11；22）（p13；q12）；PNET/Ewing 肿瘤的遗传学改变特征见骨肿瘤部分。

十八、骨肿瘤

知识点86：骨肉瘤 副高：掌握 正高：掌握

骨肉瘤是指肿瘤细胞能直接形成肿瘤性类骨组织或骨组织的恶性肿瘤，是最常见的原发性骨恶性肿瘤。最多见于11~20岁人群。常发于四肢长骨。X线片可显示Codman三角。显微镜下可见肿瘤细胞直接形成肿瘤性类骨组织或骨组织，这是判断骨肉瘤的最重要的组织学依据。它是高度恶性肿瘤，生长快速，预后欠佳。

知识点87：Ewing肉瘤/PNET 副高：掌握 正高：掌握

Ewing肉瘤/PNET是骨与软组织的小细胞肿瘤，过去认为是2种不同的疾病，近来的免疫表型与细胞遗传学研究表明此2类肿瘤属于同类肿瘤表达谱的两个极端，都属于原始神经外胚层肿瘤家族成员。Ewing肉瘤/PNET被定义为显示不同程度神经外胚叶分化的小圆细胞肉瘤。前者缺少神经内胚层分化证据，即分化程度相对较低，而PNET在形态学与免疫组化上显示神经外胚层的分化。Ewing肉瘤/PNET常发于5~20岁患者，以长骨多见。典型的Ewing肉瘤：X线可见皮质增厚，髓腔变宽，随病变的发展出现洋葱皮样表现。显微镜下见含实性成片的小细胞，境界不清。组织化学PAS染色阳性。免疫组化染色波形蛋白、NSE及CD99阳性。有时角蛋白也会表达为阳性。Ewing肉瘤家族的特征性遗传学改变是t（11；22）（q24；q12）。

知识点88：朗汉斯细胞增生症 副高：掌握 正高：掌握

朗汉斯细胞增生症（LCH）是一种伴有系统性播散性肿瘤性疾病，以具备郎汉斯细胞形态学和免疫表型的树状突细胞增生作为特征，电镜下有Birbeck颗粒，表达CD1α和S-100。几乎所有患者都发生骨受累，其他受累器官有皮肤、肝、肺和淋巴结等。LCH生物学行为不定，可从自行性消退到致命性播散，并且这种行为无法通过组织学特征进行预测。一般而言，10%的多灶状患者死亡，30%完全消退，另外60%临床表现为慢性病程。

十九、皮肤系统肿瘤

知识点89：皮肤系统肿瘤的分类 副高：掌握 正高：掌握

（1）上皮性肿瘤：包括基底细胞癌、鳞状细胞癌、Bowen病、日光性角化病、棘皮瘤、疣等。

（2）黑色素细胞肿瘤：①良性：包括先天性黑色素细胞痣、蓝痣、复合痣、非典型性痣、Spitz痣、色素性梭形细胞痣等；②恶性：包括表浅扩散性黑色素瘤、结节性黑色素瘤、恶性雀斑、肢端雀斑样黑色素瘤、促纤维增生性黑色素瘤、儿童黑色素瘤等。

（3）附属器肿瘤：包括伴有大、小汗腺分化的良、恶性肿瘤；伴有毛囊分化的良、恶性肿瘤；伴有皮质腺分化的肿瘤等。

（4）淋巴造血组织肿瘤：包括成熟B细胞肿瘤、成熟T细胞和NK细胞肿瘤、不成熟造血组织恶性肿瘤、霍奇金淋巴瘤等。

（5）皮肤软组织肿瘤：包括血管肿瘤、淋巴管肿瘤、平滑肌与骨骼肌肿瘤、纤维组织细胞性和组织细胞性肿瘤。

（6）神经肿瘤：包括Merkel细胞癌、神经鞘瘤、颗粒细胞瘤、神经瘤和创伤性神经瘤、原发性恶性周围神经外胚叶肿瘤/骨外尤因肉瘤。

（7）遗传性肿瘤综合征：包括家族性皮肤黑色素瘤、着色性干皮病、Cowden综合征、Carney综合征。

知识点90：Bowen病的特点　　副高：掌握　正高：掌握

Bowen病属于表皮内癌，又称皮肤鳞状上皮原位癌。好发于中年以上的人，可在身体任何部位。显微镜下可见表皮角化过度，角化不全，棘层肥厚，表皮突增宽且延长。表皮层内异型的病变细胞分布在全层或近乎全层，基膜完整无损。

知识点91：皮肤鳞状细胞癌的特点　　副高：掌握　正高：掌握

皮肤鳞状细胞癌大多数是日光诱发的。组织学类型包括梭形鳞状细胞癌、腺样鳞状细胞癌及疣状癌。

知识点92：皮肤基底细胞癌的特点　　副高：掌握　正高：掌握

皮肤基底细胞癌在皮肤癌中最为多见。它主要见于日光暴露皮肤的毛囊皮脂腺单位。组织学包括实性、囊性、腺样、角化性、色素性、浸润性、硬化性等型。此外还有表浅型基底细胞癌、颗粒性基底细胞癌、基底细胞鳞状细胞癌、透明细胞基底细胞癌以及纤维上皮性瘤。

知识点93：附属器肿瘤的特点　　副高：掌握　正高：掌握

除了汗腺瘤/癌与皮质腺瘤/癌外，乳腺外Paget病属于表皮内腺癌，其特点为皮肤表皮内出现体积较大的异型性浅染细胞呈单个或小簇状散落分布，几乎总伴有小腺及毛囊受累。最多见于大阴唇、阴囊和会阴部。和乳腺Paget病相反，肿瘤细胞黏液染色阳性。免疫组化染色EMA、CK7、CEA呈阳性。

知识点94：黑色素肿瘤的特点　　副高：掌握　正高：掌握

黑色素肿瘤分为良性与恶性。恶性黑色素瘤是一种高度恶性的肿瘤，多见于30岁以上的成年人，儿童罕见。恶性黑色素瘤的类型很多，其临床表现不同。对恶性黑色素瘤的组织学诊断除了必须具有形态学依据外，还要作出分型并观察其侵袭程度。好发于体表暴露部位的皮肤、鼻腔、口腔黏膜和阴道黏膜等。诊断及鉴别诊断主要依据发病部位的局部特征、组织学形态特征、特异性标志物（HMB 45，S-100，Vimentin）和组织化学染色（黑色素）。鉴别诊断除其他类型肉瘤外，还有未分化癌或低分化癌以及某些类型的淋巴瘤等。

知识点95：Kaposi肉瘤的特点　　副高：掌握　正高：掌握

Kaposi肉瘤在地中海盆地比较多见。近年来随着艾滋病人群与其他类型免疫缺陷患者的增多，发病率有所上涨。经典的Kaposi肉瘤表现为初始于足和小腿的皮肤多发性蓝色斑块或结节。显微镜下典型的特征为梭形细胞形成含有红细胞的裂隙。免疫组化FVⅢ相关抗原、CD34呈阳性。

知识点96：皮肤纤维组织细胞肿瘤的特点　　副高：掌握　正高：掌握

皮肤软组织肿瘤中皮肤纤维瘤（纤维组织细胞瘤）和隆突性皮肤纤维肉瘤有时会存在，前者为细胞丰富型皮肤纤维瘤。鉴别要点有：前者位于真皮，细胞数量相对较少，胶原丰富、异型性缺乏、免疫组化染色CD34，bcl-2阴性或是仅小灶状阳性；后者位于真皮和皮下，细胞密集通常出现漩涡状和车辐状，有轻度异型性及中度以下核分裂象（<5/10HP），免疫组化染色瘤细胞弥漫表达CD34，能够表达bcl-2，不表达S-100。

知识点97：皮肤淋巴瘤的特点　　副高：掌握　正高：掌握

皮肤淋巴瘤可以原发，也可以为继发。有些皮肤淋巴形态与淋巴结对应的肿瘤相似，但免疫表型、基因型及临床行为等有时有差别，提示它们可能为不同的群体。如皮肤滤泡性淋巴瘤和淋巴结滤泡性淋巴瘤就有根本不同，前者免疫表型特点为一致性表达bcl-6蛋白，一般不表达bcl-2，对于CD10的表达滤泡区可阳性，弥漫区多阴性。细胞遗传学方面多数皮肤滤泡性淋巴瘤不发生bcl-2基因重排和t（14；18）的染色体易位。

还有一些淋巴瘤只发生在皮肤，从不原发于淋巴结及其他组织中。如蕈样真菌病，该类型淋巴瘤属于T细胞恶性淋巴瘤的一个临床病理亚型。好发于成年人。传统上分为3期，包括红斑期、斑块期及肿瘤期。显微镜下真皮内可见异型淋巴细胞，可以侵入表皮形成Pautier脓肿。病变通常可以连续多年，临床过程与组织学表现明确相关。

此外有些皮肤淋巴瘤与结内淋巴瘤具有相似的形态和免疫表型，但却表现不同的临床行为。如皮肤原发大细胞间变淋巴瘤，该类型和原发于淋巴结大细胞间变性淋巴瘤是两种不同的疾病，它们有相似的形态学与免疫学改变，但发病年龄、遗传学特征、病因及预后有明显差别。

知识点 98：皮肤神经内分泌癌的特点　　副高：掌握　正高：掌握

Merkel 细胞癌是一种罕见的原发于皮肤的神经内分泌癌，即显示上皮和内分泌分化，CK20 是用于诊断 Merke 细胞癌敏感而特异的标志物。此外，CD56、突触素、嗜铬素等内分泌为阳性，有时 Merkel 细胞癌还表达 CD117、CD99。CK20 和 TTF-1 对于鉴别 Merkel 细胞癌（CK20 阳性、TTF-1 阴性）与肺小细胞癌皮肤转移（CK20 阳/阴性，TTF-1 阳性）有帮助。

第二篇
肿瘤内科药物

第一章　常用抗肿瘤药物

第一节　烷　化　剂

知识点1：烷化剂　　副高：熟练掌握　正高：熟练掌握

烷化剂是细胞毒类药物，又称生物烷化剂，在体内能形成碳正离子或其他存在活泼的亲电性基团的化合物，进而与细胞中的生物大分子（例如DNA、RNA、酶）中含有丰富电子的基团（例如氨基、巯基、羟基、羧基、磷酸基等）发生共价结合，使其丧失活性或使DNA分子产生断裂，造成肿瘤细胞死亡，抗肿瘤活性强。但是这类药物在控制增生活跃的肿瘤细胞的同时，对增生较快的正常细胞，例如骨髓细胞、肠上皮细胞等也同样可以抑制，有较严重的不良反应，例如恶心、呕吐、骨髓抑制、脱发等，临床上多联合用药。烷化剂按化学结构可分为：氮芥类、甲烷磺酸酯类、亚硝基脲类、乙烯亚胺类以及其他类等。

知识点2：氮芥（HN_2）的药理作用　　副高：熟练掌握　正高：熟练掌握

本品为最早使用于临床的氮芥类药物。氮芥具有化学性非常活泼的烷化基团，在中性或碱性条件下，分子中的一个氯乙基环化，释放氯离子，生成亚乙基亚胺离子，后者在一定条件下形成正碳离子，该离子具有高度活泼性，可以进行强烈的亲电子反应，与细胞的主要生物学成分例如氨基、巯基、羟基、羧基、磷酸基、咪唑基，特别是与鸟嘌呤第七位氮原子等发生烷化作用，因为氮芥的双臂可与两个鸟嘌呤的第七位氮原子起反应，所以产生DNA的双链间的交叉联结或DNA的同一链内不同碱基间的交叉联结。使得细胞组成发生变化，抑制细胞分裂，而引发细胞死亡。具有较强的细胞毒作用，毒性较大。氮芥是细胞周期非特异性药物，但在 M 期和 G_1 期最敏感。

知识点 3：氮芥的适应证 副高：熟练掌握 正高：熟练掌握

多用于治疗霍奇金病和非霍奇金淋巴瘤，也用于治疗恶性体腔积液与上腔静脉综合征及肺癌、头颈部癌等实体瘤，对急性白血病没效果。

知识点 4：氮芥的用法用量 副高：熟练掌握 正高：熟练掌握

本品有明显的局部刺激作用，易引发组织坏死，只供动脉、静脉及腔内给药。

（1）静脉注射：每次 5~10mg，每周 1~2 次，总量 30~60mg，疗程间隔为 2~4 周，每次采用生理盐水 10ml 溶解，刺入正在输注 5%葡萄糖液的输液皮管中慢速推注，注入后应继续输液一段时间，以减轻对静脉的刺激。

（2）动脉注射：每次 5~10mg，每天或隔天 1 次，用生理盐水溶解。腔内注射：每次 10~20mg，溶于 20~40ml 生理盐水中，在抽液后注入胸腔或腹腔内，注入后 5 分钟内需多次变换体位，使药液在腔内分布均匀，每 5~7 天 1 次，4~5 次为 1 个疗程。

（3）腹主动脉下半身阻断给药：每次 0.2mg/kg，每周 2~3 次，总量 60mg 为 1 个疗程。用法：用腹带加上纱布团及血压计气囊加压隔断腹主动脉后，由上肢静脉迅速注入药物，10~15 分钟后解除腹带。

知识点 5：氮芥的注意事项 副高：熟练掌握 正高：熟练掌握

（1）本药注射不得漏于血管外，一旦漏出血管外应迅速局部皮下注射 0.25%硫代硫酸钠或生理盐水并冷敷 6~12 小时。注射 1%普鲁卡因注射液。

（2）用药期间应每周检查白细胞、血小板 1~2 次。

（3）氮芥溶解后极不稳定，应用时需新鲜配制，溶入 10ml 生理盐水后迅速静脉冲入。

知识点 6：氮芥的不良反应 副高：熟练掌握 正高：熟练掌握

（1）局部反应：氮芥对局部组织具有刺激作用，反复注射的静脉可引发静脉炎和栓塞性静脉炎，药液漏于血管外可引发局部肿胀、疼痛、组织坏死、溃疡。

（2）胃肠反应：食欲缺乏、恶心、呕吐或腹泻，其中呕吐较突出，可使用昂丹司琼或甲氧氯普胺和地塞米松止吐。

（3）骨髓抑制：是氮芥的剂量限制性毒性反应，可引发白细胞、血小板计数下降，最低值出现在用药后 7~15 天，2~3 周可恢复。

（4）其他：可有头晕、乏力、脱发、闭经、不育等反应。

知识点7：氮芥的禁忌证　　副高：熟练掌握　正高：熟练掌握

下列情况不适于应用氮芥：①对本品过敏者禁用；②孕妇禁用。

知识点8：苯丁酸氮芥的药理作用　　副高：熟练掌握　正高：熟练掌握

本品属于氮芥类衍生物，具有双功能烷化剂作用，能够形成不稳定的亚乙基亚胺而发挥其细胞毒性作用，干扰DNA与RNA的功能。在常规剂量下，其毒性比其他任何氮芥类药物小。对增殖状态的细胞敏感，尤其是对G_1期与M期的作用最强，属于细胞周期非特异性药物。对淋巴细胞有一定的选择性控制作用。

知识点9：苯丁酸氮芥的适应证　　副高：熟练掌握　正高：熟练掌握

苯丁酸氮芥适用于慢性淋巴细胞白血病，也可用于恶性淋巴瘤、卵巢癌、多发性骨髓瘤和巨球蛋白血症的治疗。

知识点10：苯丁酸氮芥的用法用量　　副高：熟练掌握　正高：熟练掌握

每天0.1~0.2mg/kg（6~10mg或4~8mg/m^2），每天1次或分3~4次口服，连用3~6周，1疗程总量为300~500mg。

知识点11：苯丁酸氮芥的注意事项　　副高：熟练掌握　正高：熟练掌握

本品给药时间较长，效果及毒性多在治疗3周以后出现，所以应密切观察血象变化，同时注意蓄积毒性。

知识点12：苯丁酸氮芥的不良反应　　副高：熟练掌握　正高：熟练掌握

（1）骨髓抑制：属中等程度，主要表现有白细胞减少，对血小板影响较轻，但大剂量持续用药时可出现全血象下降。

（2）胃肠道反应：较轻，表现为食欲缺乏、恶心，偶见呕吐。

（3）生殖系统反应：长期使用本品可致精子缺乏或持久不育、月经紊乱或停经。

（4）其他少见的不良反应：有中枢神经系统毒性、皮疹、脱发、肝损害和发热等，长期或高剂量使用可导致间质性肺炎。

知识点13：苯丁酸氮芥的禁忌证　　副高：熟练掌握　正高：熟练掌握

（1）严重骨髓抑制、感染者禁用，具有痛风病史、泌尿道结石者慎用。

（2）对本品过敏者禁用。

（3）本品有致突变、致畸胎作用，可导致胎儿死亡或先天畸形，所以早孕妇女禁用。

知识点 14：环磷酰胺（CTX）药理作用 副高：熟练掌握 正高：熟练掌握

本品在体外没有活性，进入体内被肝脏或肿瘤内存在的大量的磷酰胺酶或磷酸酶水解，变为活化作用型的磷酰胺氮芥而发挥作用。其作用机制与氮芥相似，与 DNA 发生交叉联结，控制 DNA 的合成，也可干扰 RNA 的功能，属于细胞周期非特异性药物。本品抗瘤谱广，对多种肿瘤都有抑制作用。

知识点 15：环磷酰胺的适应证 副高：熟练掌握 正高：熟练掌握

本品为目前广泛使用的抗癌药物，对恶性淋巴瘤、急性或慢性淋巴细胞白血病、多发性骨髓瘤有较好的效果，对乳腺癌、睾丸肿瘤、卵巢癌、肺癌、头颈部鳞癌、鼻咽癌、神经母细胞瘤、横纹肌肉瘤及骨肉瘤都有一定的效果。

知识点 16：环磷酰胺的用法用量 副高：熟练掌握 正高：熟练掌握

（1）成人：单药静脉注射按体表面积每次 500～1000mg/m^2，溶于 20～30ml 生理盐水中，静脉注射，每周 1 次，连用 2 次，休息 1～2 周重复。联合用药为 500～600mg/m^2。

（2）儿童：静脉注射每次 10～15mg/kg，加入生理盐水 20ml 稀释后缓慢注射，每周 1 次，连用 2 次，休息 1～2 周重复。或是肌内注射。

知识点 17：环磷酰胺的注意事项 副高：熟练掌握 正高：熟练掌握

本品的代谢产物对尿路有刺激性，使用时应鼓励患者多饮水，大剂量使用时应水化、利尿，并且给予尿路保护剂美司钠。近年研究显示，提高药物剂量强度，能明显增加效果，当大剂量用药时，除应密切观察骨髓功能外，特别是要注意非血液学毒性如心肌炎、中毒性肝炎和肺纤维化等。当肝、肾功能损害，骨髓转移或以往曾接受多程化、放疗时，环磷酰胺的剂量应减少至治疗量的 1/3～1/2。因为本品需在肝内活化，所以腔内给药无直接作用。环磷酰胺水溶液只能稳定 2～3 小时，最好现配现用。

知识点 18：环磷酰胺的不良反应 副高：熟练掌握 正高：熟练掌握

（1）骨髓抑制：白细胞减少较血小板减少为多见，最低值在用药后 1～2 周，多在 2～3 周后恢复。

（2）胃肠道反应：有食欲缺乏、恶心及呕吐，通常停药 1～3 天即可消失。

（3）肝功能损害：可有肝功能损害，一般较轻，停药可恢复。

（4）泌尿道反应：当大剂量环磷酰胺静脉滴注而缺乏有效防治措施时，可引起出血性膀胱炎，表现为膀胱刺激症状、少尿、血尿和蛋白尿，系其代谢产物丙烯醛刺激膀胱引起，但环磷酰胺常规剂量使用时，其发生率较低。

（5）其他反应：有脱发、口腔炎、中毒性肝炎、皮肤色素沉着、月经紊乱、无精子或精子减少以及肺纤维化等。

知识点19：环磷酰胺的禁忌证　　副高：熟练掌握　正高：熟练掌握

下列情况不适于应用环磷酰胺：①凡有骨髓抑制、感染、肝肾功能损害者禁用或慎用；②对本品过敏者禁用；③妊娠和哺乳期妇女禁用。

知识点20：环磷酰胺的药物相互作用　　副高：熟练掌握　正高：熟练掌握

环磷酰胺可使血清中假胆碱酯酶减少，使血清尿酸水平升高，所以与抗痛风药如别嘌醇、秋水仙碱、丙磺舒等联用时，应调整抗痛风药物的剂量。此外也加强了琥珀胆碱的神经肌肉阻滞功能，可使呼吸暂停延长。环磷酰胺可抑制胆碱酯酶活性，因此延长可卡因的作用并增加毒性。大剂量巴比妥类、皮质激素类药物可以影响环磷酰胺的代谢，同时使用可增加环磷酰胺的急性毒性。

知识点21：异环磷酰胺（IFO）的药理作用　　副高：熟练掌握　正高：熟练掌握

本品在体外没有抗癌活性，进入体内被肝脏或肿瘤内存有的磷酰胺酶或磷酸酶水解，变为活化作用型的磷酰胺氮芥而发挥作用。其作用机制为与DNA发生交叉联结，抑制DNA的合成，也可以干扰RNA的功能，属细胞周期非特异性药物。本品抗瘤谱广，对于多种肿瘤有抑制作用。

知识点22：异环磷酰胺的适应证　　副高：熟练掌握　正高：熟练掌握

异环磷酰胺适用于睾丸癌、卵巢癌、乳腺癌、肉瘤、恶性淋巴瘤以及肺癌等。

知识点23：异环磷酰胺的用法用量　　副高：熟练掌握　正高：熟练掌握

单药治疗：静脉注射按照体表面积每次1.2~2.5g/m^2，持续5日为1疗程。联合用药：静脉注射按照体表面积每次1.2~2.0g/m^2，持续5日为1疗程。每疗程间隙3~4周。总量为500~600mg/m^2。

知识点24：异环磷酰胺的注意事项　　副高：熟练掌握　正高：熟练掌握

（1）本品的代谢产物对尿路有刺激性，使用时应鼓励患者多饮水，大剂量使用时应水化、利尿，同时给予尿路保护剂美司钠。

（2）低白蛋白血症、肝肾功能不全、骨髓抑制和育龄期妇女慎用。

（3）本品水溶液不稳定，应现配现用。

（4）用药期间需定期检查白细胞、血小板和肝肾功能。

知识点25：异环磷酰胺的不良反应　　副高：熟练掌握　正高：熟练掌握

（1）骨髓抑制：白细胞减少较血小板减少为多见，最低值在用药后1~2周，多在2~3周后恢复。

（2）对肝功能有影响。胃肠道反应有食欲缺乏、恶心及呕吐，通常停药1~3天即可消失。

（3）泌尿道反应：可导致出血性膀胱炎，表现为排尿困难、尿频和尿痛，可在用药后几小时或几周内出现，通常在停药后几天内消失。

（4）中枢神经系统毒性：与剂量相关，通常表现为焦虑不安、神情恍惚、幻觉和乏力等。罕见晕厥、癫痫样发作甚至昏迷。

（5）罕见的有一过性无症状肝肾功能异常。若高剂量用药可因肾毒性产生代谢性酸中毒。罕见心脏及肺毒性。

（6）其他反应尚有脱发、恶心和呕吐等。注射部位可产生静脉炎。

（7）长期用药可形成免疫抑制、垂体功能低下、不育症和继发性肿瘤。

知识点26：异环磷酰胺的禁忌证　　副高：熟练掌握　正高：熟练掌握

严重骨髓抑制患者、对本品过敏者、妊娠和哺乳期妇女禁用。

知识点27：异环磷酰胺的药物相互作用　　副高：熟练掌握　正高：熟练掌握

（1）先前用顺铂患者，将加重异环磷酰胺的骨髓抑制、神经毒性和肾毒性。

（2）同时采用抗凝血药物，可能导致出血危险。

（3）同时采用降血糖药，可增强降血糖作用。

（4）与其他细胞毒药物联合使用时，应酌情减量。

知识点28：卡莫司汀（BCNU）的药理作用　　副高：熟练掌握　正高：熟练掌握

本品及其代谢物可通过烷化作用与核酸交链，也有可能因改变蛋白而产生抗癌作用。在体内可以和DNA聚合酶作用，对增殖期细胞各期均有作用，对兔子及小鼠有致畸性。

知识点29：卡莫司汀的适应证　　副高：熟练掌握　正高：熟练掌握

因能够通过血-脑屏障，所以对脑瘤（恶性胶质细胞瘤、脑干胶质瘤、成神经管细胞瘤、星形胶质细胞瘤、室管膜瘤）、脑转移瘤以及脑膜白血病有效，对恶性淋巴瘤、多发性骨髓瘤也有效，和其他药物联用对恶性黑色素瘤有效。

知识点30：卡莫司汀的用法用量 副高：熟练掌握 正高：熟练掌握

静脉注射按体表面积100mg/m^2，每天1次，连用2~3天；或200mg/m^2，用1次，每6~8周重复。溶入5%葡萄糖或生理盐水150ml中迅速滴注。

知识点31：卡莫司汀的注意事项 副高：熟练掌握 正高：熟练掌握

（1）老年人容易发生肾功能减退，可影响排泄，应慎用。

（2）对诊断的干扰：本品可引发肝肾功能异常。

（3）下列情况慎用：骨髓抑制、感染、肝肾功能异常、接受过放射治疗或抗癌药治疗的患者。

（4）用药期间需注意检查血常规、血小板、肝肾功能、肺功能。

（5）本品可抑制身体免疫机制，使疫苗接种无法激发自身抗体产生。化疗结束后3个月内不得接种活疫苗。

（6）防治感染，注意口腔卫生。

知识点32：卡莫司汀的不良反应 副高：熟练掌握 正高：熟练掌握

（1）一次静脉注射后，骨髓抑制通常发生在用药后4~6周，白细胞最低值见于5~6周，在6~7周慢慢恢复。但多次用药，可延迟至10~12周恢复。一次静脉注射后，血小板最低值发生在4~5周，在6~7周内恢复，血小板减少通常比白细胞严重。

（2）静脉注射部位可出现血栓性静脉炎。

（3）大剂量可引发脑脊髓病。

（4）长期治疗可形成肺间质或肺纤维化。有时甚至1~2疗程后即出现肺并发症，部分患者无法恢复。

（5）此外可出现恶心、呕吐等消化道反应，用药后2小时即可出现，常连续4~6小时。对肝肾都有影响，肝脏损害常可恢复，肾脏毒性为氮质血症，功能减退，肾脏缩小。

（6）本品有继发白血病的报道。

（7）有致畸性。本品可抑制睾丸或卵子功能，引发闭经或精子缺乏。

知识点33：卡莫司汀的禁忌证 副高：熟练掌握 正高：熟练掌握

以往对本药过敏的患者、妊娠及哺乳期妇女禁用。

知识点 34：卡莫司汀的药物相互作用　　副高：熟练掌握　正高：熟练掌握

以本品组成联合化疗方案时，应避免合用有严重降低白细胞、血小板作用或引发严重胃肠反应的抗癌药。

知识点 35：司莫司汀的药理作用　　副高：熟练掌握　正高：熟练掌握

本品为细胞周期非特异性药物，对处在 G_1~S 期边界或 S 早期的细胞最敏感，对 G_2 期也具有抑制作用。本品进入体内后其分子从氨甲酰胺键处断裂成为两部分，一为氯乙胺部分，将氯解离生成乙烯碳正离子，发挥烃化作用，使 DNA 链断裂，RNA 和蛋白质受到烃化，这与抗肿瘤作用相关；另一部分为氨甲酰基部分变为异氰酸酯，或再次转化为氨甲酸，以发挥氨甲酰化作用，主要与蛋白质尤其是其中的赖氨酸末端的氨基等反应，这主要与骨髓毒性作用相关，氨甲酰化还破坏一些酶蛋白使 DNA 被破坏后很难修复，这有助于抗癌作用。本品与其他烷化剂并没有交叉耐药性。

知识点 36：司莫司汀的适应证　　副高：熟练掌握　正高：熟练掌握

本品脂溶性强，可通过血-脑屏障，进入脑脊液，多用于脑原发肿瘤及转移瘤。与其他药物联用可治疗恶性淋巴瘤、胃癌、大肠癌、黑色素瘤。

知识点 37：司莫司汀的用法用量　　副高：熟练掌握　正高：熟练掌握

口服 100~200mg/m^2，顿服，每 6~8 周 1 次，睡前和止吐剂、安眠药同服。

知识点 38：司莫司汀的注意事项　　副高：熟练掌握　正高：熟练掌握

（1）骨髓抑制、感染以及肝肾功能不全者慎用。

（2）用药期间需密切注意血象、血尿素氮、尿酸、肌酐清除率、血胆红素、转氨酶的变化、肺功能。老年人容易产生肾功能减退，可影响排泄，应慎用。

（3）本品可抑制身体免疫机制，使疫苗接种无法激发身体抗体产生。用药结束后 3 个月内不得接种活疫苗。

（4）防治感染，注意口腔卫生。

知识点 39：司莫司汀的不良反应　　副高：熟练掌握　正高：熟练掌握

（1）骨髓抑制，出现延迟性反应，有累积毒性。

（2）白细胞或血小板减少最低点出现在 4~6 周，通常连续 5~10 天，个别可连续数周，通常 6~8 周可恢复。

(3) 服药后可有胃肠道反应。因和较高浓度药物接触，可影响肝肾功能。

(4) 乏力，轻度脱发，少见全身皮疹。

(5) 可抑制睾丸与卵巢功能，引发闭经及精子缺乏。

知识点 40：司莫司汀的禁忌证　　副高：熟练掌握　正高：熟练掌握

下列情况不适于使用司莫司汀：①对本药过敏的患者；②孕妇和哺乳期妇女应禁用。

知识点 41：司莫司汀的药物相互作用　　副高：熟练掌握　正高：熟练掌握

选用本品进行化疗时应防止同时联合其他对骨髓抑制较强的药物。

知识点 42：洛莫司汀（CCNU）的药理作用　　副高：熟练掌握　正高：熟练掌握

本品进入人体后，其分子从氨甲酰胺键处断裂成为两部分，一部分为氯乙胺，将氯解离，生成乙烯正碳离子（$CH_2=CH^+$），发挥烷化作用，使 DNA 断裂，抑制核酸和蛋白质合成；另一部分为氨甲酰基部分再次转化为异氰酸酯，或转化为氨甲酸，发挥氨甲酰化作用，与蛋白质特别是其中的赖氨酸末端氨基相作用。本品是细胞周期非特异性药物，可作用于增殖细胞各期及非增殖细胞，处于 $G_1 \rightarrow S$ 期边界或 S 期的细胞对此药最敏感，对 G_2 期抑制作用强于 BCNU。本品与一般烷化剂无交叉耐药，与 VCR、PCB 及抗代谢剂也无交叉耐药，但与 BCNU 呈交叉耐药。

本品脂溶性高，能快速穿过胃肠黏膜及血-脑屏障。口服后 30 分钟内即可完全吸收，3 小时可达到血浆代谢产物的高峰；注射后 10 分钟即可达到有效的血浆水平，其代谢完全而快速，在血浆、脑脊液及尿中测不到药物原形。代谢产物环己基的血浆半衰期是 5 小时，氯乙基为 72 小时，本品在体内分布较广，以肝肾居多，脑脊液浓度为血浆浓度的 50%~55%，可经由胆汁排入肠道，形成肠肝循环，所以药效持久。口服 48 小时内有 60%通过代谢物形式从尿中排泄，但 4 日排泄量<75%，粪中排出<5%，从呼吸道排出约 10%。

知识点 43：洛莫司汀的适应证　　副高：熟练掌握　正高：熟练掌握

多用于脑部原发肿瘤（如成胶质细胞瘤）和继发性肿瘤；治疗实体瘤，如联合用药治疗胃癌、直肠癌和支气管肺癌、恶性淋巴瘤等。

知识点 44：洛莫司汀的用法用量　　副高：熟练掌握　正高：熟练掌握

100~130mg/m^2，顿服，每 6~8 周 1 次，3 次为 1 疗程。

知识点 45：洛莫司汀的注意事项　　副高：熟练掌握　正高：熟练掌握

（1）因可引发突变和畸变，孕妇及哺乳期妇女应禁用。

（2）对诊断的干扰：本品可引发肝功能一时性异常。

（3）下列情况慎用：骨髓抑制、感染、肾功能不全、经历放射治疗或抗癌药治疗的患者或有白细胞低下史者。

（4）用药期间需注意随访检查血常规和血小板、血尿素氮、血尿酸、肌酐清除率、血胆红素及丙氨酸氨基转移酶等。

（5）患者宜睡前与止吐药、安眠药共服，用药当天不得饮酒。

（6）治疗前和治疗中需检查肺功能。

知识点 46：洛莫司汀的不良反应　　副高：熟练掌握　正高：熟练掌握

（1）口服后 6 小时内可发生恶心、呕吐，可连续 2~3 天，预先用镇静药或甲氧氯普胺并空腹服药可缓解。

（2）少数患者出现胃肠道出血及肝功能损害。

（3）骨髓抑制，服药后 3~5 周出现血小板减少，白细胞减少可在服药后第 1 周及第 4 周先后发生 2 次，第 6~8 周才恢复，但骨髓抑制有累积性。

（4）偶见全身性皮疹，有致畸胎性，可能抑制睾丸或卵巢功能，引发闭经或精子缺乏。

知识点 47：洛莫司汀的禁忌证　　副高：熟练掌握　正高：熟练掌握

有肝功能损害、白细胞少于 4×10^9/L、血小板低于 80×10^9/L 者禁用。合并感染时需先治疗感染。

知识点 48：洛莫司汀的药物相互作用　　副高：熟练掌握　正高：熟练掌握

以本品做联合化疗方案时，不得与有严重降低白细胞、血小板的抗癌药联用。

知识点 49：六甲蜜胺的药理作用　　副高：熟练掌握　正高：熟练掌握

本品为嘧啶类抗代谢药物，主要控制二氢叶酸还原酶，干扰叶酸代谢，选择性抑制 DNA、RNA 与蛋白质的合成，为周期特异性药，与烷化剂没有交叉耐药。体内需经过肝脏微粒体 P450 单氧化酶活化后，发挥细胞毒效应，口服血浆 T_{max} 2~3 小时，血浆半衰期为 13 小时，主要代谢物经由尿液排出。

知识点 50：六甲蜜胺的适应证　　副高：熟练掌握　正高：熟练掌握

本品适用于卵巢癌、小细胞肺癌（SCLC）、恶性淋巴瘤、子宫内膜癌的联合化疗，对卵巢癌及 SCLC 效果尤佳。

知识点51：六甲蜜胺的用法用量　　副高：熟练掌握　正高：熟练掌握

口服，按体重每天10~16mg/kg，分4次服用，21天为1疗程或每天6~8mg/kg，90日为1疗程。联合方案中，推荐总量是按体表面积150~200mg/m^2，连用14天，耐受良好。饭后1~1.5小时或睡前服用能减少胃肠道反应。

知识点52：六甲蜜胺的注意事项　　副高：熟练掌握　正高：熟练掌握

用药期间应定期查血象和肝功能。严重骨髓抑制和神经毒性患者禁用。

知识点53：六甲蜜胺的不良反应　　副高：熟练掌握　正高：熟练掌握

（1）严重恶心、呕吐是剂量限制性毒性，骨髓抑制轻至中度，以白细胞减少最为显著，多发生于治疗1周后，3~4周达最低点。

（2）中枢或周围神经毒性作用发生于长期服用后，为剂量限制性毒性，停药4~5个月可缓解或消失。

（3）偶有脱发、膀胱炎、皮疹、瘙痒、体重减轻等。

知识点54：六甲蜜胺的禁忌证　　副高：熟练掌握　正高：熟练掌握

对本品过敏者禁用。

知识点55：六甲蜜胺的药物相互作用　　副高：熟练掌握　正高：熟练掌握

与单胺氧化酶抑制剂、抗抑郁药合用可引起严重的直立性低血压，应慎用。与甲氧氯普胺合用可造成肌张力障碍。与维生素B_6同用，会减轻周围神经毒性。

知识点56：白消安（BUS）的药理作用　　副高：熟练掌握　正高：熟练掌握

白消安属于双甲基磺酸酯类的双功能烷化剂，属于细胞周期非特异性药物。进入人体后磺酸酯基团的环状结构打开，通过与细胞的DNA内鸟嘌呤产生烷化作用而破坏DNA的结构和功能。本品的细胞毒作用表现为对造血功能的抑制，主要表现在对粒细胞生成的显著抑制作用，其次是对血小板和红细胞的抑制，对淋巴细胞的抑制较弱。易经胃肠道吸收，口服吸收良好。吸收后很快从血浆消失，反复给药可慢慢在体内蓄积。在体内水解后，其水解物经环化作用变成4-羟呋喃等中间代谢产物。代谢在肝内进行。半衰期为2~3小时，主要经以代谢产物排出。

知识点57：白消安的适应证　　副高：熟练掌握　正高：熟练掌握

白消安主要适用于慢性粒细胞白血病的慢性期，对Ph染色体阴性患者效果不理想，也可用来治疗原发性血小板增多症、真性红细胞增多症等慢性骨髓增殖性疾病。

知识点58：白消安的用法用量　　副高：熟练掌握　正高：熟练掌握

慢性粒细胞白血病，每天总量4～6mg/m^2，每天1次。如白细胞计数下降至20×10^9/L则需酌情停药，或给维持量每天或隔日1～2mg，以维持白细胞计数在10×10^9/L左右。

知识点59：白消安的注意事项　　副高：熟练掌握　正高：熟练掌握

（1）慢粒白血病患者治疗时大量细胞破坏，血及尿中尿酸水平可明显升高，严重时可发生尿酸肾病。

（2）对于有骨髓抑制、感染、有细胞毒药物或放疗史的患者也需慎用。

（3）治疗前及治疗中应密切观察血象及肝肾功能的变化，及时调整剂量，严密注意检查胆红素、血尿素氮、丙氨酸转移酶（ALT/SGPT）、内生肌酐清除率和血清尿酸。

（4）服药应依据患者对药物的反应、骨髓抑制程度、个体差异而调整剂量。

（5）嘱患者多摄入液体且碱化尿液或服用别嘌醇以避免高尿酸血症及尿酸肾病的产生。

（6）发现粒细胞或血小板快速大幅度减少时应立即停药或减量以避免出现严重骨髓抑制。

知识点60：白消安的不良反应　　副高：熟练掌握　正高：熟练掌握

（1）可产生骨髓抑制。表现为粒细胞和血小板减少。严重者需及时停药。

（2）长期服用或用量过大可造成肺纤维化，可有皮肤色素沉着，高尿酸血症和性功能减退，男性乳房女性化，睾丸萎缩，女性月经不调等。

（3）白内障、多型红斑皮疹、结节性多动脉炎为少见不良反应。

（4）曾有个别报道采用高剂量后出现癫痫发作，心内膜纤维化，并由此出现相应症状，以及罕见的肝静脉闭锁。

知识点61：白消安的禁忌证　　副高：熟练掌握　正高：熟练掌握

下列情况不适于采用白消安：①对本品过敏者禁用；②本品有致突变、致畸胎作用，可导致胎儿死亡或先天畸形，所以早孕妇女禁用。

知识点62：白消安的药物相互作用　　副高：熟练掌握　正高：熟练掌握

由于服用本品可增加血及尿中尿酸水平，因此对有痛风病史的患者或服用本品后尿酸增高的患者可使用抗痛风药物。

知识点63：噻替派（TSPA）的药理作用 副高：熟练掌握 正高：熟练掌握

噻替派属于细胞周期非特异性药物，在生理条件下，形成不稳定的亚乙基亚胺基，产生较强的细胞毒作用。噻替派是多功能烷化剂，能够抑制核酸的合成，与DNA发生交叉联结，干扰DNA和RNA的功能，改变DNA的功能，所以也可引发突变。体外试验显示可引发染色体畸变，本品对垂体促卵泡激素含量有影响。本品不得从消化道吸收，注射后分布于各组织内。1~4小时后血浆浓度下降90%，24~48小时大部分药物经由肾脏排出。注射药物后血浆蛋白结合率为10%，主要与白蛋白、脂蛋白结合，对白蛋白亲和力最大，半衰期约3小时。

知识点64：噻替派的适应证 副高：熟练掌握 正高：熟练掌握

噻替派适用于乳腺癌、卵巢癌、癌性体腔积液的腔内注射和膀胱癌的局部灌注等，也可用于胃肠道肿瘤等。

知识点65：噻替派的用法用量 副高：熟练掌握 正高：熟练掌握

（1）静脉或肌内注射（单一用药）：一次10mg（0.2mg/kg）每天1次，持续5天后改为每周3次，1疗程总量300mg。

（2）胸腹腔或心包腔内注射：一次10~30mg，每周1~2次。

（3）膀胱腔内灌注：每次排空尿液后把导尿管插入膀胱内向腔内注入60mg，溶于生理盐水60ml，每周1~2次，10次为1疗程。

（4）动脉注射：每次10~20mg，用法与静脉相同。

知识点66：噻替派的注意事项 副高：熟练掌握 正高：熟练掌握

（1）妊娠初期的3个月不得采用此药，因其有致突变或致畸胎作用，将增加胎儿死亡和先天性畸形。

（2）下列情况应慎用或减量使用：骨髓抑制、肾功能损害、肝功能损害、感染、肿瘤细胞浸润骨髓、有泌尿系结石史及痛风病史。

（3）用药期间每周均需定期检查血常规及肝、肾功能。停药后3周内应继续进行相应检查，已避免出现连续的严重骨髓抑制。

（4）肝肾功能欠佳时，本品使用较低的剂量。

（5）在白血病、淋巴瘤患者中为避免尿酸性肾病或高尿酸血症，可给予大量补液或给予别嘌醇。

（6）尽可能地减少与其他烷化剂联用，或同时接受放疗。

知识点 67：噻替派的不良反应 副高：熟练掌握 正高：熟练掌握

（1）骨髓抑制属于多见的剂量限制毒性，多在用药后 1~6 周出现，停药后大多数可恢复。部分病例在疗程结束时开始下降，少数病例抑制时间较长。

（2）可有食欲缺乏、恶心、呕吐等胃肠道反应。

（3）个别报道使用此药后再接受手术麻醉时，用琥珀酰胆碱后产生呼吸暂停。罕见过敏，个别有发热及皮疹。

（4）有少量报道有出血性膀胱炎，出现注射部位疼痛，头痛、头晕，闭经，影响精子形成。

知识点 68：噻替派的禁忌证 副高：熟练掌握 正高：熟练掌握

对本药过敏者禁用，具有严重肝肾功能损害、严重骨髓抑制者禁用。

知识点 69：噻替派的药物相互作用 副高：熟练掌握 正高：熟练掌握

（1）噻替派可增加血尿酸水平，为了抑制高尿酸血症可给予别嘌醇。

（2）与放疗同时使用时，应适度调整剂量。

（3）与琥珀胆碱同时使用可使呼吸暂停延长，接受噻替派治疗的患者，在使用琥珀胆碱前必须测定血中假胆碱酯酶水平。

（4）与尿激酶同时使用可增加噻替派治疗膀胱癌的效果，尿激酶为纤维蛋白溶酶原的活化剂，可加大药物在肿瘤组织中的浓度。

第二节 抗代谢药

知识点 1：抗代谢药概念 副高：熟练掌握 正高：熟练掌握

抗代谢类药物是能够干扰细胞正常代谢过程的药物。其中多数作用在核酸合成。分三类：叶酸类抗代谢类药物、嘌呤类抗代谢类药物及嘧啶类抗代谢类药物。抗代谢类药物是细胞周期特异性药物，主要抑制细胞 DNA 的合成，对于 S 期细胞最敏感。有时也将抑制 RNA 与蛋白质的合成，所以对 G_1 期或 G_2 期细胞也有一定作用。

知识点 2：甲氨蝶呤的药理作用 副高：熟练掌握 正高：熟练掌握

四氢叶酸是在体内合成嘌呤核苷酸与嘧啶脱氧核苷酸的重要辅酶，本品作为一种叶酸还原酶抑制剂，主要影响二氢叶酸还原酶而使二氢叶酸无法还原成有生理活性的四氢叶酸，从而使得嘌呤核苷酸和嘧啶核苷酸的生物合成过程中碳基团的转移作用受阻，造成 DNA 的生物合成受到抑制。

另外，本品有对胸腺核苷酸合成酶有抑制作用，但抑制 RNA 和蛋白质合成的作用较弱，本品主要作用在细胞周期的 S 期，属细胞周期特异性药物，对于 G_1/S 期的细胞也有延缓作用，对 G_1 期细胞的作用较弱。用量<30mg/m^2 时，口服吸收好，1~5 小时血药浓度为最高峰。肌内注射后达峰时间是 0.5~1 小时。血浆蛋白结合率约为 50%，本品透过血-脑屏障的量极少，但鞘内注射后则有相当量可达全身循环。部分经由肝细胞代谢转化为谷氨酸盐，一部分通过胃肠道细菌代谢。主要通过肾（40%~90%）排泄，大多以原形药排出体外；少于 10%的药物通过胆汁排泄。

少量甲氨蝶呤及其代谢产物能够以结合型形式贮存于肾脏和肝脏等组织中长达数月，在有胸腔或腹腔积液情况下，本品的清除速度明显下降。清除率个体差别极大，老年患者更甚。

知识点 3：甲氨蝶呤的适应证　　副高：熟练掌握　正高：熟练掌握

（1）各型急性白血病，尤其是急性淋巴细胞白血病、恶性淋巴瘤、非霍奇金淋巴瘤以及蕈样肉芽肿、多发性骨髓病。

（2）头颈部癌、肺癌、各种软组织肉瘤和银屑病。

（3）乳腺癌、卵巢癌、宫颈癌、恶性葡萄胎、绒毛膜上皮癌、睾丸癌。

知识点 4：甲氨蝶呤的用法用量　　副高：熟练掌握　正高：熟练掌握

（1）通常剂量为 7.5mg，1~2 次/周，口服或 5~10mg 肌内注射，1 次/周，连续给予 3~6个月或更长，可收到较好的临床效果。

（2）本品用注射用水 2ml 溶解，可用于静脉、肌内、动脉、鞘内注射。

（3）用于急性白血病：肌内注射或静脉注射，每次 10~30mg，每周 1~2 次；儿童每天 20~30mg/m^2，每周 1 次，或视骨髓情况而定。

（4）用于绒毛膜上皮癌或恶性葡萄胎：每天 10~20mg，也可溶于 5%或 10%的葡萄糖注射液 500ml 中静脉滴注，一天 1 次，5~10 次为一疗程。总量 80~100mg。

（5）用于脑膜白血病：鞘内注射甲氨蝶呤通常每次 6mg/m^2，成人多用为 5~12mg，最大剂量≤12mg，一天 1 次，5 天为 1 疗程。用于防治脑膜白血病时，每天 10~15mg，一天 1 次，每隔 6~8 周 1 次。

（6）用于实体瘤：①静脉通常每次 20mg/m^2；②也可介入治疗；③高剂量联合叶酸治疗某些肿瘤，方案依据肿瘤由医师判定，如骨肉瘤等。

（7）治疗风湿免疫性疾病：①类风湿关节炎每周 1 次 10~15mg；②脊柱关节病侵及大关节者每周 10~15mg，顿服，连续使用 3~6 个月或更长；③治疗系统性红斑狼疮每周 0.3mg/kg（最大剂量≤20mg/w）。

知识点5：甲氨蝶呤的注意事项 副高：熟练掌握 正高：熟练掌握

（1）本品的致突变性、致畸性和致癌性比烷化剂为轻，但长期服用后，有潜在的引发继发性肿瘤的危险。

（2）对生殖功能的影响，虽比烷化剂类抗癌药也为小，但可导致闭经和精子减少或缺乏，特别是在长期使用较大剂量后，但通常不严重，有时呈不可逆性。

（3）全身极度衰竭、恶病质或并发感染以及心、肺、肝、肾功能不全时，禁用本品。周围血象如白细胞少于 $3.5\times10^9/L$ 或血小板低于 $50\times10^9/L$ 时禁用。

知识点6：甲氨蝶呤的不良反应 副高：熟练掌握 正高：熟练掌握

（1）胃肠道反应，有口腔炎、口唇溃疡、咽喉炎、恶心、呕吐、腹痛、腹泻、消化道出血。食欲缺乏多见，偶见假膜性或出血性肠炎等。

（2）肝功能损害，有黄疸、丙氨酸氨基转移酶、碱性磷酸酶，γ-谷氨酰转肽酶等增高，长期口服可造成肝细胞坏死、脂肪肝、纤维化甚至肝硬化。

（3）大剂量使用时，本品和其代谢产物沉积在肾小管而引发高尿酸血症肾病，这时可出现血尿、蛋白尿、少尿、氮质血症甚或尿毒症。

（4）长期用药可引发咳嗽、气短、肺炎或肺纤维化。

（5）骨髓抑制：主要为白细胞或血小板减少，长期口服小剂量可出现明显骨髓抑制，贫血和血小板减少且伴有皮肤或内脏出血。

（6）脱发、皮肤发红、瘙痒或皮疹。

（7）白细胞低下时将并发感染。

知识点7：甲氨蝶呤的禁忌证 副高：熟练掌握 正高：熟练掌握

下列情况禁用甲氨蝶呤：①对本品过敏者禁用；②本品有致突变、致畸胎作用，所以孕妇、哺乳妇禁用。

知识点8：甲氨蝶呤的药物相互作用 副高：熟练掌握 正高：熟练掌握

（1）乙醇和其他对肝脏有损伤的药物，如与本品同用，可增加肝脏的毒性。

（2）因为用本品后可引发血液中尿酸的水平升高，对于痛风或高尿酸血症患者应增大别嘌醇等药剂量。

（3）本品可增加抗凝血作用，甚至引发肝脏凝血因子的缺少和血小板减少症，所以与其他抗凝药同用宜谨慎。

（4）与保泰松和磺胺类药物联用后，因与蛋白质结合的竞争，可能引发本品血清浓度的增高而导致毒性反应的出现。

（5）口服卡那霉素可增强口服本品的吸收，而口服新霉素钠可减少其吸收。

（6）与弱有机酸和水杨酸盐等联用，可抑制本品的肾排泄而导致血清药浓度增高，继而毒性增加，用量应酌减。

（7）氨苯蝶啶、乙胺嘧啶等药物都有抗叶酸作用，如与本品联用可增加其不良反应。

（8）与氟尿嘧啶同用或先用氟尿嘧啶后用本品均可产生拮抗作用但如先用本品，4~6小时后再用氟尿嘧啶则可产生协同作用。本品与门冬酰胺酶联用也可导致减效，但用门冬酰胺酶者10日后用本品，或在本品用药后24小时内使用门冬酰胺酶，则可增效而减少对胃肠道或骨髓的不良反应。有报道如在用本品前24小时或10分钟后用阿糖胞苷，可增强本品的抗癌活性。本品与放疗或其他骨髓抑制药联用时宜谨慎。

知识点9：氟尿嘧啶的药理作用　　副高：熟练掌握　正高：熟练掌握

氟尿嘧啶在体内先转变为5-氟-2-脱氧尿嘧啶核苷酸，后者影响胸腺嘧啶核苷酸合成酶，阻断脱氧尿嘧啶核苷酸转化为脱氧胸腺嘧啶核苷酸，从而抑制DNA的生物合成。另外，还能掺入RNA，通过阻止尿嘧啶及乳清酸掺入RNA而达到抑制RNA合成的作用。本品是细胞周期特异性药，抑制S期瘤细胞。本品主要通过肝脏分解代谢，大部分降解为二氧化碳经呼吸道排出体外，约15%在用药1小时内以原型药排出体外。大剂量用药可以透过血-脑屏障，静脉注射后在半小时内到达脑脊液中，能维持3小时，呈双相消除，α相$T_{1/2}$为10~20分钟，β相$T_{1/2}$为20小时。

知识点10：氟尿嘧啶的适应证　　副高：熟练掌握　正高：熟练掌握

氟尿嘧啶是恶性葡萄胎、绒毛膜上皮癌的主要化疗药物，也用于乳腺癌、消化道肿瘤（有原发性和转移性肝癌和胰腺癌）、卵巢癌及原发性支气管肺癌的辅助化疗和姑息治疗。

知识点11：氟尿嘧啶的用法用量　　副高：熟练掌握　正高：熟练掌握

（1）一天0.15~0.3g，分3~4次服。疗程总量10~15g。

（2）外用，一天1~2次涂患处。

（3）氟尿嘧啶作静脉注射或静脉滴注所用剂量相差较大。单药静脉注射剂量通常为按体重一天10~20mg/kg，连用5~10天，每疗程5~7g（甚至10g）。如果是静脉滴注，通常按体表面积一天300~500mg/m^2，连用3~5天，每次静脉滴注时间不能少于6~8小时；静脉滴注时可用输液泵持续给药维持24小时。用于原发性或转移性肝癌，多使用动脉插管注药。腹腔内注射按体表面积一次500~600mg/m^2。每周1次，2~4次为1疗程。

（4）缓释植入剂：①术中使用：手术野散布：手术野散布是在手术基本结束，腹腔冲洗结束，即将关腹前将植入用缓释氟尿嘧啶（中人氟安）药粒散布在手术野内，尽可能地做到均匀，或者以肿瘤原在部位为中心慢慢递减散布。这种方法的优点是比较简单，耗时短，不需要特别的人工或仪器进行。推荐剂量：500~1200mg。定点穿刺给药：手术中定点穿刺是依据肿瘤的部位、肿瘤可能侵及和转移的途径进行穿刺预埋植入用缓释氟尿嘧啶，起到杀灭残留肿瘤细胞的作用，防止复发转移。CT 引导穿刺给药：采用方法和注意事项基本和超声引导穿刺给药类似。给药过程：CT 确定肿瘤位置与大小，计算用药剂量、植药点位置与数目。CT 引导植药针穿刺、植药、取出等。内镜引导下给药：部分腔道，可在内镜下，经由特殊的穿刺装置给药，也可利用人造管腔支架上的携药囊装药，经内镜放置在肿瘤狭窄部位。胸、腹腔直接穿刺给药：胸、腹腔癌性积液患者或拒绝接受全身化疗的患者，可直接将植入用缓释氟尿嘧啶经皮穿刺进入胸、腹腔。剂量可比术中给药更大些。直视下经皮穿刺给药：对于体表肿瘤能够在直视下经皮穿刺给药到瘤体或瘤周，依据肿瘤的大小确定给药剂量，为使治疗更精确、更有效，可在治疗前使用肿瘤治疗计划系统进行计划和治疗设计，两个植药点间的距离≥3cm，植药点距离体表≥1.5cm。单点剂量≤150mg。②与其他治疗方法配合使用：与常规化疗配合使用。与放射粒子^{125}I、^{103}Pd 配合使用。与微波刀、超声聚焦刀、氩氦刀等配合使用。先用微波刀（或超声聚焦刀等）杀死肿瘤主体，然后在瘤体边缘（或肿瘤残余部位）植入化疗粒子。

知识点 12：氟尿嘧啶的注意事项　　副高：熟练掌握　正高：熟练掌握

（1）肝肾功能不全、感染（如水痘患者）、心脏病患者慎用。

（2）用药期间需定期检查血象。

（3）用药期间产生毒性反应，立即停药。

知识点 13：氟尿嘧啶的不良反应　　副高：熟练掌握　正高：熟练掌握

（1）接触性皮炎、皮肤红肿、糜烂、炎症后色素沉着、刺激、疼痛、光过敏、瘙痒、瘢痕、皮疹、溃疡、甲床变黑（可恢复）。

（2）白细胞减少是最常见的血液学不良反应。

知识点 14：氟尿嘧啶的禁忌证　　副高：熟练掌握　正高：熟练掌握

下列情况禁用氟尿嘧啶：①对本品过敏者禁用。②本品有致突变、致畸胎作用，所以孕妇禁用。

知识点 15：氟尿嘧啶的药物相互作用　　副高：熟练掌握　正高：熟练掌握

本品与甲酰四氢叶酸或顺铂联用，其抗肿瘤效果明显提高。本品与甲氨蝶呤也存在相互作用。氟尿嘧啶用药在先，甲氨蝶呤用药在后则形成拮抗；反之，先用甲氨蝶呤，4~6 小时后再用氟尿嘧啶将产生抗肿瘤协同作用。

知识点16：替加氟的药理作用 副高：熟练掌握 正高：熟练掌握

本品为氟尿嘧啶的衍生物，在体内经肝脏活化慢慢转变为氟尿嘧啶而起抗肿瘤作用。可以干扰和阻断DNA、RNA及蛋白质合成，主要作用在S期，是抗嘧啶类的细胞周期特异性药物，其作用机制、效果及抗瘤谱与氟尿嘧啶类似，但作用长久，吸收良好，毒性较低。

化疗指数为氟尿嘧啶的2倍，毒性只为氟尿嘧啶的1/7~1/4。慢性毒性实验中没有严重的骨髓抑制，对免疫的影响较轻微。口服吸收良好，给药后2小时作用达最高峰，连续时间较长，为12~20小时。血浆$T_{1/2}$5小时，静脉注射后均匀地分布于肝、肾、小肠、脾和脑，以肝、肾中的浓度为最高。

因为本品具有较高的脂溶性，可经由血-脑屏障，在脑脊液中浓度比氟尿嘧啶高。本品通过肝脏代谢，主要由尿和呼吸道排出，用药后24小时内由尿中以原形排出23%，由呼吸道以CO_2形式排出55%。静脉注射后，均匀分布于肝、肾、小肠、脾和脑，而以肝、肾浓度较高，且可经由血-脑屏障，脑脊液中浓度比氟尿嘧啶高，血$T_{1/2}$5小时，24小时后尿排出原形23%，55%经肺呼吸排出。

知识点17：替加氟的适应证 副高：熟练掌握 正高：熟练掌握

主要治疗消化道肿瘤，对胃癌、结肠癌、直肠癌有一定效果，也可用于治疗乳腺癌、支气管肺癌及肝癌等，还可用于膀胱癌、前列腺癌和肾癌等。

知识点18：替加氟的用法用量 副高：熟练掌握 正高：熟练掌握

口服：每天800~1200mg，分3~4次服用，总量30~50g为1疗程。注射剂：单药成人一天剂量800~1000mg或按体重一次15~20mg/kg，溶于5%葡萄糖注射液或0.9%氯化钠注射液500ml中，静脉滴注，总量20~40g为1疗程。

知识点19：替加氟的注意事项 副高：熟练掌握 正高：熟练掌握

（1）用药期间定期检查白细胞、血小板计数，若出现骨髓抑制，轻者对于症处理，重者需减量，必要时停药。通常停药2~3周即可恢复。

（2）轻度胃肠道反应可不用停药，给予对症处理，严重者需减量或停药，餐后服用能够减轻胃肠道反应。

（3）有肝、肾功能不全的患者采用时应慎重，酌情减量。

知识点20：替加氟的不良反应 副高：熟练掌握 正高：熟练掌握

（1）轻度骨髓抑制表现是白细胞和血小板减少。

（2）轻度胃肠道反应以食欲缺乏、恶心为主，个别患者可出现呕吐、腹泻和腹痛，停药后能够消失。

（3）其他反应包括乏力、寒战、发热、头痛、眩晕、运动失调、皮肤瘙痒、色素沉着、黏膜炎和注射部位血管疼痛等。

知识点 21：替加氟的禁忌证　　副高：熟练掌握　正高：熟练掌握

下列情况禁用替加氟：①孕妇和哺乳期妇女禁用；②对本品过敏者禁用。

知识点 22：替加氟的药物相互作用　　副高：熟练掌握　正高：熟练掌握

替加氟呈碱性且含碳酸盐，防止与含钙、镁离子及酸性较强的药物联用。本品注射液禁与酸性药物联用。

知识点 23：阿糖胞苷的药理作用　　副高：熟练掌握　正高：熟练掌握

本品为主要作用在细胞 S 增殖期的嘧啶类抗代谢药物，通过影响细胞 DNA 的合成干扰细胞的增殖。阿糖胞苷进入人体后经过激酶磷酸化转为阿糖胞苷三磷酸及阿糖胞苷二磷酸，前者能有效抑制 DNA 聚合酶的合成，后者能抑制二磷酸胞苷变成二磷酸脱氧胞苷，从而抑制细胞 DNA 聚合及合成。

本品是细胞周期特异性药物，对处于 S 增殖期细胞的作用极为敏感，对抑制 RNA 及蛋白质合成的作用较弱。可以静脉、皮下、肌内或鞘内注射而吸收。静脉注射后能广泛分布在体液、组织及细胞内，静脉滴注后约有中等量的药物能够透过血-脑屏障，其浓度约是血浆中浓度的 40%。

本品在肝、肾等组织内代谢，在血和组织中很容易被胞嘧啶脱氨酶快速脱氨而形成无活性的尿嘧啶阿糖苷。在脑脊液内，因为脱氨酶含量较低，所以其脱氨作用较缓慢。静脉给药时，半衰期α 为 10~15 分钟。半衰期β 为 2~2.5 小时；鞘内给药时，半衰期可延至 11 小时。在 24 小时内约 10%以阿糖胞苷、70%~90%以尿嘧啶阿糖苷形式从肾脏排出。

知识点 24：阿糖胞苷的适应证　　副高：熟练掌握　正高：熟练掌握

适用于急性白血病的诱导缓解期和维持巩固期。对急性非淋巴细胞白血病效果良好，对慢性粒细胞白血病的急变期，恶性淋巴瘤也有效。

知识点 25：阿糖胞苷的用法用量　　副高：熟练掌握　正高：熟练掌握

（1）成人：①诱导缓解：静脉注射或滴注一次按照体重 2mg/kg（或 1~3mg/kg），一天 1 次，连用 10~14 天，如无明显不良反应，剂量可增加至一次按体重 4~6mg/kg；②维持：完全缓解后选用维持治疗量，一次按体重 1mg/kg，一天 1~2 次，皮下注射，连用 7~10 天。

（2）中剂量阿糖胞苷：中剂量是指阿糖胞苷的剂量为一次根据体表面积0.5~1.0g/m^{2}的方案，通常需静脉滴注1~3小时，一天2次，以2~6天为1疗程；大剂量阿糖胞苷的剂量是按照体表面积为1~3g/m^{2}的方案，静脉滴注及疗程同中剂量方案。中剂量或大剂量阿糖胞苷主要用来治疗难治性或复发性急性白血病，也可用于急性白血病缓解后，延长其缓解期。

（3）小剂量阿糖胞苷：剂量为一次按体表面积10mg/m^2，皮下注射，一天2次，14~21天为1疗程，如不缓解且患者情况容许，可于2~3周重复1疗程。本方案主要用来治疗原始细胞增多或骨髓增生异常综合征患者，也可治疗低增生性急性白血病和老年性急性淋巴细胞白血病等。

（4）鞘内注射：阿糖胞苷是鞘内注射防治脑膜白血病的二线药物，剂量为一次25~75mg，联用地塞米松5mg，用0.9%氯化钠注射液2ml溶解，鞘内注射，每周1~2次，至脑脊液正常。如为防治性则每4~8周1次。采用本品时，应适度增加患者液体的摄入量，使尿液保持碱性，必要时联用别嘌醇以避免血清尿酸增高及尿酸肾病的形成；迅速静脉注射虽引发较严重的恶心、呕吐反应，但对骨髓的抑制较轻，患者也能耐受较大剂量的阿糖胞苷。

知识点26：阿糖胞苷的注意事项　　副高：熟练掌握　正高：熟练掌握

（1）采用本品将引发ALT（血清丙氨酸氨基转移酶）、血及尿中尿酸的增高。

（2）下列情况应慎用　骨髓抑制、白细胞及血小板明显减少者、肝肾功能不全、有胆道疾病患者，既往有痛风病史、尿酸盐肾结石病史、近期接受过细胞毒药物或放射治疗者。

（3）用药期间应定期检查：包括血象（白细胞、红细胞和血小板计数）、骨髓涂片以及肝、肾功能。

知识点27：阿糖胞苷的不良反应　　副高：熟练掌握　正高：熟练掌握

（1）造血系统：主要是骨髓抑制，白细胞和血小板减少，严重者可出现再生障碍性贫血或巨幼细胞贫血。

（2）白血病、淋巴瘤患者治疗初期可出现高尿酸血症，严重者可发生尿酸肾病。

（3）较罕见的有口腔炎、食管炎、肝功能异常、发热反应及血栓性静脉炎。阿糖胞苷综合征多出现在用药后6~12小时，有骨痛或肌痛、咽痛、发热、全身不适、皮疹、眼睛发红等表现。

知识点28：阿糖胞苷的禁忌证　　副高：熟练掌握　正高：熟练掌握

下列情况禁用阿糖胞苷：①对本品过敏者禁用；②孕妇和哺乳妇禁用。

知识点29：阿糖胞苷的药物相互作用　　副高：熟练掌握　正高：熟练掌握

四氢尿苷能够抑制脱氨酶，延长阿糖胞苷血浆半衰期，提高血中浓度，起到增效作用。本品可使细胞部分同步化，继续使用柔红霉素、多柔比星、环磷酰胺及亚硝脲类药物能够增效。本品不应与氟尿嘧啶合用。

知识点30：卡培他滨的药理作用　　副高：熟练掌握　正高：熟练掌握

卡培他滨是一种对肿瘤细胞具有选择性活性的口服细胞毒类制剂，其本身没有细胞毒性，但可转化为具有细胞毒性的氟尿嘧啶，其结构通过肿瘤相关性的血管因子胸腺嘧啶磷酸化酶在肿瘤所在部位进行转化，从而最大限度地缓解了氟尿嘧啶对人体正常细胞的损害。

知识点31：卡培他滨的适应证　　副高：熟练掌握　正高：熟练掌握

适用于含紫杉醇和蒽环类化疗方案耐药的晚期原发性或转移性乳腺癌的进一步治疗。

知识点32：卡培他滨的用法用量　　副高：熟练掌握　正高：熟练掌握

每天2500mg/m^2，连用2周，休息1周。每天总剂量分早晚两次于饭后半小时用水吞服。如病情继续恶化或产生无法耐受的毒性时应停止治疗。

知识点33：卡培他滨的注意事项　　副高：熟练掌握　正高：熟练掌握

需限制剂量的毒性有：腹泻、腹痛、恶心、胃炎及手足综合征。近半数接受本品治疗者会发生腹泻，对发生脱水的严重腹泻者应密切监测并给予补液治疗。每天腹泻4~6次或有夜间腹泻者为2级腹泻，每天腹泻7~9次或大便失禁和吸收障碍者为3级腹泻，每天腹泻10次以上或者有肉眼血便和需静脉补液者为4级腹泻。如发生2级、3级或4级腹泻，则应停用本品，直至腹泻停止或腹泻次数减少到1级时再恢复采用。3级或4级腹泻后再采用本品时应减少用量。几乎近一半采用本品的患者发生手足综合征，但多为1~2级，3级此综合征者不多见。多数不良反应能够消失，但需要暂时停止用药或减少用量，无需长期停止治疗。

知识点34：卡培他滨的不良反应　　副高：熟练掌握　正高：熟练掌握

卡培他滨的不良反应较少，以下情况可能与之相关：

（1）消化系统：卡培他滨最多见的不良反应为可逆性胃肠道反应，如腹泻、恶心、呕吐、腹痛、胃炎等。严重的（3~4级）不良反应相对罕见。

（2）皮肤：应用卡培他滨的患者中约半数发生手足综合征：表现为麻木，麻刺感、感觉迟钝、感觉异常、无痛感或疼痛感，皮肤肿胀或红斑，脱屑、水疱或严重的疼痛。皮炎和脱发较多见，但严重者很罕见。

（3）通常不良反应：常有疲乏但严重者极罕见。其他多见的不良反应为黏膜炎、发热、虚弱、嗜睡等，但都不严重。

（4）神经系统：头痛、感觉异常、味觉障碍、眩晕、失眠等较多见，但严重者罕见。

（5）心血管系统：下肢水肿较轻且不多见。尚未见其他心血管系统不良反应作用。

（6）血液系统：中性粒细胞减少，罕见且不严重，贫血极罕见也不严重。

（7）其他：畏食及脱水多见，但重者极罕见。

知识点35：卡培他滨的禁忌证　　副高：熟练掌握　正高：熟练掌握

有卡培他滨严重不良反应或对于氟尿嘧啶（卡培他滨的代谢产物）有过敏史者禁用，孕妇和哺乳妇禁用。

知识点36：卡培他滨的药物相互作用　　副高：熟练掌握　正高：熟练掌握

（1）卡培他滨与大量药物联用：如抗组胺药、非甾体类抗炎药（NSAIDs）、吗啡、对乙酰氨基酚、阿司匹林、止吐药、H_2受体拮抗剂等，未发现具有临床意义的不良反应；

（2）蛋白结合：卡培他滨和血清蛋白结合率较低（64%），通过置换与能和蛋白密切结合的药物发生相互作用的可能性尚不能预测；

（3）与细胞色素P450酶间的相互作用：在体外实验中，未见卡培他滨对人类肝微粒体P450酶产生影响。

知识点37：吉西他滨（dFdC）的药理作用　　副高：熟练掌握　正高：熟练掌握

盐酸吉西他滨是核苷同系物，属细胞周期特异性抗肿瘤药。主要杀伤位于S期（DNA合成）的细胞，同时也阻断细胞增殖从G_1期向S期过渡的进程。本品在细胞内由核苷激酶代谢成为有活性的二磷酸核苷（dFdCDP）和三磷酸核苷（dFdCTP），其细胞毒活性起始于这两种核苷抑制DNA合成的联合作用。二磷酸吉西他滨能够抑制核糖核苷酸还原酶，而该酶催化DNA合成过程中形成三磷酸脱氧核苷的化学反应，从而造成脱氧核苷酸（dCTP）的浓度降低。三磷酸吉西他滨可以与dCTP竞争性结合到DNA上，而细胞中dCTP浓度的降低（由其二磷酸盐的作用而产生）能够促进三磷酸吉西他滨与DNA的结合，结果一个核苷酸掺入到合成过程中的DNA链上，从而抑制DNA的进一步合成。另外DNA聚合酶无法清除吉西他滨核苷酸和修复合成过程中的该DNA链。

知识点38：吉西他滨的适应证　　副高：熟练掌握　正高：熟练掌握

非小细胞肺癌、胰腺癌、膀胱癌、乳腺癌和其他实体肿瘤。

知识点39：吉西他滨的用法用量　　副高：熟练掌握　正高：熟练掌握

推荐成人采用吉西他滨剂量是1000mg/m^2，静脉滴注30分钟，每周1次，持续3周。随后休息1周，每4周重复1次，根据患者的毒性反应相应减少剂量。配制方法：每瓶（含吉西他滨200mg）最少注入0.9%氯化钠注射液5ml（含吉西他滨浓度≤40mg/ml），振摇使其溶解。给药时所需药量可用0.9%氯化钠注射液进一步稀释，配制好的吉西他滨溶液需贮存在室温下并在24小时内采用。吉西他滨溶液不能冷藏，以防结晶析出。65岁以上的高龄患者也能很好耐受，虽然年龄对吉西他滨的清除率及半衰期有影响，但并无证据表明高龄患者需调整剂量。

知识点40：吉西他滨的注意事项　　副高：熟练掌握　正高：熟练掌握

已证明滴注药物时间延长和增加用药频率可增加药物的毒性。

（1）吉西他滨能够抑制骨髓，表现为白细胞和血小板减少和贫血。然而，因为骨髓抑制时间短，通常并不影响以后的用药剂量。

（2）高敏反应：曾报道极个别患者发生过敏反应。注意：通常情况，接受吉西他滨治疗的患者需密切观察，有实验室监测，在出现药物毒性反应时应能够立即处理。

（3）用吉西他滨的患者应定期检查肝、肾功能，如氨基转移酶和血清肌酐。

（4）对驾驶和操作机器能力的影响：据报道，吉西他滨可引发轻至中度的困倦。患者在此期间必须禁止驾驶和操作机器，直至经鉴定已不再倦息。

知识点41：吉西他滨的不良反应　　副高：熟练掌握　正高：熟练掌握

（1）血液系统：因为吉西他滨具有骨髓抑制作用，所以使用吉西他滨后可出现贫血、白细胞和血小板减少、骨髓抑制，常常为轻到中度，多为中性粒细胞减少，血小板减少也比较多见。

（2）消化系统：约2/3的患者产生肝脏氨基转移酶的异常，但多为轻度，非进行性损害，无需停药。肝功能受损的患者采用吉西他滨应特别谨慎。据报道约1/3的患者发生恶心、呕吐反应，20%的患者接受药物治疗，并可用抗呕吐药物控制。

（3）肾脏：近一半的患者用药后将出现轻度蛋白尿和血尿，但极少伴有临床症状及血清肌酐与尿素氮的变化。然而报道有部分病例产生不明原因的肾衰竭，所以对于已有肾功能损害的患者采用吉西他滨应特别谨慎。

（4）过敏：约25%的患者可有皮疹，10%的患者产生瘙痒，通常皮疹轻度，非剂量限制性毒性，局部治疗可用。极少报道有脱皮、水疱和溃疡。

（5）滴注吉西他滨过程中，不足1%的患者可发生支气管痉挛，痉挛通常为轻度且连续短暂，但可能需要胃肠道外的给药治疗。对本药高度敏感的患者禁用。

（6）其他：大约20%的患者有类似于流感的表现，大多症状较轻，短暂且为非剂量限制性。只有 1.5%的患者表现较重，头痛、发热、背痛、肌痛、寒战、乏力和畏食是最多见的症状。咳嗽、鼻炎、不适、出汗和失眠也有发生，有些只表现为发热和乏力，这类症状的发病机制尚不清楚。

多见的不良反应报道有 13%的患者脱发（常为轻度），10%的患者嗜睡，8%的患者腹泻，7%的患者存在口腔毒性（主要为溃疡及红斑），6%的患者存在便秘。曾有低血压的病例报道，有的研究报道出现心肌梗死、充血性心力衰竭及心律失常，但无明确表明是吉西他滨引发的心脏毒性。

知识点 42：吉西他滨的禁忌证　　副高：熟练掌握　正高：熟练掌握

对本品过敏者禁用。

知识点 43：吉西他滨的药物相互作用　　副高：熟练掌握　正高：熟练掌握

一项治疗非小细胞肺癌的试验中，使用 1000mg/m^2 吉西他滨的患者，同时给予持续 6 周的胸部放射治疗，结果出现了严重的甚至威胁生命的毒性反应，并发生食管炎和肺炎。特别是当接受大剂量放疗时，上述反应更明显。目前尚无将吉西他滨和治疗剂量放射治疗配合进行综合治疗的合理方案。

知识点 44：羟基脲的药理作用　　副高：熟练掌握　正高：熟练掌握

本品是一种核苷二磷酸还原酶抑制剂，能够阻止核苷酸还原为脱氧核苷酸，干扰嘌呤和嘧啶碱基生物合成，选择性地阻碍 DNA 合成，对于 RNA 及蛋白质合成无阻断作用。属于细胞周期特异性药物，S 期细胞敏感。本品口服吸收较好，血浆 T_{max} 为 1~2 小时，6 小时从血中消失，能够透过血-脑屏障，CSF 中 T_{max} 为 3 小时，20%在肝内代谢，80%通过尿排出。

知识点 45：羟基脲的适应证　　副高：熟练掌握　正高：熟练掌握

（1）慢性粒细胞白血病（CML）有效，且适用于对白消安耐药的 CML。

（2）对黑色素瘤、肾癌、头颈部癌有一定效果，与放疗联合对头颈部及宫颈鳞癌有效。

知识点 46：羟基脲的用法用量　　副高：熟练掌握　正高：熟练掌握

口服，CML 每天 20~60mg/kg，每周 2 次，6 周为 1 疗程；头颈癌、宫颈鳞癌等每次 80mg/kg，每 3 天 1 次，需与放疗联用。

知识点 47：羟基脲的注意事项　　副高：熟练掌握　正高：熟练掌握

（1）服用本品可使患者免疫功能受到抑制，所以用药期间防止接种病毒疫苗，通常停药3个月至1年方能考虑接种疫苗。

（2）服用本品时应适度增加液体的摄入量，以增加尿量及尿酸的排泄。定期监测白细胞、血小板，血中尿素氮、尿酸和肌酐的浓度。

知识点48：羟基脲的不良反应　　副高：熟练掌握　正高：熟练掌握

（1）骨髓抑制为剂量限制性毒性，可造成白细胞和血小板减少，停药后1~2周即可恢复。

（2）有时出现胃肠道反应，还有致睾丸萎缩和致畸胎的报道。

（3）偶有中枢神经系统症状和脱发，也有本药引发药物性发热的报道，重复给药时可再出现。

知识点49：羟基脲的禁忌证　　副高：熟练掌握　正高：熟练掌握

下列情况禁用羟基脲：①水痘、带状疱疹和各种严重感染禁用；②对本品过敏者禁用；③本品有诱变、致畸胎及致癌性，孕妇和哺乳期妇女禁用。

知识点50：羟基脲的药物相互作用　　副高：熟练掌握　正高：熟练掌握

可能减少5-FU转变为活性代谢物，二者合用应慎重；本品对于中枢神经系统有抑制作用，所以用本品时慎用巴比妥类、苯二氮䓬类、麻醉药等；本品可能提高患者血中尿酸的浓度，所以与别嘌醇、秋水仙碱、丙磺舒等联用治疗痛风时，须调整上述药物剂量；本品与别嘌醇联用能预防并逆转其引起的高尿酸血症，与烷化剂无交叉耐药。

知识点51：硫鸟嘌呤的药理作用　　副高：熟练掌握　正高：熟练掌握

属于抑制嘌呤合成途径的多用嘌呤代谢拮抗药物，是细胞周期特异性药物，对处于S期细胞最敏感，除可以抑制细胞DNA的合成外，对RNA的合成也有轻度抑制作用。本品是鸟嘌呤的类似物，在人体内必须经由磷酸核糖转移酶转为硫鸟嘌呤核糖核苷酸方具活性，本品的作用环节与巯嘌呤类似，另外，硫鸟嘌呤核糖核苷酸通过对鸟苷酸激酶的抑制作用，可避免一磷酸鸟苷（GMP）磷酸化为二磷酸鸟苷（GPD）。本品经代谢成为脱氧核糖三磷酸后，能掺入DNA，因而进一步抑制核酸的生物合成，巯嘌呤没有这个作用。本品与巯嘌呤有交叉耐药，而与阿糖胞苷等药物联用可提高效果。口服后吸收不完全，约30%。本品的活化及分解过程都在肝脏内进行，经甲基化作用转为氨甲基巯嘌呤或经过脱氨作用转为巯嘌呤而失去活性，但灭活的代谢过程和黄嘌呤氧化酶无关，因而服用别嘌醇对本品的代谢并没有明显的抑制作用。一次口服，40%的药物在24小时内以代谢产物形式经尿液排出，尿中只能测出微量的硫鸟嘌呤。

知识点52：硫鸟嘌呤的适应证 副高：熟练掌握 正高：熟练掌握

（1）急性淋巴细胞白血病和急性非淋巴白血病的诱导缓解期及继续治疗期。

（2）慢性粒细胞白血病的慢性期和急变期。

知识点53：硫鸟嘌呤的用法用量 副高：熟练掌握 正高：熟练掌握

成人多用量，口服，开始时每天2mg/kg或100mg/m^2，一天1次或分次服用，如4周后临床未改进，白细胞未见抑制，可慎将每天剂量增至3mg/kg。维持量按每天2~3mg/kg或100mg/m^2，一次或分次服用。联合化疗中75~200mg/m^2一次或分次服，连用5~7日。小儿多用量，口服每天2.5mg/kg，一天1次或分次口服。

知识点54：硫鸟嘌呤的注意事项 副高：熟练掌握 正高：熟练掌握

（1）骨髓已有明显的抑制（血象表现有白细胞减少或血小板明显减少），并出现相应严重的感染或显著出血现象者，有肝肾功能损害、胆道疾患者，有痛风病史、尿酸盐结石病史者，4~6周内已受过细胞毒药物或放射治疗者都应慎用。

（2）用药期间需注意定期（每周）检查外周血象，检查肝功能，有总胆红素、直接胆红素等，其他有血尿素氮、血尿酸、肌酐清除率等。

（3）服用本品时，应适度增加水的摄入量，并使尿液保持碱性，或同时服用别嘌醇以避免患者血清尿酸含量的增高及尿酸肾病的形成。

（4）本品可有迟缓的作用，所以在疗程中首次出现血细胞减少症，尤其是粒细胞减少症、血小板减少症、黄疸、出血或出血倾向时，即应快速停药，当各实验值恢复后，可小剂量开始服用。有增加胎儿死亡或先天性畸形的危险，应禁止在妊娠初期的3个月内服用，哺乳期妇女慎用。

知识点55：硫鸟嘌呤的不良反应 副高：熟练掌握 正高：熟练掌握

（1）多见的毒性反应为骨髓抑制，可有白细胞或血小板减少。

（2）消化系统反应：恶心、呕吐、食欲缺乏等胃肠道反应和肝功能损害，可伴有黄疸。

（3）开始治疗的白血病及淋巴瘤患者可发生高尿酸血症，严重者可发生尿酸肾病。

（4）本品抑制睾丸或卵巢功能，引发闭经或精子缺乏，与药物的剂量及疗程相关，反应是不可逆的。

知识点56：硫鸟嘌呤的禁忌证 副高：熟练掌握 正高：熟练掌握

对本品高度过敏的患者禁用。

知识点 57：硫鸟嘌呤的药物相互作用　　副高：熟练掌握　正高：熟练掌握

本品有增加血尿酸含量的作用，因而和抗痛风药物同时采用时，须调节抗痛风药的剂量，以控制高尿酸血症和痛风疾病；本品与其他对骨髓有抑制的抗肿瘤药或放射治疗合并采用时，会增强本品的效应，故须考虑调节本品的剂量与疗程。

知识点 58：巯嘌呤（6-MP）药理作用　　副高：熟练掌握　正高：熟练掌握

巯嘌呤是抑制嘌呤合成途径的细胞周期特异性药物，化学结构与次黄嘌呤类似，因而能竞争性地抑制次黄嘌呤的转变过程。本品进入人体后，在细胞内必须由磷酸核糖转移酶转化成为6-巯基嘌呤核糖核苷酸，具有活性。其主要作用环节有二：①通过负反馈作用影响酰胺转移酶，因而阻止1-焦磷酸-5-磷酸核糖（PRPP）转为1-氨基-5-磷酸核糖（PRA），抑制嘌呤核苷酸合成；②抑制复杂的嘌呤间的相互转化，即能抑制次黄嘌呤核苷酸转为腺嘌呤核苷酸和次黄嘌呤核苷酸转为黄嘌呤核苷酸、鸟嘌呤核苷酸的过程，同时本品还影响辅酶Ⅰ（NAD^+）的合成，并减少了生物合成DNA所必需的脱氧三磷酸腺苷（dATP）和脱氧三磷酸鸟苷（dGTP），因而肿瘤细胞无法增殖。本品对处于S增殖周期的细胞比较敏感，除能抑制细胞DNA的合成外，对细胞RNA的合成也有轻度的抑制作用。用巯嘌呤治疗白血病常出现耐药现象，其原因是体内出现了突变的白血病细胞株，因此失去了将巯嘌呤变为巯嘌呤核糖核苷酸的能力。

口服本品胃肠道吸收不完全，约50%。本品广泛分布在体液内，血浆蛋白结合率约为20%。本品吸收后的活化分解代谢过程主要于肝脏内进行，在肝内经黄嘌呤氧化酶等氧化和甲基化作用后分解为硫尿酸进而失去活性。静脉注射后的半衰期为90分钟，约半量经代谢后在24小时即快速从肾脏排泄，其中7%~39%以原型排出。

知识点 59：巯嘌呤的适应证　　副高：熟练掌握　正高：熟练掌握

巯嘌呤适用于绒毛膜上皮癌、恶性葡萄胎、急性淋巴细胞白血病和急性非淋巴细胞白血病，慢性粒细胞白血病的急变期。

知识点 60：巯嘌呤的用法用量　　副高：熟练掌握　正高：熟练掌握

（1）绒毛膜上皮癌：成人，每天6~6.5mg/kg，分2次口服，以10天为1疗程，疗程间隔3~4周。

（2）白血病：①开始：每天2.5mg/kg或80~100mg/m^2，一天1次或分次服用，通常于用药后2~4周可见显效，如用药4周后，仍未见临床改进和白细胞计数下降，可考虑在仔细观察下，加量至每天5mg/kg；②维持：每天1.5~2.5mg/kg或50~100mg/m^2，一天1次或分次口服。儿童：每天1.5~2.5mg/kg或50mg/m^2，一天1次或分次口服。

知识点61：巯嘌呤的注意事项 副高：熟练掌握 正高：熟练掌握

（1）对诊断的干扰：白血病经常有大量白血病细胞破坏，在服用本品时则破坏更多，导致血液及尿中尿酸浓度明显增高，严重者可产生尿酸盐肾结石。

（2）下列情况应慎用：已有明显的骨髓抑制现象（白细胞减少或血小板明显减少）或出现相应的严重感染或出血倾向；肝功能受损、胆道疾患者，有痛风病史、尿酸盐肾结石病史者；近期接受过细胞毒药物或放射治疗者。

（3）用药期间需注意定期检查外周血象及肝、肾功能，每周需随访白细胞计数及分类、血小板计数、血红蛋白1~2次，血细胞在短期内急剧减少者，应每天观察血象。

知识点62：巯嘌呤的不良反应 副高：熟练掌握 正高：熟练掌握

（1）骨髓抑制：较多见。可有白细胞及血小板减少。

（2）肝脏损害：可造成胆汁淤积出现黄疸。

（3）消化系统：恶心、呕吐、食欲缺乏、口腔炎、腹泻，但较少发生，可见于服药量过多的患者。

（4）高尿酸血症：多见于白血病治疗初期，严重的可出现尿酸肾病。

（5）间质性肺炎及肺纤维化罕见。

知识点63：巯嘌呤的禁忌证 副高：熟练掌握 正高：熟练掌握

下列情况禁用巯嘌呤：①对本品过敏者禁用；②孕妇禁用。

知识点64：巯嘌呤的药物相互作用 副高：熟练掌握 正高：熟练掌握

（1）与别嘌呤同时服用时，因为后者抑制了巯嘌呤的代谢，明显地增加巯嘌呤的效能和毒性。

（2）本品与对肝细胞有毒性的药物一同服用时，有增加肝细胞毒性的危险。

（3）本品和其他对骨髓有抑制的抗肿瘤药物或放射治疗合并使用时，会增强巯嘌呤效应，因此必须考虑调节本品的剂量与疗程。

知识点65：卡莫氟的药理作用 副高：熟练掌握 正高：熟练掌握

本品为氟尿嘧啶的衍生物，口服吸收快速，在体内缓慢释放出氟尿嘧啶，干扰或阻断DNA、RNA及蛋白质合成而起到抗肿瘤作用。本品口服后，能在体内经多种途径代谢，慢慢释放出氟尿嘧啶，并能较长时间维持氟尿嘧啶在有效的血药浓度范围内，高峰期是2~4小时，肝、肾及胃壁浓度较高，主要由尿排出。

知识点66：卡莫氟的适应证 副高：熟练掌握 正高：熟练掌握

卡莫氟主要用于消化道癌（食管癌、胃癌、结直肠癌），对乳腺癌也有效。

知识点67：卡莫氟的用法用量 副高：熟练掌握 正高：熟练掌握

成人口服一次200mg，一天3~4次；或按体表面积一天140mg/m^2，分3次口服。联合化疗一次200mg，一天3次。

知识点68：卡莫氟的注意事项 副高：熟练掌握 正高：熟练掌握

高龄、骨髓功能低下、肝肾功能不全、营养不良者以及孕妇慎用。服药后禁止摄入乙醇性饮料。

知识点69：卡莫氟的不良反应 副高：熟练掌握 正高：熟练掌握

（1）血液系统少见白细胞、血小板减少。神经系统少见言语、步行及意识障碍、锥体外系反应等。

（2）消化道反应可见恶心、呕吐、腹痛、腹泻，罕见消化道溃疡。肝、肾功能异常，有时产生胸痛、心电图（ECG）异常。

（3）其他有皮疹、发热、水肿等。

知识点70：卡莫氟的禁忌证 副高：熟练掌握 正高：熟练掌握

下列情况禁用卡莫氟：①对本品过敏者禁用；②孕妇和哺乳妇慎用。

第三节 抗肿瘤抗生素

知识点1：抗肿瘤抗生素的概念 副高：熟练掌握 正高：熟练掌握

抗肿瘤抗生素是指由微生物生成的具有抗肿瘤活性的化学物质。能够抑制肿瘤细胞的蛋白或核糖核酸合成，或直接作用在染色体。抗肿瘤抗生素为细胞周期非特异性药物，对增殖和非增殖细胞都有杀伤作用，毒性较大。

知识点2：博来霉素（BLM）药理作用 副高：熟练掌握 正高：熟练掌握

本品结合于DNA，这种结合一部分是通过嵌合机制，但并不影响核酸的二级结构。药物可使DNA分子发生单股或双股断裂。博来霉素被认为是一种金属螯合物，能与亚铁离子形成 BLM-Fe 复合物。这一复合物能够为氧分子提供电子，所以可形成过氧化物和游离羟基。正是这些高度活性的中间产物最后破坏 DNA。

知识点3：博来霉素的适应证　　副高：熟练掌握　正高：熟练掌握

博来霉素适用于皮肤恶性肿瘤、头颈部肿瘤（颌癌、舌癌、唇癌、咽癌、口腔癌等）、食管癌、肺癌（特别是原发和转移性鳞癌）、神经胶质瘤、恶性淋巴瘤（网状细胞肉瘤、淋巴肉瘤、霍奇金淋巴瘤）、宫颈癌、甲状腺癌。

知识点4：博来霉素的用法用量　　副高：熟练掌握　正高：熟练掌握

（1）肌内、皮下注射：15~30mg（效价），溶于 5ml 0.9%氯化钠注射液中。如病变周边皮下注射，以效价浓度不大于 1mg/ml 为宜。肌内注射应避开神经，局部可引发硬结，应不断更换注射部位。

（2）动脉注射：5~15mg（效价）溶于 0.9%氯化钠注射液或 5%葡萄糖液中，直接弹丸式动脉注射或持续灌注。

（3）静脉注射：15~30mg（效价）溶于 5~20ml 注射用水或 0.9%氯化钠注射液中，慢慢静脉注入。出现严重发热反应时，1 次静脉给药剂量需减少到 5mg 以下。可增加给药次数，如 2 次/日。静脉注射可引发血管疼痛，应注意注射速度。尽量慢慢给药。

注射频率：通常 2 次/周，依据病情可增加为每天 1 次或减少为 1 次/周。总剂量：以肿瘤消失作为治疗终止目标。总剂量 300mg（效价）以下。

知识点5：博来霉素的注意事项　　副高：熟练掌握　正高：熟练掌握

（1）本药引起不良反应的个体差异明显，即使投用较少剂量，也可出现不良反应。应从小剂量开始。

（2）总用量须在 300mg（效价）以下。

（3）儿童和生育年龄患者，应考虑对性腺的影响。

（4）使用同类药物者，原则是博来霉素与该药剂量总和，是总用药量。

（5）间质性肺炎、肺纤维化：捻发音为最初出现的体征。发现异常时应该马上停药，按特发性肺纤维化处置，给予肾上腺皮质激素及抗生素防治继发感染。

（6）肺功能基础欠佳者，间质性肺炎及肺纤维化出现频率较高，总剂量需在 150mg 以下。

（7）用药过程中出现发热、咳嗽、活动性呼吸困难等应马上停药。进行胸部 X 线检查、血气分析（A-aDO_2）、动脉氧分压（PaO_2）、肺一氧化碳弥散量（DLCO）等有关检查。随后 2 个月定期检查。

（8）A-aDO_2、PaO_2 等每周检查一次，连续 2 周以上。出现下降时应马上停药。当 A-

aDO_2、PaO_2 比用药前低 1333.22Pa（10Torr）以上，结合临床表现，怀疑药物引发时应马上停药，同时给予激素治疗。当 DLCO 比用药前低 15%，也按以上处理。用药前如肺功能检查数值较低，需慎重。如检查值有下降趋势，应马上停药。

（9）长期使用博来霉素，不良反应有增加及延迟性发生倾向，应十分注意。

（10）防止药物接触眼睛。用手涂抹黏膜附近病变后，应马上洗手。

知识点 6：博来霉素的不良反应　　副高：熟练掌握　正高：熟练掌握

间质性肺炎，肺纤维化；白细胞减少；食欲缺乏、恶心、呕吐、畏食、口腔炎、腹泻；皮疹、荨麻疹、发热伴红皮病；罕见休克发生，尤其是第一、二次用药量要少；注意病变因药物引发坏死、出血；脱发、皮炎、色素沉着、发红、糜烂、皮肤增厚、指甲颜色变化；肝功能异常；残尿感、尿频、尿痛；头痛、瞌睡；发热，不适；注射部位静脉壁肥大，管腔狭窄、硬结，肿瘤部位疼痛。

知识点 7：博来霉素的禁忌证　　副高：熟练掌握　正高：熟练掌握

博来霉素禁用于下列情况：对本类药物有过敏史；严重肺部疾患，严重弥散性肺纤维化；严重肾功能障碍；严重心脏疾病；胸部和其周围接受放射治疗者；妊娠和哺乳期妇女。

知识点 8：博来霉素的药物相互作用　　副高：熟练掌握　正高：熟练掌握

（1）本品与顺铂联用应谨慎。由于通过肾脏排泄占 BLM 总清除率的一半，顺铂又是肾毒性药物，并可降低肾小球滤过率，因此 BLM 的清除率下降而增加肺毒性，其后果严重。

（2）对于非霍奇金淋巴瘤使用 BLM 与其他细胞毒药物联用有 18%（15/83）的患者可发生急性可逆性肺部反应，所以应谨慎和密切监测。

（3）与长春新碱联用时，应观察其交叉抗药性。

知识点 9：平阳霉素（PYM）药理作用　　副高：熟练掌握　正高：熟练掌握

本品系从我国浙江平阳县土壤中的放线菌素培养液中分离获得的一种抗生素，与博来霉素成分相似。博来霉素为复合药，主要成分为 A_2，PYM 是单一组分 A_5。PYM 作用机制也与 BLM 类似，主要抑制胸腺嘧啶核苷掺入 DNA，与 DNA 结合，破坏 DNA 模板，避免 DNA 复制，促使癌细胞变性、坏死。实验研究显示，对小鼠皮下接种结肠癌 C26、食管癌 SGA-73 及 Lewis 肺癌的抗肿瘤作用都强于 MMC 和 BLM。PYM 是细胞周期非特异性药物，具有抗瘤谱广、抗肿瘤活性强、见效快、疗程短、副作用轻以及对造血和免疫功能基本无损害等特点。

知识点 10：平阳霉素的适应证 副高：熟练掌握 正高：熟练掌握

平阳霉素适用于唇癌，齿龈癌，舌癌，鼻咽癌，食管癌，肝癌，乳腺癌，皮肤癌，宫颈癌，外阴癌，阴茎癌，恶性淋巴癌，坏死性肉芽肿，翼状胬肉。

知识点 11：平阳霉素的用法用量 副高：熟练掌握 正高：熟练掌握

（1）静脉注射：用 0.9%氯化钠注射液或 5%葡萄糖注射液 5～20ml 溶解本品 4～15mg（效价）/ml 的浓度注射。

（2）肌内注射：用<5ml 的氯化钠注射液溶解本品 4～15mg（效价）/ml 的浓度注射。

（3）动脉注射：用 3～25ml 给予抗凝剂（如肝素）的氯化钠注射液溶解本品 4～8mg（效价）做一次动脉内注射或连续动脉内注射。

（4）肿瘤内注射：治疗淋巴管瘤，一次 4～8mg，用 2～4ml 注射用水溶解，有囊者尽量抽尽囊内液后注药，间歇期最少 1 个月，5 次为 1 疗程。治疗血管瘤，一次 4～8mg，使用氯化钠注射液或利多卡因注射液 3～5ml 溶解，注入瘤体内，注射 1 次未愈者，间歇 7～10 日重复注射，总量通常≤70mg（效价）。

知识点 12：平阳霉素的注意事项 副高：熟练掌握 正高：熟练掌握

（1）出现过敏症状时需停药。

（2）给药后如患者出现发热可使用解热药，对出现高热的患者再用药时应减小剂量，缩短给药时间，并在用药前、后使用解热药或抗过敏剂。

（3）有肺、肝、肾功能障碍者应慎用。

（4）出现咳嗽、咳痰、呼吸困难等肺炎样症状，并且胸部 X 线片出现异常应停药，并给予甾体类激素和适度的抗生素。

（5）产生休克样症状（血压低、发冷、发热、喘鸣、意识模糊等）需停药。

知识点 13：平阳霉素的不良反应 副高：熟练掌握 正高：熟练掌握

发热，食欲缺乏，恶心，呕吐，腹泻，口腔炎，肝、肾功能损伤，色素沉着，角质增厚，指甲变形，皮炎，皮疹，脱发，肿瘤处疼痛，静脉炎，血管痛，肺炎样病变，肺纤维化，过敏反应，极个别患者可出现过敏性休克。

知识点 14：平阳霉素的禁忌证 副高：熟练掌握 正高：熟练掌握

对博来霉素类抗生素有过敏史的患者。

知识点 15：培洛霉素（PLM）药理作用 副高：熟练掌握 正高：熟练掌握

BLM 的衍生物多达 300 多个，其中发现 PLM 抗肿瘤作用较强，毒性较小。PLM 的抗肿瘤谱广，对多种实验动物肿瘤均有抑制作用。与 BLM 比较，其抗瘤活性是 BLM 的 2 倍。脏器内的药物浓度是 BLM 的 1.5 倍。对肺毒性较小，其肺纤维化发生率低于 BLM1/3，程度轻于 BLM1/4。见效快，可缩短给药时间，并对淋巴结转移灶有效。

知识点 16：培洛霉素的适应证　　副高：熟练掌握　正高：熟练掌握

（1）头颈部鳞癌、皮肤癌和恶性淋巴瘤。

（2）肺癌、前列腺癌及恶性黑色素瘤。

知识点 17：培洛霉素的用法用量　　副高：熟练掌握　正高：熟练掌握

（1）静脉注射：起初一次 5mg，2 次后改为一次 10mg，溶于 9%生理盐水或 5%葡萄糖注射液 10~20ml，每周 2~3 次，一周 20~30mg，总量为 150~200mg。

（2）肌内注射：一次 5~10mg，溶于生理盐水 2~3ml，避开神经注射。

（3）动脉注射或滴注：一次 5~10mg，溶于添加肝素等抗凝剂的生理盐水 5~25ml。

（4）胸腔注射：一次 20mg，每周 2 次。

（5）局部注射：一次 5~10mg，注入肿瘤内。

以上总剂量可参照静脉注射总量，也可依据病情变化调整剂量。

知识点 18：培洛霉素的注意事项　　副高：熟练掌握　正高：熟练掌握

（1）对 BLM、PYM、PLM 过敏和肺功能严重障碍者应禁用。

（2）对性腺有一定影响，小儿用时需慎重。

（3）用过上述药物产生较大毒性者需慎用。

知识点 19：培洛霉素的不良反应　　副高：熟练掌握　正高：熟练掌握

约 1/3 的患者没有明显毒副作用。

（1）肺部毒性：肺部症状和肺纤维化比 BLM 少且轻，但仍有 7.3%的患者发生，特别是年龄大伴有肺部疾患者易发生。预防与 BLM 相同。

（2）其他发热和不适发生率为 24.4%，脱发者 24.2%，食欲缺乏和体重下降者为 23.4%，口腔炎为 12.6%，乏力 12.1%，皮肤硬化症 10.1%。几乎没有肝、肾损害，未见贫血与白细胞减少。

知识点 20：放线菌素 D 的药理作用　　副高：熟练掌握　正高：熟练掌握

其作用机制为阻碍 RNA 多聚酶的功能，阻碍 RNA 尤其是 mRNA 的合成，从而妨碍蛋白质合成而影响肿瘤生长。本品属细胞周期非特异性药物，G_1 期前半段细胞对它最敏感，能够阻止 G_1 期向 S 期转变。

知识点 21：放线菌素 D 的适应证 副高：熟练掌握 正高：熟练掌握

（1）肾母细胞瘤、恶性葡萄胎、绒毛膜上皮癌、恶性淋巴瘤、横纹肌肉瘤、睾丸肿瘤等。

（2）与放射治疗联用，提高肿瘤对放射治疗的敏感性。

知识点 22：放线菌素 D 的用法用量 副高：熟练掌握 正高：熟练掌握

（1）每次剂量为 4~8μg/kg，多用量每次 200~400μg，溶于 5%葡萄糖注射液 500ml 中静脉滴注，或溶于 20~40ml 生理盐水中静脉注射。每天或隔日 1 次，总量为 4~6mg。治疗绒毛膜上皮癌，每天剂量以 8~10μg/kg 为宜。此药也可作胸膜腔注射。

（2）小儿用法：静脉注射 6~8μg/kg，溶于生理盐水 20~40ml，或溶于 5%葡萄糖注射液 200~500ml，静脉滴注，7~10 天为 1 疗程，间隔两周可重复；或 10~15μg/kg，5 天为 1 疗程。治疗肾胚胎瘤，在 7 天内注射 70μg/kg，即 24 小时注射 10μg/kg，共 7 天。

知识点 23：放线菌素 D 的注意事项 副高：熟练掌握 正高：熟练掌握

（1）骨髓功能低下、以往有痛风病史、肝功能损害、感染、有尿酸盐性肾结石病史、近期接受过放射治疗或抗癌药治疗者慎用。

（2）用药期间应定期查血象和肝、肾功能。

（3）水痘或最近患过水痘者不得用本品。

（4）毒副作用出现后应考虑减量或停药。

（5）对诊断的干扰：本品可能使尿及血内尿酸升高。

知识点 24：放线菌素 D 的不良反应 副高：熟练掌握 正高：熟练掌握

（1）胃肠道反应：①常在注射后数小时产生恶心、呕吐、食欲缺乏；②多见腹泻、腹痛、胃肠溃疡、口腔炎、口角炎、喉炎和直肠炎，可对症处理。

（2）骨髓抑制：多发于治疗后一周，可有血小板减少、白细胞减少及贫血。

（3）静脉注射可引发静脉炎，漏出血管可引发疼痛、局部硬结及溃破。若漏出血管外，应马上停止注射，以氯化钠注射液稀释，或用 1%普鲁卡因注射液局部封闭，温湿敷或冷敷，发生皮肤破溃后按照溃疡处理。

（4）其他：脱发、皮肤红斑、脱屑、色素沉着、肝肾损害、过敏等，应对症处理。有免疫抑制作用，长期使用可抑制睾丸或卵巢功能。

知识点25：放线菌素D的药物相互作用　　副高：熟练掌握　正高：熟练掌握

本品可提高放射敏感性，与放射治疗同时使用会加重放射治疗导致白细胞减少和局部组织损害作用。本品也会削弱维生素K的效果。

知识点26：丝裂霉素的药理作用　　副高：熟练掌握　正高：熟练掌握

由链霉菌提取，化学结构具有苯醌、乙酰亚胺基和乌拉坦三个活性基团，作用与烷化剂类似，与DNA链形成交联，抑制DNA复制，对RNA具有抑制作用。属细胞周期非特异性药物。静脉注射后快速进入细胞内，肌肉、心、肺、肾中浓度较高。主要由肝代谢，由尿排出，24小时尿排出约35%。

知识点27：丝裂霉素的适应证　　副高：熟练掌握　正高：熟练掌握

丝裂霉素适用于肝癌、胃癌、肺癌、头颈部肿瘤、乳腺癌、结肠癌、直肠癌、胰腺癌、宫颈癌、子宫内膜癌、膀胱肿瘤。

知识点28：丝裂霉素的用法用量　　副高：熟练掌握　正高：熟练掌握

（1）间歇给药法：成人一天4~6mg（效价），每周静脉注射1~2次。

（2）连日给药法：成人一天2mg（效价），连日静脉注射。

（3）大量间歇给药法：成人一天10~30mg（效价），间隔1~3周以上静脉注射。

（4）与其他抗恶性肿瘤药物联用：成人通常一天2~4mg（效价），每周与其他抗恶性肿瘤药物联用1~2次。另外，必要时成人通常一天2~10mg（效价），注入动脉内、骨髓腔内或胸腔和腹腔内。应随年龄及症状适当增减。注射液的配制方法：每2mg（效价）丝裂霉素用5ml注射用水溶解。

（5）膀胱肿瘤：防治复发时，一天1次或隔天4~10mg（效价）。治疗时，一天1次膀胱内注射10~40mg（效价）。应随年龄和症状适当增减。

知识点29：丝裂霉素的注意事项　　副高：熟练掌握　正高：熟练掌握

（1）下列情况慎用：肝损害或肾损害、骨髓功能抑制、合并感染及水痘。

（2）小儿用药需慎重，尤应注意不良反应的出现，并考虑对性腺的影响。

（3）有时会引发骨髓功能抑制等严重不良反应，所以应频繁进行实验室检查（血液检查、肝功能和肾功能检查等），注意观察患者状态。如果出现异常应减量或暂停并适度处置。长期用药会加重不良反应呈迁延性推移，所以应慎重给药。

（4）充分注意感染、出血倾向的产生或恶化。

（5）给药时：①静脉内给药时，有时会引发血管痛、静脉炎，血栓，所以应充分注意注射部位和注射方法等，尽可能地减慢注射速度；②静脉内给药时，若药液从血管泄漏，则会引发注射部位硬结、坏死，所以应慎重给药以免药液泄漏；③动脉内给药时，有时会产生动脉支配区域的疼痛、发红、红斑、水疱、糜烂、溃疡等皮肤损害，造成皮肤及肌肉坏死，若出现此类症状应停药并适度处置；④肝动脉内给药时，会因药液流入靶位以外的动脉而引发胃及十二指肠溃疡、出血、穿孔等，所以应以造影等方法充分确认导管前端位置和药物分布范围，随时注意导管的脱移和注入速度等。另外，若出现此类症状应停药并适度处置。

（6）配制方法：采用低 pH 溶液有时会降低效价，所以溶解后尽快使用为宜。另外，尽可能地防止同低 pH 的注射剂配伍。水溶液状态容易受 pH 影响，在 pH 8.0 时稳定，但在 pH 7.0 以下时，随 pH 下降其稳定性也下降。

（7）本品与其他抗恶性肿瘤药物联用有时会发生急性白血病（有时伴有白血病前相）和骨髓增生异常综合征（MDS）。

知识点 30：丝裂霉素的不良反应　　副高：熟练掌握　正高：熟练掌握

丝裂霉素的不良反应为溶血性尿毒综合征、微血管性溶血性贫血；如果出现伴有破碎红细胞的贫血、血小板减少、肾功能下降等症状，应停药并适度处置；急性肾衰竭等严重肾功能损害；如果出现 BUN、肌酐及肌酐清除率等异常，应停药并适度处置；全血细胞减少、白细胞减少、中性粒细胞减少、血小板减少、出血、贫血等骨髓功能抑制；间质性肺炎、肺纤维化（伴有发热、咳嗽、呼吸困难、胸部 X 线片异常、嗜酸性粒细胞增多）等，如果出现此类症状，应停药并给予肾上腺皮质激素进行一定的处置；食欲缺乏、恶心、呕吐、口腔炎、腹泻、蛋白尿、血尿、水肿、高血压、皮疹、膀胱炎、膀胱萎缩、乏力感、脱发等。

知识点 31：丝裂霉素的禁忌证　　副高：熟练掌握　正高：熟练掌握

下列情况禁用丝裂霉素：对本品成分过敏者；水痘或带状疱疹；妊娠及哺乳期妇女。用药期间禁止活病毒疫苗接种。

知识点 32：丝裂霉素的药物相互作用　　副高：熟练掌握　正高：熟练掌握

丝裂霉素与维生素 C、维生素 B_1、维生素 B_4 等配合静脉注射时，可使 MMC 效果下降。

知识点 33：柔红霉素（DNR）药理作用　　副高：熟练掌握　正高：熟练掌握

本品是从 Streptomyces peucetins 培养液中提取的抗生素，我国从河北省正定县土壤中得到同类放线菌株并提出同类物质，所以又叫做正定霉素。柔红霉素在化学结构上具有一个蒽环平面，可以通过它嵌合于 DNA 碱基对之间并紧密地结合到 DNA 上，因为这种嵌合引起空间结构的障碍，可抑制 DNA 和 RNA 的合成，对 RNA 的影响特别明显。属于细胞周期非特异性药物，但 S 期细胞更为敏感。

知识点 34：柔红霉素的适应证　　副高：熟练掌握　正高：熟练掌握

（1）急性粒细胞白血病：无论是单一采用柔红霉素或者与其他抗肿瘤药物联用，柔红霉素都适用于治疗该病的各个分期，也用于治疗早幼粒细胞白血病。

（2）急性淋巴细胞白血病：用柔红霉素治疗该病，缓解率很高，但因为其不良反应大及尚有其他有效治疗方法，所以柔红霉素只适用于对其他药物已产生耐药的病例。在急性期联合采用柔红霉素、泼尼松和长春新碱已证实十分成功。

（3）其他肿瘤：已观察到柔红霉素治疗神经母细胞瘤及横纹肌肉瘤有良好的效果。

知识点 35：柔红霉素的用法用量　　副高：熟练掌握　正高：熟练掌握

柔红霉素口服无效，须防止肌内注射或鞘内注射，只能静脉注射给药。应先静脉滴注 0.9%氯化钠注射液，以保证针头在静脉内，然后才在这一通畅的静脉输液管内注射柔红霉素。这项技术能够减少药物外渗的危险性及确保在注射完毕后可冲洗静脉。柔红霉素禁止与肝素混合，因这类药物在化学性质上不相配伍，会产生沉淀物。柔红霉素可与其他抗白血病药物联合使用，但切不可用同一针筒来混合这些药物。

单一剂量从 0.5mg/kg 到 3mg/kg。0.5～1mg/kg 的剂量须间隔 1 天或 1 天以上方能重复注射；而 2mg/kg 的剂量则须间隔 4 天或 4 天以上方能重复注射。很少使用 2.5～3mg/kg 的剂量，这个剂量须间隔 7～14 天方能重复注射。每个患者需要注射的次数不同。应依据每个患者对药物的反应和耐受性，依据各自的血象和骨髓象情况来调整剂量，也应考虑与其他抗肿瘤药物联用时，调整剂量。无论成人或儿童，总剂量不得超过 20mg/kg。肝功能不全的患者须减量，以防止药物毒性的增强。

知识点 36：柔红霉素的注意事项　　副高：熟练掌握　正高：熟练掌握

（1）在急性白血病诱导缓解期采用柔红霉素的患者须住院，治疗在连续的监控下进行。

（2）柔红霉素可快速溶解肿瘤细胞而致血中尿素和尿酸升高。在治疗的第 1 周，最少需监测 3～4 次血尿素和尿酸水平。在严重的病例中，应使用充足的液体和别嘌醇，防止高尿酸肾病。

（3）柔红霉素对所有患者均有骨髓抑制作用，对部分患者甚至有严重的骨髓再生障碍。因此在开始治疗之前，应经常注意药物的骨髓毒性，从而做好充分的支持疗法准备，如使用抗生素、输血、输血小板成分，最后也可输白细胞。治疗的第 1 周必须每天检查白细胞、红细胞和血小板数。

（4）在治疗开始及治疗期，提倡用通常实验室检验如测谷草转氨酶（AST）、谷丙转氨酶（ALT）、碱性磷酸酶（ALP）、胆红素及磺溴酞钠（BSP）来评估患者的肝功能。

（5）必须特别注意柔红霉素引发的心脏毒性。若柔红霉素的累积总量在20mg/kg的限量之下，心力衰竭的危险性是很小的，约2%。但若累积总量过高，则发生率就相应升高。联合治疗（放疗及使用其他潜在心脏毒性的药物治疗）或有与疾病有关的临床情况，如贫血、感染、心包或心肌浸润均会加强柔红霉素的心脏毒性。心力衰竭可能在完全缓解期发生或在停用柔红霉素治疗几周后发生，而且通常用于内科治疗无法改善心力衰竭。每个治疗周期前及之后，均应做基础心电图。心电图的改变，例如T波低平或倒置，或ST段下降，或心律失常发作，并不能认为是停止用药的指征。现在认为QRS波低电压是心脏毒性比较特异的表现。若发生QRS波低电压，须慎重权衡继续用药治疗的益处和发生不可逆心脏损害危险性两者间的利害关系。在累积总量较高时，心力衰竭可随时发生，而心电图事先无任何改变。

（6）柔红霉素引发男性和女性不孕不育，引发畸胎或对胎儿造成损害的可能性尚未获得足够评估。实验室资料显示柔红霉素可能引发胎儿生存率下降。所以，须慎重权衡孕妇用药的益处和药物对胎儿或胚胎潜在毒性两者间的利害关系。有报道指出，柔红霉素像其他抗肿瘤药物及免疫抑制剂一样对特定实验模型动物有潜在致癌作用。

（7）注射柔红霉素1~2天后，尿液可呈橘红色。若皮肤或黏膜意外接触到柔红霉素溶液，应马上彻底冲洗。虽然柔红霉素显示有部分抗菌活性，但不得用作抗生素。

知识点37：柔红霉素的不良反应　　副高：熟练掌握　正高：熟练掌握

骨髓抑制及心脏毒性是最重要的不良反应；脱发是多见不良反应，不过治疗停止后可恢复正常；口腔炎若不是因为肿瘤本身所表现的，会在注射药物5~10天后出现，其特点是溃烂区域的疼痛，尤其是在舌两侧及舌下黏膜区域；可出现消化道症状如恶心、呕吐、腹泻；若注射柔红霉素时发生药物外渗会造成严重的坏死；选择小静脉或一条静脉重复多次注射，可造成静脉硬化症。

知识点38：柔红霉素的禁忌证　　副高：熟练掌握　正高：熟练掌握

柔红霉素因有增加心脏毒性作用的危险而禁用于有心脏病史的患者、有严重或有潜在心脏病患者、有严重感染患者以及妊娠和哺乳期妇女。

知识点39：柔红霉素的药物相互作用　　副高：熟练掌握　正高：熟练掌握

（1）对心脏或肝脏有毒性的药物不能与柔红霉素联用。

（2）本品可能与多柔比星有交叉耐药性，但和阿糖胞苷、甲氨蝶呤、环磷酰胺及亚硝脲类药物无交叉耐药性。

（3）用药期间以及停用本品后3~6个月内禁用病毒疫苗接种。

知识点 40：多柔比星（ADM）药理作用　　副高：熟练掌握　正高：熟练掌握

化学结构与柔红霉素非常类似，其差别只是柔红霉素在 C14 上的一个 H 为羟基所取代，其作用机制与柔红霉素类似，但抗癌谱较广，治疗指数较高而毒性略低。它能直接嵌入 DNA 的双螺旋内，干扰 RNA 聚合酶的作用，抑制 DNA 和 RNA 的合成。本品能够可产生自由基，影响细胞膜的结构与功能。属于细胞周期非特异性药物，对 S 期、M 期作用较强，而对 G_1 期、G_2 期也有一定作用。

知识点 41：多柔比星的适应证　　副高：熟练掌握　正高：熟练掌握

多柔比星适用于急性白血病（淋巴细胞性与粒细胞性）、乳腺癌、恶性淋巴瘤、卵巢癌、肺癌（小细胞肺癌和非小细胞肺癌）、头颈部鳞癌、胃癌、肝癌、神经母细胞瘤、骨及软组织肉瘤、前列腺癌、肾母细胞瘤、膀胱癌、甲状腺癌、睾丸癌等。

知识点 42：多柔比星的用法用量　　副高：熟练掌握　正高：熟练掌握

静脉冲入、静脉滴注或动脉注射。临用前进行灭菌注射用水溶解，浓度为 2mg/ml。成人：静脉冲入：①单药 50~60mg/m^2，每 3~4 周 1 次或 1 天 20mg/m^2，连用 3 天，间隔 2~3 周后重复；②联合用药为 40mg/m^2，每 3 周 1 次；或 25mg/m^2，每周 1 次，持续 2 周，3 周后重复。总剂量不得超过 400mg/m^2。分次用药的心肌毒性、骨髓抑制、胃肠道反应（有口腔溃疡）较每 3 周 1 次为轻。

知识点 43：多柔比星的注意事项　　副高：熟练掌握　正高：熟练掌握

（1）少数患者用药后可引发黄疸或其他肝功能损害，有肝功能不全者，用量酌减。

（2）本品的肾排尿比较少，在用药后 1~2 日内可出现红色尿，通常在两日后消失。肾功能不全者用本品后应警惕高尿酸血症的出现；痛风患者，如使用多柔比星，别嘌醇用量要相应增加。

（3）下列情况慎用：2 岁以下幼儿，老年患者。

（4）在用药期间，应检查：①用药前、后应测定心脏功能、监测心电图、超声心动图、血清酶学及其他心肌功能试验；②随访检查周围血象（每周最少 1 次）和肝功能试验；③应时常察看有无口腔溃疡、腹泻以及黄疸等情况，应劝患者多饮水以降低高尿酸血症的可能，必要时检查血尿酸或肾功能。

（5）以往曾用过足量柔红霉素、表柔比星及本品者无法再用。

（6）本品可用于浆膜腔内给药和膀胱灌注，但无法用于鞘内注射。

（7）在进行纵隔或胸腔放疗期间禁用本品，以往接受过纵隔放射治疗者，多柔比星的一次用量和总剂量也应酌减。

（8）外渗后可引发局部组织坏死，需确定静脉通畅后才能给药。

知识点44：多柔比星的不良反应 副高：熟练掌握 正高：熟练掌握

（1）骨髓抑制：是主要不良反应。白细胞约在用药后10~14日减少至最低点，大多在3周内慢慢恢复至正常水平，贫血和血小板减少通常不严重。可出现一过性心电图变化，表现为室上性心动过速、室性期前收缩及ST-T改变，通常不影响治疗。少数患者可产生延迟性进行性心肌病变，表现为急性充血性心力衰竭。这与累积量密切有关，大多出现在总量超过400mg/m^{2}的患者中。这些情况可突然发生且常规心电图无异常迹象，多柔比星引发的心脏病变多出现在停药后1~6个月，心脏毒性可因联合使用其他药物加重。可出现食欲缺乏、恶心、呕吐，也可见口腔黏膜红斑、溃疡和食管炎、胃炎。脱发发生率为90%以上，通常停药1~2个月可恢复生长。

（2）局部反应：如注射处药物外渗可引发组织溃疡和坏死。药物浓度过高可引发静脉炎。少数患者有发热、出血性红斑、肝功能异常和蛋白尿、甲床部位出现色素沉着、指甲松离，在原来的放射野可出现皮肤发红或色素沉着。个别患者出现荨麻疹、过敏反应、结膜炎、流泪。另外多柔比星可加重放疗的不良反应和增加一些抗癌药毒性。白血病和恶性淋巴瘤患者使用本品时，尤其是初次使用者，可因瘤细胞大量破坏引发高尿酸血症，而致关节痛或肾功能损害。

知识点45：多柔比星的禁忌证 副高：熟练掌握 正高：熟练掌握

下列情况禁用多柔比星：曾用其他抗肿瘤药物或放射治疗引发骨髓抑制的患者；心肺功能失代偿患者、严重心脏病患者；妊娠和哺乳期妇女；周围血象中白细胞少于3.5×10^9/L或血小板少于50×10^9/L患者；显著感染或发热、恶病质、脱水、电解质或酸碱平衡失调患者；胃肠道梗阻、显著黄疸或肝功能损害患者；水痘或带状疱疹患者。

知识点46：多柔比星的药物相互作用 副高：熟练掌握 正高：熟练掌握

（1）多柔比星经常与其他细胞毒药物联合治疗，因此会出现毒性作用尤其是骨髓、血液学和胃肠道毒性作用的叠加。此外，如多柔比星与其他已报道有潜在心脏毒性作用的抗肿瘤药物伴随使用（如5-FU、环磷酰胺、顺铂等）或与其他具有心脏活性作用的药物伴随使用（如钙离子通道拮抗剂），需在整个治疗期间严密监测心脏功能。

（2）多柔比星主要在肝脏代谢，其他的伴随治疗所引发的肝功能改变可影响多柔比星的代谢、药代动力学、效果和毒性。

（3）本品应防止与碱性溶液长期接触。

（4）因会产生沉淀，速溶型多柔比星不可与肝素混用，也不建议速溶型多柔比星和其他药物混合。

知识点47：表柔比星（EPI）药理作用 副高：熟练掌握 正高：熟练掌握

本品为多柔比星的同分异构体，氨基糖部分4′位的羟基从顺位变为反位。本药直接嵌入DNA核碱基对之间，侵扰转录过程，阻止mRNA形成，抑制DNA、RNA的合成，对拓扑异构酶Ⅱ也同样有抑制作用，属细胞周期非特异性药物。

知识点48：表柔比星的适应证 副高：熟练掌握 正高：熟练掌握

表柔比星适用于：恶性淋巴瘤、黑色素瘤、肺癌、肝癌、胃癌、软组织肉瘤、胰腺癌、食管癌、直肠癌、结肠癌、卵巢癌、乳腺癌、多发性骨髓瘤、白血病。膀胱内给药有利于浅表性膀胱癌、原位癌的治疗和预防其经尿道切除术后复发。

知识点49：表柔比星的用法用量 副高：熟练掌握 正高：熟练掌握

（1）常规剂量：表柔比星单独给药时，成人剂量为按体表面积一次60～120mg/m^2，当表柔比星用于辅助治疗腋下淋巴结阳性的乳腺癌患者联合化疗时，建议的起始剂量为100～120mg/m^{2}静脉注射，每个疗程的总起始剂量能够一次单独给药或者持续2～3天分次给药。依据患者血象可间隔21天重复。

（2）优化剂量：高剂量可用来治疗肺癌和乳腺癌。单独用药时，成人推荐起始剂量为按照体表面积一次最高可达135mg/m^2，在每疗程的第1天一次用药或在每疗程的第1天、2天、3天分次用药，3～4周1次。联合化疗时，推荐起始剂量依据体表面积最高可达120mg/m^2，在每疗程的第1天给药，3～4周1次。静脉注射给药。依据患者血象可间隔21天重复采用。

（3）膀胱内给药：表柔比星使用导管灌注并应在膀胱内保持1小时左右。在灌注期间，患者应经常变换体位，以确保膀胱黏膜能最大面积地接触药物。为了防止药物被尿液不适度的稀释，应告知患者灌注前12小时不要饮用任何液体。医师应指导患者在治疗结束时排出尿液。浅表性膀胱癌，将表柔比星50mg溶于0.9%氯化钠注射液25～50ml中，每周1次，灌注8次。具有局部毒性（化学性膀胱炎）的病例，可将一次剂量缩减至30mg，或者每周1次50mg，共4次，随后每月1次共11次的同剂量药物膀胱灌注。医师可依据患者病情调整给药次数。

知识点50：表柔比星的注意事项 副高：熟练掌握 正高：熟练掌握

（1）肝、肾功能影响：肝功能不全者应酌减，以免蓄积中毒；中度肾功能受损患者无需减少剂量，因为只少量的药物经肾脏排出。采用本品可因肿瘤细胞的快速崩解而引发高尿酸血症。应检查血尿酸水平。另外，在用药1～2天内可能出现尿液红染。

（2）心脏毒性：可造成心肌损伤，心力衰竭；对目前或以往接受纵隔、心包区合并放疗的患者，表柔比星心脏毒性的潜在危险可能增加；在确定表柔比星最大蓄积剂量时，和任何具有潜在心脏毒性药物联合用药时应慎重；在每个疗程前后均应进行心电图检查；当表柔比星总累积剂量>900mg/m^2 时，进展型充血性心力衰竭（CHF）的发生率明显增高，并有引发原发性心肌症的风险，超过该累积剂量的使用需要非常小心。

（3）骨髓抑制：可引发白细胞及血小板减少，应定期进行血液学监测。

（4）给药说明：①静脉给药，选用灭菌注射用水稀释，使其终浓度≤2mg/ml。②推荐先注入 0.9%氯化钠注射液检查输液管通畅性和确实注射针头在静脉之后，再经此通畅的输液管给药，以此减少药物外溢的危险，并保证给药后静脉用盐水冲洗。③表柔比星注射时流出静脉会造成组织的严重损伤甚至坏死。小静脉注射或反复注射同一血管会导致静脉硬化，建议以中心静脉输注良好。④不可肌内注射和鞘内注射。

（5）继发性白血病：可伴或不伴白血病前期症状。下列情况产生继发性白血病更为多见：与作用机制为破坏 DNA 结构的抗癌药联用；患者以往多次采用细胞毒药物治疗；蒽环类治疗剂量有所提升。潜伏期通常为 1~3 年。

（6）对生殖系统的影响：本品能破坏精子染色体，用本品治疗的男性患者应避孕。本品可能引发绝经前妇女闭经或绝经期提前。

知识点 51：表柔比星的不良反应　　副高：熟练掌握　正高：熟练掌握

与多柔比星类似，但程度较低，特别是心脏毒性和骨髓抑制毒性。其他不良反应包括：脱发，男性有胡须生长受抑；黏膜炎，多见舌侧及舌下黏膜；胃肠功能紊乱，恶心、呕吐、腹泻；偶见发热、寒战、荨麻疹、色素沉着、关节疼痛。注射处如有药液外溢，可造成红肿、局部疼痛、蜂窝织炎或坏死。肝、肾功能损害罕见，有慢性肝病或肝转移时可引发血清丙氨酸氨基转移酶升高甚或黄疸。

知识点 52：表柔比星的禁忌证　　副高：熟练掌握　正高：熟练掌握

因用化疗或放疗而造成显著骨髓抑制的患者；已用过大剂量蒽环类药物（如多柔比星或柔红霉素）的患者；近期或以往有心脏受损病史的患者；血尿患者膀胱内灌注；妊娠和哺乳期妇女。

知识点 53：表柔比星的药物相互作用　　副高：熟练掌握　正高：熟练掌握

（1）表柔比星可与其他抗肿瘤药物联用，但表柔比星用量应减低。联合用药时，不能在同一注射器内采用。

（2）表柔比星不可与肝素混合注射，由于二者化学性质不配伍，在一定浓度时会发生沉淀反应。

知识点 54：吡柔比星（THP）药理作用　　副高：熟练掌握　正高：熟练掌握

盐酸吡柔比星为半合成的蒽环类抗癌药，进入细胞核内快速嵌入 DNA 核酸碱基对间，侵扰转录过程，阻止 mRNA 合成，抑制 DNA 聚合酶及 DNA 拓扑异构酶Ⅱ活性，阻碍 DNA 合成。因注射用盐酸吡柔比星同时干扰 DNA、mRNA 合成，在细胞增殖周期中阻挡细胞进入 G_1 期而干扰瘤细胞分裂、抑制肿瘤生长，所以具有较强的抗癌活性。

知识点 55：吡柔比星的适应证　　副高：熟练掌握　正高：熟练掌握

对恶性淋巴瘤和急性白血病有良好效果，对乳腺癌、胃癌、头颈部癌、泌尿系统恶性肿瘤、子宫内膜癌、卵巢癌、宫颈癌等有效。仅用 THP 的有效率为 20%～70%。与多种化疗药物包括 Ara-C、CTX、6-MP、MTX、5-FU、顺铂（DDP）等联合使用抗癌作用增加。

知识点 56：吡柔比星的用法用量　　副高：熟练掌握　正高：熟练掌握

将本品溶入 5%葡萄糖注射液或注射用水 10ml。可静脉、动脉、膀胱内注射。静脉注射：通常按体表面积一次 25～40mg/m^2；动脉给药：如头颈部癌按照体表面积一次 7～20mg/m^2，一天 1 次，共用 5～7 天，也可一次 14～25mg/m^2，每周 1 次；膀胱内给药：按照体表面积一次 15～30mg/m^2，稀释为 500～1000μg/ml 浓度，注入膀胱腔内停留 1～2 小时，每周 3 次为 1 疗程，可用 2～3 疗程。

知识点 57：吡柔比星的注意事项　　副高：熟练掌握　正高：熟练掌握

（1）下列情况慎用：合并感染、水痘等症状的患者。

（2）儿童以及生长期的患者用药时注意对性腺的影响。

（3）高龄者酌减。

（4）严格防止注射时渗漏至血管外，严密监测心脏、血象、肝肾功能及继发感染等情况。原则上每周期都要进行心电图检查。

（5）溶解本品仅能用 5%葡萄糖注射液或注射用水，防止 pH 的原因影响效价或浑浊。

（6）溶解药液后，即时用完，室温下放置不能超过 6 小时。

知识点 58：吡柔比星的不良反应　　副高：熟练掌握　正高：熟练掌握

骨髓抑制是剂量限制性毒性，主要为粒细胞减少，最低值是在第 14 天，第 21 天恢复，贫血及血小板减少罕见；心脏毒性低于 ADM，急性心脏毒性主要为可逆性心电图改变，如心律失常或非特异性 ST-T 改变，慢性心脏毒性具有剂量累积性；恶心、呕吐、食欲缺乏、口腔黏膜炎，有时出现腹泻；肝肾功能异常、脱发、皮肤色素沉着等，偶发皮疹；膀胱内注入可出现尿频、排尿痛、血尿等膀胱刺激症状，甚至膀胱萎缩。

知识点59：吡柔比星的禁忌证　　副高：熟练掌握　正高：熟练掌握

对本品过敏者，严重器质性心脏病或心功能异常者，妊娠期、哺乳及育龄期妇女禁用。

知识点60：阿柔比星（ACM）药理作用　　副高：熟练掌握　正高：熟练掌握

ACM的抗癌谱与ADM类似，它与DNA螺旋链结合，阻止和干扰核酸合成，尤其是具有选择性地抑制RNA的合成，对G_1~S期及S后期敏感，对多种动物肿瘤有抑制作用。

知识点61：阿柔比星的适应证　　副高：熟练掌握　正高：熟练掌握

（1）胃癌、肺癌、卵巢癌、恶性淋巴瘤、白血病等。

（2）造血组织肿瘤，例如恶性淋巴瘤、急性白血病。

知识点62：阿柔比星的用法用量　　副高：熟练掌握　正高：熟练掌握

（1）静脉注射或静脉滴注：20mg溶于10ml等渗盐水或是5%葡萄糖液中静脉注射或静脉滴注。

（2）急性白血病：20mg/次（0.4mg/kg），一天1次，连用10~15天。

（3）恶性淋巴瘤和实体癌：40~50mg/次（0.8~1.0mg/kg），一周2次，第1、2天或第3、4天用；或20mg/次，一天1次，连用7天，每隔1周给药。

知识点63：阿柔比星的注意事项　　副高：熟练掌握　正高：熟练掌握

（1）心功能异常或有心功能异常病史者以及对本品有严重过敏者禁用。

（2）肝肾疾病、骨髓功能抑制、合并感染、水痘、小儿、孕妇、老年患者慎用；使用过ADM者慎用。

（3）定期检查血象、尿常规、肝肾功能及心电图，以决定疗程的长短。

（4）停药指征：①合并严重感染、发热或出血倾向；②心力衰竭或心电图异常。③胃肠道出血。

（5）溶解后尽快应用，注射时勿漏出血管外。

（6）不得与pH>7的注射剂配伍，以免混浊。

（7）注射时应以生理盐水或5%葡萄糖注射液10ml溶解。

知识点64：阿柔比星的不良反应　　副高：熟练掌握　正高：熟练掌握

（1）心脏毒性：ACM与ADM接近，但对心脏损伤较轻，心肌急性毒性比ADM小1/10。

（2）胃肠道反应：食欲缺乏、恶心、呕吐、腹泻、肝功能损害。

（3）骨髓抑制：红、白细胞和血小板减少，出血倾向。

（4）其他：包括肾功能损伤、膀胱炎、皮疹、脱发、乏力、发热等。

知识点65：阿柔比星的药物相互作用　　副高：熟练掌握　正高：熟练掌握

与 pH>7 的注射剂配伍时，有可能发生混浊。

知识点66：米托蒽醌的药理作用　　副高：熟练掌握　正高：熟练掌握

本品是人工合成的结构和多柔比星接近的蒽醌类抗癌药，抗瘤谱广，毒性小，抗肿瘤活性略高于多柔比星，显著高于环磷酰胺、氟尿嘧啶、甲氨蝶呤、长春新碱和阿糖胞苷。作用机制还不清楚，可能是嵌入 DNA，引发 DNA 链间或链内交叉连结，导致 DNA 单链和双链断裂，对 RNA 聚合酶也有抑制作用。属于细胞周期非特异性药物，主要作用在 S 后期。

知识点67：米托蒽醌的适应证　　副高：熟练掌握　正高：熟练掌握

米托蒽醌适用于急性白血病、恶性淋巴瘤、多发性骨髓瘤、乳腺癌、肾癌、肺癌、前列腺癌、软组织肉瘤、肝癌、大肠癌、黑色素瘤、子宫内膜癌、睾丸肿瘤、卵巢癌、头颈部癌。

知识点68：米托蒽醌的用法用量　　副高：熟练掌握　正高：熟练掌握

（1）将本品溶于>50ml 的 0.9%氯化钠注射液或 5%葡萄糖注射液中静脉滴注，时间>30 分钟。

（2）静脉滴注：单用本品，按照体表面积一次 12～14mg/m^2，每 3～4 周 1 次；或一次 4～8mg/m^2，一天 1 次，连用 3～5 天，间隔 2～3 周。联合用药，一次 5～10mg/m^2。

知识点69：米托蒽醌的注意事项　　副高：熟练掌握　正高：熟练掌握

（1）下列情况慎用：通常情况差，有并发症及心、肺功能不全者。

（2）在用药期间，应仔细检查血象。

（3）有心脏疾病，使用过蒽环类药物或胸部照射的患者，应严密注意心脏毒性的发生。

（4）用药时应注意防止药液外溢，如发现外溢应马上停止，再从另一静脉重新进行。

（5）本品不得与其他药物混合注射。

（6）本品遇低温会析出晶体，可将安瓿置热水中加温，晶体溶解后采用。

知识点 70：米托蒽醌的不良反应 副高：熟练掌握 正高：熟练掌握

骨髓抑制为剂量限制性毒性，可引发白细胞和血小板减少；少数患者会有心悸、期前收缩和心电图异常；可有恶心、呕吐、食欲缺乏、腹泻等消化道反应；少见乏力、脱发、皮疹、口腔炎等。

知识点 71：米托蒽醌的禁忌证 副高：熟练掌握 正高：熟练掌握

下列情况禁用米托蒽醌：对本品过敏者；肝功能不全或骨髓抑制者；妊娠和哺乳期妇女。

知识点 72：米托蒽醌的药物相互作用 副高：熟练掌握 正高：熟练掌握

（1）与多柔比星联用可加重心脏毒性。

（2）本品有骨髓抑制作用，与其他抗肿瘤药物联合使用时应注意。与多柔比星等蒽环类抗癌药只呈部分交叉耐药，与大多抗癌化疗药不易形成交叉耐药，与氟尿嘧啶、阿糖胞苷、长春碱、顺铂、环磷酰胺可能有协同作用。

知识点 73：东洋霉素（色霉素 A3）的药理作用 副高：熟练掌握 正高：熟练掌握

动物试验证明，本品具有抑制肿瘤作用，并对淋巴组织有亲和性。其抗癌机制为与 DNA 的鸟嘌呤结合，抑制依赖 DNA 的多聚酶，进而抑制细胞的 RNA 合成。与放线菌素 D 的作用不完全一样，放线菌素 D 抑制 DNA 的噬菌体，而本品抑制 RNA 的噬菌体。

知识点 74：东洋霉素的适应证 副高：熟练掌握 正高：熟练掌握

东洋霉素适用于恶性淋巴瘤、肺癌、胃癌、食管癌、乳腺癌及癌性腹水。

知识点 75：东洋霉素的用法用量 副高：熟练掌握 正高：熟练掌握

（1）静脉注射：溶于注射用水或 5%葡萄糖注射液 10~20ml，一次 0.5mg，总量为 10~15mg，可持续用药 1~2 个月。与其他药物合用，每周 1~2 次。

（2）胸、腹腔注射：一次 0.5~1mg。

（3）动脉或肿瘤内注射：一次 0.5~1mg。

知识点 76：东洋霉素的注意事项 副高：熟练掌握 正高：熟练掌握

保护肾功能并防止其损伤；防止药液外渗，避免组织坏死。

知识点77：东洋霉素的不良反应 副高：熟练掌握 正高：熟练掌握

（1）骨髓抑制：对血象影响较小，有时表现白细胞、血小板减少和贫血。

（2）胃肠道反应：食欲缺乏、恶心、呕吐、肝功能受损。

（3）剂量大时可造成肾功能受损，表现血尿、蛋白尿、血浆肌酐增加。

（4）药液漏出血管外可引发静脉炎，产生局部组织硬结和坏死。在给药前应确定静脉畅通无阻后，再静脉注射。

（5）罕见乏力、皮疹等。

第四节 抗肿瘤植物药

知识点1：长春碱（VLB）的药理作用 副高：熟练掌握 正高：熟练掌握

本品是从夹竹桃科植物长春花中提出的一种生物碱。本品主要影响微管蛋白的聚合，阻止纺锤体微管的形成，使细胞核分裂停止于中期，是对M期有效的细胞周期特异性药物，但它也可以作用在细胞膜，干扰细胞膜对氨基酸的转运，抑制蛋白质的合成，也可以抑制RNA聚合酶的活力而抑制RNA的合成，将细胞杀死在G_1期。

知识点2：长春碱的适应证 副高：熟练掌握 正高：熟练掌握

长春碱适用于霍奇金病，淋巴细胞瘤，组织细胞性淋巴瘤，组织细胞增生症，晚期蕈样肉芽肿，绒癌，晚期睾丸肿瘤，卵巢癌，卡波西肉瘤，乳腺癌，单核细胞白血病。

知识点3：长春碱的用法用量 副高：熟练掌握 正高：熟练掌握

静脉注射或滴注，禁止鞘内注射。成人一次3.7～11.1mg/m^2，≤18.5mg/m^2，一周1次，剂量缓慢递增。儿童一次2.5～7.5mg/m^2，≤12.5mg/m^2，一周1次，剂量缓慢递增。

知识点4：长春碱的注意事项 副高：熟练掌握 正高：熟练掌握

（1）哺乳期用药应停止哺乳。

（2）可使血和尿内尿酸升高而干扰诊断。

（3）骨髓抑制、痛风病史、肝功能损伤、感染、肿瘤累及骨髓、尿酸盐性肾结石病史、经放疗或化疗的患者慎用。

（4）用药期间需注意检查血常规、血胆红素、丙氨酸氨基转移酶、乳酸脱氢酶、血尿素氮、血尿酸、肌酐清除率。

知识点5：长春碱的不良反应 副高：熟练掌握 正高：熟练掌握

长春碱的不良反应为骨髓抑制，白细胞减少，恶心，呕吐，便秘，口疮，腹泻，容易疲劳，腹痛，直肠出血，喉炎，出血性直肠结肠炎，外周神经炎，消化性溃疡出血，麻木，感觉异常，头痛，惊厥，全身不适，深部肌腱反射消失，精神抑郁，头晕，脱发，肿瘤部位疼痛，水疱，致癌作用，血栓性静脉炎，局部组织坏死，抑制睾丸或卵巢功能。

知识点6：长春碱的禁忌证　　副高：熟练掌握　正高：熟练掌握

下列情况禁用长春碱：白细胞减少者，细菌性感染者，妊娠期妇女。

知识点7：长春碱的药物相互作用　　副高：熟练掌握　正高：熟练掌握

联合化疗方案内如果有其他降低白细胞药物时，本品应减量。肝功能不全时，若同时联用其他由胆汁排泄的抗癌药（如多柔比星）需减量。与别嘌醇、秋水仙碱或丙磺舒联用，长春碱可升高血中尿酸浓度。

知识点8：长春新碱（VCR）药理作用　　副高：熟练掌握　正高：熟练掌握

本品是由长春花中提出的一种生物碱，其化学结构和作用机制与长春碱类似，但效果强于长春碱。二者之间无交叉耐药现象。主要作用在M期，属于细胞周期特异性药物。大剂量时对S期细胞同样有杀伤作用。对中枢和周围神经系统的毒性较长春碱显著。

知识点9：长春新碱的适应证　　副高：熟练掌握　正高：熟练掌握

长春新碱适用于小细胞肺癌，急性白血病，急性淋巴细胞白血病，慢性淋巴细胞白血病，恶性淋巴瘤，尤因肉瘤，肾母细胞瘤，生殖细胞肿瘤，神经母细胞瘤，乳腺癌，消化道癌，黑色素瘤，多发性骨髓瘤。

知识点10：长春新碱的用法用量　　副高：熟练掌握　正高：熟练掌握

静脉注射或冲入：成人，一次1～2mg（或1.4mg/m^2），一次≤2mg；65岁以上者，一次最大量1mg。儿童一次2mg/m^2或根据体重一次75μg/kg，一周1次。联合化疗，持续2周为1周期。

知识点11：长春新碱的注意事项　　副高：熟练掌握　正高：熟练掌握

（1）应用本品应停止哺乳。

（2）2岁以下儿童的周围神经的髓鞘形成还不健全，应慎用。

（3）有痛风病史、肝功能损伤、感染、白细胞减少、神经肌肉疾病、尿酸盐性肾结石病史以及近期接受过放疗或化疗者慎用。

(4) 定期检查周围血象、肝肾功能，密切注意心律、肠鸣音及腱反射等。

(5) 本品可使血钾、血和尿的尿酸升高。

(6) 一旦药液外漏应停止输液，并予相应处理。避免药液溅入眼内，一旦发生，马上用大量氯化钠注射液冲洗，随后应用地塞米松眼膏保护。冲入静脉时应防止日光直接照射。

知识点 12：长春新碱的不良反应　　副高：熟练掌握　正高：熟练掌握

长春新碱不良反应有：便秘，四肢麻木，腱反射迟钝或消失，骨髓抑制，外周神经炎，麻痹性肠梗阻，运动神经、感觉神经、脑神经症状，消化道反应，局部刺激，生殖系统毒性，血压变化，血栓性静脉炎，腹痛，脱发，局部组织坏死。

知识点 13：长春新碱的药物相互作用　　副高：熟练掌握　正高：熟练掌握

(1) 长春新碱能够抑制可溶性微管蛋白二聚物进入微管的解聚作用，影响神经微管的功能和轴索的运输，替尼泊苷可增加微管蛋白对长春新碱的亲和力或增大微管蛋白对长春新碱解聚作用的敏感性，因此二者合用可增强长春新碱的神经毒性。

(2) 长春新碱和钙离子通道阻滞剂如维拉帕米、硝苯地平、尼莫地平等联用，能提高肿瘤细胞对长春新碱的摄取量，并阻挡其外流，使其在细胞内维持较高浓度，增强抗癌效果。

知识点 14：长春地辛的药理作用　　副高：熟练掌握　正高：熟练掌握

作用机制与 VLB 类似，抗瘤谱较 VLB 及 VCR 广，作用也强，且与二药无交叉耐药。它作用在细胞有丝分裂中期，较低剂量时作用强度为 VCR 的 3 倍、VLB 的 10 倍；较大剂量时作用强度与 VCR 相等，为 VLB 的 3 倍。

知识点 15：长春地辛的适应证　　副高：熟练掌握　正高：熟练掌握

(1) 肺癌：与环磷酰胺、多柔比星联合使用治疗非小细胞肺癌，有效率可达 40%左右。适用于小细胞肺癌。

(2) 恶性淋巴瘤：对霍奇金病及非霍奇金淋巴瘤效果均良好，并可在 VCR 因为神经毒性无法使用时，作为二线药物。

(3) 乳腺癌、食管癌、恶性黑色素瘤等：与其他药物合并使用也取得了良好效果。

(4) 其他：如白血病、头颈部癌、卵巢癌、生殖细胞肿瘤同样有一定效果。

知识点 16：长春地辛的用法用量　　副高：熟练掌握　正高：熟练掌握

静脉滴注：单药一次 $3mg/m^2$，一周 1 次，联合化疗时剂量酌减。持续用药 4~6 次完成疗程。氯化钠注射液溶解后慢慢静脉注射，也可溶于 5%葡萄糖注射液 500~1000ml 中慢慢静脉滴注（6~12 小时）。

知识点 17：长春地辛的注意事项　　副高：熟练掌握　正高：熟练掌握

长春地辛的注意事项为：①严重白细胞和血小板减少者应停药；②长春碱或鬼臼毒素类药物可能增加神经毒性，肝、肾功能不全的患者慎用；③防止漏出血管外和溅入眼内。④药物溶解后需在 6 小时内使用。

知识点 18：长春地辛的不良反应　　副高：熟练掌握　正高：熟练掌握

长春地辛的不良反应为：白细胞减少，中性粒细胞减少，血小板减少，轻度食欲缺乏，恶心，呕吐，末梢神经炎，腹胀，便秘，致畸作用，静脉炎。

知识点 19：长春地辛的禁忌证　　副高：熟练掌握　正高：熟练掌握

下列情况禁用长春地辛：骨髓功能低下者，严重感染者，妊娠期妇女。

知识点 20：长春地辛的药物相互作用　　副高：熟练掌握　正高：熟练掌握

禁止与其他具神经毒性的抗肿瘤药联用。

知识点 21：长春瑞滨的药理作用　　副高：熟练掌握　正高：熟练掌握

本品属长春碱类抗肿瘤药物，直接作用在管蛋白/微管蛋白的动态平衡。本品可抑制管蛋白的聚集，选择性作用在有丝分裂微管，高浓度影响轴突微管蛋白，对微管蛋白螺旋化的作用差于长春新碱。本品可阻断 G_2 期与 M 期细胞的有丝分裂，从而造成进入间期或下一分裂周期细胞的死亡。

知识点 22：长春瑞滨的适应证　　副高：熟练掌握　正高：熟练掌握

长春瑞滨适用于非小细胞肺癌和乳腺癌。

知识点 23：长春瑞滨的用法用量　　副高：熟练掌握　正高：熟练掌握

只供静脉使用。单药，一周 $25\sim30mg/m^2$。联合化疗，根据所用方案选择剂量与给药时间。本品应溶于氯化钠注射液，于 15~20 分钟输入，然后输注大量氯化钠注射液冲洗静脉。

知识点 24：长春瑞滨的注意事项　　　副高：熟练掌握　正高：熟练掌握

（1）治疗应在血液学监测下进行。粒细胞低于 0.2×10^9/L 时应延迟至患者血象恢复正常再用药。

（2）肝功能不全时应减量。如不能检测肾功能，应谨慎用药。缺血性心脏病患者应慎用。

（3）外渗可引起局部严重刺激，应马上停止注药，渗出部位局部皮下注射 1ml 透明质酸（250IU/ml）和采取热敷措施，余药从另一静脉输入。

（4）治疗操作时谨防药物污染眼球而引发严重刺激甚至角膜溃疡，一旦发生应马上冲洗。

（5）进行肝脏放疗时禁用本品。

知识点 25：长春瑞滨的不良反应　　　副高：熟练掌握　正高：熟练掌握

长春瑞滨的不良反应包括：粒细胞减少，贫血，腱反射消失，恶心，呕吐，呼吸困难，下颌痛，感觉异常，下肢无力，麻痹性肠梗阻，便秘，支气管痉挛，心肌缺血，脱发，局部皮肤红肿甚至坏死。

知识点 26：长春瑞滨的禁忌证　　　副高：熟练掌握　正高：熟练掌握

下列情况禁用长春瑞滨：妊娠及哺乳期妇女，严重肝功能不全者。

知识点 27：依托泊苷（VP-16）的药理作用　　　副高：熟练掌握　正高：熟练掌握

本品抗瘤谱较广，对多种动物肿瘤都有作用，对 S 期和 G_2 期细胞有较强的杀伤作用，抑制细胞有丝分裂，属于细胞周期特异性药物，使细胞停止于有丝分裂期。作用机制通常认为是抑制 DNA 拓扑异构酶Ⅱ，间接诱导 DNA 断裂。

知识点 28：依托泊苷的适应证　　　副高：熟练掌握　正高：熟练掌握

依托泊苷适用于：白血病，小细胞肺癌，恶性淋巴瘤，恶性生殖细胞瘤，卵巢癌，胃癌，神经母细胞瘤，横纹肌肉瘤，非小细胞肺癌，食管癌。

知识点 29：依托泊苷的用法用量　　　副高：熟练掌握　正高：熟练掌握

（1）静脉滴注：用氯化钠注射液稀释，浓度≤0.25mg/ml。①成人一天 60～100mg/m^2，持续 3～5 天，3～4 周为 1 疗程；②儿童一天 100～150mg/m^2，持续 3～4 天。

（2）口服：一天 70～100mg/m^2，持续 5 天，或 30mg/m^2，持续 10～14 天，3～4 周为 1

疗程。

知识点30：依托泊苷的注意事项 副高：熟练掌握 正高：熟练掌握

（1）哺乳期妇女慎用。

（2）定期检查周围血象及肝、肾功能。

（3）不得静脉注射，静脉滴注速度不得过快，至少30分钟。

（4）不能行胸腔、腹腔和鞘内注射。

知识点31：依托泊苷的不良反应 副高：熟练掌握 正高：熟练掌握

依托泊苷的不良反应包括：骨髓抑制，白细胞及血小板减少，低血压，恶心，呕吐，食欲缺乏，口腔炎，脱发，喉痉挛。

知识点32：依托泊苷的禁忌证 副高：熟练掌握 正高：熟练掌握

下列情况禁用依托泊苷：骨髓抑制、白细胞、血小板明显减少者。心、肝、肾功能严重障碍者。妊娠期妇女。本品含苯甲醇，不得用于儿童肌内注射。

知识点33：依托泊苷的药物相互作用 副高：熟练掌握 正高：熟练掌握

与其他抗肿瘤药物或放疗照射联用，有时会增强骨髓抑制等副作用。有报道依托泊苷和其他抗肿瘤药物联用时，会出现急性白血病（部分有白血病前期表现）。

知识点34：替尼泊苷（VM-26）的药理作用 副高：熟练掌握 正高：熟练掌握

本品抗肿瘤作用与依托泊苷类似，可阻断癌细胞的有丝分裂，抑制拓扑异构酶Ⅱ，主要作用在G_2期，属于细胞周期特异性药物。其破坏DNA作用比VP-16强2~10倍。本品抗瘤谱广，分子量小，毒性低，脂溶性高。

知识点35：替尼泊苷的适应证 副高：熟练掌握 正高：熟练掌握

替尼泊苷适用于：恶性淋巴瘤，霍奇金病，急性淋巴细胞性白血病，成人和儿童的高危患者，胶质母细胞瘤，室管膜瘤，星形细胞瘤，膀胱癌，神经母细胞瘤以及儿童的其他实体瘤。

知识点36：替尼泊苷的用法用量 副高：熟练掌握 正高：熟练掌握

静脉滴注：每疗程总剂量是300mg/m^2，在3~5天内给予，每3周或等到骨髓功能恢复后可重复一个疗程。

知识点37：替尼泊苷的注意事项　　副高：熟练掌握　正高：熟练掌握

（1）肝、肾功能异常或肿瘤已累及骨髓者慎用。

（2）联合用药、老年及骨髓功能较差、多次化疗患者酌情减少剂量。

（3）定期检测白细胞与血小板计数。

（4）确保药液输入静脉。

（5）有低血压报道，在输注开始30~60分钟内观察主要生命体征。

知识点38：替尼泊苷的不良反应　　副高：熟练掌握　正高：熟练掌握

替尼泊苷的不良反应包括：白细胞减少，血小板减少，贫血，恶心，呕吐，口腔炎/黏膜炎，呼吸困难，畏食，腹泻，腹痛，肝功能异常，低血压，寒战，发热，感染，心动过速，肌无力，支气管痉挛，荨麻疹，脱发，神经病变，肾功能不全，高血压，头痛，神经混乱，致癌作用，致突变作用，生殖毒性。

知识点39：替尼泊苷的禁忌证　　副高：熟练掌握　正高：熟练掌握

下列情况禁用替尼泊苷：对本品过敏者，严重白细胞、血小板减少者，妊娠及哺乳期妇女。

知识点40：紫杉醇（PTX）的药理作用　　副高：熟练掌握　正高：熟练掌握

本品可促进微管双聚体装配成微管，其后通过避免多聚化过程使微管稳定增强而抑制微管网正常动力学重组，继而影响细胞周期和分裂功能。紫杉醇可造成整个细胞周期微管束的排列异常，使细胞分裂期间微管发生星状体。总体来讲抑制肿瘤细胞生长，此外它还有调节机体免疫功能作用。

知识点41：紫杉醇的适应证　　副高：熟练掌握　正高：熟练掌握

紫杉醇适用于：卵巢癌，乳腺癌，非小细胞肺癌，头颈癌，食管癌，精原细胞瘤，复发非霍奇金淋巴瘤，AIDS相关性卡波西肉瘤。

知识点42：紫杉醇的用法用量　　副高：熟练掌握　正高：熟练掌握

预防用药：在治疗前12小时和6小时口服地塞米松20mg，治疗前30~60分钟肌内注射苯海拉明40mg，治疗前30~60分钟静脉注射西咪替丁300mg或雷尼替丁50mg。静脉给药滴注时间超过 3 小时。①单药，一次 135～200mg/m^2，在非格司亭支持下剂量为 250mg/m^2；②联合用药，一次 135～175mg/m^2，3～4 周 1 次。

知识点 43：紫杉醇的注意事项 副高：熟练掌握 正高：熟练掌握

（1）治疗前选用地塞米松、苯海拉明和 H_2 受体拮抗剂预防过敏。

（2）骨髓抑制为剂量限制性毒性反应。

（3）输注期间如果出现传导异常，应密切观察，必要时给予治疗。

（4）肝功能不全的患者慎用。

（5）哺乳期妇女用药应终止哺乳。

（6）本品溶液不得接触聚氯乙烯塑料（PVC）装置、导管或器械。滴注时先经过 0.22μm 孔膜滤过。

知识点 44：紫杉醇的不良反应 副高：熟练掌握 正高：熟练掌握

骨髓抑制，中性粒细胞减少，血小板减少，恶心，呕吐，发热，贫血，呼吸困难，面部潮红，胸痛，心律失常，心动过缓，皮疹，低血压，肌痛，肌酐升高，高血压，寒战，背痛，心电图异常，室上性心动过速，心肌梗死，心房颤动，肺纤维化，运动神经异常，自主神经异常，间质性肺炎，感觉神经异常，视神经异常，关节痛，胆红素升高，碱性磷酸酶升高，AST 升高，肾功能异常，腹泻，黏膜炎，肺栓塞，注射部位反应，脱发，指甲变化，水肿。

知识点 45：紫杉醇的禁忌证 副高：熟练掌握 正高：熟练掌握

下列人群禁用紫杉醇：对本品或聚氧乙基代蓖麻油过敏者，中性粒细胞计数 $<1.5\times10^9/L$ 的实体瘤患者，中性粒细胞计数 $<1.0\times10^9/L$ 的 AIDS 相关性卡波西肉瘤患者，妊娠期妇女。

知识点 46：紫杉醇的药物相互作用 副高：熟练掌握 正高：熟练掌握

（1）与顺铂联用时，应先用本品，后用顺铂，否则骨髓抑制加重。资料表明，在顺铂随后给药时，本品的清除率大约减少 33%。而与多柔比星联用时，先用多柔比星，后用本品，可减少黏膜炎发生率。

（2）酮康唑可抑制紫杉醇的代谢，两药联用时应注意。

知识点 47：多西他赛的药理作用 副高：熟练掌握 正高：熟练掌握

作用机制和紫杉醇一样，稳定微管作用比紫杉醇大两倍。

知识点48：多西他赛的适应证 副高：熟练掌握 正高：熟练掌握

多西他赛适用于：局部晚期或转移性乳腺癌，局部晚期或转移性非小细胞肺癌，即使以顺铂为主的化疗失败仍适用。

知识点49：多西他赛的用法用量 副高：熟练掌握 正高：熟练掌握

只用于静脉滴注。一次75mg/m^2，滴注1小时，3周1次。

知识点50：多西他赛的注意事项 副高：熟练掌握 正高：熟练掌握

（1）应在有经验的医师指导下使用。因可能发生较严重的过敏反应，应具备相应的急救设施，注射期间严密监测主要功能指标。

（2）除非有禁忌，患者在接受本品治疗前需预防用药以缓解体液潴留的发生率和严重程度，以及缓解过敏反应的严重程度。预防用药包括口服皮质激素，如地塞米松16mg（8mg，每天2次），在本品注射前一天开始服用，连续3天。

（3）注意本品在血液学、过敏反应、皮肤反应、体液潴留、肝功能损伤、神经系统和其他方面的毒性。

（4）应遵循细胞毒类药物配置规程。

（5）用药期间如发生发热性中性粒细胞减少且连续1周以上$<0.5\times10^9/L$，出现严重或蓄积性皮肤反应或外周神经症状，用量酌减。

（6）肝功能损伤的患者，对于血清胆红素大于正常值上限和（或）ALT及AST大于正常上限3.5倍并伴有碱性磷酸酶大于正常值上限6倍的患者，除非有严格的使用指征，否则不得使用，也无减量使用建议。

知识点51：多西他赛的不良反应 副高：熟练掌握 正高：熟练掌握

多西他赛的不良反应有：中性粒细胞减少，贫血，感染，发热，3～4级血小板减少，感染合并中性粒细胞计数$<1.5\times10^9/L$，出血，出血合并3～4级血小板减少，过敏反应，恶心，呕吐，瘙痒，支气管痉挛，红斑，皮疹，胸闷，背痛，药物性发热或寒战，脱发，皮肤反应，指甲变化，外周水肿，味觉障碍，胸腔积液，心包积液，腹水及体重增加，口腔炎，腹泻，便秘，腹痛，食管炎，AST升高，感觉神经症状，运动神经症状，罕见惊厥或暂时性意识丧失，心律失常，低血压，高血压，心力衰竭，胆红素升高，胃肠道出血，碱性磷酸酶升高，ALT升高，极少见肝炎，畏食，视觉障碍，伴或不伴有结膜炎的流泪，肌痛，关节痛，呼吸困难，急性呼吸窘迫综合征，间质性肺炎，肺纤维化，色素沉着，皮肤发红或发干，静脉炎，极少见丧失记忆现象。

知识点 52：多西他赛的禁忌证　　副高：熟练掌握　正高：熟练掌握

对本品或赋形剂过敏者，基线中性粒细胞计数<1.5×10^9/L 者，妊娠及哺乳期妇女，肝功能严重损伤者，当与其他药物联用时应遵循其他药物的禁忌。

知识点 53：多西他赛的药物相互作用　　副高：熟练掌握　正高：熟练掌握

（1）与顺铂联用时，宜先用多西他赛后用顺铂，以免减少多西他赛的清除率；而与蒽环类药物联用时，给药顺序相反，应先予蒽环类药物后予多西他赛。

（2）其他细胞毒类药物联合使用时，应酌情减量。

（3）多西他赛与酮康唑之间可能发生相互作用，同用时应格外小心。

知识点 54：三尖杉酯碱的药理作用　　副高：熟练掌握　正高：熟练掌握

本品为从三尖杉科植物三尖杉或其同属植物中提炼的一种生物碱，能抑制 DNA 聚合酶 α 的活性及核蛋白的合成，造成 DNA 合成障碍，是细胞周期非特异性药物，对 S 期细胞有强烈杀伤作用，对 G_0期细胞同样有一定影响，对多种肿瘤有抑制作用，与烷化剂及嘌呤类没有交叉耐药。

知识点 55：三尖杉酯碱的适应证　　副高：熟练掌握　正高：熟练掌握

（1）白血病：适用于各种急性非淋巴细胞白血病，对急性粒细胞白血病效果最好，有效率达 84.1%，对慢性粒细胞白血病同样有效。

（2）恶性淋巴瘤。

知识点 56：三尖杉酯碱的用法用量　　副高：熟练掌握　正高：熟练掌握

（1）静脉给药：每天 1～4mg 溶于生理盐水或 5%葡萄糖注射液 250～500ml 中慢慢静脉滴注（30～40 滴/分），5～10 天为 1 疗程，2 周后可重复。

（2）鞘内注射：用于中枢神经系统白血病，每次 0.5mg，用生理盐水稀释为 4～5ml，慢慢注入鞘内，5～7 天 1 次，等到脑脊液转阴后改为每周 1 次，连用 2 次。

（3）小儿用法：静脉滴注，0.05～0.3mg/kg；鞘内注射，9 岁以下 0.3mg，10 岁以上 0.4mg。用法与成人相同。

知识点 57：三尖杉酯碱的注意事项　　副高：熟练掌握　正高：熟练掌握

（1）用药前应常规进行心电图检查，有明显异常者禁用，用药期间也应经常复查，发现心律失常马上停药。

（2）肝、肾功能不全者慎用。心脏病患者禁用。

（3）一次剂量过大可抑制呼吸造成死亡，所以不可静脉推注，应静脉滴注。

知识点 58：三尖杉酯碱的不良反应　　副高：熟练掌握　正高：熟练掌握

（1）骨髓抑制：主要是白细胞减少，多数患者可以恢复。

（2）胃肠道反应：恶心、呕吐、畏食等。

（3）心脏毒性：可致心肌损伤、心律失常，严重者发生心力衰竭。

（4）其他：头晕、乏力。

（5）注射部位疼痛。

知识点 59：三尖杉酯碱的药物相互作用　　副高：熟练掌握　正高：熟练掌握

（1）本品与其他可能抑制骨髓功能的抗癌药物或放射疗法合用时应调节本品的剂量和疗程。

（2）蒽环类抗生素有心肌毒性作用，老年患者及反复使用多柔比星或柔红霉素等蒽环类抗生素治疗的患者对三尖杉碱应慎用或不用，以免增大心脏毒性。

知识点 60：高三尖杉酯碱的药理作用　　副高：熟练掌握　正高：熟练掌握

本品为由三尖杉属植物中提取的生物碱，有明显的抗白血病作用，能抑制真核细胞的蛋白质合成，使多聚核糖体解聚，对细胞内 DNA 的合成也有抑制作用。本品对 G_1 期、G_2 期细胞杀伤作用极强，而对 S 期细胞作用较小，属于细胞周期特异性药物。

知识点 61：高三尖杉酯碱的适应证　　副高：熟练掌握　正高：熟练掌握

高三尖杉酯碱适用于急性非淋巴细胞白血病，骨髓增生异常综合征，慢性粒细胞白血病和真性红细胞增多症。

知识点 62：高三尖杉酯碱的用法用量　　副高：熟练掌握　正高：熟练掌握

静脉滴注：成人一天 1~4mg，溶于 5%或 10%葡萄糖注射液 250~500ml，滴注 3 小时以上，4~6 天为 1 疗程，间歇 1~2 周重复。儿童一天 0. 05~0. 1mg/kg，4~6 天为 1 疗程。

知识点 63：高三尖杉酯碱的注意事项　　副高：熟练掌握　正高：熟练掌握

（1）老年患者、心律失常、器质性心血管病、肝肾功能不全、骨髓功能明显抑制、严重粒细胞或血小板减少、痛风或尿酸盐肾结石病史的患者慎用。

（2）会引发血及尿中尿酸浓度升高而干扰诊断。

（3）静脉滴注速度过快、长期连续或重复给药会产生心脏毒性。对原有心律失常和器质性心血管疾病患者应慎用或不用。

（4）定期检查周围血象、肝肾功能、心脏体征和心电图。

（5）慎与碱性药物配伍。

知识点64：高三尖杉酯碱的不良反应　　副高：熟练掌握　正高：熟练掌握

骨髓抑制，心脏毒性，窦性心动过速，房性或室性期前收缩，心电图出现ST段变化及T波平坦，奔马律，房室传导阻滞与束支传导阻滞，心房颤动，低血压，畏食，恶心，呕吐，肝功能损伤，脱发，皮疹，过敏性休克。

知识点65：高三尖杉酯碱的禁忌证　　副高：熟练掌握　正高：熟练掌握

下列情况禁用高三尖杉酯碱：妊娠和哺乳期妇女，严重或频发的心律失常者，器质性心血管疾病者。

知识点66：高三尖杉酯碱药物相互作用　　副高：熟练掌握　正高：熟练掌握

本品与其他抑制骨髓功能的抗癌药物或放射疗法合用时，应调节其剂量和疗程。蒽醌类抗生素有慢性心肌毒性作用，所以应防止对已反复采用多柔比星或柔红霉素等治疗的患者使用本品。

知识点67：喜树碱的药理作用　　副高：熟练掌握　正高：熟练掌握

本品是从我国特有的珙桐科植物喜树中提炼的一种生物碱。它选择性抑制拓扑异构酶Ⅰ（Topo Ⅰ），和Topo Ⅰ-DNA形成的复合物结合，稳定此复合物，从而使断裂的DNA链无法重新接合，阻止DNA复制及RNA合成，为细胞周期S期特异性药物，对G_0期细胞没有作用，对G_1期、G_2期与M期细胞有轻微杀伤力。此外，它还能直接破坏DNA结构。实验证明，本品对多种动物肿瘤具有抑制作用，与常用抗肿瘤药物没有交叉耐药。

知识点68：喜树碱的适应证　　副高：熟练掌握　正高：熟练掌握

（1）消化系统癌：对胃癌效果良好，显效快，但缓解期短（平均2~3个月）。对食管癌、贲门癌、结肠癌、直肠癌、肝癌同样有效果。

（2）其他：包括急、慢性粒细胞白血病，绒毛膜上皮癌，肺癌，膀胱癌等。

知识点69：喜树碱的用法用量　　副高：熟练掌握　正高：熟练掌握

（1）静脉注射：成人每次10mg，溶于生理盐水20ml中，每天1次；或20mg，隔天1次，一疗程总量140~200mg。

（2）肌内注射：成人每次5mg，一天1次或一天2次，一疗程总量140~200mg。

（3）动脉注射：用于头颈部癌或肝癌。通过动脉插管每天或隔天注射10mg。

（4）肿瘤内注射：5~10mg直接注入肿瘤内，每天或隔天1次。

（5）胸、腹腔注射：将本品20~30mg溶于生理盐水20ml中，尽可能地抽净积液后注入，每周1次。

（6）膀胱内灌注：用于膀胱癌，将本品30~40mg溶在生理盐水50ml中作膀胱灌注，保留1~2小时，每周2次，4周为1疗程。

（7）口服：每次5mg，一天2次，根据病情进行维持治疗。

知识点70：喜树碱的注意事项　　副高：熟练掌握　正高：熟练掌握

（1）孕妇、肾功能不理想者禁用。

（2）本品用生理盐水溶解，不得用葡萄糖溶液稀释。

（3）避光、密闭保存，如发现沉淀即无法使用。

知识点71：喜树碱的不良反应　　副高：熟练掌握　正高：熟练掌握

（1）泌尿系统症状：血尿、尿频、尿急等。用药期间需多饮水，碱化尿液。在用药后2小时尽可能地排空尿液，以降低对膀胱的刺激。

（2）骨髓抑制：白细胞减少不严重。白细胞降至2.0×10^9/L时应停药。

（3）胃肠道反应：腹泻多见，严重者引发水电解质紊乱。

知识点72：羟喜树碱的药理作用　　副高：熟练掌握　正高：熟练掌握

本药为喜树碱的羟基衍生物，作用机制与喜树碱类似，但毒性较小，能明显抑制DNA合成，是作用在S期的细胞周期特异性药物。

知识点73：羟喜树碱的适应证　　副高：熟练掌握　正高：熟练掌握

羟喜树碱用于原发性肝癌，胃癌，膀胱癌，直肠癌，头颈部上皮癌，白血病。

知识点74：羟喜树碱的用法用量　　副高：熟练掌握　正高：熟练掌握

（1）原发性肝癌：①静脉注射，一天4~6mg，用0.9%氯化钠注射液20ml溶解后，慢慢注射；②肝动脉给药，1次4mg，加0.9%氯化钠注射液10ml灌注，一天1次，15~30天为1疗程。

（2）胃癌：静脉注射，一天4~6mg，用0.9%氯化钠注射液20ml溶解后，慢慢注射。

（3）膀胱癌：膀胱灌注后加高频透热100分钟，剂量由10mg缓慢增大至20mg，一周2次，10~15次为1疗程。

（4）直肠癌：经肠系膜下动脉插管，一次6~8mg，加入0.9%氯化钠注射液500ml动脉注入，一天1次，15~20次为1疗程。

（5）头颈部上皮癌：静脉注射，一天4~6mg，用0.9%氯化钠注射液20ml溶解后，慢慢注射。

（6）白血病：成人，一天6~8mg/m²，加入0.9%氯化钠注射液中静脉滴注，持续30天为1疗程。

知识点75：羟喜树碱的注意事项　　副高：熟练掌握　正高：熟练掌握

（1）用药期间仔细检查血象。

（2）妊娠期妇女慎用。

（3）静脉给药时外渗会引发局部疼痛及炎症。

（4）只限于用氯化钠注射液稀释，不得用葡萄糖等酸性溶液溶解和稀释。

知识点76：羟喜树碱的不良反应　　副高：熟练掌握　正高：熟练掌握

羟喜树碱的不良反应表现为：恶心，呕吐，食欲缺乏，骨髓抑制，尿急，尿痛，血尿，蛋白尿，脱发。

知识点77：羟喜树碱的禁忌证　　副高：熟练掌握　正高：熟练掌握

对本品过敏者禁用羟喜树碱。

知识点78：伊立替康（CPT-11）的药理作用　　副高：熟练掌握　正高：熟练掌握

CPT-11为半合成喜树碱衍生物，是Topo Ⅰ抑制剂。临床前研究证明，CPT-11及其活性代谢产物SN38对多种实验肿瘤有显著抗肿瘤活性，如S-180纤维肉瘤、Lewis肺癌、Mh-134肝癌、Co-4结肠癌、Mx-1乳腺癌、Sc-16胃癌等，抗瘤谱广。另外，它在体内很少被表达MDR（多药耐药）基因的肿瘤识别，对于VCR或ADM耐药的P338鼠白血病一样有效。体外CPT-11与有些化疗药如顺铂、阿糖胞苷、氟尿嘧啶及Topo Ⅱ抑制剂联用有协同或相加作用。

知识点79：伊立替康的适应证　　副高：熟练掌握　正高：熟练掌握

晚期大肠癌，可与氟尿嘧啶、醛氢叶酸（CF）联用。单独用药：氟尿嘧啶化疗方案无效者。

知识点80：伊立替康的用法用量　　副高：熟练掌握　正高：熟练掌握

（1）伊立替康只能用于成人。本品建议剂量为350mg/m²，静脉滴注30~90分钟，每3周1次。剂量调整：对于无症状的严重中性粒细胞缺乏症（中性粒细胞计数<0.05×10⁹/L），中性粒细胞缺乏伴发热或感染（体温>38℃），中性粒细胞计数<0.1×10⁹/L，或严重腹泻（需静脉输液治疗）的患者，下周期治疗剂量应从350mg/m²减至300mg/m²，如果这一剂量仍出现严重中性粒细胞缺乏症，或如上所述的与中性粒细胞减少有关的发热及感染或严重腹泻时，下一周期治疗剂量可进一步从300mg/m²减量到250mg/m²。

（2）延迟给药：患者中性粒细胞计数没有恢复至1.5×10⁹/L以上前请勿使用本品。当患者曾出现过严重中性粒细胞缺乏症或严重胃肠道的不良反应如腹泻、恶心及呕吐时，本品的使用必须推迟到这些症状特别是腹泻完全消失为止。

（3）疗程：本药应在出现客观的病变进展或难以承受的毒性时停药。

（4）特殊人群：①肝功能受损的患者：当患者的胆红素大于正常值上限（ULN）的1.0~1.5倍时，发生重度中性粒细胞缺乏症的可能性增大。对该人群应经常进行全血细胞计数。当患者的胆红素大于正常值上限的1.5倍时，不可用本品治疗。②肾功能受损的患者：本品不得用于肾功能不全的患者。③老年人：未对老年人进行过特殊药代动力学研究。但是，因为老年人各项生理功能，特别是肝功能的减退概率很大，选择剂量时应谨慎。

知识点81：伊立替康的注意事项　　副高：熟练掌握　正高：熟练掌握

（1）对于喜树碱类药物或其任何成分过敏者禁用本品。

（2）动物实验发现有致畸作用、胚胎毒性和胎儿毒性。所以妊娠、哺乳期妇女禁用。

（3）慢性肠炎、肠梗阻、间质性肺炎和肺纤维化患者禁用本品；大量胸腔积液或腹水患者禁用。

（4）用药期间需每周检查全血细胞计数，严密观察患者有无感染、出血倾向，如果发生此类情况应减量或停药，并作相应处理。

（5）本品代谢产物SN38在尿中易形成结晶，引发肾脏损伤。所以用药期间应多饮水，并碱化尿液。

（6）老年患者生理功能下降，使用本品时应谨慎。

（7）本品对光不稳定，滴注时需避光。

知识点82：伊立替康的不良反应　　副高：熟练掌握　正高：熟练掌握

迟发性腹泻和中性粒细胞减少为剂量限制性毒性，迟发性腹泻多发生在给药后5天，平均连续4天，严重者致死。假膜性肠炎；胃肠道出血，恶心、呕吐，肠梗阻、肠系膜血管供血不足、大肠炎，肠穿孔，畏食，腹痛和黏膜炎；中性粒细胞减少、血小板减少及贫血，乙酰胆碱综合征，用药后24小时产生腹痛、黏膜炎、鼻炎、全身不适、低血压、视力障碍、血管舒张、出汗、寒战、头晕、瞳孔缩小、流泪或流涎，乏力、发热，气短、呼吸困难，脱发，皮肤反应，过敏反应，肌肉收缩、痉挛，感觉异常，暂时性语言障碍。

知识点83：伊立替康的禁忌证　副高：熟练掌握　正高：熟练掌握

下列情况禁用伊立替康：对盐酸伊立替康三水合物或其辅料过敏者；慢性肠炎和肠梗阻；胆红素大于正常值上限1.5倍；严重骨髓功能衰竭者；世界卫生组织行为状态评分>2；妊娠及哺乳期妇女。

知识点84：伊立替康的药物相互作用　副高：熟练掌握　正高：熟练掌握

CPT-11有抗胆碱酯酶活性，具有抗胆碱酯酶活性的药物可延长琥珀胆碱的神经肌肉阻滞作用，非去极化神经肌肉阻滞剂可能被拮抗。合用药时应注意。

知识点85：拓扑替康（TPT）的药理作用　副高：熟练掌握　正高：熟练掌握

本品是CPT半合成衍生物，作用靶点为Topo Ⅰ，为S期抗肿瘤药。临床前研究显示，TPT抗肿瘤谱较广，对L1210和P338白血病小鼠的活性以及在体内抗Lewis肺癌和B_{16}黑色素瘤的作用都强于CPT。在人结肠癌异体移植物中，TPT可以诱导肿瘤消退和延缓其生长。

知识点86：拓扑替康的适应证　副高：熟练掌握　正高：熟练掌握

小细胞肺癌，一线化疗无效的晚期转移性卵巢癌。

知识点87：拓扑替康的用法用量　副高：熟练掌握　正高：熟练掌握

静脉滴注：一次1.2mg/m^2，一天1次，滴注30分钟，持续5天，21天为1疗程。

知识点88：拓扑替康的注意事项　副高：熟练掌握　正高：熟练掌握

（1）应在有经验的医师观察下使用，对可能出现的并发症须有明确的诊断及适当处理的设施与条件。

（2）治疗期间应监测外周血象，监察患者有无感染、出血倾向，如有异常应减量或停药。

（3）本品在避光包装内20~25℃时保持稳定，开瓶后应马上使用。

知识点89：拓扑替康的不良反应　副高：熟练掌握　正高：熟练掌握

（1）骨髓抑制：中性粒细胞减少、血小板减少、贫血等，为主要限制性毒性。其中白细胞3～4度减少为39%～86%；中性粒细胞3～4度减少为43%～88%；血红蛋白3～4度减少为11%～42%；血小板3～4度减少为13%～57%。

（2）胃肠道反应：恶心、呕吐、腹泻、便秘、肠梗阻、腹痛、口腔炎、畏食等。

（3）皮肤及附件：脱发，少见严重的皮炎及瘙痒。

（4）神经肌肉：包括头痛、关节痛、肌肉痛、全身痛、感觉异常。

（5）呼吸系统：可致呼吸困难，虽然还无法肯定是否会因此而造成死亡，但应引发重视。

（6）肝脏：有时发生肝功能异常，转氨酶升高。

（7）全身反应：乏力、不适、发热等。

（8）局部刺激：静脉注射时，如果漏出血管外可产生局部刺激、红肿。

（9）极少见过敏反应及血管神经性水肿。此外，还有致血尿、心电图异常的报道。

知识点90：拓扑替康的禁忌证　　副高：熟练掌握　正高：熟练掌握

对于喜树碱类药物或其任何成分过敏者，重度骨髓抑制、中性粒细胞$<0.15\times10^9$/L者，妊娠和哺乳期妇女。

知识点91：拓扑替康的药物相互作用　　副高：熟练掌握　正高：熟练掌握

实验发现，本品与烷化剂特别是DDP联合使用产生协同的细胞毒作用。

知识点92：秋水仙碱的药理作用　　副高：熟练掌握　正高：熟练掌握

本品是从百合科植物秋水仙的球茎及种子中提出的一种生物碱。本品为有丝分裂毒素，能使细胞终止于分裂中期，是作用在M期的周期特异性药。本品通过与中性粒细胞微管蛋白的亚单位结合而变化细胞膜功能，包括抑制中性粒细胞趋化、黏附及吞噬作用；抑制磷脂酶A_2，降低单核细胞和中性粒细胞释放前列腺素和白三烯；抑制局部细胞产生IL-6等，以此达到控制关节局部红肿热痛等炎症反应。本品不影响尿酸盐的生成、溶解和排泄，所以无降血尿酸作用。

知识点93：秋水仙碱的适应证　　副高：熟练掌握　正高：熟练掌握

主要用于急性痛风性关节炎的治疗，其他还适用于假痛风、家族性地中海热、血清病、羟基磷灰石钙化性肌腱炎、结节红斑、白血病和肿瘤等疾病的治疗。也适用于硬皮病、贝赫切特综合征（白塞病）、淀粉样变、特发性血小板减少性紫癜及皮肤坏死性血管炎的治疗。

知识点94：秋水仙碱的用法用量　　副高：熟练掌握　正高：熟练掌握

口服首次剂量为0.5~1mg，以后每1~2小时0.5~1mg，直到关节症状缓解或出现消化系统症状后（呕吐、腹痛、腹泻）停药。当天全剂量不能>5mg。以后每天2~3次，每次0.5~1mg，疗程10~14天。有肾功能不全者应降为每次0.5~0.6mg，每天1~2次。预防痛风急性发作的剂量为口服每次0.5~0.6mg，每天1~2次。

知识点95：秋水仙碱的注意事项　　副高：熟练掌握　正高：熟练掌握

（1）孕妇和哺乳期妇女、骨髓增生低下以及肝、肾功能不全者禁用。

（2）用药期间定期检查白细胞及其分类、血小板计数、肝肾功能。

（3）消化性疾病如溃疡病，炎症性肠炎，心功能不全，年老体弱者慎用。

知识点96：秋水仙碱的不良反应　　副高：熟练掌握　正高：熟练掌握

口服给药，50%以上存在胃肠道反应，主要表现为腹痛或痉挛性腹痛、腹泻、恶心、呕吐、食欲缺乏等，这些反应通常是本品中毒的首发表现，一旦出现即应停药。长期用药可有粒细胞或血小板减少、骨髓抑制或再生障碍性贫血。其他可有肌无力、脱发，女性可有痛经或闭经，男性则精子减少或消失。孕妇可致畸胎。大剂量或误服太多可发生口腔、咽喉、胃部烧灼感，吞咽梗阻感及恶心、呕吐、肠绞痛、腹泻或血性腹泻、发热、皮疹、电解质紊乱、代谢性酸中毒、脱水、感染、休克、白细胞减少或增多、抽搐、癫痫、上行性麻痹、广泛血管损伤及肝、肾衰竭。死亡主要是因为呼吸抑制、心源性休克或骨髓抑制。有报道24小时内服药>7mg可致死。误服大剂量应立即给予洗胃、导泻。严重痉挛性腹痛可用吗啡或阿托品止痛。休克或呼吸衰竭，应抗休克，辅以呼吸。肾衰竭应进行血液透析或腹膜透析等抢救，并注意水和电解质平衡。

知识点97：秋水仙碱的药物相互作用　　副高：熟练掌握　正高：熟练掌握

（1）秋水仙碱片可造成可逆性的维生素B_{12}吸收不良。

（2）秋水仙碱片可增强中枢神经系统抑制药的效果，拟交感神经药的反应性加强。

第五节　肿瘤新生血管抑制剂

知识点1：贝伐珠单抗的药理作用　　副高：熟练掌握　正高：熟练掌握

贝伐珠单抗属于一种重组的人类单克隆IgG1抗体，通过抑制人类血管内皮生长因子（VEGF）的生物学活性而发挥作用。贝伐珠单抗可结合VEGF并避免其与内皮细胞表面的受体（FLT1与KDR）结合。在体外血管生成模型上，VEGF与其相应的受体结合可造成内皮细胞增殖和新生血管形成。在接种结肠癌的裸（无胸腺）鼠模型上，使用贝伐珠单抗可减少微血管生成并抑制转移病灶进展。

知识点2：贝伐珠单抗的适应证　　副高：熟练掌握　正高：熟练掌握

贝伐珠单抗用来联合以5-FU为基础的化疗方案，一线治疗转移性结直肠癌。

知识点3：贝伐珠单抗的用法用量　　副高：熟练掌握　正高：熟练掌握

建议剂量为5mg/kg，每2周静脉注射1次直到疾病进展。贝伐珠单抗（阿伐他汀）应在术后28天应用，且伤口完全愈合。贝伐珠单抗需用100ml 0.9%的生理盐水稀释，无法用葡萄糖溶解。无法静脉推注，第一次静脉滴注应在化疗后，滴注时间应>90分钟。第一次滴注耐受性好，第二次静脉滴注时间应>60分钟，仍耐受性好，以后滴注时间>30分钟即可。

知识点4：贝伐珠单抗的注意事项　　副高：熟练掌握　正高：熟练掌握

（1）一旦出现胃肠道穿孔应终止使用。

（2）有影响伤口愈合的潜在危险。

（3）治疗期间应检测血压，出现需要治疗的严重高血压时应暂停治疗，若出现很难控制的高血压、高血压危象或高血压脑病时，应永久停用。

（4）治疗前和治疗中检测尿蛋白，出现4级蛋白尿（肾病综合征）时停用。

（5）出现严重的动脉血栓事件需永久停用。

（6）禁用于已有中枢神经转移的患者。

（7）使用本品后曾有出血的患者应永久停用。

（8）发生充血性心力衰竭的风险增大，用药时应予关注。

（9）妊娠期妇女应谨慎使用，哺乳期妇女应终止哺乳。

知识点5：贝伐珠单抗的不良反应　　副高：熟练掌握　正高：熟练掌握

贝伐珠单抗的不良反应包括：胃肠道穿孔，出血，动脉血栓，衰弱，腹泻，恶心，疼痛，高血压，蛋白尿，伤口愈合缓慢，可逆性后部白质脑病综合征（RPLS），肿瘤有关出血，黏膜皮肤出血，血栓栓塞，充血性心力衰竭/心肌病，中性粒细胞减少，白细胞减少。

知识点6：贝伐珠单抗的禁忌证　　副高：熟练掌握　正高：熟练掌握

下列情况禁用贝伐珠单抗：对活性物质或辅料成分过敏者，对中国仓鼠卵巢细胞产品或其他重组人类或人源抗体过敏者。

知识点7：重组人血管内皮抑素（恩度，YH-16）的药理作用

副高：熟练掌握 正高：熟练掌握

重组人血管内皮抑素是血管生成抑制类新生物制品，其作用机制是通过抑制形成血管的内皮细胞迁移来抑制肿瘤新生血管的形成，阻断了肿瘤细胞的营养供给，以此达到抑制肿瘤增殖或转移的目的。

知识点8：重组人血管内皮抑素适应证 副高：熟练掌握 正高：熟练掌握

本品联合长春瑞滨和顺铂化疗方案，适用于治疗初治或复治的Ⅲ/Ⅳ期非小细胞肺癌患者。

知识点9：重组人血管内皮抑素的用法用量 副高：熟练掌握 正高：熟练掌握

本品为静脉给药，用前将本品加入250~500ml生理盐水中，匀速静脉滴注，滴注时间3~4小时。

与NP化疗方案联合用药时，本品在治疗周期的第1~14天，每天给药1次，每次7.5mg/m^2（1.2×10^{5}U/m^2），持续给药14天，休息一周，再继续下一周期治疗。一般可进行2~4个周期的治疗。临床建议医师在患者能够耐受的情况下可适度延长本品使用时间。

知识点10：重组人血管内皮抑素的注意事项 副高：熟练掌握 正高：熟练掌握

（1）过敏体质或对蛋白类生物制品有过敏史者慎用。

（2）有严重心脏病或病史者，例如：有记录的充血性心力衰竭病史、高危性无法控制的心律失常、需药物治疗的心绞痛、临床确诊心瓣膜疾病、心电图严重心肌梗死病史和顽固性高血压者慎用。本品临床使用过程中需定期进行心电检测，出现心脏不良反应者应进行心电监护。

（3）本品是无色澄明液体，如遇有浑浊、沉淀等异常现象，则不能使用。

知识点11：重组人血管内皮抑素的不良反应 副高：熟练掌握 正高：熟练掌握

在Ⅰ~Ⅲ期临床研究中，多见的药物不良反应（>1/100、<1/10）主要有心脏不良反应，罕见的药物不良反应（>1/1000、<1/100）主要是消化系统反应、皮肤及附件的过敏反应。

知识点12：重组人血管内皮抑素的药物相互作用

副高：熟练掌握 正高：熟练掌握

未系统研究过本品和其他药物的相互作用。在临床使用时，应注意勿与可能影响本品酸碱度的其他药物或溶液混合使用。

第六节　雌激素类抗肿瘤药物

知识点1：己烯雌酚　　副高：熟练掌握　正高：熟练掌握

己烯雌酚的作用机制通常认为是利用雌激素对下丘脑-垂体-性腺轴的负反馈作用。多见的与剂量有关的不良反应包括恶心、体液潴留、静脉或动脉血栓栓塞。男性常发生阳痿及男性乳房发育。女性常发生撤退性出血。乳腺癌患者易发生高钙血症和骨痛。因为其不良反应很多，目前已很少用于治疗前列腺癌。有时候用来治疗绝经后乳腺癌。常用药物包括：己烯雌酚、炔雌醇。

知识点2：炔雌醇的药理作用　　副高：熟练掌握　正高：熟练掌握

炔雌醇对下丘脑及垂体有正、负反馈作用，小剂量可刺激促性腺素分泌；大剂量则抑制其分泌，因此抑制性激素卵巢的排卵，达到抗生育作用。本品可以刺激垂体合成与释放促性腺激素（FSH与LH），促性腺激素则刺激性腺释放性激素。下丘脑分泌促性腺激素释放激素受多种因素的调节，其中包括循环中的性激素。单剂使用时能增大循环中的性激素；持续使用可致腺垂体中促性腺激素释放激素受体下调，因此降低性激素的分泌。

知识点3：炔雌醇的适应证　　副高：熟练掌握　正高：熟练掌握

（1）补充雌激素不足，用于女性性腺功能不良、闭经、更年期综合征等。

（2）治疗晚期乳腺癌（绝经期后妇女）、晚期前列腺癌。

（3）与孕激素类药联用，能抑制排卵，可作避孕药。

知识点4：炔雌醇的用法用量　　副高：熟练掌握　正高：熟练掌握

口服：①性腺发育不全，一次0.02～0.05mg，每晚1次，连服3周，第3周加用孕激素进行人工周期治疗，可用1～3个周期；②更年期综合征，一天0.02～0.05mg，连服21天，间隔7天再用，有子宫的妇女，于周期后期服用孕激素10～14天；③乳腺癌，一次1mg，一天3次；④前列腺癌，一次0.05～0.5mg，一天3～6次。

知识点5：炔雌醇的注意事项　　副高：熟练掌握　正高：熟练掌握

（1）肝、肾、心脏病患者、子宫肌瘤、癫痫、糖尿病患者慎用。

（2）不明原因的阴道出血者不得使用。

知识点6：炔雌醇的不良反应　　副高：熟练掌握　正高：熟练掌握

（1）可见恶心、呕吐、头痛、乳房胀痛、腹胀等。

（2）偶见阴道不规则流血、闭经、尿频、尿痛、头痛、血压升高、皮疹、乳腺小肿块等。

知识点7：炔雌醇的禁忌证　　副高：熟练掌握　正高：熟练掌握

（1）妊娠期间不要使用雌激素，全身用药可能造成胎儿畸形，阴道用药也应注意。用药后所生女婴有发生生殖道异常的可能，极少见病例在育龄期发生阴道癌或宫颈癌。雌激素可经由乳腺进入乳汁排出，并可抑制泌乳，哺乳期妇女禁用。

（2）下列情况应禁用：①已知或怀疑患有乳腺癌，用作治疗晚期转移性乳腺癌时例外；②已知或疑为患有雌激素依赖肿瘤；③急性血栓性静脉炎或血栓栓塞；④以往使用雌激素时，曾有血栓性静脉炎或血栓栓塞史，用来治疗晚期乳腺癌及前列腺癌时例外；⑤有胆汁淤积性黄疸史；⑥未确诊的阴道不规则流血。

（3）下列疾患雌激素应慎用：哮喘；心功能不全；癫痫；精神抑郁；偏头痛；肾功能不全（雌激素可使水潴留加剧）；糖尿病；良性乳腺疾病；脑血管疾患；冠状动脉疾患；子宫内膜异位症；胆囊疾患或胆囊病史，特别是胆结石；肝功能异常；血钙过高，伴发肿瘤或代谢性骨质疾患；高血压；妊娠时黄疸或黄疸史（雌激素有促使肝损复发的危险性）；急性、间歇性或复杂性肝的卟啉症；肾功能异常；甲状腺疾患；子宫肌瘤。

知识点8：炔雌醇的药物相互作用　　副高：熟练掌握　正高：熟练掌握

（1）与抗凝药同用时，雌激素可减少抗凝效应，必须同用时，应调整抗凝药用量。

（2）与卡马西平、苯巴比妥、苯妥英钠、扑米酮、利福平等一起使用，可减低雌激素的效应，这是由于诱导了肝微粒体酶，增快了雌激素的代谢所致。

（3）与三环类抗抑郁药一起使用，大量的雌激素可增强抗抑郁药的不良反应，减少其应有的效应。

（4）与抗高血压药一起用，可减低抗高血压的作用。

（5）减少他莫昔芬的效果。

（6）增加钙剂的吸收。

第七节　抗雌激素类抗肿瘤药物

知识点1：抗雌激素类药物　　副高：熟练掌握　正高：熟练掌握

抗雌激素类药物主要包括他莫昔芬与托瑞米芬。其中他莫昔芬是目前临床上最常用的内分泌治疗药物，主要用来治疗乳腺癌（ER 阳性患者，绝经前、后都可使用）、化疗无效的晚期卵巢癌及晚期子宫内膜癌。

知识点 2：抗雌激素类药物的作用机制　　副高：熟练掌握　正高：熟练掌握

乳腺癌细胞的胞质内存在雌激素受体，他莫昔芬和雌激素都可自由地通过细胞膜，并和雌激素竞争性结合胞质内的雌激素受体，生成他莫昔芬-受体蛋白复合物，该复合物进入乳腺癌细胞核内，不能像雌激素与受体结合的复合物一样促使癌细胞的 DNA 和 mRNA 结合，结果抑制了雌激素依赖性蛋白质的结合，且最终抑制了乳腺癌细胞的增殖。

知识点 3：抗雌激素类药物的不良反应　　副高：熟练掌握　正高：熟练掌握

多数患者对他莫昔芬耐受性良好，不良反应较少，主要有：①轻微的胃肠道反应：食欲缺乏、恶心、呕吐、腹泻等，无需特殊处理。②生殖系统反应：月经失调、闭经、阴道出血、外阴瘙痒、子宫内膜增厚等，这些反应是他莫昔芬的类雌激素样作用所致，通常较轻微，严重者停药后可缓慢恢复。值得注意的是，他莫昔芬可造成子宫内膜癌，发生率约 0.3%。③皮肤反应：面部潮红、皮疹、脱发。严重过敏性皮疹患者应停药。④神经精神症状：头痛、眩晕、抑郁。⑤其他：个别患者长期服用会产生肝功能异常、视力障碍等，对症治疗如无法缓解，可暂停他莫昔芬治疗。

知识点 4：托瑞米芬　　副高：熟练掌握　正高：熟练掌握

托瑞米芬的化学结构与他莫昔芬类似，该药的类雌激素样作用比他莫昔芬弱，所以该药抗肿瘤活性与他莫昔芬相当或略高，但不良反应较少。

知识点 5：芳香化酶抑制药（AI）　　副高：熟练掌握　正高：熟练掌握

芳香化酶抑制药通过抑制芳香化酶的活性，阻止卵巢以外的组织雄烯二酮及睾酮经芳香化作用转化为雌激素，达到抑制乳癌细胞生长，治疗肿瘤的目的。因为其无法抑制卵巢功能，所以不得用于绝经前乳腺癌患者。

知识点 6：他莫昔芬（TAM）药理作用　　副高：熟练掌握　正高：熟练掌握

该药是雌二醇竞争性拮抗剂，能与乳腺细胞的雌激素受体结合，不干扰转录或作用微弱。他莫昔芬可以上调转化生长因子-β 生成，此因子降低与恶性肿瘤的发展有关。还对蛋白激酶 C 具有特异性抑制作用。这些作用均对依赖雌激素才能继续生长的肿瘤细胞有抑制作用。常用在绝经期后呈进行性发展的乳癌的治疗。他莫昔芬对血浆脂代谢、子宫内膜和骨的作用则仍然是雌激素性质，不呈拮抗作用。他莫昔芬的抗骨质疏松作用也许与上调转化生长因子-β有关，因为此因子能够控制成骨细胞与破骨细胞间的平衡。

知识点7：他莫昔芬的适应证　　副高：熟练掌握　正高：熟练掌握

他莫昔芬适用于复发转移乳腺癌，乳腺癌术后转移的辅助治疗。

知识点8：他莫昔芬的用法用量　　副高：熟练掌握　正高：熟练掌握

口服：一次10~20mg，一天2次。

知识点9：他莫昔芬的注意事项　　副高：熟练掌握　正高：熟练掌握

（1）肝、肾功能异常者慎用。

（2）有骨转移的患者在治疗初期应定期查血钙。

（3）运动员慎用。

知识点10：他莫昔芬的不良反应　　副高：熟练掌握　正高：熟练掌握

食欲缺乏，恶心，呕吐，腹泻，月经失调，闭经，阴道出血，外阴瘙痒，子宫内膜增生，内膜息肉及内膜癌，面部潮红，皮疹，脱发；少见白细胞和血小板减少，肝功能异常；极少见精神错乱，肺栓塞（气短），血栓形成，无力，嗜睡。

知识点11：他莫昔芬的禁忌证　　副高：熟练掌握　正高：熟练掌握

妊娠及哺乳期妇女，有眼底疾病者禁用他莫昔芬。

知识点12：他莫昔芬的药物相互作用　　副高：熟练掌握　正高：熟练掌握

他莫昔芬不得与雌激素药物联用。可以增强华法林或其他香豆素衍生物的抗凝作用。抗酸药西咪替丁、雷尼替丁等在胃内改变pH，使本品肠衣提前分解，对胃有刺激作用。

知识点13：托瑞米芬的药理作用　　副高：熟练掌握　正高：熟练掌握

本品为他莫昔芬氯乙基衍生物，可优先与乳腺癌细胞质内的雌激素受体相结合，进入细胞核内调节mRNA与蛋白质的合成，阻止癌细胞的增殖分化。口服吸收安全，4小时内可达血浆浓度峰值，药物血浆浓度-时间曲线下面积和用药量成正比。主要在肝内代谢，只有少量代谢物从肾脏排出，大部分通过大便排出体外，所以可出现肝肠循环。有抗雌激素、抗肿瘤作用。本品结合于雌激素受体，阻止由雌激素引发的染色体基因合成及肿瘤细胞生长。适用于绝经后乳腺癌和治疗术后复发的乳腺癌。无论长期用药还是短期用药均没有明显毒性。

知识点 14：托瑞米芬的适应证　　副高：熟练掌握　正高：熟练掌握

托瑞米芬适用于绝经后妇女雌激素受体阳性或不详的转移性乳腺癌。

知识点 15：托瑞米芬的用法用量　　副高：熟练掌握　正高：熟练掌握

建议剂量为一天1次，一次1片（60mg）。肾功能不全患者：不需调整剂量。肝功能损伤者：应慎用托瑞米芬。

知识点 16：托瑞米芬的注意事项　　副高：熟练掌握　正高：熟练掌握

治疗前应检查子宫内膜是否异常，是否有高血压、糖尿病，是否肥胖、体重指数高（>30）或有雌激素替代治疗。对非代偿性心功能不全和严重心绞痛患者应严密监察。骨转移患者用本品可能出现高钙血症，应密切检测。运动员慎用，肝功能损伤患者慎用。

知识点 17：托瑞米芬的不良反应　　副高：熟练掌握　正高：熟练掌握

托瑞米芬的不良反应表现为：面部潮红，多汗，头晕，抑郁，皮疹、瘙痒，子宫出血，阴道出血，白带，疲劳，恶心、呕吐，子宫肥大、子宫息肉、子宫内膜增生、子宫内膜癌，水肿，体重上升，头痛，便秘，失眠，眩晕，呼吸困难，一过性角膜不透明，血栓，AST和ALT升高，黄疸，高钙血症。

知识点 18：托瑞米芬的禁忌证　　副高：熟练掌握　正高：熟练掌握

有子宫内膜增生症或严重肝衰竭者不得长期服用本品。对本品及辅料过敏者禁用。有血栓性疾病史者禁用。妊娠和哺乳期妇女禁用。

知识点 19：托瑞米芬的药物相互作用　　副高：熟练掌握　正高：熟练掌握

未进行特别的相互作用研究。降低肾排泄钙的药物，例如噻嗪类利尿剂，可增加高钙血症。酶诱导剂，例如苯妥英钠、苯巴比妥和卡马西平，可加快托瑞米芬的排泄，使稳态血清浓度下降。出现这种情况时要将每天剂量加倍。已明确抗雌激素药物与华法林类抗凝血药物有协同作用引发出血时间严重增长。因此应防止与此类药物一起服用。理论上托瑞米芬的主要代谢途径是CYP 3A酶系统，对该酶系统有抑制作用的药物，例如酮康唑及相似的抗真菌药、红霉素和三乙酰夹竹桃霉素，都可抑制托瑞米芬的代谢。所以与此类药物一起使用要仔细考虑。

知识点20：氨鲁米特（AG）药理作用　　副高：熟练掌握　正高：熟练掌握

本品为肾上腺皮质激素抑制药及抗肿瘤药。对胆固醇转变为孕烯醇酮的裂解酶具有抑制作用，因此阻断肾上腺皮质激素的合成。对皮质激素合成和代谢的其他转变过程同样有一定抑制作用。在外周组织中，它可以通过阻断芳香化酶而抑制雌激素的生成，因此降低雌激素对乳腺癌的促进作用，起到抑制肿瘤生长的效果。本品在胃肠道吸收良好，1.5小时后血药浓度达高峰。$T_{1/2}$为12.5小时，治疗2~32周后，降为7小时左右。本品和血浆蛋白结合率低（20%~25%）。主要经肝脏代谢，主要代谢产物是N-乙酰鲁米特，本品具有肝酶诱导作用，可加快其本身代谢，本品50%以原形随尿排泄。服药3~5天后，肾上腺皮质功能开始受抑制。停用36~72小时后，肾上腺皮质恢复正常分泌功能。

知识点21：氨鲁米特的适应证　　副高：熟练掌握　正高：熟练掌握

氨鲁米特适用于皮质醇增多症（库欣综合征），绝经后或卵巢切除后的晚期乳腺癌，雌激素受体或孕激素受体阳性患者。

知识点22：氨鲁米特的用法用量　　副高：熟练掌握　正高：熟练掌握

口服：一次250mg，一天2~3次，2~3周后剂量逐增至一天4次。维持剂量不变。口服氢化可的松40mg（早晨及下午5时各10mg，临睡前20mg），以避免因肾上腺皮质产生氢化可的松降低而引发的脑垂体对肾上腺皮质激素反馈性增强。用于皮质醇增多症时，应依据病情增减剂量。

知识点23：氨鲁米特的注意事项　　副高：熟练掌握　正高：熟练掌握

氨鲁米特的注意事项包括：①妊娠及哺乳期妇女慎用；②老年人肾功能减退，可使药物在体内蓄积引发神经系统毒性，应慎用；③休克期不得使用；④如果出现严重药疹或药疹连续1周以上，应停药并对症治疗；⑤对诊断的干扰：服用本品后，血浆皮质激素、尿醛固醇值可降低，血清碱性磷酸酶、胆红素、AST及ALT、TSH可增大；⑥定期复查血常规、血电解质、血清碱性磷酸酶、AST、ALT。

知识点24：氨鲁米特的不良反应　　副高：熟练掌握　正高：熟练掌握

氨鲁米特的不良反应表现为：发热，皮疹，眩晕，恶心，呕吐，共济失调，眼球震颤，腹泻，嗜睡，困倦，头晕，运动失调，骨髓抑制，甲状腺功能减退，肾上腺皮质功能不全，直立性低血压，皮肤发黑，女性性征男性化。

知识点25：氨鲁米特的禁忌证　　副高：熟练掌握　正高：熟练掌握

下列情况禁用氨鲁米特：合并感染、带状疱疹、肝肾功能损伤、未控制的糖尿病、甲状腺功能严重下降、对本品严重过敏者，儿童。

知识点26：氨鲁米特的药物相互作用 副高：熟练掌握 正高：熟练掌握

一同使用香豆类抗凝药、口服降糖药及地塞米松时可增大本品的代谢速度，应注意监察。

知识点27：阿那曲唑的药理作用 副高：熟练掌握 正高：熟练掌握

本品为一强效的选择性的三唑类芳香酶抑制剂，它能够抑制细胞色素P450所依赖的芳香酶因此阻断雌激素的生物合成，而雌激素是刺激乳腺癌细胞生长的主要因素。口服给药后吸收快速完全。原形化合物的肾脏排泄低于给药剂量的10%。N-脱烷基化为主要代谢途径，代谢物随尿排出，极少部分通过胆汁排泄。

知识点28：阿那曲唑的适应证 副高：熟练掌握 正高：熟练掌握

阿那曲唑适用于绝经后妇女的晚期乳腺癌，雌激素受体阴性且对他莫昔芬呈阳性反应的患者，绝经后妇女激素受体阳性的早期乳腺癌的辅助治疗。

知识点29：阿那曲唑的用法用量 副高：熟练掌握 正高：熟练掌握

口服：一次1mg，一天1次，对早期乳腺癌建议疗程为5年。

知识点30：阿那曲唑的注意事项 副高：熟练掌握 正高：熟练掌握

阿那曲唑的注意事项为：①不建议用于儿童；②运动员慎用；③伴有骨质疏松或潜在骨质疏松风险的妇女需在治疗开始及其后定期检查骨密度，并适时给予预防与治疗，还没有二膦酸盐类药物预防本品引发骨质疏松的报道；④注意本品引发的乏力和嗜睡症状对驾驶和机械操作能力的影响。

知识点31：阿那曲唑的不良反应 副高：熟练掌握 正高：熟练掌握

阿那曲唑的不良反应表现为：困倦，乏力，嗜睡，衰弱，阴道干燥，荨麻疹，阴道出血，阴道溢液，毛发稀疏，重型多形红斑，血管性水肿，过敏，消化不良，肝功能变化，恶心，呕吐，腹泻，畏食，胃肠道不适，贫血，淋巴水肿，关节痛，外周水肿，体重增加，高胆固醇血症，关节炎，骨质疏松症，骨折，骨痛，头晕，关节病，关节异常，抑郁，肌痛，白内障，失眠，头痛，心绞痛，心肌梗死，冠状动脉异常，心肌缺血，深静脉血栓栓塞事件，缺血性脑血管事件，子宫内膜癌。

知识点 32：阿那曲唑的禁忌证 副高：熟练掌握 正高：熟练掌握

绝经前，妊娠及哺乳期妇女，严重肾功能损伤，中重度肝功能损伤，对本品及辅料过敏者，和其他含雌激素疗法配伍，合并使用他莫昔芬。

知识点 33：阿那曲唑的药物相互作用 副高：熟练掌握 正高：熟练掌握

安替比林和西咪替丁药物临床相互作用的研究显示：阿那曲唑（瑞宁得）同其他药物联用时不易引发由细胞色素 P450 所介导的药物反应。临床试验还未发现阿那曲唑同其他临床常用药物之间有明显的相互影响。还无证据显示阿那曲唑是否应同其他抗肿瘤药物联用。含有雌激素的疗法可减少阿那曲唑的效果，所以不得同阿那曲唑联用。

知识点 34：来曲唑的药理作用 副高：熟练掌握 正高：熟练掌握

来曲唑是新一代芳香化酶抑制剂，是人工合成的苄三唑类衍生物，来曲唑通过抑制芳香化酶，使雌激素水平下降，因此消除雌激素对肿瘤生长的刺激作用。体内、外研究表明，来曲唑能有效抑制雄激素向雌激素转化，而绝经后妇女的雌激素主要来源于雄激素前体物质在外周组织的芳香化，所以它特别适用于绝经后的乳腺癌患者。来曲唑的体内活性强于第一代芳香化酶抑制剂氨鲁米特 150~250 倍。因为其选择性较高，不影响糖皮质激素、盐皮质激素及甲状腺功能，大剂量使用对肾上腺皮质激素类物质分泌无抑制作用，所以具有较高的治疗指数。各项临床前研究显示，来曲唑对全身各系统及靶器官无潜在的毒性，具有耐受性好、药理作用强的特点。和其他芳香化酶抑制剂和抗雌激素药物相比，来曲唑的抗肿瘤作用更强。

知识点 35：来曲唑的适应证 副高：熟练掌握 正高：熟练掌握

来曲唑适用于自然绝经或人工诱导绝经后、雌激素受体阳性、孕激素受体阳性或受体状况不清的晚期乳腺癌患者。

知识点 36：来曲唑的用法用量 副高：熟练掌握 正高：熟练掌握

口服：一次 2. 5mg，一天 1 次，治疗连续到肿瘤出现进展为止。性别、年龄及肝、肾功能与来曲唑无临床相关性，老年患者和肝、肾功能受损的患者不必调整剂量。

知识点 37：来曲唑的注意事项 副高：熟练掌握 正高：熟练掌握

（1）严重肝功能不全的患者，其全身药物浓度与药物的终末半衰期接近健康志愿者的2倍，应密切监察。

（2）没有在肌酐清除率低于10ml/min的女性中使用过本品。

（3）运动员慎用。

知识点38：来曲唑的不良反应　　副高：熟练掌握　正高：熟练掌握

多见潮热，食欲增大，体重增加，头痛，头晕，高血压，恶心，呕吐，消化不良，便秘，多汗，红斑，斑丘疹，腹泻，脱发，银屑病，皮肤疱疹，肌痛，骨痛，关节痛，抑郁，焦虑，关节炎，疲劳，虚弱，不适，水肿；罕见尿路感染，白细胞减少；高胆固醇，紧张，易怒，精神不振，味觉障碍，白内障，嗜睡，失眠，记忆力损伤，感觉障碍，感觉异常，肺栓塞，动脉血栓，感觉减退，眼刺激，视物模糊，心悸，心动过速，血栓性静脉炎，脑血管梗塞，低血压，呼吸困难，腹痛，口腔炎，肝酶升高，发热，口渴，瘙痒症，皮肤干燥，风疹，尿频，阴道流血，阴道分泌物异常，阴道干燥，口干，黏膜干燥，乳腺疼痛；长期使用可致骨质疏松、骨折。

知识点39：来曲唑的禁忌证　　副高：熟练掌握　正高：熟练掌握

对本品及其辅料过敏者，儿童，妊娠、哺乳期和绝经前妇女，严重肝功能不全者禁用。

知识点40：来曲唑的药物相互作用　　副高：熟练掌握　正高：熟练掌握

该药与他莫昔芬或其他芳香化酶抑制剂联合用药，效果并无提高。

知识点41：依西美坦的药理作用　　副高：熟练掌握　正高：熟练掌握

乳腺癌细胞的生长可依靠雌激素的存在，女性绝经期后循环中的雌激素（雌酮和雌二醇）主要由外周组织中的芳香酶将肾上腺与卵巢中的雄激素（雄烯二酮和睾酮）转化而来。通过抑制芳香酶来抑制雌激素生成是一种有效的选择性治疗绝经后激素依赖性乳腺癌的方法。依西美坦是一种不可逆性甾体芳香酶灭活剂，结构上与该酶的自然底物雄烯二酮类似，为芳香酶的伪底物，可通过不可逆地与该酶的活性位点结合而使其丧失活性（该作用也称“自毁性抑制”），因此明显减少绝经妇女血液循环中的雌激素水平，但对肾上腺中皮质激素和醛固醇的生物合成没有明显影响。在高于抑制芳香酶作用浓度的600倍时，对激素生成途径中的其他酶不产生显著影响。

知识点42：依西美坦的适应证　　副高：熟练掌握　正高：熟练掌握

依西美坦适用于经他莫昔芬治疗后病情进展的绝经后晚期乳腺癌。

知识点43：依西美坦的用法用量 副高：熟练掌握 正高：熟练掌握

口服：一次25mg，一天1次，宜餐后服用。治疗连续到肿瘤进展为止。

知识点44：依西美坦的注意事项 副高：熟练掌握 正高：熟练掌握

（1）用药前评估LH、FSH和雌二醇水平确定妇女是否处于绝经后状态。

（2）中重度肝、肾功能不全者慎用。

（3）超量服用可使非致命性不良反应增大。

知识点45：依西美坦的不良反应 副高：熟练掌握 正高：熟练掌握

依西美坦的不良反应表现为：面部潮红，恶心，呕吐，头晕，头痛，畏食，口干，疲劳，发热，出汗，失眠，疼痛，皮疹，腹痛，抑郁，脱发，全身或下肢水肿，便秘，消化不良，食欲增大，体重增加，高血压，焦虑，嗜睡，精神不振，衰弱，血小板降低，淋巴细胞降低，肝酶和碱性磷酸酶升高。

知识点46：依西美坦的禁忌证 副高：熟练掌握 正高：熟练掌握

下列情况禁用依西美坦：对本品或其辅料过敏者，绝经前、妊娠及哺乳期妇女，儿童。

知识点47：依西美坦的药物相互作用 副高：熟练掌握 正高：熟练掌握

本品不可与雌激素类药物联用，以免拮抗本品的药效作用；依西坦主要经细胞色素P450 3A4（CYP 3A4）代谢，但和强效的CYP 3A4抑制剂（酮康唑）合用时，本品的药动学未发生变化，所以似乎CYP同工酶抑制剂对本品的药动学无明显影响，但不排除已知的CYP 3A4诱导剂减少血浆中依西美坦水平的可能性。

第八节 孕激素类抗肿瘤药物

知识点1：孕激素类药物 副高：熟练掌握 正高：熟练掌握

孕激素类药物主要有甲羟孕酮及甲地孕酮。主要适应证为乳腺癌、子宫内膜癌、前列腺癌、肾癌，也适用于改善晚期肿瘤患者的恶病质。

孕激素的主要不良反应：可引发乳房痛、溢乳、阴道出血、闭经、月经失调、宫颈糜烂、宫颈分泌异常等。同样有肾上腺皮质作用：满月脸、类库欣综合征、体重增大和雄激素样作用、手颤、出汗、夜间小腿疼痛，少见黄疸。血栓性静脉炎、血栓栓塞性疾病、严重的肝功能不全及因骨转移产生的高钙血症患者禁用。月经过多、妊娠和已知对甲羟孕酮过敏者禁用。此外，因孕激素能明显的增加体重及食欲，正在接受治疗的糖尿病及高血压患者不得长期使用。

第九节　雄激素及抗雄激素抗肿瘤药物

知识点1：雄激素抗肿瘤药物　　副高：熟练掌握　正高：熟练掌握

雄激素适用于晚期乳腺癌的治疗，但目前已基本上被其他药物所替代。这类药物用于乳腺癌的作用机制还不明确，可能是通过抑制垂体分泌促卵泡生成素，使卵巢分泌雌激素降低，并可对抗雌激素的作用。不良反应包括：长期大量使用可引发性功能紊乱，在男性可引发性欲亢进、粉刺，药物可能抑制促性腺激素的分泌而引发睾丸萎缩和抑制精子生成，又因为抑制内源性睾酮的产生，可造成阳痿；女性患者使用后引发男性化；胆汁淤积性肝细胞损伤；长期使用雄激素，可能出现肝癌、前列腺癌和肾细胞癌。有水钠潴留作用，可引发水肿，肾病和心力衰竭患者慎用。妊娠期妇女和前列腺癌者禁用。常用药物为丙酸睾酮等。

知识点2：丙酸睾酮的药理作用　　副高：熟练掌握　正高：熟练掌握

丙酸睾酮的药理作用是通过刺激肾脏分泌红细胞生成素的作用，或对骨髓有直接刺激作用而实现的。

知识点3：丙酸睾酮的适应证　　副高：熟练掌握　正高：熟练掌握

丙酸睾酮适用于无睾症、隐睾症、男性性腺功能减退症；妇科疾病如月经过多、子宫肌瘤；老年性骨质疏松和再生障碍性贫血等。

知识点4：丙酸睾酮的用法用量　　副高：熟练掌握　正高：熟练掌握

肌内注射：一般一次25mg，每周2~3次。①雄激素缺乏症：肌内注射一次10~50mg，每周2~3次；②月经过多或子宫肌瘤：肌内注射一次25~50mg，每周2次；③功能性子宫出血，配合黄体酮使用：肌内注射一次25~50mg，隔天1次，共3~4次；④再生障碍性贫血：每天或隔天肌内注射一次100mg，连用6个月以上；⑤老年性骨质疏松症：肌内注射一次25mg，每周2~3次，连用3~6个月；⑥女性乳腺癌及乳癌骨转移：肌内注射一次50~100mg，隔天1次，用药2~3个月。

知识点5：丙酸睾酮的注意事项　　副高：熟练掌握　正高：熟练掌握

（1）大剂量可引发女性男性化、水肿、肝损伤、黄疸、头晕等。

（2）过敏反应者应马上停药。肝、肾功能不全、前列腺癌患者及孕妇禁用。

（3）注射液如果有结晶析出，可加温溶解后注射。

（4）妊娠和哺乳妇女、前列腺癌患者禁用；用药过程中应定期查肝功能，如有肝损伤则应减药或停用；青春期前儿童使用时应减量，且每隔 6 个月测 1 次骨龄。

知识点 6：丙酸睾酮的不良反应　　副高：熟练掌握　正高：熟练掌握

（1）注射部位可产生疼痛、硬结、感染及荨麻疹。

（2）大剂量可致女性男性化，男性睾丸萎缩，精子减少。

（3）水肿、黄疸、肝功能异常。

（4）皮疹。

知识点 7：丙酸睾酮的禁忌证　　副高：熟练掌握　正高：熟练掌握

有过敏反应者应马上停药。肝、肾功能不全、孕妇及前列腺癌患者禁用。

知识点 8：丙酸睾酮的药物相互作用　　副高：熟练掌握　正高：熟练掌握

与口服抗凝药联用，可增强口服抗凝药的作用，甚至可引发出血；与胰岛素联用，与蛋白同化作用协同。

知识点 9：抗雄激素类抗肿瘤药物　　副高：熟练掌握　正高：熟练掌握

抗雄激素类药的代表药物是氟他胺。该药属于一种非甾体类的雄激素拮抗剂，适用于晚期前列腺癌患者。其作用机制是：此药与雄激素竞争肿瘤部位的雄激素受体，阻滞细胞对雄激素的摄取，抑制雄激素和靶器官的结合。该药的主要不良反应系因治疗过程中雄激素作用降低所致：男性乳房女性化，乳房触痛、溢乳等，降低剂量或停药后症状消失。少数患者会出现腹泻、恶心、呕吐、食欲增强、失眠或疲倦等症状，通常不影响用药。性欲减退，暂时性肝功能异常和精子计数降低极少见。此药对心血管的潜在性影响较小。该药可能增加睾酮和雌二醇的血浆浓度，可能发生体液潴留。对氟他胺过敏者禁用此药。长期服用此药，需定期检查肝功能和精子计数，当肝功能异常和黄疸时，应减量或停药，一般肝功能可以恢复。

知识点 10：氟他胺的药理作用　　副高：熟练掌握　正高：熟练掌握

本品为非甾体类的雄激素拮抗剂，和雄激素竞争肿瘤部位的雄激素受体，阻滞细胞对雄激素的摄取，影响雄激素与靶器官的结合。本品与雄激素受体结合后形成受体复合物，进入细胞核内，与核蛋白结合，因此抑制肿瘤细胞生长。

知识点11：氟他胺的适应证　　副高：熟练掌握　正高：熟练掌握

本品适用于以前没有治疗，或对激素控制疗法无效或失效的晚期前列腺癌患者，它可以单独使用（睾丸切除或不切除）或与促黄体素释放素（LHRH）激动剂联用。作为治疗局限性B2～C2（T_{2b}～T_4）型前列腺癌的一部分，本品也能够缩小肿瘤体积和加强对肿瘤的控制及延长无病生存期。

知识点12：氟他胺的用法用量　　副高：熟练掌握　正高：熟练掌握

口服：单一用药或与LHRH激动剂联合用药的建议剂量为一天3次，间隔8小时，一次250mg。与LHRH激动剂联合用药时，二者可一起使用，或者在开始使用LHRH激动剂前24小时使用本品。

治疗局限性前列腺癌症的建议剂量为一天3次，间隔8小时，一次250mg。若还使用LHRH激动剂，本品应与LHRH激动剂一起用药或提前24小时用药。本品必须在放疗前8周开始使用，且在放疗期间连续使用。

知识点13：氟他胺的注意事项　　副高：熟练掌握　正高：熟练掌握

（1）本品有可能造成肝功能损伤，氨基转移酶高于正常值2～3倍的患者无法服用本品。须定期检测肝功能。如患者黄疸加重或氨基转移酶高于正常值2～3倍，即使无临床症状，也应停用本品。

（2）本品与LHRH激动剂联合用药治疗时，应了解每个药可能出现的不良反应，没有医师的指导，患者不可以随意停药或变化剂量方案。

（3）本品可引发液体潴留，所以心脏病患者慎用。

（4）未接受药物或手术去势的患者，长期使用本品应定期进行精子计数检查。如发生异常应减量或停药，通常可恢复正常。

（5）与华法林同服时，需调整华法林的剂量。

（6）本品可增大睾酮和雌二醇的血浆浓度，可能发生体液潴留。

（7）本品可单独使用，也可与LHRH激动剂、化疗药联合使用。对良性前列腺增生同样有效果。

知识点14：氟他胺的不良反应　　副高：熟练掌握　正高：熟练掌握

（1）单用：男子乳房发育和乳房触痛，有时出现溢乳；对心血管的潜在性影响比己烯雌酚小；恶心、呕吐、食欲增强、失眠及疲劳，暂时性肝功能异常和肝炎，性欲减退，胃不适、畏食、溃疡痛、胃灼热、便秘、水肿、淤斑、带状疱疹、瘙痒、狼疮样综合征、头痛、头晕、乏力、不适、视物模糊、口渴、胸痛、忧虑、压抑、淋巴水肿、精子计数降低。

（2）联用：本品与 LHRH 激动剂联用出现面热潮红、性欲减低、阳痿、腹泻、恶心、呕吐；联合用药较单一使用氟他胺时男子乳房女性化降低；贫血、白细胞计数降低、非特异性胃肠功能紊乱、注射部位刺痒或皮疹、水肿、神经肌肉症状、黄疸、泌尿系症状、高血压、中枢神经系统不良反应（嗜睡、抑郁、昏迷、忧虑、神经质）、血小板计数降低、肺间质病、肝炎和光敏感性。

（3）其他：包括溶血性贫血、巨细胞性贫血、高铁血红蛋白症、光过敏反应（红斑、溃疡、大疱疹及表皮坏死）、琥珀色或黄绿色尿、黄疸、肝性脑病、肝坏死、高血糖、糖尿病恶化、恶性男性乳房瘤、肝功能紊乱、血尿素氮升高、血肌酐升高、血清睾酮反馈性升高、心悸。

知识点 15：氟他胺的禁忌证　　副高：熟练掌握　正高：熟练掌握

对本品成分过敏者、妊娠及哺乳期妇女应禁用。

知识点 16：氟他胺的药物相互作用　　副高：熟练掌握　正高：熟练掌握

与亮丙瑞林联用治疗转移性前列腺癌，可明显增大效果。因本药会增大血浆中睾酮及雌二醇的浓度，可能发生水潴留现象。

第十节　促黄体生成素释放激素类抗肿瘤药物

知识点 1：促黄体生成素释放激素类似物　　副高：熟练掌握　正高：熟练掌握

促黄体生成素释放激素类似物包括戈舍瑞林、曲普瑞林和亮丙瑞林。该类药主要作用在垂体-性腺轴，通过负反馈机制抑制垂体促性腺激素释放激素，又称促黄体生成素释放素（LHRH）的生成和释放，造成垂体分泌促黄体素（LH）和促卵泡激素（FSH）的水平下降，继而抑制睾丸和卵巢生成睾酮和雌二醇。通过长期使用 LHRHa 而使男性血清中睾酮与女性血清中雌二醇水平维持在手术去势后的水平，这种药物作用是可逆的。可暂时增大男性血清睾酮和女性血清雌二醇的浓度，而使性激素依赖性的癌症发生“暂时恶化”，继而通过负反馈抑制脑垂体 LH 和 FSH 的合成，血清 LH 和 FSH 水平减少，因此减少睾酮和雌二醇的生成，该类药适用于绝经前及围绝经期晚期乳腺癌的治疗，以及前列腺癌的治疗。

知识点 2：亮丙瑞林的药理作用　　副高：熟练掌握　正高：熟练掌握

重复使用大剂量的促黄体生成素释放素或其高活性衍生物醋酸亮丙瑞林，在首次给药后能马上产生一过性的垂体-性腺系统兴奋作用（急性作用），然后抑制垂体生成和释放促性腺激素。它还进一步抑制卵巢和睾丸对促性腺激素的反应，因此减少雌二醇和睾酮的生成（慢性作用）。

醋酸亮丙瑞林的促黄体素释放活性是LHRH的100倍，它的抑制垂体-性腺系统功能的作用也是因为LHRH。醋酸亮丙瑞林是高活性的LHRH衍生物，由于它对蛋白分解酶的抵抗力和对LHRH受体的亲和力均比LHRH强，因此能有效地抑制垂体-性腺系统的功能。另外，醋酸亮丙瑞林也是一种缓释制剂，它恒定地向血液中释放醋酸亮丙瑞林，所以能有效地减少卵巢和睾丸的反应，产生高度有利的垂体-性腺系统的抑制作用。

对于子宫内膜异位症、子宫肌瘤或绝经前乳腺癌患者，每4周1次皮下注射醋酸亮丙瑞林，使血清中雌二醇降至接近绝经期的水平。所以本品有卵巢功能抑制作用，可抑制正常排卵和使月经终止。对前列腺癌患者皮下注射醋酸亮丙瑞林，每4周1次，使血清睾酮浓度降至去势水平之下，显示本品有药理学的去势作用。对患有中枢性性早熟的男孩或女孩每4周1次，皮下注射醋酸亮丙瑞林后，血清中促性腺激素的水平降至青春期前的水平，显示对第二性征有进行性抑制作用。给大鼠皮下注射醋酸亮丙瑞林后发现有下垂体良性腺肿。

知识点3：亮丙瑞林的适应证　　副高：熟练掌握　正高：熟练掌握

亮丙瑞林适用于子宫内膜异位症；伴有月经过多、下腹痛、腰痛及贫血等的子宫肌瘤；绝经前乳腺癌，雌激素受体阳性患者；前列腺癌；中枢性性早熟症。

知识点4：亮丙瑞林的用法用量　　副高：熟练掌握　正高：熟练掌握

（1）子宫内膜异位症：成人每4周1次，皮下注射醋酸亮丙瑞林3.75mg。当患者体重不到50kg时，可以使用1.88mg的制剂。

（2）初次给药应从月经周期的1~5天开始。

（3）子宫肌瘤：成人每4周1次，皮下注射醋酸亮丙瑞林1.88mg。但对于体重过重或子宫显著肿大的患者，应注射3.75mg。初次给药应从月经周期的1~5天开始。

（4）前列腺癌、闭经前乳腺癌：每4周1次，皮下注射醋酸亮丙瑞林3.75mg。

知识点5：亮丙瑞林的注意事项　　副高：熟练掌握　正高：熟练掌握

（1）首次用药初期，因为高活性LHRH衍生物对垂体-性腺系统的刺激作用，使血清睾丸素浓度上升，表现骨性疼痛暂时加重，尿潴留或脊髓压迫症状，应对症处理。已存在由脊髓压迫或尿潴留引发的肾功能障碍者或者是有重新发作可能性的患者及高龄者慎用。治疗时必须要确认患者未妊娠，且于月经周期的1~5天开始给药，在治疗期内应采取非激素性方法避孕。给药时应注意与相似疾患（恶性肿瘤等）鉴别，如果给药过程中肿瘤增大，临床症状未见改善时应中止给药。因为雌激素减少可引发骨质的损失，需长期给药或再次给药时，应尽量检查骨密度，慎重用药。对于含有明胶的药物或含有明胶的食物有过敏史者，例如休克、过敏性症状（如荨麻疹、呼吸困难、口唇水肿、喉头水肿等）应慎重用药。

（2）已有因使用本品引发血栓形成及肺栓塞的报道。

（3）醋酸亮丙瑞林对早产儿、新生儿和乳儿的安全性还未确定。

（4）孕妇以及可能怀孕的妇女或哺乳妇女不得给予醋酸亮丙瑞林。

知识点6：亮丙瑞林的不良反应　　副高：熟练掌握　正高：熟练掌握

（1）内分泌系统：发热，颜面潮红，发汗，性欲减退，阳痿，男子女性化乳房，睾丸萎缩，会阴不适等症状。

（2）肌肉骨骼系统：出现骨疼痛，肩腰四肢疼痛。

（3）泌尿系统：出现排尿障碍，血尿等。

（4）循环系统：出现心电图异常，心胸比例增大等。

（5）消化系统：恶心，呕吐、食欲缺乏等。

（6）过敏反应：出现皮疹瘙痒等。注射局部疼痛，硬结，发红。其他出现水肿，胸部压迫感，发冷，疲倦，体重增加，知觉异常，听力衰退，耳鸣，头部多毛，尿酸，BUN、LDH、AST、ALT上升等。

（7）因为雌激素减少作用而出现的更年期综合征样的精神抑郁状态。

知识点7：亮丙瑞林的禁忌证　　副高：熟练掌握　正高：熟练掌握

（1）对本制剂成分、合成的LHRH或LHRH衍生物有过敏史者。

（2）孕妇或有可能怀孕的妇女，或哺乳期妇女；有性质不明的、异常的阴道出血者（有可能是恶性疾病）。

第十一节　靶向治疗药物

知识点1：靶向治疗药物　　副高：熟练掌握　正高：熟练掌握

靶向制剂是指一类能使药物浓集于靶器官、靶组织、靶细胞且效果好、毒副作用小的靶向给药系统，属于第四代药物剂型，且被认为是抗癌药的适宜剂型。此类药物有非细胞毒性及靶向性的特点，主要对肿瘤细胞起调节作用和稳定作用。目前已在临床上广为使用并已取得一定成效的分子靶向治疗药物，有四大类：①表皮生长因子单靶点信号传导抑制剂包括伊马替尼、吉非替尼、厄洛替尼等；②抗肿瘤单克隆抗体包括利妥昔单抗、曲妥珠单抗、西妥昔单抗、尼妥珠单抗等；③新生血管抑制剂包括贝伐珠单抗、重组人血管内皮抑素等；④多靶点抗肿瘤靶向治疗药包括索拉非尼（多吉美）、凡德他尼等。

知识点2：利妥昔单抗的药理作用　　副高：熟练掌握　正高：熟练掌握

利妥昔单抗是一种嵌合鼠/人的单克隆抗体，该抗体和纵贯细胞膜的CD20抗原特异性结合。此抗原位于前B细胞与成熟B淋巴细胞，但在造血干细胞、后B细胞、正常血浆细胞或其他正常组织中未见。该抗原表达于95%以上的B淋巴细胞型的非霍奇金淋巴瘤。在和抗体结合后，CD20不被内在化或从细胞膜上脱落。CD20不以游离抗原形式在血浆中循环，所以，也就不会与抗体竞争性结合。利妥昔单抗和B淋巴细胞上的CD20结合一并引发B细胞溶解的免疫反应。细胞溶解的可能机制包括补体依赖性细胞毒性（CDC）与抗体依赖细胞介导细胞毒作用（ADCC）。另外，体外研究证实，利妥昔单抗可使药物抵抗性的人体淋巴细胞对某些化疗药的细胞毒性敏感。

知识点3：利妥昔单抗的适应证　　副高：熟练掌握　正高：熟练掌握

利妥昔单抗适用于复发或耐药的滤泡性中央型淋巴瘤（国际工作分类B、C、D亚型的B细胞非霍奇金淋巴瘤）。没有治疗的CD20阳性Ⅲ~Ⅳ期滤泡性非霍奇金淋巴瘤，应和标准CVP化疗（环磷酰胺、长春新碱和泼尼松）8个周期联合治疗。CD20阳性弥漫大B细胞淋巴瘤，应和标准CHOP化疗（环磷酰胺、多柔比星、长春新碱、泼尼松）8个周期联合治疗。

知识点4：利妥昔单抗的用法用量　　副高：熟练掌握　正高：熟练掌握

利妥昔单抗应稀释后静脉滴注。无菌条件下，用氯化钠注射液或5%葡萄糖注射液稀释至浓度为1mg/ml，通过专用输液管给药。初次滴注，初始滴注速度50mg/h；最初60分钟过后，可每30分钟增大50mg/h，直到最大速度400mg/h。以后的滴注，起始滴注速度可为100mg/h，每30分钟增大100mg/h，直到最大速度400mg/h。

适用于滤泡性非霍奇金淋巴瘤，单药治疗，成人一次375mg/m^2，一周1次，22天疗程内共给药4次。首次治疗又复发患者，一次375mg/m^2，一周1次，持续4周。

弥漫大B细胞淋巴瘤结合CHOP，一次375mg/m^2，每个化疗周期的第1天使用，化疗的其他组分应在本品使用后使用。

不建议本品在治疗期间减量使用，与标准化疗联用时，标准化疗药剂量可减。

知识点5：利妥昔单抗的注意事项　　副高：熟练掌握　正高：熟练掌握

（1）细胞因子释放综合征或肿瘤溶解综合征。产生严重细胞因子释放综合征的患者应马上终止滴注，并予对症治疗，密切监护至症状和体征消失。

（2）超敏反应。

（3）约50%的患者会出现输液有关不良反应，约10%的患者较严重，出现低血压、呼吸困难及支气管痉挛。

（4）滴注期间可能出现一过性低血压，滴注前12小时及滴注期间应考虑终止使用抗高血压药。有心脏病史的患者在滴注过程中应密切监护。

（5）可能造成严重的皮肤黏膜反应。

（6）定期检查全血细胞计数。骨髓功能较差的患者慎用。

知识点6：利妥昔单抗的不良反应　　副高：熟练掌握　正高：熟练掌握

利妥昔单抗的不良反应包括：疼痛，不适，腹胀，高血压，心跳过缓，心跳过速，直立性低血压，心律失常，腹泻，消化不良，厌食症，淋巴结病，高血糖，外周水肿，乳酸脱氢酶（LDH）增高，低血钙，肌张力增高，头晕，焦虑，感觉异常，感觉过敏，易激惹，失眠，神经质，咳嗽，鼻窦炎，支气管炎，呼吸道疾病，阻塞性细支气管炎，盗汗，出汗，单纯疱疹，带状疱疹，泪液分泌疾病，结膜炎，味觉障碍。

知识点7：利妥昔单抗的禁忌证　　副高：熟练掌握　正高：熟练掌握

对本品的任何组分或鼠蛋白过敏者，妊娠及哺乳期妇女禁用。

知识点8：利妥昔单抗的药物相互作用　　副高：熟练掌握　正高：熟练掌握

目前还未见本药与其他药物相互作用的报道。当患者具有人抗鼠抗体（HAMA）或人抗嵌合抗体（HACA）滴度时，如果使用其他诊断或治疗性单克隆抗体，会出现过敏或高敏反应。

知识点9：曲妥珠单抗的药理作用　　副高：熟练掌握　正高：熟练掌握

曲妥珠单抗是一种重组DNA衍生的人源化单克隆抗体，选择性地作用在人表皮生长因子受体-2（HER-2）的细胞外部位。此抗体属于IgG1型，含人的框架区，以及能与HER-2结合的鼠抗-p185 HER-2抗体的互补决定区。人源化的抗HER-2抗体是由悬养在无菌培养基中的哺乳动物细胞（中国仓鼠卵巢细胞CHO）产生的，用亲和色谱法与离子交换法纯化，包括特殊的病毒灭活的去除程序。

HER-2原癌基因或C-erbB2编码单一的受体样跨膜蛋白，分子量为185kD，其结构上与表皮生长因子受体有关。在原发性乳腺癌患者中检测到有25%～30%的患者HER-2过度表达。HER-2基因扩增的结果即为这些肿瘤细胞表面HER-2蛋白表达增加，造成HER-2受体活化。

HER-2过度表达的肿瘤患者比无过度表达的无病生存期短。HER-2的过度表达可通过下列方法诊断：对肿瘤组织块以免疫组化作为基础的评价法，组织或血浆样品的ELISA法或荧光原位杂交法（FISH）。

曲妥珠单抗为抗体依赖细胞介导细胞毒作用（ADCC）的潜在介质。在体外研究中，曲妥珠单抗介导的ADCC被证实在HER-2过度表达的癌细胞中比HER-2非过度表达的癌细胞中更优先形成。

知识点 10：曲妥珠单抗的适应证 副高：熟练掌握 正高：熟练掌握

HER-2 过度表达的转移性乳腺癌，已经接受过一个或多个化疗方案的转移性乳腺癌，联合紫杉类药物治疗没有接受过化疗的转移性乳腺癌。

知识点 11：曲妥珠单抗的用法用量 副高：熟练掌握 正高：熟练掌握

静脉滴注：初次剂量一次 4mg/kg，90 分钟内输入。

维持剂量，一次 2mg/kg，一周 1 次，如初次剂量可耐受，则维持剂量可于 30 分钟内输完。治疗维持到疾病进展为止。3 周 1 次给药，初次剂量 8mg/kg，90 分钟内输入，维持剂量，一次 6mg/kg。

知识点 12：曲妥珠单抗的注意事项 副高：熟练掌握 正高：熟练掌握

（1）须在有经验的医师检测下用药。

（2）观察到有心脏功能症状和体征：与蒽环类药物和环磷酰胺联用时心脏不良事件风险增大。治疗前应进行全面的基础心脏评价，治疗中应评估左室功能，如果出现明显的左室功能减退应考虑停药。检测并不能发现全部将发生心功能减退的患者。

（3）在灭菌注射水中，苯甲醇用作防腐剂，它对新生儿和 3 岁以下的儿童有毒性。用于对苯甲醇过敏的患者，使用注射用水重新配制。

（4）无法使用 5% 葡萄糖注射液为溶剂，因其可使蛋白凝固，不得与其他药物混合输注。

知识点 13：曲妥珠单抗的不良反应 副高：熟练掌握 正高：熟练掌握

曲妥珠单抗的不良反应包括：疼痛，乏力，寒战，发热，恶心，呕吐，感冒样症状，感染，便秘，腹泻，消化不良，咽炎，鼻炎，鼻窦炎，腹胀，白细胞计数降低，血小板计数降低，贫血，鼻出血，肝毒性，心功能不全，血管扩张，失眠，感觉异常，低血压，畏食，周围水肿，关节痛，呼吸困难，肺部疾病，肌肉疼痛，焦虑，抑郁，眩晕，嗜睡，哮喘，咳嗽增多，胸腔积液，瘙痒，皮疹。

知识点 14：曲妥珠单抗的禁忌证 副高：熟练掌握 正高：熟练掌握

对本品或其他成分过敏者，妊娠和哺乳期妇女禁用。

知识点 15：曲妥珠单抗的药物相互作用 副高：熟练掌握 正高：熟练掌握

正式的本药在人体内和其他药物相互作用的研究，未监察到临床试验中与其共同使用的药物有临床显著的相互作用。

知识点 16：西妥昔单抗的药理作用　　副高：熟练掌握　正高：熟练掌握

本品可与表达于正常细胞及多种癌细胞表面的表皮生长因子（EGF）受体特异性结合，并竞争性阻断 EGF 与其他配体，如 α 转化生长因子（TGF-α）的结合。本品是针对 EGF 受体（EGFR）的 IgG1 单克隆抗体，两者进行特异性结合后，通过对与 EGF 受体结合的酪氨酸激酶（TK）的抑制作用，阻断细胞内信号转导途径，因此抑制癌细胞的增殖，诱导癌细胞的凋亡，降低基质金属蛋白酶和血管内皮生长因子的产生。

本品单剂治疗或与化疗、放疗结合治疗时的药动学呈非线性特征。当剂量从 20mg/m^2 增大到 400mg/m^2 时，药时曲线下面积（AUC）的增大程度大于剂量的增长倍数。当剂量从 20mg/m^2 增大到 200mg/m^2 时，清除率（CL）从 0.08L/（m^2·h）下降至 0.02L/（m^2·h），当剂量大于 200mg/m^2 时，CL 不变。表观分布容积（V_d）和剂量无关，接近 2~3L/m^2。本品 400mg/m^2 滴注 2 小时后，平均最大血药浓度（C_{max}）是 184μg/ml（92~327μg/ml），平均消除半衰期为 97 小时（41~213 小时）。按 250mg/m^2 滴注 1 小时后，平均 C_{max} 是 140μg/ml（120~170μg/ml）。在建议剂量下（初始 400mg/m^2，之后一周 250mg/m^2）到第 3 周时，本品达到稳态血药浓度，峰值、谷值波动范围分别是 168~235μg/ml 和 41~85μg/ml。平均消除半衰期为 114 小时（75~188 小时）。

知识点 17：西妥昔单抗的适应证　　副高：熟练掌握　正高：熟练掌握

与伊立替康联合治疗表达 EGFR、经伊立替康治疗无效的转移性结直肠癌。

知识点 18：西妥昔单抗的用法用量　　副高：熟练掌握　正高：熟练掌握

静脉滴注：初始剂量一次 400mg/m^2，滴注 120 分钟，随后一周给药一次 250mg/m^2，滴注 60 分钟，最大滴注速率不能大于 5ml/min。治疗连续至病情进展。

知识点 19：西妥昔单抗的注意事项　　副高：熟练掌握　正高：熟练掌握

（1）如果出现轻中度超敏反应，应减慢本品的滴注速率，一旦发生严重超敏反应，应马上并永久停用，并进行紧急处理。

（2）给药时发生呼吸困难也许与本品有关，老年患者、体能状况低下或伴有肺部疾病的患者也许存在更高的与呼吸困难有关的风险。

（3）发生严重（3 级）皮肤反应，应中断治疗。

（4）体能状况欠佳或伴有心肺疾病的患者慎用。

（5）注意检测血清中镁的水平，需要时应补充镁。

（6）用药过程中及用药结束后 1 小时内，需严密检测患者的状况，并须配备复苏设备。

（7）首次滴注本品之前，患者应接受抗组胺药物治疗，建议在一次使用本品前均进行这种治疗。

（8）伊立替康应在本品滴注结束 1 小时后开始使用。

（9）本品应在有经验的医师指导下使用。建议检测 EGFR。

知识点 20：西妥昔单抗的不良反应　　副高：熟练掌握　正高：熟练掌握

西妥昔单抗的不良反应包括：急性气道阻塞，指甲病，甲床炎，支气管痉挛，恶心，喘鸣，嘶哑，皮疹，风疹，说话困难，呼吸困难，发热，寒战，结膜炎，低血压，粉刺样皮疹，低镁血症。

知识点 21：西妥昔单抗的禁忌证　　副高：熟练掌握　正高：熟练掌握

已知对本品有严重超敏反应（3 级或 4 级）者，妊娠和哺乳期妇女禁用。

知识点 22：西妥昔单抗药物相互作用　　副高：熟练掌握　正高：熟练掌握

伊立替康不会影响西妥昔单抗的安全性，反之也一样。一项正式的药物相互作用研究表明，单剂量（$350mg/m^2$ 体表面积）伊立替康不会影响本品的药代动力学性质。同样，本品也不会影响伊立替康的药代动力学性质。还未进行本品与其他药物相互作用的人体研究。

知识点 23：吉非替尼的药理作用　　副高：熟练掌握　正高：熟练掌握

吉非替尼为一种选择性表皮生长因子受体（EGFR）酪氨酸激酶抑制剂，该酶一般表达于上皮来源的实体瘤。对于 EGFR 酪氨酸激酶活性的抑制可抑制肿瘤的生长，转移和血管生成，并增大肿瘤细胞的凋亡。在体内，吉非替尼广泛抑制异种移植在裸鼠的人肿瘤细胞衍生系的肿瘤生长，并提高放化疗和激素治疗的抗肿瘤活性。在临床实验中已证明吉非替尼对局部晚期或转移性非小细胞肺癌具客观的抗肿瘤反应并可改善疾病有关的症状。

知识点 24：吉非替尼的适应证　　副高：熟练掌握　正高：熟练掌握

以往接受过铂化合物和多西他赛治疗或不适用于化疗的晚期或转移性非小细胞肺癌。

知识点 25：吉非替尼的用法用量　　副高：熟练掌握　正高：熟练掌握

口服：一次 250mg，一天 1 次，空腹或与食物同服。

知识点 26：吉非替尼的注意事项　　副高：熟练掌握　正高：熟练掌握

（1）接受本品治疗的患者，偶发急性间质性肺病，部分患者将死亡。伴有先天性肺纤维化、肺沉着病、放射性肺炎、间质性肺炎、药物诱发性肺炎的患者出现这种情况时死亡率增大。如果患者气短，咳嗽和发热等呼吸道症状加剧，应中断治疗，立即查明原因。当证明有间质性肺病时，应停药并进行相应治疗。

（2）应告诫患者，有眼部症状、严重或连续的腹泻、恶心、呕吐或畏食加剧时应马上就医。

（3）定期检测肝功能，氨基转移酶轻中度升高者慎用，严重升高者停药。

（4）治疗期间可产生乏力症状，影响驾驶及操纵机器能力。

（5）不建议用于儿童或青少年。

知识点27：吉非替尼的不良反应 副高：熟练掌握 正高：熟练掌握

吉非替尼的不良反应包括：腹泻，消化道反应，口腔黏膜炎，脱水，口腔溃疡，脓疱性皮疹，指甲异常，多形红斑，血管性水肿，荨麻疹，皮肤干燥，瘙痒，痤疮，肝功能异常，氨基转移酶升高，乏力，脱发，体重下降，外周性水肿，结膜炎，眼睑炎，睫毛生长异常，弱视，出血性膀胱炎，角膜糜烂，角膜脱落，眼部缺血/出血，鼻出血，血尿，国际标准化比值（INR）升高，呼吸困难，间质性肺病。

知识点28：吉非替尼的禁忌证 副高：熟练掌握 正高：熟练掌握

对本品或赋形剂有严重过敏反应者，妊娠和哺乳期妇女禁用。

知识点29：吉非替尼的药物相互作用 副高：熟练掌握 正高：熟练掌握

体外试验证明吉非替尼通过 CYP 3A4 代谢。在健康志愿者中将吉非替尼和利福平一起给药，吉非替尼的平均 AUC 减少 83%，在健康志愿者中将吉非替尼与伊曲康唑（一种 CYP 3A4 抑制剂）联用，吉非替尼的平均 AUC 增大 80%。因为药物不良反应与剂量及作用时间有关，该结果可能有临床意义。与能引发胃 pH 连续升高≥5 的药物联用，可使吉非替尼的平均 AUC 减低 47%。

知识点30：厄洛替尼的药理作用 副高：熟练掌握 正高：熟练掌握

厄洛替尼的临床抗肿瘤作用机制还未完全清楚。厄洛替尼能抑制与表皮生长因子受体（EGFR）有关的细胞内酪氨酸激酶的磷酸化，对其他酪氨酸激酶受体是否有特异性抑制作用还未完全清楚。EGFR 表达于正常细胞和肿瘤细胞的表面。在临床前研究中没有监察到潜在致癌性的证据。

知识点 31：厄洛替尼的适应证 副高：熟练掌握 正高：熟练掌握

两个或两个以上化疗方案无效的局部晚期或转移的非小细胞肺癌。

知识点 32：厄洛替尼的用法用量 副高：熟练掌握 正高：熟练掌握

口服：一次 150mg，一天 1 次，进食前 1 小时或进食后 2 小时服用。

知识点 33：厄洛替尼的注意事项 副高：熟练掌握 正高：熟练掌握

同服华法林或其他双香豆素类抗凝药应定期检测凝血酶原时间或 INR。

知识点 34：厄洛替尼的不良反应 副高：熟练掌握 正高：熟练掌握

厄洛替尼的不良反应包括：恶心，呕吐，出现皮疹，腹泻，腹痛，食欲缺乏，乏力，咳嗽，感染，肝功能异常，口腔黏膜炎，荨麻疹，皮肤干燥，结膜炎，呼吸困难，干燥性角结膜炎，ALT、AST 和胆红素升高。

知识点 35：厄洛替尼的禁忌证 副高：熟练掌握 正高：熟练掌握

妊娠及哺乳期妇女禁用。

知识点 36：索拉非尼的药理作用 副高：熟练掌握 正高：熟练掌握

索拉非尼是一种新型的二芳基尿素，化学名为4-{4-[3-(4-氯-3-氟甲基-苯基)-酰脲]-苯氧基}-吡啶-2-羧酸甲胺，临床应用的是索拉非尼的甲苯磺酸盐。索拉非尼是一种口服多激酶抑制剂，有靶向抑制肿瘤细胞增殖与肿瘤血管生成的作用。索拉非尼采取“多靶点”方式进攻肿瘤细胞，对 Raf-1 激酶、B-Raf、血管内皮生长因子受体-2（VEGFR-2）、血小板源性生长因子受体（PDGFR）、Fms 样酪氨酸激酶-3（FLT3）及干细胞生长因子（c-KIT）都具有抑制作用。它一方面可以通过上游抑制受体酪氨酸激酶 KIT 与 FLT3，以及下游抑制 RAF/MEK/ERK 途径中丝氨酸-苏氨酸激酶，降低肿瘤细胞增生；另一方面，通过上游抑制受体酪氨酸激酶 VEGFR 与 PDGFR，以及下游抑制 RAF/MEK/ERK 途径中丝氨酸-苏氨酸激酶，降低肿瘤血管生成。

知识点 37：索拉非尼的适应证 副高：熟练掌握 正高：熟练掌握

无法手术的晚期肾细胞癌。

知识点38：索拉非尼的用法用量 副高：熟练掌握 正高：熟练掌握

口服，一次0.4g，一天3次，空腹或伴低脂、中脂饮食服用，治疗维持至患者无法临床受益或出现不可耐受的毒性反应。产生不良反应时，剂量可减为0.4g，一天1次或隔天1次，必要时停药。

知识点39：索拉非尼的注意事项 副高：熟练掌握 正高：熟练掌握

（1）观察治疗期间血压变化、出血风险、骨髓抑制。

（2）联用华法林的患者应定期进行有关检查。

（3）有活动性出血倾向的患者应慎用，且不得进行肌内注射，因本品可能诱发血小板计数降低，使患者易出现出血、碰伤或血肿等情况。

（4）以往进行过骨髓抑制治疗（包括放疗和化疗）的患者慎用。

（5）活动性感染（包括真菌感染或病毒感染）患者在使用本品前宜先进行有关治疗，曾感染过带状疱疹、单纯疱疹等疱疹病毒或有其他病毒感染史的患者，化疗后感染可能复发。

（6）本品在儿童患者中的安全性和有效性还未得到验证。

（7）肝病、黄疸或肾病患者慎用。

知识点40：索拉非尼的不良反应 副高：熟练掌握 正高：熟练掌握

索拉非尼的不良反应包括：淋巴细胞减少，白细胞减少，中性粒细胞减少，血小板减少，贫血，低磷血症，低钠血症，脱水，腹泻，皮疹，食欲缺乏，手足综合征，脱屑、瘙痒、红斑，皮肤干燥，脱发，血压升高，疲劳、虚弱，发热，恶心，呕吐，脂肪酶升高，口腔炎，头痛，面部潮红，便秘，关节炎，淀粉酶升高，肢体疼痛，吞咽困难，胰腺炎，勃起功能障碍，男性乳房发育，声嘶，耳鸣，抑郁。

知识点41：索拉非尼的禁忌证 副高：熟练掌握 正高：熟练掌握

对本品或非活性成分严重过敏者，妊娠和哺乳期妇女禁用。

知识点42：索拉非尼的药物相互作用 副高：熟练掌握 正高：熟练掌握

索拉非尼与多柔比星或伊立替康联用时，后两者的药时曲线下面积将分别增大21%和26%~42%，目前还不清楚上述现象是否具有临床意义，但通常建议索拉非尼与上述两种药物联用时应注意严密监察。索拉非尼与酮康唑联用时较安全。从理论上说，任何能够诱导CYP 3A4的药物都能加快索拉非尼的代谢，减少其血药浓度和临床效果。索拉非尼是CYP 2C9的竞争性抑制剂，所以，它有可能升高其他经CYP 2C9代谢的药物的血药浓度。当索拉非尼和其他治疗范围较窄的 CYP 2C9 底物（例如塞来昔布、双氯芬酸、屈大麻酚、四氢大麻酚（THC）、苯妥英或磷苯妥英、吡罗昔康、舍曲林、甲苯磺丁脲、托吡酯和华法林等）联用时应注意监察，以防出现严重不良反应。

知识点 43：舒尼替尼的药理作用　　副高：熟练掌握　正高：熟练掌握

苹果酸舒尼替尼是一种能够抑制多个受体酪氨酸激酶的小分子，可抑制血小板源性生长因子受体（PDGFR-α 和 PDGFR-β）、干细胞因子受体（KIT）、血管内皮生长因子受体（VEGFR-1、VEGFR-2 和 VEGFR-3）、Fms 样酪氨酸激酶-3（FLT-3）、1 型集落刺激因子受体（CSF-1R）及神经胶质细胞系衍生的神经营养因子受体（RET）。在表达受体酪氨酸激酶靶点的肿瘤模型的体内实验中，舒尼替尼能够抑制多个受体酪氨酸激酶（PDGFR-β、VEGFR-2、KIT）的磷酸化进程；在某些动物肿瘤模型中表明出抑制肿瘤生长或造成肿瘤消退和（或）抑制肿瘤转移的作用。体外实验结果显示舒尼替尼可以抑制靶向受体酪氨酸激酶（PDGFR、RET 或 KIT）表达失调的肿瘤细胞生长，体内实验结果显示其能抑制 PDGFR-β 和 VEGFR-2 依赖的肿瘤血管形成。

知识点 44：舒尼替尼的适应证　　副高：熟练掌握　正高：熟练掌握

舒尼替尼适用于：伊马替尼治疗无效或无法耐受的胃肠道间质瘤（GIST），无法手术的晚期肾细胞癌（RCC）。

知识点 45：舒尼替尼的用法用量　　副高：熟练掌握　正高：熟练掌握

口服：一次 50mg，一天 1 次，服药 4 周，停药 2 周（4/2 给药方案）。与食物同服或不同服都可。

知识点 46：舒尼替尼的注意事项　　副高：熟练掌握　正高：熟练掌握

（1）如果出现充血性心力衰竭的临床表现应停药。没有充血性心力衰竭临床证据但射血分数低于 50%以及射血分数低于基线 20%的患者也应停药或减量。

（2）本品可延长心电图 QT 间期，且有剂量依赖性，应慎用于已知有心电图 QT 间期延长病史、服用抗心律失常药物或有相应基础心脏疾病、心跳过缓和电解质紊乱的患者。

（3）用药期间若发生严重高血压，应暂停使用，直到高血压得到控制。

（4）育龄妇女用药时需避孕；哺乳期妇女用药时应终止哺乳。

知识点 47：舒尼替尼的不良反应　　副高：熟练掌握　正高：熟练掌握

舒尼替尼的不良反应包括：皮肤变色，恶心，腹泻，腹痛，便秘，乏力，味觉变化，畏食，呕吐，黏膜炎/口腔炎，消化不良，食欲缺乏，发热，头晕，头痛，高血压，左心室功能障碍，心电图QT间期延长，皮疹，手足综合征，外周性水肿，出血，静脉血栓事件，灵敏性下降，可逆性后脑白质脑病综合征（RPLS），背痛，关节痛，肢痛，体重变化，精神功能变化，视力丧失，结膜炎，嗜睡，呼吸困难，AST/ALT、脂肪酶、碱性磷酸酶、淀粉酶、总胆红素、间接胆红素、肌酐升高，低血钾，高血钠，左室射血分数下降，血小板减少，白细胞减少，淋巴细胞减少，甲状腺功能减退。

知识点48：舒尼替尼的禁忌证　　副高：熟练掌握　正高：熟练掌握

对本品或非活性成分严重过敏者禁用。

知识点49：伊马替尼的药理作用　　副高：熟练掌握　正高：熟练掌握

甲磺酸伊马替尼在体内、外都可在细胞水平上抑制bcr-abl酪氨酸激酶，能选择性控制bcr-abl阳性细胞系细胞、Ph染色体阳性的急慢性淋巴细胞白血病患者的新鲜细胞的增殖和诱导其凋亡。另外，甲磺酸伊马替尼还可抑制血小板源性生长因子（PDGF）受体、干细胞因子（SCF）、c-KIT受体的酪氨酸激酶，因此抑制由PDGF和干细胞因子介导的细胞行为。

知识点50：伊马替尼的适应证　　副高：熟练掌握　正高：熟练掌握

慢性髓性白血病急变期、加快期或INF-α治疗无效后的慢性期患者，无法切除或出现转移的恶性胃肠道间质肿瘤（GIST）的成人患者。

知识点51：伊马替尼的用法用量　　副高：熟练掌握　正高：熟练掌握

口服：成人，一天1次，儿童和青少年一天1次或分两次服用，宜在进餐时服用，并饮一大杯水，无法吞咽胶囊的患者，可将胶囊内药物溶于水或苹果汁中。

CML患者慢性期，一天400mg；急变期和加速期，一天600mg，只要有效，就应连续服用。无法切除和或转移的恶性GIST：一天400mg，治疗后如未获得满意效果，如果无药品不良反应，可考虑增大剂量至一天600mg。治疗剂量应根据出现的不良反应作调整。

知识点52：伊马替尼的注意事项　　副高：熟练掌握　正高：熟练掌握

（1）儿童患者水潴留可能不出现可以识别的水肿，水潴留可以加剧或造成心力衰竭，严重心力衰竭者、青光眼的患者应慎用。

（2）可见胃肠道出血和肿瘤内出血，在治疗初始应检测患者的胃肠道症状。

（3）有肝功能损伤者慎用。

（4）定期检查血象、肝功能。

知识点53：伊马替尼的不良反应 副高：熟练掌握 正高：熟练掌握

伊马替尼的不良反应包括：恶心，呕吐，味觉障碍，失眠，腹泻、腹胀，消化不良，便秘，食管反流，口腔溃疡，呼吸困难，肌痛，头痛，头晕，水潴留，疲劳，发热，畏寒，胃肠道出血，肿瘤内出血，败血症，肺炎，性功能障碍，肝坏死，单纯疱疹，带状疱疹，潮红，四肢发冷，上呼吸道感染，胃肠炎，骨髓抑制，中性粒细胞减少，血小板减少，体重增加，脱水，肌痉挛，关节肿胀，高尿酸血症，低钾血症，低钠血症，抑郁，焦虑，性欲减退，嗜睡，周围神经病变，记忆损伤，结膜炎，流泪增多，视物模糊，视网膜出血，意识模糊，感觉异常，青光眼，心力衰竭，心跳过速，高血压，食欲缺乏，低血压，肝酶升高，皮肤干燥，毛发稀少，色素沉着。

知识点54：伊马替尼的禁忌证 副高：熟练掌握 正高：熟练掌握

对本品活性物质或任何赋形剂过敏者，妊娠和哺乳期妇女禁用。

知识点55：伊马替尼的药物相互作用 副高：熟练掌握 正高：熟练掌握

（1）CYP 3A4 抑制剂：健康志愿者一起服用单剂酮康唑（CYP 3A4 抑制剂）后，甲磺酸伊马替尼的药物暴露量大大提升（平均最高血浆浓度和曲线下面积可分别增大 26% 和 40%），所以一起服用甲磺酸伊马替尼和 CYP 3A4 抑制剂（如酮康唑、伊曲康唑、红霉素和克拉霉素）时必须谨慎。

（2）CYP 3A4 诱导剂：在临床研究中发现，给予苯妥英药物后，甲磺酸伊马替尼的血浆浓度减少，效果减低。其他诱导剂如地塞米松、卡他咪嗪、利福平、苯巴比妥和含有 St John 麦汁浸膏制剂等，可能有相似问题，但还未进行专门研究，所以同服这些药物时须谨慎。

（3）甲磺酸伊马替尼可使下列药物改变血浆浓度。甲磺酸伊马替尼使辛伐他汀（CYP 3A4 底物）的平均 C_{max} 和 AUC 分别增大 2 倍和 3.5 倍。当一起服用本药与治疗窗狭窄的 CYP 3A4 底物（如环孢素、匹莫齐特）时需谨慎。甲磺酸伊马替尼可增大经 CYP 3A4 代谢的其他药物（如苯二氮䓬类、双氢吡啶、钙离子拮抗剂及 HMG-CoA 还原酶抑制剂等）的血浆浓度。

（4）在与抑制 CYP 3A4 活性类似的浓度下，甲磺酸伊马替尼还可在体外抑制细胞色素 P450 酶系 CYP 2D6 的活性，所以在与甲磺酸伊马替尼一起服用时，可能增大全身与 CYP 2D6 底物的接触量，虽然未作专项研究，用药时仍应谨慎。

（5）甲磺酸伊马替尼在体外还能够抑制 CYP 2C9 和 CYP 2C19 的活性，一起服用华法林后出现凝血酶原时间延长。所以在甲磺酸伊马替尼治疗的始末或更改剂量时，如果一起在用双香豆素，宜短期检测凝血酶原时间。

（6）应告知患者禁止使用含有对乙酰氨基酚的非处方药和处方药。

第十二节 其他抗肿瘤药物

知识点1：顺铂（DDP）的药理作用 副高：熟练掌握 正高：熟练掌握

顺铂是无机铂的金属络合物。包含有一个中心二价铂与周围顺式排列的两个氨分子和两个氯原子，类似于双功能烷化剂，可与DNA形成链内和链间交叉联结，破坏DNA功能，阻碍DNA复制，为细胞周期非特异性药物。临床研究证实，对人体多种肿瘤有明显效果，尤其是对睾丸和卵巢癌。它具有抗瘤谱广、作用强、与多种抗肿瘤药有协同作用且没有交叉耐药等特点。

知识点2：顺铂的适应证 副高：熟练掌握 正高：熟练掌握

（1）卵巢癌、睾丸恶性肿瘤、肺癌。

（2）头颈部癌、食管癌、恶性黑色素瘤、恶性淋巴瘤等。

（3）癌性胸、腹水。

知识点3：顺铂的用法用量 副高：熟练掌握 正高：熟练掌握

（1）静脉用药：20～30mg/m^2，溶于生理盐水200～500ml中进行静脉滴注，连用3～5天（总量150mg），间隔3～4周重复，可重复用药3～4疗程。大剂量DDP疗法（HD-DDP）：80～120mg/m^2，溶于生理盐水或3%氯化钠200ml中静脉滴注，并采用水化与甘露醇、呋塞米输注的方法，以缓解肾脏毒性。通常在大剂量DDP之前先补液（生理盐水或5%葡萄糖盐水注射液）1000～2000ml，加10%氯化钾20ml。DDP随后继续输液5000ml（每1000ml液体给氯化钾20ml）。输液从DDP给药之前12小时开始，连续到DDP，滴完后24小时为止。为促进利尿，输注DDP之前先迅速静脉滴注20%甘露醇125ml，DDP后再给予20%甘露醇125ml迅速静脉滴注，并依据尿量使用呋塞米。此疗法每3周1次，可重复3～4次。

（2）动脉注射：一次20～30mg，用生理盐水20～30ml溶解，插管给予，连用5天为一疗程；或每次60～80mg，间隔3周重复。

（3）胸、腹腔注射：一次30～60mg，7～10天1次。

知识点4：顺铂的注意事项 副高：熟练掌握 正高：熟练掌握

（1）治疗中注意复查血清尿素氮、肌酐，有下列情况者禁用或停用本品 ①早期肾脏毒性，例如尿中白细胞10个/高倍镜视野、红细胞或管型5个/高倍镜视野以上者；②血清肌酐大于186～351mmol/L者；③有肾脏疾患史、肾功能不全的患者。

（2）用药期间，尤其大剂量给药时，应给予水化、利尿措施，补充电解质。

（3）大剂量给药时，应严密监察有无液体超负荷的病症，并立即处理。

（4）粉剂：DDP 在生理盐水中溶解缓慢，可加温至 30℃左右振荡助溶。

（5）本品应避光、室温下保存。

知识点 5：顺铂的不良反应　　副高：熟练掌握　正高：熟练掌握

（1）消化道反应：本品是目前致吐性极强的化疗药物之一。可出现食欲缺乏、恶心、呕吐、腹泻等。通常于注射后 1~2 小时发生，连续 4~6 小时或更长，停药 2~3 天后消失。此反应和剂量有关。用药期间给予甲氧氯普胺、地塞米松或昂丹司琼等可抑制或缓解消化道反应。

（2）肾脏毒性是最严重的毒性反应，亦为剂量限制性毒性。有血尿及肾功能损伤，血清肌酐高及清除率低，与用药剂量有关。常发于给药后 7~14 天。

（3）神经毒性与用药总量相关。主要表现为耳鸣、耳聋、不可逆的高频听力丧失等。有中耳炎病史者禁用本品。少数患者还可出现球后视神经炎、感觉异常及味觉丧失。

（4）骨髓抑制：主要表现为白细胞减少，多发生于剂量大于一天 $100mg/m^2$，血小板减少相对较轻。白细胞少于 $3.5\times10^9/L$ 或血小板少于 $75\times10^9/L$ 时禁用或停用本品。

（5）其他：少数患者有心电图 ST-T 变化、过敏、肝功能损伤等。

知识点 6：顺铂的禁忌证　　副高：熟练掌握　正高：熟练掌握

对本品过敏者，肾损伤患者及孕妇禁用。

知识点 7：顺铂的药物相互作用　　副高：熟练掌握　正高：熟练掌握

（1）本品可降低 BLM 的肾排泄而增大其肺毒性。

（2）与氨基苷类抗生素联用可发生致命性的肾衰竭，并可能加剧耳毒性。

（3）与呋塞米或依他尼酸联用可增大对耳的损伤；抗组胺类、吩噻嗪类药等可能掩盖 DDP 的耳毒性。

知识点 8：卡铂（CBP）的药理作用　　副高：熟练掌握　正高：熟练掌握

本品为细胞周期非特异性抗肿瘤药，直接作用在 DNA，主要与细胞 DNA 的链间及链内交联，破坏 DNA 从而抑制肿瘤的生长。

知识点 9：卡铂的适应证　　副高：熟练掌握　正高：熟练掌握

卡铂适用于卵巢癌、小细胞肺癌、非小细胞肺癌、头颈部鳞癌、食管癌、精原细胞瘤、膀胱癌、间皮瘤等。

知识点10：卡铂的用法用量　副高：熟练掌握　正高：熟练掌握

用5%葡萄糖注射液溶解本品，浓度为10mg/ml，然后加入5%葡萄糖注射液250~500ml中静脉滴注。通常成人用量按体表面积一次200~400mg/m^2，每3~4周给药1次；2~4次为一疗程。或按照体表面积一次50mg/m^2，一天1次，连用5天，间隔4周重复。也可按AUC给药。

知识点11：卡铂的注意事项　副高：熟练掌握　正高：熟练掌握

（1）使用本品前应检查血象及肝、肾功能，治疗期间最少每周检查1次白细胞和血小板。

（2）带状疱疹、感染、肾功能下降者慎用。

（3）静脉注射时应防止漏于血管外。

（4）本品溶解后，应在8小时内用完。

（5）滴注及存放时应防止直接曝晒。

（6）用药期间应经常检查：听力；神经功能；血尿素氮，肌酐清除率与血清肌酐；血细胞比容，血红蛋白，白细胞分类与血小板计数；血清钙、镁、钾、钠含量。

知识点12：卡铂的不良反应　副高：熟练掌握　正高：熟练掌握

（1）多见反应：①骨髓抑制为剂量限制毒性，白细胞和血小板在用药21天后达最低点，一般在用药后30天左右恢复；粒细胞的最低点见于用药后21~28天，一般在35天左右恢复；白细胞、血小板减少与剂量有关，有蓄积作用。②注射部位疼痛。

（2）罕见反应：①过敏反应（皮疹或瘙痒，少见喘咳），发生于用药后几分钟之内；②周围神经毒性：指/趾麻木或麻刺感；③耳毒性：高频率的听觉丧失首先发生，耳鸣少见；④视物模糊、黏膜炎或口腔炎；⑤恶心及呕吐、便秘或腹泻、食欲缺乏、脱发及头晕，少见变态反应和肝功能异常。

知识点13：卡铂的禁忌证　副高：熟练掌握　正高：熟练掌握

有明显骨髓抑制和肝、肾功能不全者。对顺铂或其他含铂化合物过敏者。对甘露醇过敏者。

知识点14：卡铂的药物相互作用　副高：熟练掌握　正高：熟练掌握

（1）尽可能避免与可能损伤肾功能的药物如氨基苷类抗生素一起使用。

（2）与其他抗癌药联合使用时，应注意适度减少剂量。

（3）本品应防止与铝化合物接触，也不得与其他药物混合滴注。

知识点15：奥沙利铂（OXA）药理作用　　副高：熟练掌握　正高：熟练掌握

本品出现铂类化合物的一般毒性反应，产生种属特异的心脏毒性，未出现顺铂的肾脏毒性，也无卡铂的骨髓毒性。本品属于新的铂类衍生物，通过产生烷化结合物作用在DNA，形成链内和链间交联，因此抑制DNA的合成及复制。本品与DNA结合快速，最多需15分钟，而顺铂与DNA的结合分为两个时相，其中包括一个48小时后的延迟相。在人体内用药1小时后，通过测定白细胞的加合物，可表明其存在。复制过程中的DNA合成，其后DNA的分离、RNA和细胞蛋白质的合成都被抑制，某些对顺铂耐药的细胞系，本品治疗有效。

知识点16：奥沙利铂的适应证　　副高：熟练掌握　正高：熟练掌握

用于经氟尿嘧啶治疗无效后的结直肠癌转移的患者，可单独或联合氟尿嘧啶使用。

知识点17：奥沙利铂的用法用量　　副高：熟练掌握　正高：熟练掌握

在单独或联合用药时，建议剂量为按体表面积一次130mg/m^2，加入250～500ml 5%葡萄糖溶液中输注2～6小时。无主要毒性产生时，每3周（21天）给药1次。调整剂量以安全性，特别是神经学的安全性为根据。

知识点18：奥沙利铂的注意事项　　副高：熟练掌握　正高：熟练掌握

（1）本品应在具有抗癌化疗经验的医师的监督下使用。尤其是与具有潜在性神经毒性的药物联合用药时，应密切检测其神经学安全性。

（2）因为本品有消化系统毒性，如恶心、呕吐，应使用预防性或治疗性的止吐用药。

（3）当出现血液毒性时（白细胞$<2\times10^9$/L或血小板$<50\times10^9$/L），应推迟下一周期用药，直至恢复。

（4）在每次治疗之前应进行血液学计数和分类，也应进行神经学检查，随后应定期进行。

知识点19：奥沙利铂的不良反应　　副高：熟练掌握　正高：熟练掌握

（1）造血系统：本品具有一定的血液毒性。当单独用药时，可引发不良反应：贫血、白细胞减少、粒细胞减少、血小板减少，有时可达3级或4级。当与氟尿嘧啶联合使用时，中性粒细胞减少症及血小板减少症等血液学毒性增大。

（2）消化系统：单独使用本品，可引发恶心、呕吐、腹泻。这些症状有时很严重。当与氟尿嘧啶联合使用时，这些副作用明显增大。建议给予预防性和治疗性的止吐用药。

（3）神经系统：以末梢神经炎作为特征的周围性感觉神经病变。有时可伴有口腔周围、上呼吸道和上消化道的痉挛及感觉障碍，甚至与喉痉挛的临床表现相似而无解剖学根据，可自行恢复而无后遗症。这些症状常因感冒而激发或加剧。感觉异常可在治疗休息期缓解，但在累积剂量超过800mg/m^2（6个周期）时，有可能造成永久性感觉异常和功能障碍。在治疗停止后数月之内，3/4以上患者的神经毒性可缓解或消失。当出现可逆性的感觉异常时，并不用调整下一次本品的给药剂量。给药剂量的调整应以所监察到的神经症状的持续时间和严重性为根据。当感觉异常在两个疗程中间持续存在，疼痛性感觉异常或功能障碍开始出现时，本品给药量应降低25%（或100mg/m^2），若在调整剂量之后症状仍持续存在或加剧，应终止治疗。在症状完全或部分消失后，全量或减量使用，应依据医师的判断作出决定。

知识点20：奥沙利铂的禁忌证　　副高：熟练掌握　正高：熟练掌握

对铂类衍生物有过敏者禁用。妊娠和哺乳期间慎用。

知识点21：奥沙利铂的药物相互作用　　副高：熟练掌握　正高：熟练掌握

因与氯化钠和碱性溶液（尤其是氟尿嘧啶）之间存在配伍禁忌，本品不要与上述制剂混合或通过同一条静脉一起给药。体外研究表明，在红霉素、水杨酸盐、紫杉醇和丙戊酸钠等化合物存在的情况下，本品的蛋白结合没有明显变化。在动物和人的体内研究中表明，与氟尿嘧啶联合使用具有协同作用。

知识点22：门冬酰胺酶的药理作用　　副高：熟练掌握　正高：熟练掌握

本品是取自大肠杆菌的酶制剂类抗肿瘤药物，可以将血清中的门冬酰胺水解为门冬氨酸和氨，而门冬酰胺是细胞合成蛋白质和增殖生长所必需的氨基酸。正常细胞具有自身合成门冬酰胺的功能，而急性白血病等肿瘤细胞则无此功能，因此当用本品使门冬酰胺急剧缺失时，肿瘤细胞因既无法从血中取得足够门冬酰胺，也无法自身合成，使其蛋白质合成受障碍，增殖受抑制，细胞大量破坏而无法生长、存活。本品也能干扰细胞DNA、RNA的合成，可能作用在细胞G_1增殖周期中，是抑制该期细胞分裂的细胞周期特异性药。

知识点23：门冬酰胺酶的适应证　　副高：熟练掌握　正高：熟练掌握

门冬酰胺酶适用于治疗急性淋巴细胞白血病（简称急淋）、急性粒细胞白血病、急性单核细胞白血病、慢性淋巴细胞白血病、霍奇金病及非霍奇金淋巴瘤、黑色素瘤等。本品对于上述各种瘤细胞的增殖有抑制作用，其中对儿童急性淋巴细胞白血病的诱导缓解期效果最好，有时对部分常用化疗药物缓解后复发的患者可能有效，但单独使用时缓解期较短，而且容易产生耐药性，所以多与其他化疗药物组成联合方案使用，以提高效果。

知识点24：门冬酰胺酶的用法用量 副高：熟练掌握 正高：熟练掌握

依据不同病种，不同的治疗方案，本品的用量有很大差异。以急性淋巴细胞白血病的诱导缓解方案为例：剂量可依据体表面积计算，每天剂量500U/m^2或1000U/m^2，最高可达2000U/m^2；以10~20天为一疗程。

知识点25：门冬酰胺酶的注意事项 副高：熟练掌握 正高：熟练掌握

（1）起始于大肠杆菌与起始于欧文菌族的门冬酰胺酶间偶有交叉敏感反应。

（2）对诊断的干扰：①甲状腺功能试验，首次注射本品的2天内，患者血清中的甲状腺结合蛋白浓度下降，直到最后一次注射本品后的4周内，浓度才恢复正常；②因为门冬酰胺的分解，血氨及尿素氮浓度可能增大；③血糖、血尿酸及尿尿酸会增加；④在治疗的最初3周内，部分凝血活酶时间、凝血酶原时间、凝血酶时间等可能延长，血小板计数增大；⑤因为本品抑制血浆蛋白的合成，患者的血浆纤维蛋白原、抗凝血酶、纤维蛋白溶酶原、血清白蛋白的浓度将降低；⑥如有肝功能异常提示为肝毒性、肝损伤的征兆；⑦血清钙减少。

（3）下列情况慎用：①糖尿病；②痛风或肾尿酸盐结石史；③肝功能不全、感染等；④以往曾用细胞毒或放射治疗的患者。

（4）在治疗开始前和治疗期间随访下列检测：周围血象、血浆凝血因子、血糖、血清淀粉酶、血尿酸、肝功能、肾功能、骨髓涂片分类、血清钙、中枢神经系统功能等。

（5）因为本品能进一步抑制患者的免疫机制，并增大所接种病毒的增殖能力、毒性及不良反应，所以在接受本品治疗的3个月内不得接受活病毒疫苗接种，另与患者严密接触者口服脊髓灰质炎疫苗时间也应推迟。

（6）给药说明：①患者应入院治疗，在对肿瘤化疗有经验的医师指导下用药，每次注射前应备有抗过敏反应的药物（如肾上腺素、抗组胺药物、静脉用的激素药物如地塞米松等）和抢救器械。②凡首次采用本品或已使用过本品但已停药一周或一周以上的患者，在注射本品前应做皮试。皮试的药液可按下列方法制备：将5ml的灭菌注射用水或氯化钠注射液注入小瓶内摇动，使小瓶内10000U的门冬酰胺酶溶解，吸取0.1ml（每1毫升含2000U），注入另一含9.9ml稀释液的小瓶内，制成浓度大约是1ml含20U的皮试药液。用0.1ml皮试液（约为2.0U）做皮试，观测1小时，如有红斑或风团即为皮试阳性反应。患者必须皮试阴性方可接受本品治疗。③应从静脉大量补充液体，碱化尿液，口服别嘌醇，用于预防白血病或淋巴瘤患者发生高尿酸血症和尿酸性肾病。④因为使用本品后会很快产生抗药性，所以本品不得用作急性淋巴细胞白血病等患者缓解后的维持治疗方案。⑤本品可由静脉滴注、静脉注射或肌内注射给药。静脉注射前必须用灭菌注射用水或氯化钠注射液进行稀释，每10000U的小瓶稀释液量为5ml。静脉注射给药时，本品应经由正在输注的氯化钠或葡萄糖注射液的侧管注入，静脉注射的时间不能短于半小时。静脉滴注法给药，本品要先用等渗液如0.9%氯化钠或5%葡萄糖注射液稀释，再加入0.9%氯化钠或5%葡萄糖注射液中滴入。肌内注射，先要在含本品10000U的小瓶内注入2ml氯化钠注射液加以稀释，每一个肌内注射部位每一次的肌内注射量不得大于2ml。不论经静脉或肌内注射，稀释液必须要呈澄清方可使用，且要在稀释后8小时内使用。

知识点26：门冬酰胺酶的不良反应 副高：熟练掌握 正高：熟练掌握

成人似较儿童多见。

（1）较多见的有过敏反应，肝损伤，胰腺炎，食欲缺乏，凝血因子Ⅴ、Ⅶ、Ⅷ、Ⅸ及纤维蛋白原降低等。过敏反应的主要表现为突然发作的呼吸困难、关节肿痛、皮疹、皮肤瘙痒、面部水肿，严重者可发生呼吸窘迫、休克甚至致死。在用肌内注射给药的晚期儿童白血病，虽其轻度过敏反应的发生率较高，但有报道认为其严重过敏反应的发生率较静脉注射给药低。过敏反应通常在多次反复注射者中易发生，但曾在皮内敏感试验（简称皮试）阴性的患者中发生。另有某些过敏体质者，即使注射做皮试剂量的门冬酰胺酶时，偶然也会产生过敏反应。肝脏损伤一般在开始治疗的2周内发生，可能出现多种肝功能异常，包括血清丙氨酸氨基转移酶、门冬氨酸氨基转移酶、胆红素等升高，血清白蛋白等减少，曾有经肝穿刺活检证明有脂肪肝病变的病例。患者如感觉剧烈的上腹痛并伴有恶心、呕吐，应疑有急性胰腺炎，其中爆发型胰腺炎很危重，甚至致命。其他还有恶心、呕吐、腹泻等。

（2）罕见的有血糖升高、高尿酸血症、高热、精神和神经毒性等。血糖过高患者有多尿、多饮、口渴症状，其血浆渗透压上升而血酮含量正常。高血糖经停用本品，或给予适量胰岛素及补液可以缓解或消失，但少数严重的可以致死。高尿酸血症常发生在开始治疗时，因为大量肿瘤细胞迅速破坏，致使释放出的核酸分解的尿酸量增多，严重的可引发尿酸性肾病、肾衰竭。精神及神经毒性表现为程度不同的嗜睡、精神抑制、精神错乱、情绪激动、幻觉，偶可发生帕金森综合征等。其他还有白细胞减少、免疫抑制、口腔炎等。

（3）极少见的有因低纤维蛋白原血症及凝血因子减少的出血、低脂血症、颅内出血或血栓形成、下肢静脉血栓及骨髓抑制等。凝血因子减少与本品抑制蛋白质合成相关。

（4）其他：还有血氨过高、脱发、血小板减少、贫血等。要重视出现的不良反应，对其性质要仔细分析，凡会引发严重后果的，应马上停用本品，并结合具体表现采取相应的治疗措施，危急的要积极抢救。

知识点27：门冬酰胺酶的禁忌证 副高：熟练掌握 正高：熟练掌握

下列情况禁用门冬酰胺酶：对本品有过敏史或皮试阳性者。有胰腺炎病史或现患胰腺炎者。患有水痘、广泛带状疱疹等严重感染者。

知识点28：门冬酰胺酶的药物相互作用 副高：熟练掌握 正高：熟练掌握

（1）泼尼松、促皮质素或长春新碱和本品同用时，会增强本品的致高血糖作用，并将增加本品引发的神经病变及红细胞生成紊乱的危险性，但有报道如先用前述各药后再用本品，则毒性似比先用本品或两药联用者为轻。

（2）因为本品可增高血尿酸的浓度，所以当与别嘌醇或秋水仙碱、磺吡酮等抗痛风药联用时，要调节上述抗痛风药的剂量以控制高尿酸血症及痛风。通常抗痛风药选用别嘌醇，因该药可阻止或逆转门冬酰胺酶引发的高尿酸血症。

（3）糖尿病患者用本品时及治疗后，应注意调节口服降糖药或胰岛素剂量。

（4）本品和硫唑嘌呤、苯丁酸氮芥、环磷酰胺、环孢素、巯嘌呤、单克隆抗体 CD3 或放射疗法联用时，可提高效果，因此应考虑降低化疗药物、免疫抑制剂或放射疗法的剂量。

（5）本品和甲氨蝶呤同用时，可通过抑制细胞复制的作用而阻碍甲氨蝶呤的抗肿瘤作用。

知识点 29：亚叶酸钙的药理作用　　副高：熟练掌握　正高：熟练掌握

本品属于叶酸还原型的甲酰化衍生物，是叶酸在体内的活化形式。叶酸在小肠细胞内经二氢叶酸还原酶还原同时甲基化，转变为甲基四氢叶酸，然后作为辅酶参与体内嘌呤与嘧啶核苷酸的合成及某些氨基酸的转化。甲氨蝶呤能够与二氢叶酸还原酶结合，阻断二氢叶酸转变为四氢叶酸，因此抑制胸腺嘧啶核苷酸、DNA、RNA 以至蛋白质的合成。本品进入人体后，通过四氢叶酸还原酶转变为四氢叶酸，可限制甲氨蝶呤对正常细胞的损伤程度，并能逆转甲氨蝶呤对骨髓和胃肠黏膜的反应，但对已出现的甲氨蝶呤引起神经毒性则无明显作用。

知识点 30：亚叶酸钙的适应证　　副高：熟练掌握　正高：熟练掌握

（1）作为叶酸拮抗剂（如甲氨蝶呤、乙胺嘧啶或甲氧苄啶等）的解毒剂。

（2）用于预防甲氨蝶呤过量或大剂量治疗所引发的严重毒性作用。

（3）也适用于叶酸缺乏所引发的巨幼细胞贫血的治疗。

（4）与氟尿嘧啶联用，用于治疗晚期结直肠癌。

知识点 31：亚叶酸钙的用法用量　　副高：熟练掌握　正高：熟练掌握

（1）叶酸拮抗剂治疗后亚叶酸钙“解救”疗法：依据甲氨蝶呤的血药浓度决定亚叶酸钙的剂量。通常静脉注射甲氨蝶呤 24 小时后，采用本品剂量按体表面积 9~15mg/m^2，每 6~8小时一次，连续 2 天，直到血中甲氨蝶呤浓度在 5×10^{-8}mol/L 以下。用作乙胺嘧啶或甲氧苄啶等的解毒剂，每次肌内注射 9~15mg，视中毒情况而定。

（2）甲氨蝶呤的过量补救：当不慎超剂量使用甲氨蝶呤时，应立即使用亚叶酸钙进行急救；排泄延迟时，也应在甲氨蝶呤使用 24 小时内使用亚叶酸钙。通常每 6 小时肌内注射或静脉注射亚叶酸钙10mg，直至血中甲氨蝶呤水平低于10^{-8}mol/L（0.01μmol）。发生消化系统反应（如恶心、呕吐）时，亚叶酸钙可胃肠外用药，但不得鞘内注射。

治疗前后每24小时检测血清肌酐和甲氨蝶呤水平。用药后24小时血肌酐大于治疗前50%或甲氨蝶呤超过治疗前5×10^{-6}mol/L，或用药后48小时甲氨蝶呤超过治疗前9×10^{-7}mol/L，亚叶酸钙的用量增大到100mg/m²，每3小时一次静脉注射，直至甲氨蝶呤水平低于10^{-8}mol/L。

（3）叶酸缺乏引发的巨幼细胞贫血：通常每天肌内注射1mg。

（4）与氟尿嘧啶联用，用于晚期结、直肠癌：①慢慢静脉注射200mg/m² 亚叶酸钙（不少于3分钟）后，然后用370mg/m² 氟尿嘧啶静脉注射。②静脉注射200mg/m² 亚叶酸钙后，接着用425mg/m² 氟尿嘧啶静脉注射。每天1次，5天为一疗程，间隔4周，用两疗程；依据毒性反应的恢复情况，每隔4~5周可重复一次，并依据患者的耐受性调整氟尿嘧啶的剂量，以延长存活期。

知识点32：亚叶酸钙的注意事项　　副高：熟练掌握　正高：熟练掌握

（1）初次使用本品，应在有经验医师指导下用药，并仔细按照规定的剂量及用药时间执行。

（2）因本品含有钙离子，静脉注射时每分钟不能大于160mg。

（3）本品不得与氟尿嘧啶混合输用，因会产生沉淀。

（4）有下列情况者，需慎用本品作为甲氨蝶呤的“解救”治疗：酸性尿（pH<7）、腹水、脱水、胃肠道梗阻、胸腔渗液或肾功能障碍。出现上述情况时，甲氨蝶呤毒性较明显，且不易从体内排出，病情急需者，本品剂量要加大或延长给药时间，必要时可以高剂量静脉给药。

（5）接受大剂量甲氨蝶呤且用亚叶酸钙“解救”者应进行下列各种实验室检测：①治疗前监察肌酐廓清试验；②甲氨蝶呤大剂量用药后每12~24小时测定血浆或血清甲氨蝶呤浓度，以调整本品剂量和使用时间；当甲氨蝶呤浓度低于5×10^{-8}mol时，可以终止实验室检测；③甲氨蝶呤治疗前及以后每24小时测定血清肌酐量，用药后24小时肌酐量超过治疗前50%，提示有严重肾毒性，要慎重处理；④甲氨蝶呤用药前及用药后每6小时应检测尿液酸碱度，要求尿液pH>7，必要时用碳酸氢钠与水化治疗，在注射当天及注射后2天（每天补液量在3000ml/m²）防止肾功能不全；⑤本品与甲氨蝶呤不得一起使用，以免影响后者抗叶酸作用，一次大剂量甲氨蝶呤后24~48小时再次启用本品，剂量应要求血浆浓度等于或超过甲氨蝶呤浓度。

（6）本品临床使用现配液，防止光线直接照射及热接触。

知识点33：亚叶酸钙的不良反应　　副高：熟练掌握　正高：熟练掌握

很罕见，少见皮疹、荨麻疹或哮喘等其他过敏反应。

知识点34：亚叶酸钙的禁忌证　　副高：熟练掌握　正高：熟练掌握

恶性贫血及维生素 B_{12}缺乏引发的巨幼细胞贫血禁用本品。禁止鞘内注射。

知识点35：亚叶酸钙的药物相互作用　　副高：熟练掌握　正高：熟练掌握

大量叶酸对抗苯巴比妥、苯妥英钠及扑米酮的抗癫痫作用，使得某些正在服用抗癫痫药儿童的癫痫发作率增大。动物和人的初步研究表明，全身给药时有少量亚叶酸以5-甲基四氢叶酸的形式进入脊髓，使得甲氨蝶呤鞘内给药后的通常血药浓度出现下降。所以高剂量的亚叶酸将减少甲氨蝶呤鞘内给药的效果。亚叶酸可增强氟尿嘧啶的疗效。

本品可与乙胺嘧啶或甲氧苄啶同用以预防后者引发继发性巨幼细胞性贫血。

知识点36：帕米磷酸钠的药理作用　　副高：熟练掌握　正高：熟练掌握

本品为二膦酸类药物，体外和动物试验显示可强烈抑制羟基磷灰石的溶解和破骨细胞的活性，对骨质的吸收具有十分明显的抑制作用。对恶性肿瘤的溶骨性骨转移所致的疼痛有止痛作用，也适用于治疗恶性肿瘤所致的高钙血症。

知识点37：帕米膦酸钠的适应证　　副高：熟练掌握　正高：熟练掌握

恶性肿瘤并发的高钙血症和溶骨性骨转移引发的骨痛。

知识点38：帕米膦酸钠的用法用量　　副高：熟练掌握　正高：熟练掌握

（1）治疗骨转移性疼痛：临用前用不含钙离子的0.9%生理盐水或5%葡萄糖液稀释。静脉慢慢滴注4小时以上，浓度不能大于15mg/125ml，滴速不能超过30mg/2h。一次用药30～60mg。

（2）治疗高钙血症：应依照血钙浓度，在医师指导下酌情用药。

知识点39：帕米膦酸钠的注意事项　　副高：熟练掌握　正高：熟练掌握

（1）本品以不含钙的液体稀释后静脉慢慢滴注，不可将本品直接静脉滴注。

（2）本品不能与其他种类二膦酸类药物合并使用。

（3）动物实验中使用本品曾产生肾毒性，肾功能损伤者慎用。

（4）用于治疗高钙血症时，应注意补充液体，使每天尿量达2L以上。使用本品过程中，应注意检测血清钙、磷等电解质水平。

知识点40：帕米膦酸钠的不良反应　　副高：熟练掌握　正高：熟练掌握

少数患者可产生轻度恶心、胸痛、胸闷、头晕乏力及轻微肝、肾功能变化等，少见发热反应。

知识点41：帕米膦酸钠的禁忌证　副高：熟练掌握　正高：熟练掌握

对本品及二膦酸盐类制剂有过敏史者禁用。

知识点42：亚砷酸注射液的药理作用　副高：熟练掌握　正高：熟练掌握

本药属于长春碱类抑制细胞分裂的抗肿瘤药物，直接作用在微管蛋白/微管的动态平衡，能够抑制微管蛋白的聚合，并使分裂期微管崩解，只在高浓度下影响轴突微管，对微管蛋白螺旋化的作用弱于长春新碱，通过阻断 G_2 期与 M 期细胞的有丝分裂，造成进入间期或分裂后期的细胞死亡。

知识点43：亚砷酸注射液的适应证　副高：熟练掌握　正高：熟练掌握

急性非淋巴细胞白血病，以急性早幼粒细胞白血病（M3）效果最为明显。用于慢性粒细胞白血病和急变期。适用于肝癌、肺癌、胰腺癌、结肠癌、乳腺癌、宫颈癌、淋巴瘤等的治疗。放、化疗时使用有增大放疗敏感性提高化疗效果作用。适用于介入治疗及术中动脉灌注。

知识点44：亚砷酸注射液的注意事项　副高：熟练掌握　正高：熟练掌握

使用过程中少数患者出现白细胞增多现象，用药2~3周时出现，不必终止治疗，1周后白细胞可自行减少或口服羟基脲减少白细胞。用药过程中有部分患者转氨酶轻度升高，可加用保肝药物，停药两周后可恢复至用药前水平。

知识点45：亚砷酸注射液的用法用量　副高：熟练掌握　正高：熟练掌握

急性早幼粒细胞白血病的治疗4~6周是一疗程，亚砷酸注射液10mg加入0.9%生理盐水或5%葡萄糖500ml内每天一次静脉滴注，完全缓解后间隔两周重复用药以巩固效果，维持治疗间隔时间为4周、8周、12周。儿童患者用药标准按照0.16mg/kg计算。恶性肿瘤的治疗4周为一疗程，间隔2周重复用药。介入治疗和术中灌注每次20mg稀释后注入。

知识点46：亚砷酸注射液的不良反应　副高：熟练掌握　正高：熟练掌握

消化道不适、皮肤干燥、色素沉着、心电异常变化等，停药或相应处理后可缓慢恢复正常。

知识点47：亚砷酸注射液的禁忌证　　副高：熟练掌握　正高：熟练掌握

对本品过敏者禁用，肾功能严重损伤及孕妇禁用。

知识点48：昂丹司琼的药理作用　　副高：熟练掌握　正高：熟练掌握

本品是一强效、高选择性的5-HT_3受体拮抗剂，具有强镇吐作用。化疗药物和放射治疗可引起小肠释放5-HT_3，经由5-HT_3受体激活迷走神经的传入支，触发呕吐反射。本品能够阻断这一反射的触发。迷走神经传入支的激动也可引发位于第四脑室底部Postrema区的5-HT_3释放，因此经过中枢机制而加强。本品针对化疗、放疗可能引发的恶心、呕吐，系通过拮抗位于周围和中枢神经局部的神经元的5-HT_3受体进而发挥止吐作用。手术后恶心、呕吐的作用机制未明，可为类似细胞毒类致恶心、呕吐的共同途径而诱发。本品还能抑制因阿片诱导的恶心，其作用机制还不清楚。因为本品的高选择性作用，所以不具有其他止吐药的不良反应，如锥体外系反应和过度镇静等。

知识点49：昂丹司琼的适应证　　副高：熟练掌握　正高：熟练掌握

昂丹司琼是止吐药。用于：①细胞毒性药物化疗和放射治疗引发的恶心、呕吐；②预防及治疗手术后的恶性、呕吐。

知识点50：昂丹司琼的用法用量　　副高：熟练掌握　正高：熟练掌握

本品通过静脉、肌内注射用药，剂量可以灵活掌握。治疗化疗和放疗所致呕吐，用药剂量与途径应视化疗及放疗所致的恶心、呕吐严重程度决定。成人：①对于高度催吐的化疗药引发的呕吐；化疗前15分钟、化疗后4小时、化疗后8小时各静脉注射昂丹司琼注射液8mg，终止化疗以后每8~12小时口服昂丹司琼片8mg，连用5天；②对催吐程度不太强的化疗药引发的呕吐：化疗前15分钟静脉注射昂丹司琼注射液8mg，之后每8~12小时口服昂丹司琼片8mg，连用5天；③对于放射治疗引发的呕吐：首剂应于放疗前1~2小时口服片剂8mg，以后每8小时口服8mg。

知识点51：昂丹司琼的注意事项　　副高：熟练掌握　正高：熟练掌握

对肾脏损伤患者，无需调整剂量、用药次数和用药途径。对肝功能损伤患者，肝功能中度或严重损伤患者体内廓清本品的能力明显下降，血清半衰期也明显延长，所以，用药剂量每天不得大于8mg；腹部手术后不得使用本品，以免掩盖回肠或胃扩张症状；本注射液和盛有本品的安瓿或注射器不含防腐剂，只能在启封后一次使用，任何剩余的溶液都应弃去；对本品与聚氯乙烯输液袋和聚氯乙烯给药装置作过相容性研究，认为用聚氯乙烯输液袋，本药也有相当的稳定性。在聚丙二醇酯注射器中，用0.9%氯化钠或5%葡萄糖稀释的昂丹司琼稀释液表现稳定，所以此认为在聚丙二醇酯注射器中，本品与其他相容性输注液混合也是稳定的；本品安瓿无法高压消毒。

知识点52：昂丹司琼的不良反应 副高：熟练掌握 正高：熟练掌握

可有头痛、腹部不适、便秘、口干、皮疹，少见支气管哮喘或过敏反应、短暂性无症状转氨酶升高。上述反应轻微，无需特殊处理。运动失调，癫痫发作，胸痛、心律不齐、低血压及心跳过缓等极少见报道。

知识点53：昂丹司琼的禁忌证 副高：熟练掌握 正高：熟练掌握

对本品过敏者禁用。胃肠梗阻者禁用。

知识点54：昂丹司琼的药物相互作用 副高：熟练掌握 正高：熟练掌握

（1）没有证据显示本品会诱导或抑制其他一起服用药物的代谢。有专门研究显示，本品与乙醇、替马西泮、呋塞米、曲马多及丙泊酚没有相互作用。

（2）对司巴丁及异喹胍代谢差的患者，对本品消除的半衰期没有影响。对这类患者重复给药后，药物的暴露水平与正常人体无差异，所以用药剂量和用药次数无需变化。

（3）与地塞米松联用可加强止吐效果。

（4）和下列静脉注射液相容：0.9g/dl 氯化钠静脉输注液（英国药典）；5g/dl 葡萄糖静脉输注液（英国药典）；10g/dl 甘露糖静脉输注液（英国药典）；格林静脉输注液；0.3g/dl 氯化钾与 0.9g/dl 葡萄糖静脉输注液（美国药典）；0.3g/dl 氯化钾与 5g/dl 葡萄糖输注液（英国药典）。本品只能与建议的静脉输注液混合使用，用作静脉输入的溶液应现用现配。不过，在室温（25℃以下）荧光照射下或在冰箱中，本品和上述静脉输注液混合后仍能保持稳定 7 天。

（5）可用输液袋或注射泵静脉输注本品，每小时 1mg。若本品浓度为 16～160μg/ml（即分别为 8mg/500ml 和 80mg/50ml）时，下列药物可以通过昂丹司琼给药装置的 Y 形管进行给药：顺铂、氟尿嘧啶、卡铂、依托泊苷、环磷酰胺、多柔比星和头孢他啶等。

知识点55：美司钠的药理作用 副高：熟练掌握 正高：熟练掌握

美司钠生理上与半胱氨酸-胱氨酸相似，在体内该药快速经过酶的催化氧化作用变成其代谢物美司钠二硫化物。美司钠也能够与其他内生的硫化物（如胱氨酸等）反应形成混合的二硫化物。这些生成的二硫化物可以使血浆中硫化物水平暂时下降。静脉用美司钠后，只少量药物以硫化物的形式存在于全身血液循环中。美司钠二硫化物是稳定的，其分布在循环中，且快速运送到肾脏。在肾小管上皮内，大量的美司钠二硫化物降解成为游离硫化物的形式。美司钠就可以与尿液中环磷酰胺及异环磷酰胺 4-羟基代谢物、丙烯醛发生反应因此起保护作用。

知识点56：美司钠的适应证　　副高：熟练掌握　正高：熟练掌握

预防异环磷酰胺、环磷酰胺引发的泌尿道毒性。在肿瘤的化疗中使用异环磷酰胺时应当一起使用美司钠。使用大剂量环磷酰胺（超过10mg/kg）时，应配合使用美司钠。下列患者应用环磷酰胺类药物的治疗时也应配用美司钠，即曾作骨盆放射、曾使用上述三种药物治疗而发生膀胱炎以及有泌尿道损伤病史者。

知识点57：美司钠的用法用量　　副高：熟练掌握　正高：熟练掌握

除经医师指导外，成人常用量是环磷酰胺、异环磷酰胺、美司钠剂量的20%，时间为0时段（即使用抗肿瘤制剂的同一时间）、4小时后和8小时后的时段。当使用超高剂量的oxazaphosphrine时（例如在骨髓移植前），美司钠的剂量可相应地提升到oxazaphosphrine剂量的120%和160%。给药方式是在0时段给予oxazaphosphrine总剂量的20%，之后将余下的已计算剂量的美司钠做24小时静脉输注。另一用药方式是间断性注射药物，成人以3次40% oxazaphosphrine总剂量（在0、4小时、8小时时段）或4次40% oxazaphosphrine总剂量（在0、3小时、6小时、9小时时段）的方式给予。儿童因排尿比较频密，因此必须以每3小时给药方式进行给药（即分别以20% oxazaphosphrine剂量于0、1小时、3小时、6小时、9小时、12小时时段给药）。除静脉注射外，也可以采用在15分钟内静脉滴注方式给药。使用持续性静脉输注方式给予异环磷酰胺时，美司钠能够在0时段给予20%的异环磷酰胺剂量，而后该药可以按照异环磷酰胺剂量的100%与其一同输注，最后应再加6~10小时的美司钠（为异环磷酰胺剂量的50%）输注，以更好地保护泌尿道。

知识点58：美司钠的注意事项　　副高：熟练掌握　正高：熟练掌握

自身免疫功能紊乱的患者使用美司钠出现过敏性反应的病例较肿瘤患者为多。过敏反应为皮肤及黏膜反应（皮疹、风疹、黏膜疹）、肝脏转氨酶升高、发热、疲乏、恶心、呕吐等。也曾看到低血压及心跳过速现象。对该患者应先予以正确的利害评估后才可以使用美司钠，且应在医护人员的监督下使用。

知识点59：美司钠的不良反应　　副高：熟练掌握　正高：熟练掌握

偶尔有轻微的过敏反应，例如不同程度的皮肤及黏膜反应（瘙痒、红斑、水疱）、局部肿胀（风疹样水肿）。极少情形下可能出现由急性过敏反应诱发的低血压、心跳加速（>100次/分）或短暂的肝转氨酶升高等现象。偶有病例在注射部位出现静脉刺激。在高剂量静脉注射和口服药物的耐受性试验中，当一次使用剂量大于60mg/kg时，可出现下列反应，例如恶心、呕吐、腹泻、头痛、肢体痛、血压降低、心跳过速、皮肤反应、疲倦及虚弱等，在治疗期间这些症状常常很难区分其是来自 oxazaphosphrine 类药物还是美司钠或其他药物。

知识点 60：美司钠的禁忌证 副高：熟练掌握 正高：熟练掌握

对美司钠或其他巯醇化合物有过敏者禁用。

知识点 61：美司钠的药物相互作用 副高：熟练掌握 正高：熟练掌握

体外实验显示，美司钠与顺铂、卡铂及氮芥类药物没有相互作用。

第二章 抗肿瘤药物的不良反应及其防治

第一节 消化系统不良反应及防治

知识点1：抗肿瘤药所致不良反应分类 副高：熟练掌握 正高：熟练掌握

根据抗肿瘤药引起的不良反应发生的时间不同，临床将其分为：①立即反应：局部刺激、恶心、呕吐、发热和过敏；②近期反应：骨髓抑制、脱发、口腔炎、腹泻及脏器功能损伤；③远期反应：诱发肿瘤、免疫功能抑制或是不孕等。

知识点2：消化系统不良反应的发生 副高：熟练掌握 正高：熟练掌握

很多药物都有胃肠道毒性作用，所以随着人们用药种类增多和剂量的增加，引起消化系统不良反应的发生率亦不断增加，通常占20%~40%。药物不良反应可累及消化系统各部分，造成消化道运动、腺体分泌等功能障碍，影响营养物质的消化吸收。出现反应的时间以及程度与患者体质有关，大多数患者在用药后3~4小时出现不良反应。严重者危及人的生命。

知识点3：消化系统不良反应——恶心、呕吐 副高：熟练掌握 正高：熟练掌握

（1）恶心、呕吐是化疗药物造成的最多见的早期毒性。顺铂（DDP）是至今为止致吐作用最强的化疗药物，放线菌素D（ACTD）、柔红霉素（DRN）、环磷酰胺（CTX）和异环磷酰胺（IFO）、丙卡巴肼（PCZ）、卡莫司汀（BCNU）、达卡巴嗪（DTIC）、阿糖胞苷（Ara-C）、多柔比星（ADM）、六甲蜜胺（HMM）、卡铂（CBP）属于中高度致吐药物；而米托蒽醌（MIT）、紫杉类、伊立替康（CPT-11）、培美曲塞、丝裂霉素（MMC）、拓扑替康（TPT）、吉西他滨（GEM）、替尼泊苷（VM-26）和依托泊苷（VP-16）属于中度致吐药物；羟基脲、美法仑（MEL）、硫鸟嘌呤、苯丁酸氮芥（CLB）、门冬酰胺酶（ASP）、长春瑞滨（NVB）、氟尿嘧啶（5-FU）、博来霉素（BLM）、长春地辛（VDS）、长春新碱（VCR）和白消安（BUS）等属于低致吐性药物。酪氨酸蛋白激酶抑制剂吉非替尼与厄洛替尼、利妥昔单抗、激素类抗肿瘤药也能够引起恶心、呕吐。

（2）恶心、呕吐的防治：5-HT_3受体拮抗剂如昂丹司琼、格拉司琼、托烷司琼等效果较好；甲氧氯普胺、苯海拉明、地塞米松及西咪替丁等联合应用于止吐；使用培美曲塞对化疗引起的呕吐产生了条件反射可用苯二氮草类（BDZ类）镇静药止吐，同时应避免水、电解质失调。神经激肽受体拮抗剂的临床试验表示其口服安全，对急性和迟发性呕吐都非

常有效，是目前止吐药研究的热点。

知识点4：消化系统不良反应——黏膜炎 副高：熟练掌握 正高：熟练掌握

化疗药物能够影响增殖活跃的黏膜组织，引起唇损害、口腔炎、舌炎、食管炎及口腔溃疡，治疗以对症治疗为主。

知识点5：消化系统不良反应——腹痛 副高：熟练掌握 正高：熟练掌握

（1）腹痛多是由于长春碱类、去氧氟尿苷、VM-26、DRN、Ara-C、利妥昔单抗、曲妥珠单抗等药物引起。

（2）腹痛的防治：可对症治疗，给予雷尼替丁、西咪替丁和奥美拉唑等，但严重腹痛需查明原因。

知识点6：消化系统不良反应——腹泻 副高：熟练掌握 正高：熟练掌握

（1）容易引起腹泻的药物包括5-FU及其衍生物、丙米腙、亚硝脲类、ACTD、羟基脲、Ara-C、MTX、VP-16和ADM等。CPT-11能够致延迟性腹泻，奥沙利铂（L-OHP）能够引起神经性腹泻。吉非替尼、厄洛替尼和伊马替尼也可导致腹泻。

（2）腹泻的防治：化疗时或化疗后出现腹泻需要化验粪便查明腹泻原因，防止吃对胃肠道有刺激性的食物，多进食低纤维素、高蛋白食物；静脉补充足够的液体、维生素和电解质。CPT-11导致的延迟性腹泻可用大剂量洛哌丁胺治疗。奥曲肽减少肠蠕动，减少分泌，增强电解质的吸收，因此能减少大便量，是目前治疗肿瘤化疗导致腹泻的较好药物。

知识点7：消化系统不良反应——便秘 副高：熟练掌握 正高：熟练掌握

（1）引起便秘的药物包括长春碱类、多西他赛（TXT）、MIT、PCZ及5-HT_3受体拮抗剂等比较多见，长春碱类还可能发生麻痹性肠梗阻。

（2）便秘的防治：适当运动，多饮水，进食高纤维食物。严重时可使用缓泻剂或润肠药缓解症状。

知识点8：消化系统不良反应——口腔黏膜炎及溃疡 副高：熟练掌握 正高：熟练掌握

（1）口腔黏膜炎及溃疡多见于抗代谢药物MTX、5-FU、植物碱VP-16、卡培他滨、抗癌抗生素ACTD和ADM，抗叶酸制剂培美曲塞。

（2）口腔黏膜炎及溃疡的防治：做好口腔护理；增加营养，多饮水；不吃对口腔黏膜有刺激的食物；化疗开始后一周内可使用温开水200～300ml加庆大霉素80 000U含漱后服下或用复方氯己定液漱口，可减少腹泻与口腔溃疡的发生率，溃疡处可选用口腔溃疡膜、锡类散等治疗，也可应用2.5%~5%碳酸氢钠溶液漱口。必要时使用抗感染、抗真菌药物。

知识点9：消化系统不良反应——食欲缺乏　　副高：熟练掌握　正高：熟练掌握

（1）多数化疗药将会引起患者食欲缺乏。

（2）食欲缺乏的防治：化疗时或化疗后口服甲地孕酮或甲羟孕酮，可促进食欲；进食高蛋白富含维生素容易消化的食物；血浆蛋白低者补清蛋白；营养不良患者应酌情减少化疗药物剂量；必要时使用经肠道内（口服或鼻饲营养素）或肠道外（通过锁骨下静脉穿刺）经静脉补充营养。

知识点10：消化系统不良反应——肝毒性　　副高：熟练掌握　正高：熟练掌握

（1）肝脏的毒性反应：主要表现在肝细胞功能障碍、静脉阻塞性肝病及慢性肝纤维化。①肝细胞功能障碍：药物或其代谢产物直接作用所致，多为一过性的转氨酶升高，如病情进展能够产生脂肪浸润和胆汁淤积。导致肝细胞损伤的药物包括甲氨蝶呤（MTX）、CLB、巯嘌呤（6-MP）、Ara-C、VP-16、VCR、左旋门冬酰胺酶（L-ASP）等。②静脉阻塞性肝病：是由肝静脉内皮细胞受损引起，表现为转氨酶明显升高、腹水、肝大等。可致肝静脉阻塞的药物包括DTIC、6-MP、VCR等。③慢性肝纤维化：抗肿瘤药长期应用时可导致肝纤维化，如MTX。

（2）肝毒性的防治：肝功能异常应慎用或禁用化疗，且治疗期间监测肝功能。保肝治疗可应用硫普罗宁、肌苷、联苯双酯、谷胱甘肽、复方甘草酸单铵、三磷酸腺苷、葡醛内酯、辅酶A、甘草酸二铵、果糖二磷酸钠、左旋腺苷蛋氨酸、维生素等；化疗合用联苯双酯能够预防或治疗中毒性肝炎。对于肝炎患者，特别是乙型肝炎病毒（HBV）携带者与乙型肝炎患者，化疗同时应用干扰素（IFN）和拉米夫定可控制病毒的增殖，避免肝炎加重。

知识点11：消化系统不良反应——急性胰腺炎　　副高：熟练掌握　正高：熟练掌握

使用ASP将出现急性胰腺炎的不良反应。早期诊断不容易，故在治疗中应细心观察。饮食需清淡、易消化，严格控制高蛋白与高脂肪食物的过量摄入，临床需密切注意监控血浆淀粉酶与脂肪酶的指标。

第二节　循环系统不良反应及防治

知识点1：循环系统不良反应——心脏毒性　　副高：熟练掌握　正高：熟练掌握

有心脏毒性的药物如蒽环类、三尖杉碱、雌激素、卡培他滨、紫杉醇（PTX）及MIT。大剂量CTX、MTX、5-FU和MMC偶尔表现心肌损伤，但以ADM最多见。心脏毒性是曲妥珠单抗最为多见的不良反应，利妥昔单抗能够使心脏原有疾病加重。IL-11、贝伐珠单抗可引起心力衰竭。临床表现通常为：胸闷不适、心慌、气促、运动会加剧。心电图可见：ST段缺血性下移、T波平坦倒置、QT间期延长，束支传导受阻、期前收缩等。

知识点2：心脏毒性的防治　　副高：熟练掌握　正高：熟练掌握

化疗前应进行心电图与超声检查，如左心室射血分数低于60%，则应慎用或禁用蒽环类药物。蒽环类药物导致的心肌损害与剂量呈正相关，所以ADM累积剂量不得超过400mg/m^2，表柔比星（EPI）不得超过900～1000mg/m^2。ADM尽可能地不与对心脏会产生毒性的其他抗癌药物（如大剂量CTX、MMC等）合用；将一次药量分两次给予，采用脂质体ADM或延长滴注时间可减少心脏毒性的发生。同时采用蒽环类和曲妥珠单抗者心力衰竭发生率最高，而先接受蒽环类再使用曲妥珠单抗者发生率低，所以二者合用时应予注意。

对抗肿瘤药引发的迟发性心脏毒性的治疗、防治药物，主要有自由基清除剂，如辅酶Q_{10}、维生素C、维生素A及锌离子螯合剂右丙亚胺，有一定防治多柔比星等抗肿瘤药心脏毒性的作用。辅酶Q_{10}是细胞代谢剂及细胞呼吸剂，还具有重要抗氧化和非特异性免疫增强作用，可以促进氧化磷酸化反应，保护生物膜结构完整。用法为每次口服10～15mg，每天3次，2～4周为1个疗程，适当增加剂量、延长疗程可提高效果。

维生素E、ATP、乙酰半胱氨酸、维拉帕米可防治或减少心脏毒性。β-胡萝卜素、氨磷汀、茶多酚对心肌起到保护作用。

知识点3：循环系统不良反应——血管损害　　副高：熟练掌握　正高：熟练掌握

NVB和氮芥（HN_2）最易引发静脉炎，MMC、长春碱（VLB）、VCR、VDS、ADM、EPI、BCNU、5-FU、IFO、Ara-C和福莫司汀等亦产生不同程度的静脉炎。贝伐珠单抗可造成出血和血栓。生物反应调节剂（BRM）、索拉非尼和舒尼替尼可使血压升高，而利妥昔单抗则可使血压降低。静脉注射任何有刺激性的溶液，特别是刺激性大的抗癌药物，都会在受注射的静脉内膜内引发化学性损伤，产生广泛的炎症改变，患者常主诉注射局部或整条静脉疼痛、肿胀，检查时可触及条索状物，有压痛，周围皮肤可见充血。

知识点4：血管损害的防治　　副高：熟练掌握　正高：熟练掌握

防治静脉炎不能直接推注药物，可采用锁骨下静脉穿刺置管滴注法。如果发生静脉炎，可使用硫酸镁溶液、多磺酸基黏多糖霜剂等局部外敷。高渗葡萄糖液和维生素B_{12}液混合外敷效果好，用新鲜马铃薯贴敷也有较好效果。监测血压，为防治利妥昔单抗引发的血压降低，对高血压患者可在用药前12小时停止抗高血压药物。若药物外渗，可根据不同药物采用不同的解毒剂做局部封闭，多用0.25%～1%普鲁卡因、玻璃酸酶和酚妥拉明等局部封闭。如果出现组织溃疡、坏死者，应立即清创，用3%过氧化氢溶液冲洗后，再用生理氯化钠溶液拭净，敷以外科敷料，加用氯苯那敏。静脉滴注化疗后输入25%的硫酸镁5g，可使NVB

造成的静脉炎发生率明显下降，患者疼痛时间缩短，且无不良反应。

第三节 呼吸系统不良反应及防治

知识点1：呼吸系统不良反应——肺毒性　　副高：熟练掌握　正高：熟练掌握

抗肿瘤药导致的肺毒性主要表现为间质性肺炎和肺纤维化。多见症状有干咳、呼吸困难、疲乏不适等，严重者产生呼吸困难加重、气促、发绀等。最多见的药物为 BCNU、CTX、BUS、BLM、MTX、PTX、TXT、GEM、平阳霉素（PYM）、NVB、CPT-11、吉非替尼和厄洛替尼；其次为亚硝脲类、Ara-C、VM-26、MMC 和 IL-2 等。BLM、PYM 致肺纤维化最多见，PTX 主要表现为肺水肿，同时伴有胸腔积液及外周水肿。GEM 的肺毒性范围包括轻度的呼吸困难到致命的急性呼吸窘迫综合征。间质性肺炎是吉非替尼与厄洛替尼最严重的不良反应。肺损伤是 BLM 最严重的不良反应，表现为非特异性肺炎到肺纤维化，甚至迅速死于肺纤维化，与其他细胞毒药物的联合应用，也能增加 BLM 的肺部毒性。BCNU 可引起急性肺纤维化，还具有致迟发性肺纤维化的不良反应。

知识点2：肺毒性的防治　　副高：熟练掌握　正高：熟练掌握

对于抗肿瘤药的肺毒性，目前尚缺乏肯定有效的治疗手段。所以，在用药前对患者的综合情况进行全面评估以及严格控制有关药物的剂量、疗程、禁忌证或监测其血药浓度是非常重要的。对高龄、联合放疗、肾功能损害以及高浓度吸氧等高危患者，适度限制抗肿瘤药的总量；使用肺保护剂，如还原型谷胱甘肽、维生素 E 等抗氧化剂可降低肺毒性发生的危险，对已出现肺损伤的治疗方法是立即停药，使用皮质激素，抑制成纤维细胞的活性，减少液体的渗出，抑制纤维化的发生、发展，缓解呼吸困难等症状，同时配合使用有效的抗生素来防治感染以及低流量氧气吸入，可改善临床症状，得到一定效果。

老年人、肺功能差、慢性肺部疾病或肺部放疗过度的患者，需慎用或禁用此类药物；BLM 的累积剂量应控制在 $300mg/m^2$ 以下；出现肺毒性要立即停药并对症处置，采用激素和抗生素，吸氧时不得使用高浓度。中药治疗以益气养阴、活血化瘀为主。化疗后采用 G-CSF 可增加药物肺损伤的出现；MTX 与 VP-16 合用可能使肺损伤的危险性增加；VLB 单用时肺损伤罕见，和 MMC 联用时可出现；GEM 与 PTX、TXT 联用时肺毒性发生率增加；胸部放疗后采用含 ADM 化疗的患者发生肺损伤的危险性明显提高。采用时应注意这些药物之间的相互作用。

第四节 神经系统不良反应及防治

知识点1：神经系统不良反应——神经系统毒性　　副高：熟练掌握　正高：熟练掌握

神经系统毒性有周围神经系统毒性及中枢神经系统毒性。周围神经系统毒性反应有感觉异常、肌无力、肌萎缩、感觉障碍、神经反射减弱或消失、肠麻痹、尿潴留、体位性低血压等；中枢神经系统毒性有躁动、抑郁、嗜睡、谵妄等各种精神症状以及脑神经病变引起视觉障碍、面瘫等。

引发神经系统毒性的多见药物有 IFO、PCZ、VCR、铂类等。抗肿瘤药引起的神经毒性大多与药物剂量有关。

神经毒性是紫杉醇（PTX）引起的常见不良反应。表现包括肢体麻木、触觉丧失，伴有疼痛性的感觉异常等。大部分病例的毒性反应表现在感觉系统，而不涉及运动神经系统症状，毒性与剂量密切有关。PTX 剂量>200mg/m^2 时，大多数病例能观察到神经毒性，中毒症状通常在给药后 2 天左右出现，可连续数日甚至数月。DDP 的神经毒性主要表现包括神经末梢障碍，上下肢体麻木感、感觉迟钝，视神经乳头水肿及球后视神经炎。CBP 的神经毒性较小。而 3 代铂类制剂例如奥沙利铂神经毒性反应受剂量影响，主要表现在外周感觉神经，包括肢体末端感觉障碍，急性毒性还表现为口周感觉迟钝、急性喉痉挛、颌痉挛、舌部感觉异常等也经常发生。

知识点 2：神经系统毒性的防治　　副高：熟练掌握　正高：熟练掌握

在临床上，对于轻度的神经毒性，通常不考虑采用药物治疗的措施；对于中度的神经毒性，可以使用相应的药物治疗来减轻症状，包括维生素 B_1、维生素 B_6、阿米替林、对乙酰氨基酚、非麻醉性或麻醉性镇痛药、神经生长因子等；对于重度的神经毒性，可以考虑降低用药剂量或停止应用。

对抗肿瘤药的毒副作用常采用积极的防治措施及发生后的对症处理，减少剂量直到停药仍作为处理的一般原则。多用药物有维生素 B_1、维生素 B_{12}、亚甲蓝或美司钠，可防治异环磷酰胺的神经毒性；神经毒性调节剂注射使用氨磷汀及生物调节剂 IFN-α、IFN-β、非格司亭等，具有降低、延迟和防治顺铂引发的神经毒性；神经生长因子能够减少或逆转紫杉醇的神经毒性。对周围神经病变者，使用维生素 B_1 和维生素 B_{12} 等营养神经的药物，对症处理，积极治疗，都能收到一定效果。如氨茶碱治疗甲氨蝶呤引发的神经毒性，静脉滴注，剂量 2. 5mg/kg。

第五节　泌尿系统不良反应及防治

知识点 1：泌尿系统不良反应　　副高：熟练掌握　正高：熟练掌握

引发肾实质损伤的药物包括：MTX、DDP、MMC、亚硝脲类等，其中尤以 DDP 的肾毒性最大且为剂量限制性，DDP 可导致肾小管上皮坏死，严重时可致急性肾衰竭；MTX 在正常的酸性尿液中容易形成结晶而引发尿路梗阻和肾小管损伤。引发泌尿道刺激反应的药物有 CTX、IFO、喜树碱等，主要是膀胱刺激引发血性膀胱炎，重者可致血尿。

知识点2：泌尿系统不良反应的防治　　副高：熟练掌握　正高：熟练掌握

避免抗肿瘤药引起的泌尿系统不良反应的发生主要以防治为主。比较化疗前后肾功能指标的变化，及时调整药物剂量；使用大剂量 DDP 时应进行水化并使用利尿剂，确保 24 小时尿量>2000ml；使用大剂量 MTX 时应进行水化并使用利尿剂，确保 24 小时尿量>3000ml，同时还要服用碳酸氢钠碱化尿液确保 pH>6.5 以减少药物结晶析出；使用大剂量 CTX、IFO 时给予美司钠解救。

氨磷汀不只能保护肾脏，对神经、耳及骨髓也有一定的保护作用；它是一种放射保护剂，也能保护细胞毒抗肿瘤药引发的毒性。氨磷汀是半胱氨酸的衍生物，属于有机磷酸化的氨硫基前体药，在体内被细胞膜结合的碱性磷酸酶（ALP）催化成活性代谢物 WR-1605 后，被细胞摄入而发挥其对化疗药或放疗毒性的保护作用。氨磷汀可选择性地保护由顺铂引发的肾毒性而不影响其抗肿瘤效应，临床应用通常在采用细胞毒抗肿瘤药或放疗前 15~30 分钟，单次使用氨磷汀 740mg/m^2 或 910mg/m^2 静脉滴注 15 分钟，可明显降低前者引发的血液学毒性和顺铂引发的肾毒性、耳毒性和神经毒性，也可减轻放疗对正常组织的损害，但不降低它们的抗肿瘤效果。

氨磷汀的不良反应易为患者忍受，主要有暂时性恶心、呕吐、发热、轻度嗜睡，静脉滴注期间口腔内出现金属异味，偶有过敏反应、暂时性低血钙，但临床最显著的是出现剂量限制性的低血压，以上不良反应与剂量相关，量大不良反应重，可对症处理，辅以联合用药，例如地塞米松、甲氧氯普胺、昂丹司琼可止吐。

第六节　血液系统不良反应及防治

知识点1：血液系统不良反应——白细胞减少　　副高：熟练掌握　正高：熟练掌握

主要是中性粒细胞减少，对其处理重在防治，降低引发感染的危险性。升高白细胞的药物包括鲨肝醇、利血生、维生素 B_4、肌苷和睾酮等。粒细胞-巨噬细胞集落刺激因子（GM-CSF）以及粒细胞集落刺激因子（G-CSF）能促进骨髓干细胞的分化与粒细胞的增殖，减轻化疗药物引发的粒细胞减少程度及缩短粒细胞减少连续的时间，是目前治疗白细胞减少的首选药物。

知识点2：血液系统不良反应——血小板减少　　副高：熟练掌握　正高：熟练掌握

血小板生成素（TPO）、白细胞介素（IL）-2、IL-11 用于化疗引起的血小板减少，促进血小板的恢复。对于化疗引发的短期血小板明显减少的患者，可用低剂量皮质激素治疗，严重的需要输注血小板。

知识点3：血液系统不良反应——红细胞减少　　副高：熟练掌握　正高：熟练掌握

红细胞的半衰期较长，所以抗肿瘤药对红细胞及血红蛋白的影响较其他半衰期较短的细胞影响较小，只有出现严重贫血时才需要输血或使用促红素。

知识点4：血液系统不良反应——贫血　　副高：熟练掌握　正高：熟练掌握

可补充铁剂，输血治疗时多采取成分输血、输红细胞。另外促红素可增加化疗诱发贫血患者的血红蛋白水平，降低输血的需要，从而改善患者的生活质量。

第七节　皮肤及附属物不良反应及防治

知识点1：药物外渗引起皮肤毒性反应　　副高：熟练掌握　正高：熟练掌握

抗肿瘤药从血管外渗到周围组织时，会引起皮肤组织不同程度的局部损害，轻则引发局部疼痛、静脉炎，重则引发局部皮肤水疱、溃疡、皮下组织坏死，甚至导致功能障碍。例如：蒽环类、MMC、长春碱类等可造成皮肤严重坏死；BLM、铂类、5-FU、PTX、MTX等可造成中度损害；L-ASP、BCNU、DTIC、MEL、噻替派（TSPA）、MTX等对皮肤的刺激反应较轻。药物外渗引起的皮肤毒性反应的处理在于谨慎输注，密切观察，对于出现的渗漏及时发现、及时处理。

知识点2：手足综合征　　副高：熟练掌握　正高：熟练掌握

手足综合征是卡培他滨多见的不良反应，临床主要表现为指（趾）热、痛、红斑性肿胀，严重者发展为脱屑、溃疡和剧烈疼痛。反应多具有自限性，但再次给药后会再次出现。卡培他滨引发的手足综合征发生率最高可达68%，5-FU引发的手足综合征也不罕见。用于治疗晚期肾细胞癌的多靶点的生物靶向药索拉非尼最多见的不良反应中也有手足综合征。在它的Ⅲ期随机临床试验中，其与安慰剂组的手足综合征的发生率分别为19%和3%。使用以上药物时同时配合口服大剂量维生素B_6（300mg/d），能够减少手足综合征的发生，同时缓解症状，此外在手足局部涂抹含绵羊油的乳膏剂或尿素等可缓解皮肤的脱屑、溃疡、疼痛等症状。

知识点3：皮疹　　副高：熟练掌握　正高：熟练掌握

（1）多数抗肿瘤药都可不同程度的引发皮疹。靶向药物如吉非替尼、西妥昔单抗最多见的不良反应为皮疹，表现为痤疮样脓泡型皮疹，主要见于面部和躯干的上半部，无瘙痒感，通常在用药1周后出现，多可自愈。

（2）皮疹的防治：①化疗前1天进行抗过敏治疗，口服地塞米松；②观察患者生命体征改变情况；③严格掌握输液速度，在起始的5~10分钟内滴速应控制在20滴/分以下，如果无异常反应，再将滴速提高，按要求时间滴完药物；④对症处理，采用糖皮质激素、抗组胺药物，支持治疗等。

知识点4：脱发 副高：熟练掌握 正高：熟练掌握

（1）脱发也是抗肿瘤药多见的不良反应，但大多是可逆的，通常在停药后1~2个月内头发就可以再生。

（2）脱发的防治：①化疗开始前将可能发生脱发的情况告诉患者，以便有心理准备，同时作好心理安抚工作，并强调脱发为暂时性的；②将头发剪短，不要染发、烫发，特别是化学烫发，选用温和的洗发水，动作轻柔，洗后自然风干；③化疗过程中可佩戴冰帽，以降低头皮湿度，减少局部血运而缓解区域药物浓度。

知识点5：指甲变形 副高：熟练掌握 正高：熟练掌握

（1）CTX、BLM、TXT、ADM、5-FU和PYM等可导致指甲变形。

（2）指甲变形的防治：化疗后冲洗血管能够减轻对局部血管的刺激，减少血管外皮肤的色素沉着。皮炎可使用抗过敏药或激素予以治疗。皮肤反应停药后能够自行消退。卡培他滨致手足综合征可能与联合化疗的药物滴注时间过长相关，缩短滴注时间或改用口服剂型可缓解其不良反应。

第八节　其他不良反应及防治

知识点1：过敏反应 副高：熟练掌握 正高：熟练掌握

（1）抗肿瘤药的过敏反应发生率为5%~15%。引发过敏反应的多见药物有BLM、L-ASP、PYM、紫杉类、蒽环类药物、铂类药物、鬼臼毒类药物等，其中以L-ASP、PTX引起的过敏反应较多见。二者引发的过敏反应为Ⅰ型变态反应，即速发型变态反应，可见皮疹、瘙痒、血管性水肿、支气管痉挛、低血压等。

（2）过敏反应的处理以防治为主，如使用L-ASP之前应做皮试，严格按照药品说明书上的剂量给药以及做好相应的预处理，用药期间密切观察患者情况，以便过敏反应发生时及时处理。通常过敏反应的防治以激素治疗为主。

知识点2：生殖系统 副高：熟练掌握 正高：熟练掌握

（1）代表药物包括激素类抗肿瘤药、HN_2、BCNU、DTIC和MIT。对睾丸确定有损伤的药物为CTX、CLB、HN_2和PCZ等；可能有损害的为ADM、VLB和Ara-C；没有明显损害的为MTX、5-FU和6-MP等。对卵巢确定有损伤的药物为CTX、CLB和HN_2等；可能有害的药物为MTX、5-FU和6-MP。

（2）生殖系统损害的防治：大多数情况下是可逆的，停药后可以恢复正常。针对需防止的不良反应采用适度的药物和联合用药是目前主要的防治措施，预存精子或卵细胞备用也是一种方法。

知识点3：发热　　副高：熟练掌握　正高：熟练掌握

（1）BLM类最易引发高热，BRM也常引发发热。此外ADM、DTIC、Ara-C、HN_2和卡培他滨也都可引发发热。

（2）发热的防治：可对症治疗，给予解热镇痛药。

知识点4：免疫系统毒性　　副高：熟练掌握　正高：熟练掌握

（1）主要为免疫功能低下，多见于烷化剂、PCZ类抗癌药。

（2）免疫系统毒性的防治：可使用一些免疫调节剂，如胸腺素、免疫核糖核酸等，有利于免疫功能的恢复。

知识点5：眼部损害　　副高：熟练掌握　正高：熟练掌握

（1）Ara-C、VCR、他莫昔芬（TAM）、DDP、IFN和培美曲塞等可造成眼部损害。

（2）眼部损害的防治：采用这些药物时应定期做眼科检查，通常停药后可自行恢复。

知识点6：听力损害　　副高：熟练掌握　正高：熟练掌握

（1）DDP、CBP、IFN可造成听神经损害。IFN致耳聋属剂量累积性毒性。

（2）听力损害的防治：听力已有损害者应禁用，中耳炎者慎用，同时防止和有耳毒性的其他药物联用。

知识点7：药源性疼痛　　副高：熟练掌握　正高：熟练掌握

（1）PTX、TAM和BRM易产生关节痛、肌肉痛，NVB也可发生。

（2）药源性疼痛的防治：轻、中度疼痛可使用解热镇痛药治疗，重度疼痛首选吗啡缓释剂口服止痛。

知识点8：疲乏、困倦　　副高：熟练掌握　正高：熟练掌握

培美曲塞、BRM和卡培他滨较多见。

知识点9：致畸　　副高：熟练掌握　正高：熟练掌握

常见于烷化剂和抗代谢药。伊马替尼也可致畸。

知识点10：致癌 副高：熟练掌握 正高：熟练掌握

表现为治疗若干年后出现第二肿瘤，最多见的是急性非淋巴细胞白血病，大多发生在烷化剂或亚硝脲类药物治疗得到长期生存的患者。

知识点11：心理障碍 副高：熟练掌握 正高：熟练掌握

（1）化疗患者产生抑郁、焦虑等，担心化疗副作用太大、化疗药物外渗引发组织坏死、身体和经济上承受不起持续的化疗、治疗效果、复发等。

（2）心理障碍采取措施：①心理护理，详细介绍化疗方案，纠正患者对化疗毒副作用的片面认识，客观地告诉患者化疗中可能出现的不良反应及其应对措施，使其做好心理准备；②针对性做好患者思想工作，通过各种支持来增强患者信心，并且应加强社会支持，同事、亲人、朋友等多关心体贴患者，请康复良好的患者作经验交流，消除抑郁、焦虑情绪，坚持规范化疗，为了分散患者注意力，可以为患者读报、谈心、看电视、听音乐等。

第三章 抗肿瘤药物临床研究

第一节 常用的抗肿瘤疗效观察指标

知识点1：常用的抗肿瘤疗效观察指标 副高：熟练掌握 正高：熟练掌握

目前常用的抗肿瘤疗效观察指标，有总生存期、基于肿瘤评价的疗效指标（包括无病生存期、疾病进展时间、无进展生存期、客观缓解率、治疗失败时间）与基于症状评价的疗效指标（受试者报告的结果与生活质量）以及生物标志物等。不同指标具有各自的优点及缺点，应依据所研究的药物类别、肿瘤类型、当前临床治疗状况以及研发目标等综合考虑，选择恰当的主要和次要疗效观察指标。

知识点2：抗肿瘤疗效观察指标——总生存期（OS）

副高：熟练掌握 正高：熟练掌握

总生存期是指从随机化开始到因任何原因引起死亡的时间，为抗肿瘤药物最可靠的疗效评价指标。总生存期的延长能够体现确切的临床获益，而且由于在研究过程中能够充分评估，可精确测量，同时有死亡证明来提供依据，在终点评估上不易出现偏性，常作为Ⅲ期临床试验首选的观察指标，并且具有统计学意义和临床意义的总生存期的明显延长，有利于支持新药的批准。

但观察总生存期一般需要充足的样本量和足够长的时间；临床试验的后续治疗也经常干扰对药物疗效的测定；如受试者尚生存或失访，则将生存时间计算至最后一次随访日期，同时作为缺失值处理。

知识点3：抗肿瘤疗效观察指标——无病生存期（DFS）

副高：熟练掌握 正高：熟练掌握

无病生存期是指从随机化开始到肿瘤复发、转移或出现肿瘤相关疾病的时间，适用于能得到根治的肿瘤的生存评价，如乳腺癌、结肠癌的手术后评价。无病生存率的提高可被接受用作反映受试者临床受益的指标。依据肿瘤治疗的结局差异，还可以分析：无复发生存率、无远处转移生存率等。但评价时应当注意这种受益的程度与所遭受的毒性的比较结果，也需要注意随访时间的密度是否足以发现DFS的结局；若缓解期比较长，患者的依从性下降，得到准确的复发与转移的诊断信息会有困难。

相对OS而言，DFS所需随访时间较短且样本量较少。但其缺点是：对DFS存在不同定义与解释，不同研究者之间在判断疾病复发或转移时容易出现不一致性；随访间隔要求更短且及时发现疾病复发或转移；肿瘤患者多见的合并症可能干扰对“疾病”的判断。所以，建议在试验开始前，对 DFS 定义及访视计划进行具体描述，且尽量采用双盲法减少评价的偏倚。

知识点 4：抗肿瘤疗效观察指标——无进展生存期（PFS）

副高：熟练掌握　正高：熟练掌握

无进展生存期是指从随机分组开始到肿瘤进展或死亡的时间，多用于计算无进展生存率，该指标重点在于观测肿瘤的变化，对于未完全缓解的肿瘤也能评价。其缺点为，目前对无进展生存期存在不同的定义，不同研究者在诊断疾病进展时容易出现偏倚，所以，在试验设计中对其进行明确的定义是非常重要的。

知识点 5：抗肿瘤疗效观察指标——疾病进展时间（TTP）

副高：熟练掌握　正高：熟练掌握

疾病进展时间是指从随机分组开始到肿瘤出现进展的时间。多用在肿瘤控制时间较短时的评价。因为 TTP 的测量只涉及时间而不论肿瘤大小，评价比较客观，也可用在非实体瘤；TTP 的测量应注意下列偏倚：第一，在试验药物治疗后的缓解期中，若还有其他抑制肿瘤生长的治疗，就会改变肿瘤的病程，使 TTP 的测量受到干扰；第二，若为开放试验，加之 TTP 的测量间隔不同、评价肿瘤进展的工具不同等，均会出现“测量偏倚”。

知识点 6：抗肿瘤疗效观察指标——客观缓解率（ORR）

副高：熟练掌握　正高：熟练掌握

客观缓解率是指肿瘤缩小为一定量并且保持一定时间的患者的比例（主要针对实体瘤而言），它包含了完全缓解（CR）与部分缓解（PR）的病例。客观缓解率是Ⅱ期试验的主要疗效评价指标，能够提供药物具有生物活性的初步证据，但一般不用作Ⅲ期临床试验的主要疗效指标。缓解率较低的药物也不应用 ORR 作指标。在评价肿瘤缓解时，必须同时考虑缓解连续时间。

知识点 7：抗肿瘤疗效观察指标——治疗失败时间（TTF）

副高：熟练掌握　正高：熟练掌握

治疗失败时间是指从随机化开始到治疗中止/终止的时间，包括任何中止/终止原因，如疾病进展、死亡、因为不良事件退出、受试者拒绝继续进行研究或者使用了新治疗的时间。因为 TTF 综合了有效性与毒性的评价，属于一个具有综合特性的指标，不推荐用作单独支持药物批准的疗效指标。例如，假定阳性对照药 A 能够延长生存期，但毒性较大，许多受试者无法耐受其毒性放弃治疗。而研究药物 B 毒性较小，因为毒性原因出组很少，所以与 A 药相比能延长 TTF。但单独 TTF 的延长并无法表明药物 B 是有效的。B 药物被批准上市要求必须能确定其有效性，如生存期的改善或是其他临床益处等。

对于上述基于肿瘤客观反应进行评价的指标，因为研究者的阅片经验和阅片方法可能存在差异，可能使结果存在主观偏倚；随着技术进步，影像学技术也可能发生变化。所以在使用该类指标的试验方案中应详细注明反应及进展的标准，试验期间应对数据进行详细完整的收集。应采用与试验无关的独立外部审查委员会进行盲法评价，并确保评价尺度的一致性，以减少偏倚。

知识点 8：症状改善的疗效评价指标 副高：熟练掌握 正高：熟练掌握

症状与体征的改善也可被认为是临床受益，如体重的上升、疼痛的减轻或镇痛药用量减少等。可用作多数患者有症状、缺乏有效治疗药物影像检查或不易评估的疗效评价指标。双盲法试验是必要的，否则，容易受到主观因素的干扰，导致结果偏倚。

对大多数肿瘤患者而言，症状的显著改善将成为衡量疗效的最好途径。所以受试者报告结果（PRO）是比较恰当评价方法，但存在一定局限性，研究者和受试者报告中可能存在很大差别，语言因素也可能影响评估的准确性。生活质量评分（QOL）也用作试验结局的一项评估指标，但应注意，用 QOL 来衡量药物的结果仅表示某种产品相对其他产品来说毒性较小，但不表明其有效性更佳。

恰当的量表是准确评估药物作用的基础。用作肿瘤临床试验效果评价的量表必须是学界认可的，量表中各项目的评价应尽量采用定量或等级来反映观测项目变化的程度，应尽量避免采用“是或否”、“出现或未出现”这样的二分类数据。

知识点 9：生物标志物 副高：熟练掌握 正高：熟练掌握

虽然许多生物标志物已经用作观测肿瘤反应和进展的监测指标，比如 CA-125 用于卵巢癌，PSA 用于前列腺癌的观测等。但因无法肯定这些生物标志物能否合理预测临床受益，并且存在生物标记物测定方法学上一致性、可靠性的问题，所以，目前生物标志物无法单独用作上市批准的依据，但可将其用作综合终点指标的一部分。

第二节 肿瘤药物Ⅰ期临床试验

知识点 1：抗癌药物的耐受性试验 副高：熟练掌握 正高：熟练掌握

抗癌药物的耐受性试验，应当包括单剂量耐受性试验和多剂量耐受性试验；单疗程耐受性试验与多疗程耐受性试验；以及单药的耐受性试验与联合用药的耐受性试验。

知识点 2：决定给药方案的因素　　副高：熟练掌握　正高：熟练掌握

给药方案是发挥抗癌药物效应的重要因素，在Ⅰ期临床试验设计中，给药方案为首要考虑的问题，决定方案的因素包括：①靶点生物学行为；②化合物作用于细胞的哪个周期；③动物药代动力学特点；④动物实验中，是否有更好的疗效或较低毒性的给药方式。例如有一抗癌药物，其末端半衰期为48小时，能杀死增殖/非增殖细胞，对任何细胞周期的细胞都有杀伤作用，动物实验表明骨髓抑制最低点在给药后第10天，从上述数据拟定临床试验给药方式每3周给药1次。另一抗癌药物，是S期抑制，半衰期短，动物实验表明长时间滴注给药比推注给药疗效好，临床试验给药方式建议长时间滴注或多次给药。但事实上，动物实验的数据无法支持哪种给药方式，所以在临床试验中必须探讨不同给药方式毒性和效果以及药代动力学的差异。

知识点 3：抗癌药物初始剂量的确定　　副高：熟练掌握　正高：熟练掌握

抗癌药物初始剂量的确定是Ⅰ期临床试验的重要因素。抗癌药物治疗指数低，选择高的初始剂量易引发致死性毒性，导致有效药物研发的中断；如果选择低的初始剂量，就会延长临床试验周期，浪费资源，也存在伦理问题，就是存在患者接受无效剂量的治疗。肿瘤患者的Ⅰ期临床试验起始剂量的计算，也参照动物实验（主要为啮齿类动物、狗、猴等）毒性结果，健康受试者Ⅰ期临床试验是以未观测到损害作用的剂量（NOAEL）转化为人的起始剂量，而抗癌药物Ⅰ期临床试验采用过低、无毒起始剂量，将对肿瘤患者“有害”，建议用最敏感动物的NOAEL的1/3用作起始剂量。

知识点 4：细胞毒类抗癌药物起始剂量的计算　　副高：熟练掌握　正高：熟练掌握

细胞毒类抗癌药物起始剂量的计算可采用下列方法：小鼠急性毒性10%致死量（LD_{10}）的1/10；非临床试验中啮齿类动物最大耐受剂量（MTD）的1/10；非啮齿类动物MTD的1/6；同类新药临床治疗量1/10；狗最低毒性的1/4～1/3，单位用 mg/m^2 来表示。例如某细胞毒抗癌药物犬急性毒性试验MTD约为 $40mg/m^2$，取其1/6即肿瘤患者起始剂量为 $6mg/m^2$。

知识点 5：分子靶点抗癌药物起始剂量　　副高：熟练掌握　正高：熟练掌握

分子靶点抗癌药物的起始剂量，通常采用非临床试验中非啮齿类动物NOAEL的1/5，或者更高。

知识点 6：抗体类抗癌药物Ⅰ期临床初始剂　　副高：熟练掌握　正高：熟练掌握

抗体类抗癌药物Ⅰ期临床起始剂量采用改良Blachwell法，是动物长毒试验有毒量的1/

60，或为国内、外同类抗体类药物临床推荐剂量的 1/10。例如某抗体类抗癌药物大鼠长毒性试验产生毒性的剂量为 3mg/kg，推算到人体的起始剂量是 0.05mg/kg。

知识点 7：Ⅰ期临床试验中的剂量递增　　副高：熟练掌握　正高：熟练掌握

剂量递增为Ⅰ期方案设计中重要的部分。从伦理和有效性方面考虑，起始剂量与 MTD 之间的剂量爬坡级别越少越好。现常采用的剂量递增方法见表 2-1。其中最经典的方法为“up-and-down”（升降法），采用数学法则进行剂量的调节，且在方案设计中已明确规定，无法随意改变剂量。而新的剂量递增法是边分析毒性边计算下个可能剂量，具有良好的灵活性，也比较容易达到 MTD。

表 2-1　常规Ⅰ期试验的剂量升级计划

	剂量升级的方法	优点	缺点	备注
Fibonacci 校正（三个患者为一组）	固定增量，up-and-down	操作简单；在每组中能提供 PK/PD 数据	升级，可能需要保守剂量估计、入组大量患者	4
加速滴定	固定增量，up-and-down 用两个平台设计	剂量爬升快速，在两阶段中可以允许患者剂量升级	初始组规模小，不包括平均 PK/PD 数据	6
连续重新评估方法	使用贝叶斯剂量反应模型	剂量爬升快速，最大限度地减少患者治疗剂量，远离 MTD	数学公式很复杂，小组方式可能会排除有意义 PK/PD 数据	5
过量的升级与控制	使用贝叶斯剂量反应模型	剂量爬升快速，最大限度地减少患者治疗剂量，远离 MTD。与持续评估方法的患者相比减少 MTD 的机会	数学公式很复杂，小组方式可能会排除有意义 PK/PD 数据	8
药代动力学指导剂量升级	升级基于血浆药物浓度	剂量爬升快速，最大限度地减少患者治疗剂量，远离 MTD	需要持续 PK 评价	11

知识点 8：细胞毒类抗癌药剂量递增　　副高：熟练掌握　正高：熟练掌握

细胞毒类抗癌药常使用“up-and-down”法则联合 Fibonacci 法，剂量依照 100%、66.7%、50%、33.3%、33.3%……递增，剂量递增原则每位患者仅接受一个剂量，仅有确定上一剂量安全可耐受后，才可进入下一剂量组；若某一剂量组 3 例受试者都没有出现剂量限制性毒性（DLT），则递增到下一剂量组；若某一剂量组有 1 例受试者出现 DLT，则应在该剂量组增加 3 名受试者。若这 3 位受试者中再出现 1 例或 1 例以上 DLT，则停止试验；若未出现 DLT，则递增到下一剂量组；如某一剂量组有 2 例受试者出现 DLT，则停止试验。

此剂量爬坡的方法一方面早期进入临床试验的患者接受远远小于 MTD 的剂量，另一方面又缺少在 MTD 附近毒性的资料。将传统的 3 例患者 Fibonacci 递增原则进行改进，使用二阶段、加速递增剂量设计法，起始剂量为 1 例患者，按 2 倍进行剂量递增直至出现 2 级毒性，随后按照传统的 Fibonacci 进行剂量递增。

知识点 9：分子靶点药物剂量递增　　副高：熟练掌握　正高：熟练掌握

分子靶点药物剂量爬坡使用 2、3、4 倍递增法或混合倍数递增法，剂量递增至出现毒性或血药浓度接近动物产生不可耐受性毒性的血药浓度。多剂量耐受性试验的起始剂量，等于或高于单次的起始剂量，使用 2、3、4 倍递增法或混合倍数进行剂量递增，如未能观测到 MTD，即使药物活性的靶点已经饱和或在没有明显毒性的时候就观测到明显的效果，也仍然建议研究更高的剂量，以便更加明确化合物的安全性。若剂量递增至观测到效果后，继续增加剂量并没有看到效果的增加，而毒性增加显著，则应选择较低的剂量进行下一步的研究。

知识点 10：抗体类抗癌药物剂量递增　　副高：熟练掌握　正高：熟练掌握

抗体类抗癌药物剂量爬坡能够依据药物临床前的毒性使用 2、3、4 倍递增法或混合倍数递增法。如未能观测到 MTD，药物活性的靶点已经饱和或呈现非线性药代动力学行为，仍旧建议研究更高的剂量，以便更加明确化合物的安全性。若剂量递增到观测到效果后，继续增加剂量并没有看到效果的增加，而毒性增加明显，则应选择较低的剂量开始下一步的研究。

知识点 11：剂量限制性毒性（DLT）　　副高：熟练掌握　正高：熟练掌握

在Ⅰ期试验方案中必须定义 DLT，DLT 通常指受试者接受治疗后出现与药物相关的毒性反应（按 NCI CTC 3.0 分级标准）：①3 级或 4 级的非血液学毒性（不包括恶心、呕吐、脱发、腹泻和肿瘤疼痛）；不小于 2 级中枢神经毒性；②接受止呕、止泻、止痛支持治疗后发生 3 级或 4 级的恶心/呕吐、腹泻、肿瘤疼痛；③4 级血液学毒性，伴不小于 2 级的发热或感染或出血。在定义 DLT 时，还要考虑受试者的特殊情况，如连续 4 级白细胞减少对于非白血病的实体瘤患者为 DLT，但对于白血病患者无法确定为 DLT；如 1 例肝功能异常的患者，试验中出现 3 级肝功能异常，无法确定为 DLT。

知识点 12：抗癌药物Ⅰ期临床试验通常的入选标准
副高：熟练掌握　正高：熟练掌握

（1）经过病理学或细胞学确诊的晚期肿瘤患者。

（2）年龄 18~65 岁。

（3）一般状况 PS（ECOG）评分≤2。

（4）预计生存期不小于 3 个月。

（5）入选前 7 天内，实验室数值在以下范围之内（未使用生长因子或输血的状态下）：

血白细胞计数（WBC）$\geqslant 4\times10^9/L$，中性粒细胞绝对数（ANC）$\geqslant 1.5\times10^9/L$，血小板（PLT）$\geqslant 100\times10^9/L$，血红蛋白（Hb）$\geqslant$100g/L，血清肌酐（Cr）$\leqslant$1.5倍正常值上限，血清总胆红素$\leqslant$1.5倍正常值高限，谷丙转氨酶（ALT）及谷草转氨酶（AST）$\leqslant 2.5\times$正常值上限（若有肝脏转移，则不超过5×正常值上限）；电解质检测值（钾、钙、镁）在正常值范围之内。

（6）有生育能力的受试者必须在研究期间和末次给药后3个月内采取有效的避孕措施。可能怀孕的受试者在入选前7天内的尿妊娠检测必须为阴性。

（7）受试者必须签署知情同意书。

（8）受试者必须遵循研究的操作程序和随访检查要求。

知识点13：受试者排除标准　　副高：熟练掌握　正高：熟练掌握

（1）中枢神经系统转移患者（出现任何显示中枢神经系统转移的临床征兆的所有患者，必须进行头颅CT或MRI检查用于排除中枢神经系统转移）。

（2）一个月内接受过放射治疗、激素治疗、生物治疗或化疗者；在筛选前2周内进行过放射治疗的患者，患者必须从所有放射治疗有关的毒性中恢复。

（3）有自身免疫性疾病、免疫缺陷病，或以往有器官移植史者。

（4）合并严重的或未控制的疾病（如未控制的糖尿病）。

（5）病毒性肝炎活动期患者。

（6）不愿意或无法遵守试验方案的患者。

知识点14：药代动力学研究　　副高：熟练掌握　正高：熟练掌握

药代动力学研究（PK）为抗肿瘤新药Ⅰ期临床试验的重要部分，包括：单次给药的药代动力学行为、多次给药的药代动力学行为以及联合给药的药代动力学行为。主要用于描述药物的人体药代动力学特征，确定主要药代参数，如吸收、分布、代谢和排泄的全过程研究，应评价药代动力学与其给药剂量、安全性和临床效果之间的关系，鼓励建立群体PK/PD分析模型，有利于设计最佳给药剂量和给药间隔。如果表皮生长因子受体（EGFR）的Ⅱ期临床试剂量使用出现非线性药代动力学的剂量级，此剂量级的清除率已经饱和，表明与受体结合饱和。

知识点15：抗癌药物药效学指标　　副高：熟练掌握　正高：熟练掌握

不同类型的抗癌药物使用的指标不同，细胞毒类药物的药效学指标包括：血液学指标变化（白细胞计数、血红蛋白）、胃肠道反应（恶心、呕吐、腹泻等）、神经毒性、肿瘤标志物、肿瘤的大小等。小分子靶点抗癌药物的药效学指标有：肿瘤靶点抑制程度、分子标志物的改变、肿瘤血流动力学改变、肿瘤大小的改变等。抗体类抗癌药物药效学指标有：所针对抗原含量的改变、肿瘤血流动力学改变、分子标志物的改变、肿瘤大小的改变等。

知识点16：抗癌药物Ⅰ期临床试验的研究程序　　副高：熟练掌握　正高：熟练掌握

（1）在进行任何筛选步骤之前必须得到患者签名并签署日期的知情同意书。

（2）筛选期（第-21～-1天）：治疗前21天内采取恰当的可重复的诊断方法（可联合体检、影像学包括CT/MRI测量长径）完成对肿瘤的评价，同时确认和记录靶病灶。

治疗前14必须完成的检查有：人口统计学资料（出生日期、性别、民族；患者身份证、通信地址、联系电话），病史与体检（包括生命体征、体重等）；癌症和治疗史，伴随疾病/治疗。

治疗前7天内基线期访视有生命体征、体格检查、血常规、生化常规、尿常规、尿妊娠试验、入选/排除标准筛查等。

（3）给药期：24小时心电监护。

（4）观测期：按照方案进行各项检查和观测。

知识点17：Ⅰ期临床试验的总结　　副高：熟练掌握　正高：熟练掌握

（1）最大耐受剂量（MTD）和剂量限制性的毒性（DLT）。

（2）毒性反应的类型、发生率、严重程度、预防及控制措施、与剂量和疗程的关系等。

（3）初步结果，如肿瘤客观反应率（ORR），例如效果评价的肿瘤标志物。

（4）药代动力学参数以及其与药效/毒性间的关系（PK/PD）；

（5）Ⅱ期临床试验的拟定受试人群、推荐剂量及给药方法。若单项Ⅰ期临床试验结果很难支持后续的Ⅱ期临床试验，可提出拟进行的其他项目的Ⅰ期临床试验，或是其他的非临床研究。

知识点18：0期临床试验或微剂量临床试验　　副高：熟练掌握　正高：熟练掌握

0期临床试验或微剂量（microdosing）临床试验的目的，是早期观测药物的人体的药代动力学特征，结合临床前体内、体外药效学结果，预测化合物在人体内的行为，从而挑选恰当的化合物进入Ⅰ期临床试验。

第三节　细胞毒药物Ⅱ期临床试验

知识点1：细胞毒药物Ⅱ期临床试验的受试人群选择　　副高：熟练掌握　正高：熟练掌握

Ⅱ期临床试验瘤种的选择需有针对性，主要依据Ⅰ期临床试验的初步结果和其他类似药物的抗肿瘤谱确定，同时还需要考虑体外细胞敏感性的研究结果。通常而言，Ⅱ期临床试验尽量选择多个瘤种分别进行考察，而不是仅选择一两个瘤种。从申办者的角度，能够帮助选择最具开发价值的适应证进行Ⅲ期临床试验，减少Ⅲ期临床开发风险。

细胞毒药物Ⅱ期临床试验的受试人群，原则上通常符合以下几项基本标准：

（1）经病理学确诊的恶性肿瘤患者。

（2）没有严重的造血功能异常和心、肺、肝、肾功能异常和免疫缺陷。

（3）体力状况评分不超过 2 的患者。

（4）应排除以往抗肿瘤治疗的连续效应。入组时间应与以往治疗有足够的时间间隔，一般在 4 周以上。

（5）最少有 3 个月的预期寿命。

（6）最少有一个可测量的肿瘤病灶。

知识点 2：细胞毒药物Ⅱ期临床试验的给药方案　副高：熟练掌握　正高：熟练掌握

Ⅱ期临床试验应在Ⅰ期临床试验的基础上进一步探索及优化给药方案，可考虑同时使用两个或多个剂量组，对给药方案进行细化和调整，有给药剂量、给药间隔、疗程以及联合治疗方案等。应探索根据不良反应的程度来进行剂量调整的方法；依据临床药理学资料，充分考虑影响效果和安全性的所有因素，尽可能地避免同时给予影响药物效果和安全性的其他治疗，以及与试验药物存在相互作用的其他药物。

知识点 3：细胞毒药物Ⅱ期临床试验的效果观测和评价

副高：熟练掌握　正高：熟练掌握

客观缓解率为反映药物具有抗肿瘤活性的初步可靠证据，是Ⅱ期临床试验常用的效果观测指标。记录客观缓解率应参照国际上通用的效果评价标准，目前适用于绝大多数实体瘤的是实体瘤效果评价标准。

尽管客观缓解率是反映药物活性的良好指标，但客观缓解率不一定能够代表生存获益。为了在试验早期阶段，以充分的证据来证实药物的作用，从而减少后续临床试验的风险，建议观测客观缓解率的同时，观测无进展生存期和总生存期以及生活质量、临床症状的改善等可以反映受试者获益的指标。

知识点 4：细胞毒药物Ⅱ期临床试验的安全性观测和评价

副高：熟练掌握　正高：熟练掌握

安全性考察内容除了常规项目之外，应重点注意Ⅰ期临床试验和非临床试验观测到的毒性以及罕见毒性。此外，还应参考同类药物的特点进行必要和特殊的考察。应注意毒性反应与剂量的关系及停药后毒性的缓解情况。应注意考察在可耐受或可恢复毒性的剂量条件下取得效果的可能性。

知识点 5：细胞毒药物Ⅱ期临床试验的试验结束或停止
副高：熟练掌握　正高：熟练掌握

若探索出敏感瘤种及合理的给药方案，就能考虑选择敏感瘤种进行Ⅲ期确证性试验。若药物在Ⅱ期临床试验中对某瘤种没有达到期望效果，则考虑停止试验。

第四节　细胞毒药物Ⅲ期临床试验

知识点 1：细胞毒药物Ⅲ期临床试验的受试人群的选择
副高：熟练掌握　正高：熟练掌握

Ⅲ期临床试验应选择在Ⅱ期临床试观测到的有确切效果的肿瘤类型，同样应达到入选Ⅱ期临床试验的基本条件。每个瘤种样本量应依据两组主要效果指标的预期差异，根据统计学原理估算得到。

知识点 2：细胞毒药物Ⅲ期临床试验的给药方案　副高：熟练掌握　正高：熟练掌握

依据Ⅱ期临床试验结果确定合理的给药方案。给药疗程一般不固定，通常应持续到疾病进展或产生不可耐受的毒性。某些手术前辅助治疗、手术后辅助治疗或多数根治性化疗一般有固定疗程，此时，试验连续到固定疗程时即可停止。

知识点 3：细胞毒药物Ⅲ期临床试验的效果观测和评价
副高：熟练掌握　正高：熟练掌握

Ⅲ期研究则主要评价药物是否使受试者临床受益，所以支持药物获准上市的效果终点指标，一般是表明临床受益的证据，如总生存期的延长或者公认的能够预测临床受益的替代终点指标。

目前常用的抗肿瘤效果观测指标有总生存期、无病生存期、无进展生存期、疾病进展时间、治疗失败时间和生存质量、客观缓解率以及生物标志物等。不同指标具有自身的优点和缺点，应依据所研究的药物类别、肿瘤类型、当前临床治疗状况以及开发目标等来综合考虑，选择恰当的主要和次要效果观测指标。

知识点 4：细胞毒药物Ⅲ期临床试验的毒性反应的观测和评价
副高：熟练掌握　正高：熟练掌握

安全性考察内容除了通常常规项目之外，应重点注意Ⅰ/Ⅱ期临床试验和非临床试验观测到的毒性以及罕见毒性。

知识点5：细胞毒药物Ⅲ期临床试验的期中分析　　副高：熟练掌握　正高：熟练掌握

期中分析必须事先在方案中确定，期中分析的方法，以及期中分析后各种情况下所要采取的措施，均需事先详细阐明。进行期中分析的人员应当是不直接参加临床试验的人员，并接受数据安全委员会的监督，分析结果必须保持盲态，研究者只会被告知是否继续试验或需要对试验方案进行修改。期中分析的日程安排、所使用的α消耗函数等应当事先制订计划并在试验方案中阐明，防止影响试验的把握度。

知识点6：细胞毒药物Ⅲ期临床试验的试验结束和停止
副高：熟练掌握　正高：熟练掌握

以下情况应提前停止或结束试验：①预期的事件数未达到目标；②如试验药物组表现出非常明显优于对照组的效果，对照组受试者继续接受对照药治疗是不合伦理，应当提前停止，转而接受试验药物的治疗；③如预期或非预期的不良事件发生率过高。

第五节　肿瘤分子靶向药物临床试验

知识点1：靶向药物临床试验的特点　　副高：熟练掌握　正高：熟练掌握

与细胞毒药物的临床研究相比，靶向药物临床研究主要具有下列特点：①靶向药物治疗具有明确的作用靶点，有效剂量和毒性剂量之间差距较大。根据药物作用机制，设计生物学效应指标，寻找最佳生物学有效剂量为Ⅰ期临床试验的终点；②评估单克隆抗体时，应使用流式细胞仪、酶联免疫斑点试验、四联体分析及酶联免疫吸附试验等方法评估特异性细胞免疫和体液免疫功能变化；③评价血管生成抑制剂时，应当通过酶联免疫吸附试验监测体液血管生成因子浓度变化，磁共振技术观测肿瘤血流变化；④评价酪氨酸激酶抑制剂时，使用免疫组织化学技术和分子生物学技术评估相对靶点的表达强度及其下游信号通路变化；⑤靶向药物治疗毒性较轻，在Ⅰ期临床试验中允许迅速进行剂量爬升。因为存在上述特点，靶向药物与细胞毒药物临床研究设计有所不同。

知识点2：靶向药物治疗临床试验实施　　副高：熟练掌握　正高：熟练掌握

因为靶向药物临床研究的特殊性，在试验实施中应注意以下几点：①在得到患者知情同意时，应详细解释靶向药物治疗和常规化疗的区别；②注意预防过敏，非人源化与嵌和型抗体容易发生严重的过敏反应；③注意观测靶向药物治疗发生率低但非常严重的毒副作用，例如吉非替尼治疗可能导致严重的间质性肺炎，凡德他尼治疗可导致严重的剥脱性皮炎；④注意评价的间隔时间，应按方案规定的周期进行评价，例如抗体药物用药疗程可能与化疗药物不同；靶向药物与化疗联合后应依据其细胞周期动力学特点决定用药先后和评价间隔。

知识点 3：靶向药物治疗临床试验的安全性评价　　副高：熟练掌握　正高：熟练掌握

目前靶向药物的毒性评价标准和细胞毒药物相同，目前多使用毒性分类及分级均依靠详细的美国国立癌症研究所（NCI）制定的常用毒性评价标准（CTC）3.0 版进行毒性评价；严重不良事件的判定和细胞毒药物的判定标准相似。

知识点 4：靶向药物治疗临床试验的效果评价　　副高：熟练掌握　正高：熟练掌握

靶向药物的作用机制和传统的细胞毒药物不同，主要是干扰肿瘤的异常信号通道，造成肿瘤生长减慢，转移减少，或肿瘤坏死和空洞形成。所以，靶向药物的效果评价较为复杂，无论是对于近期的客观效果，还是临床研究的终点指标，以肿瘤大小为评价基础的实体瘤的效果评价标准（RECIST）有时无法真实地反映药物的效果。如何解决此难题，已成为靶向药物研发中重点之一。

知识点 5：提高靶向药物效果评价水平途径——调整评价指标
副高：熟练掌握　正高：熟练掌握

使用疾病控制率（DCR）用作靶向药物的近期效果评价指标。DCR 是指包括完全缓解（CR）、部分缓解（PR）和疾病稳定（SD）在内的临床指标，这样就有了靶向治疗后肿瘤被抑制但缩小不明显的 SD 患者，进而更全面地反映靶向药物的作用。临床获益率（CBR）用作近期效果评价的替代指标。评价临床获益的标准是依据治疗后，是否患者的镇痛药用量减少≥50%；疼痛强度减轻≥50%；体力状况改善≥20 分；或者镇痛药用量、疼痛强度及体力状况稳定，体重增加≥7%连续 4 周或以上，无体液潴留。

上述至少一项指标好转且连续时间超过 4 周，并且没有任何一项指标恶化，就认为是 CBR，这种标准更能体现靶向药物低毒抑瘤能够改善患者生活质量的特点；此外，多个靶向药物的临床研究以 TTP 或 PFS 用作替代研究终点的指标。TTP 是指从随机开始到肿瘤进展的时间；PFS 是指从随机到肿瘤进展或任何原因死亡的时间。PFS 包括死亡的事件，将试验中由于非肿瘤进展的并发症导致的死亡也纳入 PFS 的分析，能够更好地评价临床获益，因此，PFS 是较 TTP 更准确的研究终点，它比肿瘤标志物更能够直接反映出治疗对肿瘤负荷的作用，强于用客观有效率来评价靶向药物。

知识点 6：提高靶向药物效果评价水平途径——使用新的评价手段
副高：熟练掌握　正高：熟练掌握

Choi 等提出用肿瘤大小和肿瘤密度（Hu 值）相结合的 CT 评价效果的改良标准，即 Choi 标准，用作评价格列卫治疗胃肠间质瘤的效果评价标准。其中，CR 定义是所有病灶完全消失；PR 定义为 CT 测量肿瘤缩小≥10%，或者肿瘤密度（Hu 值）下降 15%，无新病灶的出现，并且非可测量病灶无明显进展；SD 为效果未达到 CR、PR 或 PD，并且肿瘤有关症状无加重；疾病进展（PD）定义为 CT 测量肿瘤增大≥10%，并且肿瘤密度（Hu 值）没有达到 PR 标准，或者出现新的病灶、瘤内出现新结节或瘤内结节增大。因此，这种增加对肿瘤密度的测量，就能够评估肿瘤的坏死情况。

到目前为止，动态增强磁共振成像（DCE-MRI）和 PET-CT 是评价靶向药物效果较为常用的方法。DCE-MRI 通过设置对血管内造影剂灌注程度进行评估的 T_2 相，和对血管外胞外区造影剂灌注程度评估的 T_1 相，可以反映出肿瘤血管的生成情况，评估肿瘤的血流量与血管的通透性，评价抗血管生成药物的效果。Tofts 等设定了一套评估 DCE-MRI 的标准参数，有灌注体积常数 Ktrans、单位组织体积 Ve 中血管外间隙的体积（EES）、EES 及血浆 Kep 间的流量速率常数，低 Kep 或 Ktrans 说明低灌注、低通透性及血管表面积小。

知识点 7：提高靶向药物效果评价水平途径——依据靶向药物的作用靶点来进行评价

副高：熟练掌握　正高：熟练掌握

在评价抗肿瘤靶向药物的临床实验中，针对不同作用机制的药物，需要不同的评估肿瘤效果的成像技术和方法。目前这些研究多在新药临床研究的Ⅰ期和Ⅱ期中进行。最值得研究的作用通道有 VEGFR/PDGF 通道、EGFR 通道、HER2 通道、下游信号转导通道。

知识点 8：靶向药物Ⅱ期临床试验设计要点——试验分组设计

副高：熟练掌握　正高：熟练掌握

许多新的靶向药物治疗作用是肿瘤肿块稳定而不是缩小，这类药物被称为细胞稳定剂。这类Ⅱ期试验的结果，使研究者很难决定是否需要进行Ⅲ期临床试验。

Ratain 等设计了一种新方法，就是随机不连续设计法。这种设计分两阶段，第一阶段所有患者均接受有效药物（如化疗药）的治疗，治疗后在预定时间点将患者分成治疗有效组、肿瘤稳定组或肿瘤进展组。治疗有效组继续上述治疗，肿瘤进展组停止研究，肿瘤稳定组进入第二阶段。在第二阶段肿瘤稳定组患者被随机分配到试验用药组（细胞稳定剂组）或不治疗组。最后用两组的肿瘤进展时间（TTP）来判断试验用药在肿瘤稳定方面是否起了主要作用；第一阶段疾病进展的患者可进行试验用药的再次治疗。上述设计是肿瘤创新药物Ⅱ期临床试验设计的典型代表。

知识点 9：靶向药物Ⅱ期临床试验设计要点——与历史对照的单组设计

副高：熟练掌握　正高：熟练掌握

运用历史对照来进行单组Ⅱ期设计为药物研发中的重要方法之一。联合设计时，如果以往有效治疗的有效率为 30%，则设计该有效治疗联合新药治疗后有效率提升到 50%。

把上述方法用于某些靶向药物尤其是细胞稳定剂Ⅱ期临床试验设计时，可将观测目标由原来的有效率变为其他目标，例如无病生存期。运用靶向药物治疗，预计可将既往的无进展生存率由5%提升到20%（无病生存期从4个月提升到8个月）。目前正在进行的细胞周期依赖激酶抑制剂 Flavopiridol 治疗进展期结直肠癌就使用了这种研究方法。

更复杂的设计为两阶段设计，即用6~12个月时间完成并评估第一阶段和历史对照相比的结果，然后决定是否进行第二阶段试验。若已知靶向药物治疗新药毒性小，预计入组较快或与成熟细胞毒药物联合使用时，最好还是使用上述简单设计而不用两阶段设计。

知识点10：靶向药物Ⅱ期临床试验设计要点——与自身对照的单组设计

副高：熟练掌握　正高：熟练掌握

确定肿瘤进展的不同量化方法，就是测量靶向药物治疗新药用药前后2个月肿瘤的生长速率，用得到的前后生长速率相比的比率来反映靶向药物的肿瘤抑制效果。一般要得出阳性结果需要治疗前2个月内肿瘤明显增长（例如≥50%），治疗后2个月或更久肿瘤增长减慢（例如≤25%且无新的转移灶）。然而这种设计在实践中也存在困难，主要原因为：①患者在治疗前两个月入组，且不接受任何治疗；②如出现新的转移灶，则应使用新的方法来计算肿瘤生长速率，目前还缺少这些新方法；③要求依据肿瘤生长速率来入选合格的患者，在实践中存在难度。

另一种自身对照是通过比较肿瘤进展时间来确定肿瘤的进展，即若每例患者在靶向药物治疗用作二线治疗后的肿瘤进展时间，明显比细胞毒药物一线治疗后的长，则反映了靶向药物的肿瘤抑制作用。若肿瘤进展时间较前延长33%或以上，则认为靶向药物治疗是成功的。是否继续进行下一步研究则取决于得到上述延长的病例数。这种设计方法曾被用作测定治疗淋巴瘤的一、二线细胞毒药物的效果和连续时间。这种设计目前已推荐用于靶向药物治疗特别是细胞稳定剂治疗恶性肿瘤的Ⅱ期试验。主要存在的问题是：研究者在判定一线治疗后进展时会存在偏倚；另一问题为，在一线治疗前就要入组患者进行二线治疗，这给临床实施带来一定困难，一线治疗进展后再入组可能容易些，但这又带来患者选择偏倚的问题。

知识点11：靶向药物Ⅲ期临床试验设计要点——与安慰剂对照的临床试验

副高：熟练掌握　正高：熟练掌握

这类临床试验一般用于仅适合接受支持治疗的阶段，即完成先前的细胞毒药物治疗后肿瘤缩小或稳定和当时无效治疗两种情况的肿瘤患者。但如果以总生存时间为研究终点，可考虑用不再进一步治疗的空白对照组来取代安慰剂对照组。

对先前未表明临床效果的靶向药物可进行筛选试验；对目前已表现出临床效果的，则需设计更大的确证试验。两种情况均可考虑用单侧检验 $\alpha=0.10$ 或 $\alpha=0.20$ 来估算样本量（单侧检验 $\alpha=0.10$ 多用于细胞毒药物Ⅱ期临床试验设计）。单侧检验 $\alpha=0.10$ 和 $\alpha=0.20$ 设计分别可使所需样本量降低23%和47%，当单侧检验 $\alpha=0.20$ 时，仅要 $P\leqslant0.20$ 就足以说明试验用药可进入下一步临床试验，但需注意无治疗作用的药物有1/5的可能性出现 $P\leqslant$

0.20 的情况。

安慰剂对照试验在实践中有一些困难，由于有一组患者接受无效治疗，目前解决的办法主要为设计无进展生存期为研究终点，这样在患者肿瘤进展后就能够转而接受其他治疗。这类试验设计通常要求双盲，以减少研究者在判断肿瘤进展时的偏倚。

知识点 12：靶向药物Ⅲ期临床试验设计要点——靶向药物与细胞毒药物对照的临床试验

副高：熟练掌握 正高：熟练掌握

这类临床试验设计多针对下列两种情况：转移性肿瘤、适于细胞毒药物治疗；高危患者的辅助治疗或是局部晚期患者的治疗。目前单用靶向药物和标准的细胞毒药物比较的临床试验较少，由于在这类设计中，细胞毒药物的治疗常为已存在的标准治疗，而此时给患者单用靶向药物治疗可能出现伦理问题。因此目前的设计多为细胞毒药物±靶向药物治疗观测无进展生存期或总生存期。

第四章　临床试验规范（GCP）

第一节　GCP 的定义

知识点 1：GCP 的定义　　副高：熟练掌握　正高：熟练掌握

临床试验规范（GCP）是用来设计、实施和报告临床试验的一种规范，以便向公众确保资料的完整可靠、患者的权益和隐私能得以保护。

临床试验规范有患者的保护；赞助者和监察者、研究人员的责任；监察和稽查；研究方案和病例报告表；安全性的监察；统计学处理；记录保持及资料管理；药物的管理及清点和质量保证等内容。详细内容可阅读国家 2003 年颁布的《药物临床试验质量管理规范》。

目前，我国临床试验按药品注册分类，主要有以下 4 种。

（1）仿制药的临床试验。

（2）国内新药的临床试验。

（3）进口药品的临床试验。

（4）国际多中心临床试验。

其中，前 2 种临床试验数量占绝大多数，而创新药物屈指可数。此外，可依据临床试验的特征，将临床试验分为验证性的临床试验与探索性的临床试验。创新性药物的临床试验就是探索性的临床试验。

第二节　《药物临床试验质量管理规范》的名词

知识点 1：临床试验　　副高：熟练掌握　正高：熟练掌握

临床试验是指任何在人体（患者或健康受试者）进行药物的系统性研究，以证明或揭示试验药物的作用、不良反应和试验药物的吸收、分布、代谢及排泄，目的是确定试验药物的疗效与安全性。

知识点 2：试验方案　　副高：熟练掌握　正高：熟练掌握

试验方案叙述试验的背景、理论基础及目的，试验设计、方法和组织，有统计学考虑、试验执行和完成的条件。方案必须经由参加试验的主要研究者、研究机构和申办者签字并注明日期。

知识点3：研究者手册 副高：熟练掌握 正高：熟练掌握

研究者手册是相关试验药物在进行人体研究时已有临床与非临床研究资料。

知识点4：知情同意 副高：熟练掌握 正高：熟练掌握

知情同意是指向受试者告知一项试验的各方面情况后，受试者自愿确定其同意参加该项临床试验的过程，须以签名和注明日期的知情同意书用作文件证明。

知识点5：知情同意书 副高：熟练掌握 正高：熟练掌握

知情同意书是指每位受试者表示自愿参加某一试验的文件证明。研究者需向受试者说明试验性质、试验目的、可能的受益和风险、可供选择的其他治疗方法以及符合《赫尔辛基宣言》规定的受试者的权利与义务等，使受试者充分了解后表达其同意。

知识点6：伦理委员会 副高：熟练掌握 正高：熟练掌握

伦理委员会是由医学专业人员、法律专家和非医务人员组成的独立组织，其职责是核查临床试验方案及附件是否合乎道德，并为之提供公众保障，确保受试者的安全、健康和权益受到保护。该委员会的组成及一切活动不应受临床试验组织和实施者的干扰或影响。

知识点7：研究者 副高：熟练掌握 正高：熟练掌握

研究者指实施临床试验并对临床试验的质量及受试者安全和权益的负责者。研究者必须经过资格审查，具有临床试验的专业特长、资格和能力。

知识点8：协调研究者 副高：熟练掌握 正高：熟练掌握

协调研究者是在多中心临床试验中负责协调参与各中心研究者工作的一名研究者。

知识点9：申办者 副高：熟练掌握 正高：熟练掌握

申办者发起一项临床试验，并且对该试验的启动、管理、财务和监查负责的公司、机构或组织。

知识点10：监查员 副高：熟练掌握 正高：熟练掌握

监查员由申办者任命并对申办者负责的具备有关知识的人员，其任务是监查与报告试验的进行情况和核实数据。

知识点 11：稽查 副高：熟练掌握 正高：熟练掌握

稽查是指由不直接涉及试验的人员所进行的一种系统性检查，用于评价试验的实施、数据的记录和分析是否和试验方案、标准操作规程以及药物临床试验有关法规要求相符。

知识点 12：视察 副高：熟练掌握 正高：熟练掌握

药品监督管理部门对一项临床试验的相关文件、设施、记录和其他方面进行官方审阅，视察，能够在试验单位、申办者所在地或合同研究组织所在地进行。

知识点 13：病例报告表 副高：熟练掌握 正高：熟练掌握

病例报告表是指按试验方案所规定设计的一种文件，用来记录每一名受试者在试验过程中的数据。

知识点 14：试验用药品 副高：熟练掌握 正高：熟练掌握

试验用药品是指用于临床试验中的试验药物、对照药品或安慰剂。

知识点 15：不良事件 副高：熟练掌握 正高：熟练掌握

不良事件是指患者或临床试验受试者接受一种药品后出现的不良医学事件，但并不一定和治疗有因果关系。

知识点 16：严重不良事件 副高：熟练掌握 正高：熟练掌握

严重不良事件是指临床试验过程中发生需住院治疗、延长住院时间、伤残、影响工作能力、危及生命或死亡、造成先天畸形等事件。

知识点 17：标准操作规程 副高：熟练掌握 正高：熟练掌握

标准操作规程是为有效地实施和完成某一临床试验中各项工作所设定的标准和详细的书面规程。

知识点 18：设盲 副高：熟练掌握 正高：熟练掌握

设盲是指临床试验中使一方或多方不知道受试者治疗分配的程序。单盲是指受试者不知，双盲是指受试者、研究者、监查员或数据分析者均不知治疗分配。

知识点19：合同研究组织　副高：熟练掌握　正高：熟练掌握

合同研究组织是一种学术性或商业性的科学机构。申办者可委托其执行临床试验中的某些工作或任务，此种委托必须作出书面规定。

第三节 伦理原则

知识点1：伦理学考虑　副高：熟练掌握　正高：熟练掌握

伦理学考虑是临床试验的首要原则。《赫尔辛基宣言》强调患者的权利，考虑临床试验潜在的利益与危险，保障患者身体及精神上的利益。而确保患者利益的重要措施是《药物临床试验管理规范》中所规定的道德伦理委员会（IEC）及患者知情同意。

知识点2：我国的知情同意情况　副高：熟练掌握　正高：熟练掌握

我国的情况比较特殊，在肿瘤临床试验中实行知情同意上面临着与其他国家不同的情况。第一是所谓的医疗保密问题。因为对恶性肿瘤属于“不治之症”的恐惧，在诊断恶性肿瘤后患者家属通常均会提出对患者的保密问题。第二是对临床试验的理解误区。因为媒体的宣传作用，不少人将临床试验等同于动物实验，很多患者由此而不愿当“小白鼠”。所以，如何使广大群众理解临床试验的意义和重要性，向患者与家属解释临床试验的具体内容并使患者同意合作，成为一个非常现实的问题。

知识点3：新药临床试验的伦理问题　副高：熟练掌握　正高：熟练掌握

通常来说，为了患者的利益，一个未知临床效果的新药通常从经过常规治疗无效的患者开始。以后随着观测到的临床效果的提高，逐渐试用于中期和早期患者。禁止将能够根治的患者进行新药试用而应建议患者进行根治性治疗。但对于手术后有的患者可能存在微小转移灶，可在术后采用辅助化疗或内分泌治疗。不难理解这样的化疗或化疗方案必须是比较成熟且十分安全的。为了提高中期患者的切除率及治愈率，比较成熟的化疗方案可在术前使用（称为新辅助化疗），目的是提高切除率及治愈率。但有时较早的晚期或数量较少的转移患者，化疗后由无法手术变为可手术切除，应当不失时机地进行，从而使患者得到根治。此外，有的患者因其他原因无法手术或放疗，在适当的时机也可试用新药。

第四节 人用药物注册技术国家协调会（ICH）

知识点1：ICH确立的原则　副高：熟练掌握　正高：熟练掌握

ICH 确立了两个原则，第一，无论在全球何处进行的临床研究均应遵守同样的规则；第二，ICH-GCP 涵盖了临床研究中应注意的 3 个主要问题，即保护受试者、确保试验的科学性和确保数据的完整真实性。

知识点 2：ICH-GCP 的第一项指导原则　　副高：熟练掌握　正高：熟练掌握

实施临床试验应符合《赫尔辛基宣言》中的伦理原则，并且与临床试验质量管理规范和当地的法规相吻合。

知识点 3：ICH-GCP 的第二项指导原则　　副高：熟练掌握　正高：熟练掌握

在进行临床试验以前，应权衡可预见的危险和不便以及给受试者和社会带来的益处。仅有在可预期的益处超过危险时方可开始和继续临床试验。

知识点 4：ICH-GCP 的第三项指导原则　　副高：熟练掌握　正高：熟练掌握

受试者的权利、安全及健康将是最主要的考虑因素，它们应在社会的和科学的利益之上。

知识点 5：ICH-GCP 的第四项指导原则　　副高：熟练掌握　正高：熟练掌握

已有的试验用药品的临床前与临床资料应足以支持拟进行的临床试验。

知识点 6：ICH-GCP 的第五项指导原则　　副高：熟练掌握　正高：熟练掌握

临床试验应具备科学性并在试验方案中有详细明确的描述。

知识点 7：ICH-GCP 的第六项指导原则　　副高：熟练掌握　正高：熟练掌握

临床试验的实施需遵照试验方案进行，试验方案须已得到了机构审查委员会或独立伦理委员会的批准或支持意见。这意味着在得到伦理委员会批准之前，临床试验无法启动。

知识点 8：ICH-GCP 的第七项指导原则　　副高：熟练掌握　正高：熟练掌握

为受试对象提供医疗服务和为其作出医疗决策是有资格的医师或牙科医师的责任。也就是说，无论谁是主要研究者，为受试对象提供医疗服务的必须有医师资格。

知识点 9：ICH-GCP 的第八项指导原则　　副高：熟练掌握　正高：熟练掌握

每个参与临床试验的人员均应具备一定资格，如接受过有关的教育、培训和有既往工作的经历。一般确定所有参与临床试验的人员确已通过教育、培训和经验得到了资格是申办者的责任，而这常需要在试验前通过实地访问、会见及面试研究人员来落实，也可通过研究人员的简历（CV）来决定。

知识点 10：ICH-GCP 第九项指导原则 副高：熟练掌握 正高：熟练掌握

在参加临床试验前应得到每个受试者的出于自愿的知情同意。这一点非常重要，在临床试验开始前一定要得到受试者的自愿给予的知情同意，否则无法筛选或入选。

知识点 11：ICH-GCP 第十项指导原则 副高：熟练掌握 正高：熟练掌握

所有的临床试验信息应以某种方式记录、处置和保存，以便能够准确地报告、解释和核实。

知识点 12：ICH-GCP 的第十一项指导原则 副高：熟练掌握 正高：熟练掌握

能够辨别受试者身份的记录应妥善保密。

知识点 13：ICH-GCP 的第十二项指导原则 副高：熟练掌握 正高：熟练掌握

临床试验用药品的制备、处置及保存应与适用的药品生产质量管理规范（GMP）相符合。GMP 比 GCP 更早存在，且世界上许多国家为试验用药品的制备及处置制订了相应的 GMP 标准。在临床试验中药品的使用应和被批准的试验方案一致。

知识点 14：ICH-GCP 的第十三项指导原则 副高：熟练掌握 正高：熟练掌握

保证临床试验各方面质量的系统和程序得到贯彻，这一般是申办者的责任。

第五节 进入临床试验的新药应具备的条件

知识点 1：药物选择要求 副高：熟练掌握 正高：熟练掌握

对药物的化学结构或成分、性质、质量控制、体外或动物体内的抗肿瘤作用、毒性、体内代谢等必须有一定掌握。我国新药临床前研究规定为 19 项。这说明临床肿瘤学家仅能从药理学家手中接受新药经 SFDA 批准后进行临床研究。不经一定临床前研究和通过审评程序就进行临床研究是违法的和不负责任的。

知识点 2：病例选择要求 副高：熟练掌握 正高：熟练掌握

所选病例应有可靠的诊断，通常要求有病理细胞学诊断，确定原发及转移的部位。近年来许多学者对肿瘤生长速度、发展趋向特别注意。因此，除了记录肿瘤的病理类型、分化程度及临床分期以外，尚应注意分型和其他必要的条件如乳腺癌雌激素受体情况和基因的表达等。

知识点 3：排除以往治疗的影响 副高：熟练掌握 正高：熟练掌握

多见的错误是试用新药时不注意既往治疗的影响。必须了解有的早期局限性肿瘤如喉癌、乳腺癌活检会将肿瘤根治，而手术后局部可有局部水肿充血，有时会误将这些用作观测指标。更多见的错误是在放射治疗后立刻开始应用药物治疗。放射治疗中常有皮肤及黏膜反应，效果也有时在停止照射后才会出现，这样就会导致“放射治疗无效，应用药后快速缩小”的假象。其他药物治疗也是如此，有的化学药物显效时间较长，例如干扰素或芳香化酶抑制药有时在停药后才出现客观效果，多数抗肿瘤药物、内分泌和生物制剂通常需在开始治疗 2~6 周后才能显效，这样也易引发对新药效果或毒性方面得出错误的结论，对某些文献中所谓“对其他药物治疗抗拒的肿瘤”的含意必须作具体分析。所以，在试用新药时我们通常要求两种治疗之间应有一定间隔，为了防止既往放疗或化疗的后期影响，对于通常肿瘤最好间隔 1~2 个月或 2 个月以上。

知识点 4：临床试验各期的要求 副高：熟练掌握 正高：熟练掌握

在临床试验的第Ⅰ、Ⅱ期应当使各方面条件尽可能地一致，减少一些未知因素的影响，最好使用单一药物治疗。在试验的第Ⅲ、Ⅳ期与其他药物进行对比以及确定在综合治疗中的地位时，必须有足够的例数和严格的对照，不然所得结论就不可靠。除特殊情况外，Ⅱ期临床研究应有单药或部分病例单药治疗的观测。

知识点 5：对临床医师的要求 副高：熟练掌握 正高：熟练掌握

负责试验的临床医师必须具备一定肿瘤学知识，应当熟知其他治疗手段（手术、放射线和常用的化学药物）可能取得的效果，对手术或放射治疗能够取得良好根治性效果的早期患者无法单独用未知效果的药物进行试用，以免延误病情；同时对病程急剧发展必须立即控制的肿瘤，如急性白血病、肺癌或淋巴瘤引发的严重上腔静脉压迫症等，也不得冒险试用新药，以免给患者带来不可挽救的损失。对一般癌瘤在常规治疗手段无法解决患者问题，或治疗后复发及无效的病例才试用药物治疗。在开始试用前应确定能用作观测指标的客观表现。

通常来说，经主管部门批准的临床药理机构才能参加临床研究，尤其是担任主要研究者（PI）。他的任务为制定研究计划，向伦理委员会报告得到批准，指导整个项目的实施和解决可能出现的不良事件（SAE），组织协作会议与总结。我国目前的法规规定仅有经批准的药理机构及经过培训的医师才有资格组织临床试验和担任主要研究者。

知识点6：新药的化学成分 副高：熟练掌握 正高：熟练掌握

合成药要求给出化学结构，抗生素与植物提取物及民间单方必须首先进行化学鉴定，提供来源及成分，尤其是质量控制。多数药物，特别是抗肿瘤药，具有相当毒性，若没有必要的药物方面资料对患者来说是不安全的，而且过多的未知因素必将带给临床医师很多困难，实际上无法开展正常合理的试验。

知识点7：毒性试验的资料 副高：熟练掌握 正高：熟练掌握

通常应包括对啮齿类动物的毒性观测，有不同给药途径的急性致死量和半数致死量，慢性或亚急性试验，以及对各主要系统功能的影响等。因为这些小动物与人的差异较大，在临床试用前还必须掌握狗的毒性资料，最好有猿的急性和慢性毒性试验结果，产生毒性的时间和严重程度以及动物死亡原因等。仅有在动物中毒性不大的药物才可以试用临床。

知识点8：抗瘤谱 副高：熟练掌握 正高：熟练掌握

虽然动物肿瘤与人体肿瘤存在很多差异，但全面的动物抗瘤谱无疑会显示临床试用的方向和增强临床医师的信心。另一方面也最好能够出现效果与毒性的剂量关系，如治疗指数、骨髓抑制指数等。

知识点9：临床前药理资料 副高：熟练掌握 正高：熟练掌握

除了上述药效和安全性资料外，最好能有药物在动物体内的吸收、分布、排泄和作用机制等资料。

知识点10：临床资料 副高：熟练掌握 正高：熟练掌握

为了进行正确的试用，特别是第Ⅱ~Ⅲ期试验前，要求注意并记录患者完整的临床资料，以便进一步肯定新药的效果。

第六节 临床试验的分期和要点

知识点1：Ⅰ期临床试验概念 副高：熟练掌握 正高：熟练掌握

Ⅰ期临床试验为新开发的药物首次进入人体的试验，主要是为了观测新药的人体耐受性，以此来判断剂量限制性毒性（DLT），最大耐受剂量（MTD），并确定下一步研究的用药方案。

知识点 2：Ⅰ期临床试验的研究目的　　副高：熟练掌握　正高：熟练掌握

主要目的是探讨不同给药方案下的 MTD、DLT、合理的给药方案，确定Ⅱ期临床试验建议的给药方案。同时了解新药人体药动学特征，得到药动学参数，并观测初步效果，进行药动学/药效学（PK/PD）分析。

知识点 3：Ⅰ期临床试验受试人群选择　　副高：熟练掌握　正高：熟练掌握

Ⅰ期临床试验的受试人群原则上应符合下列基本标准：①经病理学确诊的恶性肿瘤患者。②经常规治疗无效的或缺少有效治疗的肿瘤患者，且纳入新药试验后可能受益者。若需要对特定目标人群进行观测，则可选择具有相应目标肿瘤人群进行研究。③无严重的造血功能异常及心、肺、肝、肾功能异常和免疫缺陷。体力状况评分（PS）ECOG 0 到 1 级或卡氏评分超过 70 分的患者才能入组。④应排除既往抗肿瘤治疗的持续效应，入组治疗时间应与既往治疗有足够的时间间隔，通常在 4 周以上，以免既往治疗的干扰。⑤肿瘤患者最少有 3 个月的预期寿命，能够对安全有效性资料进行随访。

出于伦理上的考虑，可以在常规药物治疗中获益和症状改善的肿瘤患者不得入选Ⅰ期临床试验，而应选取标准治疗失败或没有标准治疗的晚期恶性肿瘤患者。

为尽可能多的观测药物对不同瘤种的反应，在一项Ⅰ期临床试验中可选择不同瘤种患者。

对于分子靶向药物，依据靶标筛选对受试者疗效的评价也是有帮助的。

知识点 4：Ⅰ期临床试验给药起始剂量　　副高：熟练掌握　正高：熟练掌握

起始剂量的选择应当综合非临床药效、毒理及药动学/毒动学的研究结果综合考虑。

在进行联合用药探索性研究时，联合方案中的药物初始剂量确定需要考虑两者之间的相互作用是否将导致毒性加倍甚至增加更多。若一种新的联合疗法的抗肿瘤活性的程度依赖于理论推测时，依据单个成分的毒性，一般会预测出联合疗法的毒性。若能够排除有关的 PK 相互作用，并且剂量-反应/毒性特性还是未知数的时候，能够按照每种化合物单药治疗推荐剂量的 1/2 开始剂量探索研究，也能够按照其中的一种化合物的推荐剂量的全量和其他化合物的剂量减量（50%或者更低）来开始研究。此外，给药的顺序也非常重要，联用的药物间给药顺序、给药间隔等均会影响药物的效果和安全性，这些也必须在设计研究时给予充分考虑。

还没有可行的方法来权衡联合用药中每种成分之间的剂量比例来优化效益-风险比。所以，在剂量方面优先考虑在单药治疗时活性最高的化合物，也是能够接受的。

知识点5：Ⅰ期临床试验细胞毒类药物的起始剂量

副高：熟练掌握　正高：熟练掌握

对于细胞毒类药物，Ⅰ期临床试验的起始剂量计算为非临床试验中啮齿类动物MTD的1/10，或是非啮齿类动物MTD的1/6，单位用mg/m^2表示，同时还应考察MTD在其他种属动物的毒性反应及可逆性。

知识点6：Ⅰ期临床试验非细胞毒类药物的起始剂量

副高：熟练掌握　正高：熟练掌握

对于一些非细胞毒类抗肿瘤药，因为其毒性相对较小，Ⅰ期临床试验的起始剂量计算可使用非临床试验中非啮齿类动物未观测到不良反应的剂量（NOAEL）的1/5，或者更高。

知识点7：Ⅰ期临床试验的剂量递增

副高：熟练掌握　正高：熟练掌握

一般使用改良的Fibonacci方法设计剂量爬坡方案，即在起始剂量后，依次按100%、67%、50%、33%、33%……递增。

在每一剂量水平应选用尽可能少的可达到评价要求的患者，通常最少有3名可评价的受试者，但如果某一剂量并无毒性或毒性反应很小，少于3名受试者也可接受。若出现明显毒性，应考虑增加受试者例数。如某一剂量组有1例出现3度以上不良反应，则该剂量水平应继续增加3例受试者，如果不再出现，可进入下一剂量组，如仍出现，则停止剂量爬坡。仅有当特定剂量水平得到足够评价资料后方可进入下一个剂量水平。

联合用药和单一制剂的剂量探索研究相比，在每个剂量水平上，需要更多的受试者参加。

原则上，无法在同一患者进行剂量爬坡试验，若观测到最小的毒性反应，或偶尔的不显著毒性、可在同一患者递增一个剂量，以减少患者接受无活性药物剂量，但应有临床前毒理学试验结果显示试验药物无蓄积性。

试验药物的毒性反应可能延迟发生，因此需要观测足够长的时间，一般剂量递增试验的观测时间应当到用药后3~5周。若受试者毒性是能够接受的，受试者能够在毒性恢复之后再次用药，并且在同一剂量水平最好最少接受2个周期，以利于效果的观测。

对于细胞毒药物，剂量逐渐递增到MTD就可停止爬坡。有些非细胞毒类药物的毒性很小，无法观测到明显的MTD。但即使药物活性的靶点已经饱和或在没有明显毒性的时候就观测到了明显效果，也仍然建议研究更高的剂量，以便更好地明确化合物的安全性。若剂量递增到观测到效果后，继续增加剂量并没有看到效果的增加，而毒性增加明显，则应选择较低的剂量开始下一步的研究。

知识点8：Ⅰ期临床试验的给药途径和间隔

副高：熟练掌握　正高：熟练掌握

可依据临床前研究资料，或结合Ⅱ期临床试验目的初步选择给药途径。用药间隔可参考临床前试验的推荐剂量间隔或是肿瘤/正常组织的药物毒性比率，并结合人体耐受性和药动学研究结果进行设计或调整。

知识点9：Ⅰ期临床试验的毒性反应观测和评价　副高：熟练掌握　正高：熟练掌握

不良反应性质及严重程度的评价标准遵照国际上通用的药物毒性反应标准［美国国立癌症研究所（NCI）］的多见不良反应标准（CTC）进行。

评价不良反应最少有相应的症状、体格检查、血尿常规、影像学检查。特别是要注意依据临床前研究结果以及在同类药物中观测到的不良反应来增加特别项目检查，也要格外注意临床前研究中未出现的毒性。给药部位的局部毒性应做特别记录，依据公认的不良反应评价体系对不良反应进行分级，判断不良事件和试验药物的关系，毒性的可逆程度，和剂量、疗程的关系。

不良事件的评价不但有试验用药，还应有毒性影响因素的评价，如器官功能失调、联合用药等。这些影响因素还须在Ⅱ/Ⅲ期临床试验中进一步说明。

若试验过程中发生死亡病例，应提供详细的个案报告。应明确死亡原因及其与研究用药的关系，如有可能需要进行尸检。

知识点10：Ⅰ期临床试验的药动学研究　副高：熟练掌握　正高：熟练掌握

药动学研究主要用来描述药物的人体药动学特征，确定主要药代参数，试验设计有吸收、分布、代谢和排泄的全过程研究。应重点评价药动学和其给药剂量、安全性和临床效果之间的关系（暴露-效应关系），鼓励建立群体PK/PD分析模型，这将有利于解释毒性反应，设计最佳给药剂量和给药方案。

影像学技术可用来研究药物在肿瘤组织靶部位的分布，必要时也可考虑使用现代影像学技术进行人体药物分布研究。

因为药物可能用于不同疾病状态或不同年龄的人群，所以需进行其他的特殊药动学研究，如肝、肾功能不全患者和老年或儿童患者的药动学研究。同时要考虑进行影响药物吸收、代谢、分布及排泄的因素研究，如食物、合并用药、不同人种的药动学研究。以上研究可依据临床研究需要选择在不同阶段进行。

药动学研究可以单独进行，也可与耐受性试验合并进行，但进行人体药动学研究应征得受试者同意。

知识点11：Ⅰ期临床试验的效果观测和评价　副高：熟练掌握　正高：熟练掌握

因为抗肿瘤药物通常选择患者进行临床研究，所以Ⅰ期临床试验中可初步观测受试者用药的肿瘤反应情况，为后期有效性研究提供参照。在征得受试者同意的情况下，提倡得到其体液、血液/血清、组织进行有关的肿瘤标志物检测和预测其可能的效果，如分子靶向抗肿瘤药物可以通过测定特定标志物来初步预测其药理活性。如果研究者判断受试者能够耐受且有可能继续获益的情况下也可考虑连续用药多个疗程，帮助评价初步效果。

因为Ⅰ期试验纳入受试者数量少，尚不足以明确效果如缓解率，所以Ⅰ期临床试验的效果评价要特别谨慎。

知识点12：Ⅰ期临床试验结束或中止　　副高：熟练掌握　正高：熟练掌握

对于细胞毒药物，如果探索出DLT、MTD和毒性靶器官，可考虑结束临床试验。

Ⅰ期试验中患者若遇到以下情况时，应考虑提前停止：有证据表明疾病进展；出现无法接受的不良事件；患者要求退出；研究者判断。

若遇到以下情况时，应考虑提前停止试验或考虑试验方案的调整：多个受试者出现提前停止事件；不良事件发生率和严重性表明弊大于利；受试者招募不理想；数据记录质量太差、不准确或不完善。

知识点13：Ⅰ期临床试验的总结　　副高：熟练掌握　正高：熟练掌握

试验结束后应依据Ⅰ期临床试验的设计、研究过程和结果，并且结合临床前研究结果进行综合分析，评价研究目的是否达到或存在的问题。一般应对以下内容进行总结：

（1）最大耐受剂量（MTD）或剂量限制性的毒性（DLT）。

（2）毒性反应的类型、发生率、严重程度、预防与控制措施、与剂量和疗程的关系等。

（3）初步结果，如肿瘤客观反应（ORR），包括效果评价的肿瘤标志物。

（4）药动学参数以及其与药效/毒性间的关系（PK/PD）。

（5）Ⅱ期临床试验的拟定受试人群、推荐剂量及给药方法。

若单项Ⅰ期临床试验结果很难支持后续的Ⅱ期临床试验，可提出拟进行的其他项目的Ⅰ期临床试验，或是其他的非临床研究。

知识点14：Ⅱ期临床试验概念　　副高：熟练掌握　正高：熟练掌握

Ⅱ期临床试验是在Ⅰ期临床试验确定了药物的毒性靶器官并且认为药物的毒性在能够接受范围内的基础上，在不同类型的肿瘤中或某一拟定瘤种中进一步探讨药物的抗肿瘤活性。

Ⅱ期临床试验在抗肿瘤药物临床开发进程中起着关键性的作用，可得到以下几方面的信息，一是判断药物是否具备抗肿瘤活性，二是判断对药物敏感瘤种以决定进一步发掘，三是判断对药物不敏感瘤种从而停止对这些瘤种的发掘。一个有效的Ⅱ期临床试验可淘汰无效药物，挑选敏感瘤种，为Ⅲ期临床试验的决策提供充分依据。

知识点15：Ⅱ期临床试验的研究目的　　副高：熟练掌握　正高：熟练掌握

主要目的是考察药物是否存在抗肿瘤作用，了解药物的抗肿瘤谱，同时应更为详细地进行药物不良反应的观测，除了多见不良反应之外，还应考察药物罕见不良反应和罕见毒性，药物的蓄积性与重复给药毒性，并提出预防和处理毒性的方法。

进一步探索和优化Ⅰ期推荐的给药方案，包括给药剂量、给药间隔、疗程、联合放化疗等，同时需要进一步解释给药方案与安全有效性的关系。

知识点 16：Ⅱ期临床试验的试验设计　　副高：熟练掌握　正高：熟练掌握

因为Ⅱ期临床试验是探索性研究，而非确证性研究，而且恶性肿瘤几乎不会自行消退，能够认为肿瘤的缩小几乎完全是药物的作用。所以Ⅱ期可不使用随机对照设计。但在有常规标准有效治疗方法时，推荐使用随机对照设计，将常规标准有效治疗方法用作对照，目的是尽可能地在临床试验的早期阶段就能检验出药物在已有治疗效果上是否具有优势。

Ⅱ期临床试验的另一个目的是早点淘汰一些有效率低或不良反应高的瘤种或用药剂量、方案，防止更多的患者接受无效的治疗。所以，目前常使用多阶段设计，可有利于判断停止继续入选患者，及早停止试验。

使用联合治疗不能将单药的单独效果和毒性从整体中分离出来，所以，在Ⅱ期临床试验设计中尽量使用单药治疗，从而最有效地反应药物的效果和安全性。

若单药很难实施，或单药治疗不符合伦理要求，必须联合治疗，则在启动Ⅲ期联合治疗的确证性研究之前，需先进行一项随机的Ⅱ期研究，评价联合治疗的作用是有帮助的。

知识点 17：Ⅱ期临床试验受试人群选择　　副高：熟练掌握　正高：熟练掌握

Ⅱ期临床试验的受试者的符合条件通常与Ⅰ期基本相同，但每个受试者应最少有 1 个可测量的肿瘤病灶或者其他可靠的客观效果评价指标，以定量分析药物的抗肿瘤效果。

在某些特殊罕见情况下，如脑干胶质瘤等，因为进行组织病理学和细胞学检查会给受试者带来严重后果，可依据临床、放射学和实验室检查等作出相对肯定的诊断。

Ⅱ期临床试验瘤种的选择有一定针对性，主要依据Ⅰ期临床试验的初步有效性结果和其他相似药物的抗肿瘤谱确定，同时还需要考虑非临床体外细胞敏感性研究结果，如人类细胞敏感性试验和原代细胞敏感性试验。通常而言，Ⅱ期临床试验尽量多选择瘤种分别进行考察，而不是仅选择一两个瘤种。这样能够帮助选择最具开发价值的适应证开始Ⅲ期临床研究，减少Ⅲ期临床开发风险。

应该按照预先制定好的计划入组患者，以尽量少的受试者达到研究目的。研究方案需要事先规定，在不能达到预期的效果时（抗肿瘤活性太低以及毒性太高），立即停止试验；若较预期的效果好，可以提前开始Ⅲ期临床试验。

研究药物所期望的有效率的判断是需要科学根据的，因目标肿瘤类型和患病率而异。若药物在Ⅱ期临床试验中对某瘤种没有达到期望的效果，则能够认为该药物对该瘤种无抗肿瘤价值。

知识点18：Ⅱ期临床试验的给药方案 副高：熟练掌握 正高：熟练掌握

Ⅱ期临床试验应在Ⅰ期临床试验的基础上进一步探索并优化给药方案，可考虑同时使用两个或多个剂量组，对给药方案进行细化和调整，包括给药剂量、给药间隔、疗程以及联合放化疗方案等。应探索根据不良反应程度进行剂量调整的原则。应依据临床药理学资料充分考虑影响效果和安全性的所有因素，原则上尽量不同时给予会影响药物效果和安全性的其他治疗，也尽可能地避免给予可能与试验药物存在相互作用的其他药物。

Ⅱ期试验投入将优化Ⅲ期试验中治疗方案的选择。若在Ⅱ期试验中没有对给药方案进行充分研究，进入Ⅲ期试验的方案可能不是最理想给药方案，则Ⅲ期试验失败的风险就较高，而失败的Ⅲ期试验完成后，就很难对这些参数作出改变。

知识点19：Ⅱ期临床试验的效果观测和评价 副高：熟练掌握 正高：熟练掌握

客观缓解率（ORR）是指肿瘤缩小达到一定量并且保持一定时间的患者的比例，是反映药物具有抗肿瘤活性的初步依据，是Ⅱ期临床试验的效果观测指标。

应按照国际公认标准如RECIST标准来记录客观缓解率。常用影像学分析，但对于某些肿瘤来说，影像学技术也不一定恰当，比如浅表病灶更适合使用卡尺来测量。当存在多处病灶时，选择有代表性的病变用来测量和缓解的评估。研究期间出现其他病灶进展或新病灶，也应一同进行评价。

为了在临床试验的早期阶段提供更加全面充分的证据来证明药物的作用，从而降低后续临床试验的风险，推荐Ⅱ期临床试验在观测客观缓解率的时候也观测无进展生存期（PFS）和总生存期（OS）以及生存质量、临床症状的控制等能反映受试者临床受益的指标。

知识点20：Ⅱ期临床试验的安全性观测和评价 副高：熟练掌握 正高：熟练掌握

安全性考察内容除了通常常规项目之外，应重点注意Ⅰ期临床试验和非临床试验检测到的毒性以及罕见毒性。此外，还应参考同类药物的特点进行必要或特殊的考察。应注意毒性反应与剂量的关系及停药后毒性的缓解状况。应注意考察在可耐受或可恢复毒性的剂量条件下取得效果的可能性。

知识点21：Ⅱ期临床试验的结束或中止 副高：熟练掌握 正高：熟练掌握

若探索出敏感瘤种与合理的给药方案，即可考虑选择敏感瘤种进行Ⅲ期确证性试验。若药物在Ⅱ期临床试验中对某瘤种没有达到期望的效果，则能够认为该药物对该瘤种无抗肿瘤价值，停止试验。

同样，Ⅱ期试验中患者若遇到以下情况时，应考虑提前停止或退出试验：①有证据显示疾病进展；②出现不可耐受的毒性或出现蓄积性毒性导致患者不能继续用药；③患者要求退出；④研究者判断。

知识点22：Ⅱ期临床试验的总结　　副高：熟练掌握　正高：熟练掌握

试验结果评价应包括下列内容。

所考察的每个瘤种的客观缓解率。依据客观缓解率判断药物是否具有抗肿瘤活性，决定药物是否值得进一步研究或应淘汰。依据每个肿瘤的客观缓解率，选出对药物最敏感或中等敏感的瘤种，用作推荐Ⅲ期临床试验的适应证。

如同时检测生存期、生活质量和临床症状等指标，尽量一并进行总结。但Ⅱ期临床试验的主要目的是初步考察药物的生物活性，得到客观缓解率的数据即可支持进入下一步临床试验。所以并非必须得到生存方面的数据才可进入Ⅲ期临床试验。生存方面的观测可与Ⅲ期临床试验同时进行。

知识点23：Ⅲ期临床试验的概念　　副高：熟练掌握　正高：熟练掌握

Ⅲ期临床试验是确证性研究，通过大样本、随机、对照研究设计确认药物在Ⅱ期临床试验中特定的目标人群中观测到的疗效与安全性，评价肿瘤受试者的临床受益情况。

因为Ⅲ期临床试验投入巨大，耗时长，所以在决策药物是否进入Ⅲ期时应慎重考虑以下因素：有特异而明确的靶位，在非临床试验及Ⅰ/Ⅱ期临床试验中已得到充分支持；有强的抗肿瘤活性，非临床试验及Ⅰ/Ⅱ期临床试验中已得到充足支持；良好的药动学特点，例如口服生物利用度良好，半衰期长；疾病对新的治疗方法有较强的需求；不良反应能够耐受和处理。

知识点24：Ⅲ期临床试验的研究目的　　副高：熟练掌握　正高：熟练掌握

确定在明确的目标人群中的临床受益情况，充分评价药物的毒性反应，应特别注意早期临床试验不易发现的罕见不良事件。对试验药物进行风险效益评估。

知识点25：Ⅲ期临床试验的试验设计　　副高：熟练掌握　正高：熟练掌握

Ⅲ期临床试验必须使用随机设计。

大多数抗肿瘤药物的双盲法很难实施，特别是细胞毒药物。在非细胞毒抗肿瘤药物临床试验中，选用双盲法。如选择开放设计，在研究终点的选择、敏感性分析及其他为了减少开放设计导致的偏倚所采取的措施方面均应有所考虑和说明。

在肿瘤临床试验中对照组受试者不选择抗肿瘤药物治疗通常认为是不合伦理的。在已有常规标准有效治疗方法时，需选择临床上标准治疗方案为对照。此时可使用优效性设计或者非劣效性设计。应尽量选择与研究方案治疗周期相似的方案，以便使试验方案与对照方案之间在评价时间上保持一致。在缺少有效治疗方案的情况下，最佳支持治疗作为对照是可接受的。使用安慰剂对照比不治疗要好，因为这样能够设盲，此时必须使用优效性设计。

平行设计要应用很多的方法。因为药物对生存期的影响会由于交叉用药而很难判断，所以大多数情况下抗肿瘤药物不得使用交叉设计。同时对2个或多个不同治疗方法进行试验时，适宜选用析因设计。但如果治疗方式之间对效果可能存在负的交互作用（拮抗作用）或是对不良反应有正的交互作用（重叠毒性）时，则不得使用析因设计。

选择历史数据用作对照应谨慎，需要严格按照系统评价的相关原则对文献资料进行合理分析和评价。但需注意，因为诊断技术、影像技术、辅助护理以及对疾病的认识不断提高，历史资料中纳入的病例和当前试验组的病例会存在较大的差异，造成结果存在明显偏倚。

联合用药研究可使用新药和已知有效药物A联合与单用A对比；也可用新药代替某一有效联合化疗方案中某一已知的药物与该联合化疗方案进行对比，旨在证明新药在联合化疗方案中的作用。

知识点26：Ⅲ期临床试验的受试人群的选择　　副高：熟练掌握　正高：熟练掌握

Ⅲ期临床试验应选择在Ⅱ期临床试验观测到的有确切效果的肿瘤类型，同样应符合入选Ⅱ期临床试验的基本条件。筛选出的每个瘤种均需要进行大样本、随机、对照试验来确证其效果和安全性。每个瘤种样本量应为根据两组主要疗效指标的预期差异，根据统计学原理估算得到。

样本含量的估计应依据主要疗效指标来确定。若主要疗效指标是总生存期、无病生存期、无进展生存期、疾病进展时间和治疗失败时间等时间变量，则需要依据相应的生存分析方法估计样本含量。

知识点27：Ⅲ期临床试验的给药方案　　副高：熟练掌握　正高：熟练掌握

依据Ⅱ期临床试验结果确定合理的给药方案。给药疗程不固定，通常应持续到疾病进展或产生不可耐受的毒性时。某些手术前新辅助治疗、手术后辅助治疗或多数根治性化疗一般有固定疗程，此时，试验持续到固定疗程时即可停止。

知识点28：Ⅲ期临床试验的效果观测和评价　　副高：熟练掌握　正高：熟练掌握

早期临床试验（Ⅰ/Ⅱ期）主要是评价安全性和确定药物的生物活性，如肿瘤的客观缓解率，Ⅲ期研究则主要评价药物是否提供临床受益。所以支持药物批准上市的效果终点指标一般应当是表明临床受益的证据，如总生存期的延长或者已经建立的能够预测临床受益的替代终点。

目前多用的抗肿瘤效果观测指标包括总生存期、无病生存期、无进展生存期、疾病进展时间、治疗失败时间、受试者报告的结果和生存质量、客观缓解率和生物标志物等。不同指标具有自身的优点和缺点，申办者应依据所研究的药物类别、肿瘤类型、当前临床治疗状况以及开发目标等来综合考虑，选择恰当的主要和次要效果观测指标。本指导原则将对常见肿瘤效果观测指标的优劣以及使用了这些指标的肿瘤临床试验设计中有关问题进行探讨。

知识点29：Ⅲ期临床试验的毒性反应的观测和评价

副高：熟练掌握　正高：熟练掌握

安全性考察内容除了常规项目之外，应重点注意Ⅰ/Ⅱ期临床试验和非临床试验观测到的毒性及罕见毒性。

知识点30：Ⅲ期临床试验的期中分析

副高：熟练掌握　正高：熟练掌握

因为抗肿瘤药物Ⅲ期临床试验一般选择生存期作为效果观测指标，所需时间长，投资风险较大。所以，考虑进行必要的期中分析是可行的，以便对效果进行初步的总结，指导后续临床研究，例如是否需要对方案进行修订，是否需要调整随机分组概率，是否需要重新估计样本含量，是否停止试验等。期中分析必须事先在方案中确定，期中分析的方法以及期中分析后各种情况下所要采取的措施，均需事先详细阐明。期中分析包含了已揭盲的数据及结果，所以，进行期中分析的人员不能是直接参加临床试验的人员，并接受数据安全委员会的监督，分析结果必须保持盲态，研究者只会被告知是否继续试验或需要对试验方案进行修改。期中分析的日程安排、所使用的 α 消耗函数等应当事先制订计划并在试验方案中阐明，防止影响试验的把握度。

知识点31：Ⅲ期临床试验的结束和中止

副高：熟练掌握　正高：熟练掌握

以下情况应提前中止或结束试验：①预期的事件数未达到目标；②如试验药物组表明出非常明显强于对照组的效果，对照组受试者继续接受对照药治疗是不恰当的，应当提前停止，转而接受试验药物的治疗；③如预期或非预期的不良事件发生率过高。

知识点32：Ⅲ期临床试验的总结

副高：熟练掌握　正高：熟练掌握

（1）明确药物能否给患者带来确切的临床受益，即能否提高患者总生存期，能否延长肿瘤复发时间，能否延缓肿瘤发展时间，能否有效的缩小肿瘤体积，能否改善临床症状，能否提高生存质量等。

（2）对时间指标的观测应尽量地精确，有足够的复查密度，并使用生存分析方法进行评价，以尽量利用信息。

（3）说明药物的急性毒性、亚急性毒性、慢性毒性、蓄积毒性、罕见毒性，与药物有关毒性反应的发生率、严重程度、持续时间、是否可逆、临床后果和处理方法等。

（4）结合药物有效和安全性进行风险-效益评估。应说明在缺少标准有效治疗的情况下，药物和安慰剂比较的绝对疗效如何。在有标准有效治疗的情况下，药物与标准有效治疗比较的相对疗效如何。一般期望能比较出受试药物的临床优势。比如受试药物能够延长生存时间或能够提高生活质量。

（5）为了考察受试药物是否对某一特殊人群有效，有必要作进一步分层分析。具体的分层方法必须预先在试验方案或统计分析计划中阐明。事后的探索性分层分析结果不能当作批准上市的依据。

知识点33：Ⅳ期临床试验　　副高：熟练掌握　正高：熟练掌握

上市后的检测，目的是检测药物上市后的远期结果及可能发生的罕见和远期不良反应。

知识点34：0期临床试验　　副高：熟练掌握　正高：熟练掌握

所谓0期临床试验，就是在传统的临床前研究和Ⅰ期试验之间的一个小规模人体试验，其目标是在大规模临床试验开始前，以很小规模的人体试验来对药物的潜在效果及开发失败的可能性进行初步评估。据调查，临床试验阶段的投入经常要占到新药研发投入资金的2/3，是投入最大的阶段。动物实验结果经常无法完全预测临床试验结果，导致临床试验的失败率非常高。一般Ⅱ期临床试验的失败率约为40%，Ⅲ期临床的失败率约50%，然而通过低成本的0期临床试验可能减少未来开发的风险。

这类试验通常对于受试者给予非常有限的人体暴露（给药时间不足7天），低于出现药理学剂量的1/100，通常最大不超过100μg的剂量，这类试验通常没有治疗或诊断意图，主要目的是为了增加对作用机制与疾病治疗之间关系的了解，提供包括药品生物分布在内的药动学重要信息或是从一组候选产品中确定最有前景的先导产品，以及应用各种造影技术探索产品的生物分布情况等。

知识点35：药品上市后的临床试验　　副高：熟练掌握　正高：熟练掌握

药品上市后的临床试验有Ⅳ期临床试验、相关管理部门要求开展的有效性或安全性临床试验、申办者发起的科学研究等。

第五章　抗肿瘤药物疗效评价标准

知识点1：常用术语　　副高：掌握　正高：掌握

抗肿瘤药物疗效的常用术语包括完全缓解（CR）、部分缓解（PR）、进展（PD）、稳定（SD）。

知识点2：效果评估标准　　副高：掌握　正高：掌握

（1）可测量的病变

CR：肿块完全消失，时间持续≥1个月。

PR：肿块缩小≥50%，时间持续≥1个月。

SD：肿块缩小<50%，或增大<25%。

PD：一个或多个病变增大≥25%，或出现新的病变。

测量可使用双径测量或单径测量。

1）双径测量：指肿块的两最大垂直径的乘积。

a. 单个病变：肿瘤体积缩小≥50%。

b. 多个病变：多个肿块的体积之和缩小≥50%。

2）单径测量：线状肿块长度缩小≥50%。

（2）不可测量的病变

CR：所有症状及体征完全消失，时间持续≥1个月。

PR：肿瘤大小估计减少≥50%，时间持续≥1个月。

SD：病情无明显变化，时间持续≥1个月，肿瘤大小增大估计<25%，缩小<50%。

PD：出现新的病灶，或原有病变增大估计≥25%。

（3）骨转移

CR：经X线及扫描等检查，骨转移性病变完全消失，时间持续≥1个月。

PR：溶骨性病灶部分缩小，钙化或成骨性病变密度减低，时间≥1个月。

SD：骨转移病变无明显变化，时间持续≥2个月。

PD：出现新的病灶或原有病灶增大。

知识点3：实体瘤效果评价标准 副高：掌握 正高：掌握

表 2-2 实体瘤效果评价标准——RECIST 与 WHO 标准比较

疗效	缩略语	RECIST 标准	WHO 标准
客观病灶	LD	靶病变（单径测量，多病灶用 LD 表示累计病灶大小。每个器官最多计 5 个病灶，多个器官最多计 10 个病灶）	可测量的病变（双径测量，多用 LD 表示累计病灶大小。未定义测量病灶数目）
安全缓解	CR	所有靶病变完全消失，时间持续≥4 周	肿块完全消失，时间持续≥4 周
部分缓解	PR	靶病变缩小≥30%，时间持续≥4 周	肿块缩小≥50%，时间持续≥4 周
进展	PD	靶病变增大≥20%，或出现新的病变	一个或多个病变增大≥25%，或出现新的病变
稳定	SD	非 PR 或 PD	非 PR 或 PD（无变化）

第三篇
肿瘤诊治技术

第一章　肿瘤影像学诊断

第一节　常用影像诊断技术原理及检查方法

一、普通 X 线检查

知识点 1：成像基本原理　　副高：掌握　正高：掌握

X 线之所以能够使人体在荧屏上或胶片上形成影像，一方面是因为 X 线的特性，即其穿透性、荧光效应和摄影效应；另一方面是因为人体不同组织有密度和厚度的差别。由于存在这种差别，当 X 线穿透人体不同组织结构时，其被吸收的程度不同，因此到达荧屏或胶片上的 X 线量即有差异。这样，在荧屏或 X 线片上就形成黑白程度不同的影像。

知识点 2：检查方法——荧光透视　　副高：掌握　正高：掌握

当 X 线穿透人体不同密度和厚度的组织时，其被吸收的程度有差异，到达荧屏上的 X 线量不同，形成黑白程度不同的影像。透视检查是实时成像，具有很强的主观性；检查方法极其简单、快捷、价格低廉。适用于胸部透视检查，对心、肺等进行大体检查，曾经是我国检查肺结核病的主要手段。随着社会经济及科技发展，目前临床已极少使用。

知识点 3：检查方法——X 线摄片　　副高：掌握　正高：掌握

X 线摄片是目前使用最为广泛的影像检查方法之一。X 线穿透人体不同组织时，其被吸收的程度有异，最终在胶片上形成黑白程度不同的影像，可对全身各部位进行拍摄，尤其是适合胸部和骨骼系统检查。X 线摄片可以进行复查和对比，相对透视检查具有客观性；可初步诊断是否存在肿瘤、炎症、结核或骨折等病变，指导下一步检查。乳腺 X 线摄影检查属于一种特殊的 X 线摄片检查技术，又称钼钯检查。其使用钼钯作为 X 线机的阳极面，产生穿透力相对弱的 X 线。是目前诊疗乳腺疾病简单、有效且无创的重要手段之一。

知识点 4：检查方法——造影检查　　副高：掌握　正高：掌握

采用造影剂对食管、胃、结肠等空腔器官进行灌注，使之形成一定的密度差后进行 X 线透视或摄片，可以清楚地看到被检查器官结构改变或新生肿物，比内镜检查简单、方便，但敏感性不如内镜检查。

知识点 5：检查的优势与不足　　副高：掌握　正高：掌握

（1）X 线检查优势：检查过程快捷，设备简单，操作方便，价格便宜，辐射剂量低，适用于筛查。

（2）X 线检查不足：图像是组织的重叠影像，分辨率低，对小病灶易漏诊；很难提供病灶确切位置及与周围组织关系等信息。

二、CT 扫描检查

知识点 6：成像基本原理　　副高：掌握　正高：掌握

CT 是用 X 线束对体部选定层面扫描，由探测器接受该层面上不同方位的人体组织对 X 线的衰减值，经过模/数转换输入计算机，通过计算机处理后得到扫描层面的组织衰减系数的数字矩阵，然后将矩阵内的数值通过数/模转换，用黑白不同的灰阶等级在荧光屏上表示出来，构成 CT 图像。

知识点 7：检查方法——CT 平扫　　副高：掌握　正高：掌握

CT 平扫是不能用造影剂或对比剂的常规扫描。CT 图像为断层轴位图像，可以按照临床工作需要，选择不同的扫描层厚；断层图像可以经由计算机重建，得到冠状位、矢状位等其他方位图像。

知识点 8：检查方法——增强扫描　　副高：掌握　正高：掌握

增强扫描是通过静脉注入造影剂后进行 CT 扫描的检查方法，目前临床常用含碘造影剂，其密度明显高于人体软组织。因为肿瘤组织血管丰富，造影剂易聚集于此而发生强化，可显示病变性质及范围；增强扫描时，因为血管灌注造影剂显影，使周围淋巴结表示更加清楚。

知识点 9：检查方法——造影扫描　　副高：掌握　正高：掌握

造影扫描是将水、气、碘等造影剂注入扫描器官或组织结构中，形成密度差异后进行 CT 扫描，可以更好地表示组织器官的结构改变或新生肿物。例如，对胃或结肠充气形成密度差后，进行 CT 扫描，提高了胃、结肠肿瘤的检出率。

知识点 10：检查方法——特殊 CT 检查　　副高：掌握　正高：掌握

常规 CT 扫描图像经由计算机重建处理，得到包括多平面重建、仿真内镜、容积重建图像、最大密度投影等特殊 CT 图像，可进一步表示病变与周围结构的关系、骨质结构和强化血管的解剖结构、空腔内部构造等。

知识点 11：CT 检查优势　　副高：掌握　正高：掌握

（1）检查方便，较为快速，多使用平卧位即可完成检查，不受探头及线圈的限制，满足大部位、大范围扫描。

（2）可以直接扫描横断面轴位图像，很少受到组织重叠影响，密度分辨率明显高于普通 X 线，可清楚表示组织结构关系。

（3）通过测量不同组织的 X 线吸收系数，计算各个组织的相对密度值（CT 值），可定量分析组织的密度差异。

（4）通过调节图像窗宽（可视灰阶范围）、窗位（中心灰度），可以使不同组织密度在图像上对比更显著，有利于观察病变组织及分辨不同解剖部位。

（5）通过静脉注射对比剂行 CT 增强扫描，可以表示不同组织的血流动力学特征，同时提高病变组织的对比度，进一步提高 CT 定性、定位诊断能力。

知识点 12：CT 检查不足　　副高：掌握　正高：掌握

（1）CT 辐射剂量明显高于普通 X 线检查。

（2）因为检查部位相邻结构的密度差异悬殊、患者扫描过程中体位发生移动、CT 机器装置故障等因素，可出现伪影，而影响图像效果。

（3）部分患者对含碘造影剂过敏，可能造成严重后果。

三、磁共振检查

知识点 13：成像基本原理　　副高：掌握　正高：掌握

生物体内的氢质子在静磁场内受到射频脉冲（RF）激发后会出现磁共振（MR）现象。在 RF 的激发下，人体组织内氢质子吸收能量处在激发状态，RF 终止后，处在激发状态的氢质子恢复其原始状态，这个过程叫做弛豫。磁共振成像是利用 RF 终止后，氢质子在弛豫过程中发射射频信号（MR 信号），将所生成的 MR 信号进行接收、空间编码、转换后成为图像的一种技术。

知识点 14：检查方法——常规磁共振检查　　副高：掌握　正高：掌握

常规磁共振扫描最基本、最常用的脉冲序列为自旋回波（SE）序列，SE 序列使用 900 脉冲和 1800 脉冲组合，得到标准 T_1WI、T_2WI 图像；T_1WI 对解剖结构表示较清楚，而病变组织在 T_2WI 对比更显著；SE 序列对血肿检出敏感，伪影相对少；常规 SE 序列成像时间长，患者易产生移动，成像速度慢。目前通过 SE 成像序列，很大程度解决了上述难题。脂肪抑制序列：使用特殊的脉冲序列可将图像上由脂肪形成的高信号抑制下去，使得信号强度降低，而非脂肪成分的高信号不被抑制，维持不变，从而消除呈高信号（白）的脂肪组织对病灶的遮掩。水抑制序列：使用特殊脉冲序列将组织中的自由水（如脑脊液、关节液等正常组织中的水分子）的信号降低，而结合水（肿瘤或水肿等病理组织中的水分子）的信号被表示出来，从而更加突出异常区域。

磁共振成像参数多，同一种组织在不同序列、不同加权像的信号差别较大，为临床提供了更多的图像信息。肿瘤组织起源不同、性质不同、发生位置不同，其 MR 显像也各不相同。通常情况下，肿瘤组织 T_1WI 多呈低或稍低信号（灰），也可为等信号；T_2WI 多为高信号或稍高信号（白灰），也可为低信号或等信号（灰）；压水像通常呈高或稍高信号。恶性肿瘤可伴有坏死、囊变及出血，表现为混杂信号，多见组织 MR 信号较为固定。

知识点 15：检查方法——磁共振增强扫描　　副高：掌握　正高：掌握

磁共振增强扫描是经由静脉注入一定剂量的造影剂后进行扫描检查的方法，目前磁共振普遍使用含钆造影剂。通过病变有无强化及强化类型，显示病变的性质。肿瘤病变血管丰富，注入造影剂后，病灶多呈强化，可显示病灶范围，并更加清楚的表示其与周围组织的关系。

知识点 16：检查方法——特殊磁共振检查　　副高：掌握　正高：掌握

（1）磁共振血管成像（MRA）：可以提供肿瘤与血管的关系，为外科医师提供重要信息。

（2）磁共振水成像：此技术对流速慢或停滞的液体（包括脑脊液、胆汁、胃肠液、尿液）非常灵敏，呈高信号，实质性器官与流动液体呈低信号。将原始图像进行重建，可以得到与注射造影剂相似或行静脉肾盂造影一样的影像。临床上多用于磁共振胰胆管成像、磁共振脊髓成像、磁共振泌尿系成像、磁共振内耳成像、磁共振涎腺管成像，磁共振输卵管成像等。磁共振水成像具有安全无创，不需要对比剂，不受操作者技术影响等优点；需与常规 MRI 相结合，通常不作为单独检查。

（3）磁共振功能成像：主要有 MR 波谱分析（MRS）、MR 扩散加权成像（DWI）、MR 灌注加权成像、MR 扩散张量成像等，其中扩散加权成像临床使用最广泛。这些特殊的磁共振检查技术在肿瘤诊断中具有重要作用，尤其是对病灶性质的显示及病灶周围正常组织浸润情况进行评估。磁共振功能成像仍属于新兴技术，许多研究显示，功能成像虽然有助于病变的检出及定性，但具体应用和临界值的确定仍需进一步总结经验，以提高诊断的准确性。

知识点 17：检查的优势与不足　　副高：掌握　正高：掌握

（1）磁共振检查优势：①无电离辐射，无创伤；②软组织分辨率与对比度高；③可以直接扫描出被检测部位的轴位、矢状位和冠状位的多方位图像，其质量显著高于 CT 检查中计算机重建的多方位图像；④可进行多参数、多序列成像；⑤能够提供组织代谢、功能方面的信息。

（2）磁共振检查不足：①对于不含或少含氢质子的组织，例如骨骼、钙化灶等的结构显示不理想；②磁共振检查时间长，设备操作复杂，患者体位产生移动或设备操作问题都可致伪影产生，进而影响图像效果；③禁忌证多：危重患者、幽闭症患者或安装有心脏起搏器、义肢、手术植入器材等含有金属物质的患者不得进行磁共振检查；④设备昂贵，检查费用相对较高。

四、超声成像

知识点 18：成像基本原理　　副高：掌握　正高：掌握

超声成像是将超声波定向发射到人体内，超声波在传导的过程中，遇到不同组织界面出现反射或散射，形成回声，这些携带组织信号特点的回声被捕捉和处理后，以实时、动态图像的形式表现在荧光屏上，就是超声声像图。

知识点 19：检查方法　　副高：掌握　正高：掌握

多普勒超声无须使用对比剂即可观察脏器及肿瘤内血管走行、血流情况；超声造影能够动态观察病灶的血流动力学情况，有利于肝脏等肿瘤的定性诊断；术中超声可以发现小病灶，判断肿瘤和血管的关系，从而指导手术方式；超声引导下穿刺可以微创并准确获得组织学诊断；超声引导下穿刺引流，可以治疗胸、腹腔积液，心包积液等。

知识点 20：超声检查优势　　副高：掌握　正高：掌握

（1）超声波发射、采集都通过一个超声探头完成，操作简单、方便，可对危重患者采取床旁检查。

（2）超声成像无电离辐射损伤，且为实时、动态成像，可以广泛应用于各类人群，例如孕妇、婴幼儿，且可以短期反复多次检查。

（3）通过探头活动，可获得各个方向的断面图像，并可以精确测量病灶的大小、深度。

（4）超声图像对于鉴别囊、实性病变敏感性高。

知识点21：超声检查不足 副高：掌握 正高：掌握

（1）图像分辨率低于CT或磁共振成像，超声不能表示较大病变全貌。

（2）因为超声的物理特性限制，其对骨骼和含气组织（肺、消化道）显示较差，通常不用于这些部位的检查。

（3）超声检查具有实时性，诊断准确率对于操作者主观判断能力、技术水平及熟练程度依赖性较大，某种程度上限制了其诊断效能。

五、放射性核素显像

知识点22：成像基本原理 副高：掌握 正高：掌握

放射性核素显像主要依靠核素发射γ射线的示踪现象进行成像，又被称为影像核医学。其显像的基本原理是把放射性核素标记的药物注射入人体内进行代谢。放射性核素被组织吸收、浓聚和排泄，并且发生衰变、发射γ射线，射线被显像仪器定量检测并转换为图像。因为不同组织间、病变组织与正常组织间存在代谢差异，通过观测放射性浓聚差别，进行疾病的诊断。

知识点23：检查方法——单光子发射计算机断层成像（SPECT） 副高：掌握 正高：掌握

SPECT使用能直接发射γ射线的核素作为显像剂，如锝（^{99m}Tc）和碘（^{131}I）等。在肿瘤影像诊断中，SPECT多用于全身骨扫描，一次扫描可以表示全身骨骼大体情况，简单、直观，是筛查骨转移瘤的首选检查方法之一。

知识点24：检查方法——正电子发射计算机断层成像（PET-CT） 副高：掌握 正高：掌握

PET-CT使用能发射正电子的核素作为显像剂。临床使用最广泛的是^{18}F-氟代脱氧葡萄糖（^{18}F-FDG），它属于葡萄糖的类似物，利用肿瘤细胞葡萄糖代谢旺盛的特性进行显像，直观反映肿瘤代谢信息的特点。因为正电子在组织中只能瞬间存在，PET-CT是通过测量其在湮没辐射的过程中产生的γ光子，间接检测正电子的存在。目前，临床开始使用PET-CT来弥补常规放射性核素显像的不足，PET-CT将PET图像与螺旋CT同机整合，同期扫描，同时获得组织代谢功能的PET图像和精细解剖的CT图像以及两者的融合图像。

第二节　常见肿瘤的影像学诊断

一、鼻咽癌的影像学诊断

知识点1：鼻咽癌的影像学检查方法及选择　　副高：掌握　正高：掌握

CT扫描和磁共振成像（MRI）检查都为最常用的检查方法，MRI有良好的软组织分辨率，是鼻咽癌的最佳检查方法。

知识点2：鼻咽癌的影像学表现　　副高：掌握　正高：掌握

（1）T_1期鼻咽癌：①局限在鼻咽腔，无鼻腔、咽旁间隙、颅底及口咽等结构累及；②表现为黏膜局限性增厚或鼻咽腔内软组织肿物；③MRI检查T_1WI为等或稍低信号，T_2WI为中高信号，增强扫描有强化；④CT呈轻度或中等度强化，密度均匀。

（2）T_2期鼻咽癌：表现为软组织结节或肿块，累及鼻腔、口咽及咽旁间隙（包括颈动脉间隙）。

（3）T_3期鼻咽癌：表现为鼻咽部结节或肿块，累及颅底、翼内肌。

（4）T_4期鼻咽癌：①鼻咽部肿块，累及脑神经、鼻窦、翼外肌及以外的咀嚼肌间隙、颅内（海绵窦、脑膜等）；②CT无法直接表示脑神经，仅能从颅底骨质或神经走行孔道破坏间接判断；③MRI脑神经累及直接征象为神经不均匀增粗、强化，间接征象为神经走行通道受累及神经支配肌肉萎缩等；④MRI检查T_2WI及增强扫描有利于鉴别鼻窦内肿瘤累及与积液。

（5）鼻咽癌颈部淋巴结转移的特点　鼻咽癌颈部淋巴结转移通常边缘规则，增强后有轻、中度强化，内部通常密度均匀，可有小低密度区。部分可有边缘不规则强化、内部低密度坏死区。

二、肺癌的影像学诊断

知识点3：影像学检查方法及选择　　副高：掌握　正高：掌握

肺癌的影像诊断目前主要是将正位、侧位X线胸片为基础，以增强CT为主，有针对性地选择PET-CT和MRI，要根据各医院的设备和经验选择，尽量以最小的费用、最小的损伤取得最佳的效能。尤其是应重视薄层增强CT（层厚≤1~1.25mm）与CT多平面重建（MPR）在肺癌的诊断和分期中的作用，如果有条件，应常规使用。

知识点4：胸部X线片　　副高：掌握　正高：掌握

因为胸部X线片的广泛普及性、简便易行及费用便宜，目前其仍被临床医生作为疑诊肺癌时首选的影像筛检方法，但胸部X线片对于肺癌检出的敏感性及准确性都低于CT扫描，容易漏诊小病变。胸部X线片也是监测肺癌患者治疗效果以及终身随诊的最基础影像检查手段。

知识点5：CT　　副高：掌握　正高：掌握

CT已成为在肺癌的诊断和治疗过程中主要的影像检查手段：其作用包括：①早期肺癌筛查；②诊断；③分期与再分期；④判断手术切除的可能性；⑤治疗后评估和随诊。使用低剂量螺旋CT对高危人群进行肺癌筛查能够提高肺癌早期检出率和手术根治率，但是否能够降低肺癌死亡率目前仍存在争议。各种肺结节计算机辅助检出和诊断分析软件（CAD）也趋于成熟，逐步投入临床使用，例如，对很难定性的肺结节，可在1~3个月或3个月以后复查CT，计算倍增时间，有助于判断良性、恶性。对周围型肺结节及肺弥漫性病变（如怀疑淋巴管转移）应注意行高分辨CT扫描（HRCT），对中央型肺癌应行增强扫描，并使用多平面重建等二维或三维后处理技术判断肿瘤和周围结构的关系，帮助判断手术可切除性以及制定治疗方案。

知识点6：MRI　　副高：掌握　正高：掌握

MRI是CT扫描的补充手段，对肺上沟瘤，与胸壁、膈肌关系密切的肺癌，碘造影剂过敏但要表示病变与肺门、纵隔大血管关系的患者，可首选MRI；对于一些肺肿块的鉴别诊断（如矽结节）、放疗1年以上的纤维化和肿瘤复发，MRI可能优于CT。怀疑或排除中枢神经系统转移时，MRI是首选方法；对局灶性可疑骨转移，X线、CT及骨扫描无法定性时，MRI有利于诊断。

知识点7：PET-CT　　副高：掌握　正高：掌握

目前主要用于临床的为^{18}F-FDG全身显像，对肺癌诊断的特异性和准确性高，分期比较全面准确，对于肺癌疗效观察和早期检出治疗后残留及复发肿瘤也有重要价值；但PET仍有一定的假阳性或假阴性，小病灶（<1cm）易被漏诊，高分化癌可以放射性摄取很低或者无显著放射性摄取，需要认真结合PET-CT中的CT部分；对中枢神经系统转移不够敏感；价格比较昂贵，设备不普及等。单光子发射计算机断层（SPECT）机在我国很多见，对肺癌的诊断与分期也可发挥一定的作用。

知识点8：影像引导下肺活检及治疗　　副高：掌握　正高：掌握

可依据病变的大小和部位选择透视、CT或B超引导下的穿刺肺活检和物理治疗（射频、微波、冷冻等）。

知识点9：中央型肺癌的影像学表现 副高：掌握 正高：掌握

中央型肺癌多为鳞状细胞癌、小细胞癌。近年来，在临床工作中见到的腺癌表现为中央型肺癌者也有所增多。早期中央型肺癌可见支气管壁局限性增厚、内壁不规则、管腔狭窄，肺动脉伴发的支气管内条状或点状（轴位观）密度增高影，通常无阻塞性改变。影像表现有时是以阻塞性肺炎为主，在抗感染治疗后炎症消散，但仍需要注意近端支气管壁是否增厚。中晚期中央型肺癌以中央型肿物与阻塞性改变为主要表现，阻塞性改变最早是阻塞性肺气肿，再进一步发展为阻塞性肺炎及肺不张。CT 多平面重建在中央型肺癌术前评估中有重要的价值，应常规使用。如无禁忌证，应进行增强扫描。中央型肺癌伴肺不张时，MRI 对于区分肿瘤和肺不张有一定帮助，T_2WI 肺不张的信号超过肿瘤，T_1WI 增强扫描肺不张强化程度高于肿瘤。

知识点10：结节/肿物 副高：掌握 正高：掌握

通常将肺内<3cm 的局限病变称为结节，而>3cm 者称为肿物。结节或肿物的大小、形态、密度、边缘、内部结构和体积倍增时间是最重要的诊断指征。观察结节/肿物的特征时，应常规使用薄层增强 CT（层厚 1～1.25mm 或<1mm），MPR 可在各方向观察结节的形态，有利于定性诊断。

知识点11：周围型肺癌的大小和形态 副高：掌握 正高：掌握

典型周围型肺癌多为圆形、椭圆形或不规则形，多呈分叶状，多数肺癌患者就诊时已>3cm，此时依据肿物轮廓和边缘特征，诊断相对比较容易。对<3cm 的结节应使用薄层 CT 扫描观察结节的边缘及内部结构。

知识点12：周围型肺癌的 CT 平扫 副高：掌握 正高：掌握

可以依据结节是否掩盖肺实质（肺泡支架及血管影），分为实性结节、部分实性结节及磨玻璃样密度结节。实性结节完全掩盖肺实质，没有磨玻璃样密度成分；磨玻璃密度样结节不掩盖肺实质；部分实性结节部分掩盖肺实质，通常为实性成分与磨玻璃样密度混合存在。磨玻璃样密度结节常发于细支气管肺泡癌和分化好的腺癌。一般磨玻璃样密度成分越多，肿瘤生长越缓慢，预后越好。

知识点13：周围型肺癌的增强扫描 副高：掌握 正高：掌握

增强 CT 扫描与平扫比较，将增加 15～20Hu 作为鉴别良、恶性病变的阈值，动态增强对鉴别结节的良性、恶性也有一定助益。增强 MRI 也可以通过观察结节的信号增强程度鉴别病变的良性、恶性，但因为 MRI 空间分辨率较低，确定钙化困难，结节边缘观察不满意，所以在孤立性肺结节的使用中价值有限。

知识点 14：周围型肺癌的 PET-CT　　副高：掌握　正高：掌握

注射^{18}F-FDG 后约 1 小时进行显像所获得的病灶 SUV 值可用于鉴别肺结节的良性、恶性，以往一般认为 SUV>2.5 恶性可能性大，但假阳性与假阴性相对较高。视觉比较的方法是用病灶的^{18}F-FDG 摄取程度和纵隔的摄取程度进行比较，如果病灶摄取程度高于纵隔，则认为是代谢增高，结合 CT 图像的形态学表现，可提升诊断准确率。

知识点 15：周围型肺癌的支气管气相和空泡　　副高：掌握　正高：掌握

可见于肺癌、肺炎性病变或淋巴瘤，但以肺癌多见。薄层 CT 表示较好，常与空泡征同时存在。图像后处理技术如 MPR 有利于表示斜行的支气管气相。空泡通常指 1mm 左右的小空腔，多见于腺癌和细支气管肺泡癌。

知识点 16：周围型肺癌的钙化　　副高：掌握　正高：掌握

薄层 CT 发现结节内钙化的概率远超过常规 CT，6%～10%的肺癌内可出现钙化，钙化处于结节/肿物中央，星网状、弥漫小点“胡椒末”状以及不定形状者多为恶性，弥漫性致密钙化、分层样或“爆米花”状钙化几乎都是良性。

知识点 17：周围型肺癌的空洞　　副高：掌握　正高：掌握

一般认为是肿瘤内坏死物经支气管排出后形成。厚壁偏心性空洞及内壁凹凸不平支持肺癌的诊断。少数肿瘤空洞的洞壁非常薄，拟似肺大疱或肺囊肿，部分为肺大疱或肺囊肿壁上发生的癌，部分为肿瘤显著坏死，形成薄壁空洞。

知识点 18：周围型肺癌的肺实变　　副高：掌握　正高：掌握

肺实变也称为肺炎型改变，增强扫描时出现在实变的肺组织中穿行的强化血管，CT 图像上称为血管造影征。常发于肺腺癌和细支气管肺泡癌，也可见于阻塞性和感染性肺炎、淋巴瘤、肺梗死及肺水肿。

知识点 19：周围型肺癌的边缘　　副高：掌握　正高：掌握

结节边缘向周围伸展的线状影、近结节端略粗的毛刺样改变常发于肺癌。一般厚度<2mm者称细毛刺，>2mm 者称粗毛刺。形成毛刺的病理基础为肿瘤累及邻近小叶间隔、瘤周肺实质纤维变和伴有炎细胞浸润。

知识点 20：周围型肺癌的胸膜改变 副高：掌握 正高：掌握

胸膜尾征或牵曳征是从结节或肿物到胸膜的细线状或条状密度增高影，主要是由肿物内成纤维反应造成的瘢痕收缩牵拉局部胸膜引起，以肺腺癌最为多见。

知识点 21：周围型肺癌的卫星病灶 副高：掌握 正高：掌握

卫星病灶以肺腺癌常见，常可呈结节或小片状，卫星瘤灶与主病灶处于同一肺叶者属 T_3 期，处于同侧肺内属 T_4 期。良性病变尤其是肺结核也有卫星病变。

知识点 22：周围型肺癌的肿瘤体积倍增时间 副高：掌握 正高：掌握

肿瘤体积倍增时间是指肿瘤体积增加 1 倍（直径增长约 26%）所需的时间，是判断良性与恶性的一个重要指标。不同病理类型的肺癌，生长速度有显著差异，倍增时间变化很大，通常>30 天，<400 天，鳞状细胞癌<腺癌<细支气管肺泡癌与不典型腺瘤样增生，CT 筛查发现的肺癌倍增时间通常>400 天。三维体积测量更容易精确对比结节体积的变化，确定倍增时间。

知识点 23：肺上沟瘤的影像学表现 副高：掌握 正高：掌握

CT 可以表示肺尖部病变，可鉴别肿物与胸膜增厚，表示骨破坏、胸壁累及范围以及肿瘤是否向颈根部累及。增强 CT-MPR 和最大密度投影（MIP）的使用非常重要，后者适用于显示大血管如锁骨下动脉是否受侵。MRI 有很好的软组织分辨率，可以表示胸廓入口和臂丛的解剖细节，对于判断肿瘤累及范围和骨髓有无受侵强于 CT。CT 在判断骨皮质受侵方面优于 MRI。

知识点 24：多原发肺癌的影像学表现 副高：掌握 正高：掌握

多原发肺癌是指一侧或双侧肺内一起或先后发生的 2 个或 2 个以上原发肺癌。多原发肺癌的影像学表现均具有原发肺癌的影像特点，不同于肺内转移瘤，与肺转移瘤的治疗方法也有不同。

知识点 25：中央型肺癌的鉴别诊断 副高：掌握 正高：掌握

（1）肿瘤性病变：支气管腔内良性肿瘤包括错构瘤、乳头状瘤等，炎性肌纤维母细胞瘤，少数情况转移瘤和淋巴瘤将引起支气管阻塞性改变。

（2）感染性病变：结核、结节病和右肺中叶综合征等。

（3）黏液栓：术后胸腹部疼痛者、呼吸性抑制药物和慢性支气管炎等。

（4）其他：异物、支气管结石病和肺淀粉样变性等。

知识点26：肺结核的影像学表现 副高：掌握 正高：掌握

（1）肺：一段或多段受累多于全叶受累，偶尔可见不同肺叶或对侧有播散病变。若全叶为干酪性病变则该叶体积可增大，叶间裂膨隆，内可有空洞。肺癌引发的阻塞性改变多为阻塞远端全段或叶或肺不张（或炎症）。

（2）支气管：结核性支气管病变可导致支气管扭曲狭窄，也可为不规则支气管扩张充气，病变近端没有肿物，是与肺癌的重要鉴别点；有时支气管壁可见到钙化，更支持结核的诊断。出现支气管腔狭窄表现时与肺癌鉴别较困难。

（3）肺门和纵隔淋巴结：结核引起的淋巴结增大其发病部位可与淋巴引流区无显著相关，可有钙化或边缘环形强化，边缘模糊、融合为多环形表现时是结核的典型表现。肺癌的转移淋巴结与引流区分布相关，淋巴结边缘环形强化偶可见于鳞状细胞癌的转移，但少见于腺癌、小细胞癌。不典型时，淋巴结结核与转移癌鉴别困难。

知识点27：周围型肺癌的鉴别诊断 副高：掌握 正高：掌握

（1）肿瘤性病变：包括单发肺转移瘤、恶性淋巴瘤、肺恶性间叶组织肿瘤；良性肿瘤有错构瘤、硬化性血管瘤等。

（2）感染性炎性病变：包括结核球、球形肺炎、肺脓肿、机化性肺炎、真菌感染。

（3）发育异常：包括支气管/肺囊肿，肺隔离症，动静脉瘘。

（4）其他：球形肺不张。

（5）在临床工作中经常需要鉴别的包括下列疾病：①结核球：结核球常处于上叶后段或下叶背段，但也不乏见于非典型部位者。影像表现多呈圆形、类圆形外形，可规则或不规则，轮廓可平直成角。由于其炎症的特性，边缘可有磨玻璃样密度形成的“晕”征，病变经由一定时间边缘可有长的触角状或条索状影，邻近常有胸膜增厚粘连，和肺癌因成纤维反应或癌细胞沿小叶间隔浸润引起之毛刺和胸膜内陷不同，但有时也极难鉴别。钙化、空洞不罕见，结核空洞的洞壁多较薄而光整，与肺癌因坏死而造成的洞壁结节状增厚有所不同，洞内罕见有液面。结核空洞也可以呈新月状或“圈套圈”的怪异状。结核结节（肿块）的周围常可见斑片状的卫星病灶。有的病例存在引流支气管。增强扫描较有特点，可无强化或环形强化，环形强化的厚度由结核球周边肉芽组织的多少决定。②错构瘤：光滑或有浅分叶的周围型结节，可有钙化，典型者呈“爆米花”状。薄层CT检出瘤内脂肪成分对确诊有帮助。增强扫描无显著强化。软骨瘤型错构瘤可以呈分叶状，无钙化或脂肪成分，应与周围型肺癌鉴别。③硬化性血管瘤：X线胸片上表现为圆形、卵圆形边缘清楚的肿物或结节，如用笔勾画。CT平扫密度均匀，有时有小低密度区和粗大点状钙化，少见囊性变。CT增强后有中度至显著强化。病变远端偶尔有轻度阻塞性改变。罕有肺门、纵隔淋巴结受波及，且不影响预后。④球形肺炎、肺脓肿和机化性肺炎：多见于两肺下叶背段和下叶基底段，处于肺的外周靠近胸膜处，可呈方形、扁平形或三角形，多平面重建表示病变为非规则形，而肺癌多为各方向比较一致的球形。急性炎症时，中央密度高，周围密度低，边界模糊；形成脓肿时，病变中央可出现比较规则的低密度坏死区；形成小空洞时，空洞壁较规则。邻近胸膜反应性增厚，范围比较广泛。经有效抗感染治疗后，病变显著缩小。⑤单发肺转移瘤：多数影像表现为圆形或略有分叶的结节，边界清楚，但也有少数可表现为边界不规则有毛刺。边界清楚、光整者需与肉芽肿、错构瘤等肺良性病变鉴别，边界不规则者需与第二原发肺癌鉴别。

三、食管癌的影像学诊断

知识点28：食管钡剂造影检查及优缺点　　副高：掌握　正高：掌握

传统的钡剂造影是诊断食管肿瘤最方便、有效的方法，通过观察食管的蠕动情况、充盈缺失的形态、黏膜改变、管壁的舒张性、管腔的狭窄及梗阻程度能够确定病变的解剖部位、范围、性质及其与周围结构的关系，从而有利于临床分期以及选择治疗方法。此方法多用于食管疾病的诊断、普查和追踪肿瘤的发展演变过程，以及治疗后的随访。

作为诊断食管肿瘤的重要方法之一，食管钡剂检查可确定肿瘤病灶部位、长度、梗阻程度和蠕动情况等。但造影检查无法直接观察食管腔外肿瘤的生长和累及情况，且对较早期肿瘤的诊断仍存在一些困难，部分病变无法发现，或发现异常无法定性。因此，针对早期病变一定要进行低张双对比造影，多轴位认真观察全程食管的黏膜、食管壁的柔软度及食管的动态收缩情况，将造影检查与CT相结合，有利于食管癌的诊断和分期水平的提高。

知识点29：CT扫描及优缺点　　副高：掌握　正高：掌握

胸部CT扫描是食管癌定性诊断与分期的重要影像学检查手段，它不仅可以表示肿瘤在食管腔内外的生长情况，还可以观察病变和纵隔内组织、器官的关系，也有助于判断纵隔淋巴结转移、发现扫描区域内的其他脏器转移，对于确定肿瘤的手术可切除性、设计个体化的放疗计划有重要价值。同时，CT扫描对于解决食管癌鉴别诊断、评估放疗或化疗的疗效有极大的价值，也是监测手术后或放疗后复发或转移的首选检查方法。

正常食管壁厚度≤5mm，如食管壁厚度增加，和周围器官分界模糊，则表示食管病变存在。CT扫描对食管癌T_4期肿瘤的诊断比较可靠，对T_1～T_3期的鉴别比较困难。CT扫描可以清晰表示食管与邻近纵隔器官的关系，也可以对食管癌的外侵作出判定，然而对淋巴结转移的诊断准确率尚不高。

知识点30：MRI检查及优缺点　　副高：掌握　正高：掌握

MRI能够较好地分辨各种组织结构、观察肿瘤的组织学特点，清晰表示食管周围脂肪层，能够多平面地观察肿瘤是否累及邻近组织、器官，发现周围增大的淋巴结，不必注射造影剂即能表示肿瘤和大血管的关系等。MRI可以提供食管癌的临床分期信息，有助于临床医生选择治疗方法，还可以使用于治疗后患者的随诊。MRI 新的检查技术，例如 DWI、磁共振波谱技术（MRS）等逐步的开展使用，使食管癌 MRI 的诊断及分期也有了一定程度的提高。

MRI 的缺点为空间分辨率较低，扫描时间较长，价格较高，易产生运动伪影。MRI 对食管癌的分期诊断指标和效果与 CT 相仿，目前临床的认识程度和使用仍不及 CT 扫描。

知识点 31：EUS 检查及优缺点　　副高：掌握　正高：掌握

EUS 根据食管壁 5 层结构的声像异常表现确定肿瘤部位、探知肿瘤范围、累及深度及与周围组织的关系，是极好的判断肿瘤 T 分期的检查方法。EUS 导引下的细针穿刺活检（EUS-FNA）能够发现内镜及活检都呈阴性的黏膜下肿块。EUS 在判断食管癌旁淋巴结转移方面也具有优势。

EUS 的不足之处为：部分中晚期患者内镜无法通过狭窄的食管病变段，导致检查失败；对气管累及观察不理想；也很难发行远处转移。

知识点 32：PET/PET-CT 检查及优缺点　　副高：掌握　正高：掌握

作为功能性检查，PET 通常在肿瘤形态、结构改变之前就能发现代谢异常，从而可以早期发现肿瘤或治疗后变化，PET 是对于 CT、MRI、EUS 等影像学检查的有益补充。PET-CT 是 PET 与 CT 功能和解剖影像的同机融合，可以同时表示病变的形态学特征和代谢功能信息，有效地弥补了自身的不足，为影像学开辟了新的研究领域。

PET/PET-CT 显像对判定肿瘤性质和发现远处转移，强于 CT、MRI 等检查，同时摄取程度和肿瘤浸润深度有极好的相关性。此外，PET/PET-CT 还能够较好地鉴别手术瘢痕和复发，有助于放射治疗制定计划、减少肿瘤照射靶区体积，并有效评价放化疗的疗效。

因为 PET 的空间分辨率有限，<5mm 的病灶通常无法确定表示，对 T_1 期病变的检出具有一定的局限性。PET-CT 融合图像虽然在一定的程度上解决了这一问题，但 PET-CT 价格比较昂贵，医院及检查普及程度较低。

知识点 33：早期食管癌钡剂造影表现　　副高：掌握　正高：掌握

（1）隐伏型：肿瘤生长在黏膜表面，病变平坦，造影常无阳性表现，或只见病变处管壁略僵硬，此型容易被漏诊。

（2）糜烂型：病变处黏膜紊乱中断，伴发浅表溃疡。造影表现为斑点状或虚线样存钡区，边界黏膜可轻微隆起呈地图状，管壁舒张稍有受限。

（3）斑块型：病变处黏膜不规则肿胀、隆起，粗细不一，犹如卧蚕状，表面粗糙呈颗粒状或伴发浅表糜烂，局部管壁较僵硬，扩张受限。

（4）乳头型：肿瘤呈乳头状、结节状或息肉状充盈缺失，突入管腔，边缘清楚，病变部位黏膜中断，局部管壁舒张度差。病变较大者类似于进展期食管癌。

知识点34：中、晚期食管癌钡剂造影表现　　副高：掌握　正高：掌握

（1）髓质型：病变多呈全周性的不规则充盈缺失，黏膜破坏，常伴发大小不等的龛影，病变和正常食管的移行段呈斜坡状，管壁增厚僵直，管腔狭窄，钡剂通过可有受阻。肿瘤外侵显著者管腔走行扭曲成角。

（2）蕈伞型：病变为食管壁一侧向管腔内生长和长轴一致的蕈状扁平样充盈缺失，底部不规则，表面可伴发溃疡，肿物上下缘比较整齐，呈弧形，病变对侧食管壁多规则柔软，梗阻不显著。

（3）溃疡型：病变表现腔内或腔外的龛影，边界不规则，移行带可较清楚，溃疡底部凹凸不平，黏膜中断，管腔狭窄可不显著。

（4）缩窄型：病变处管腔呈环状或漏斗状狭窄，多<5cm，局部黏膜平坦，管壁僵直，扩张差，钡剂通过强烈受阻，近端食管内可有大量造影剂滞留。

（5）腔内型：病变段管腔内被较大的息肉状充盈缺失充填，并浸润食管壁，肿瘤表面有糜烂或浅溃疡引起的斑驳状钡剂残留，局部管腔显著膨大增宽，钡流受阻可不显著。

知识点35：食管癌的特殊表现　　副高：掌握　正高：掌握

（1）食管多原发癌或多段癌：多原发癌是指两段癌之间有移行的原位癌、重度及中度食管上皮不典型增生或正常上皮相隔，但无淋巴管或血管内瘤栓。多段癌指肿瘤沿纵向的淋巴播散。所以，食管造影检查时必须认真地检查食管全长。

（2）食管癌并发穿孔：晚期食管癌并发穿孔而导致食管-气管（支气管）瘘，或食管-纵隔瘘，造影检查时出现病变处外溢的造影剂进入气道内或进入纵隔形成不规则存钡区。对于疑有食管癌并发穿孔的患者在检查时应用碘油作造影剂。

（3）食管癌合并其他食管病变：发生食管癌的患者，如果同时伴发其他食管病变，例如反流性食管炎、食管裂孔疝、食管憩室、贲门失弛缓症等，造影检查除表示食管癌表现外，还伴发其他病变的自身影像学征象。

知识点36：食管癌的CT表现　　副高：掌握　正高：掌握

通过在横断面图像上观察食管壁的厚度，CT扫描可以发现肿瘤造成的食管壁一侧或全周不规则增厚，以及肿物在食管腔内外的生长状况。CT扫描在观察食管纤维膜外脂肪层的情况，判定肿瘤与周围组织、器官的关系，显示肿瘤有无外侵方面有一定的优势。食管癌可累及的组织、器官包括气管、支气管、主动脉等大血管、心包、椎前筋膜等。例如CT扫描示气管或支气管显著狭窄、后壁毛糙、不规则可确定为气管受累；气管或支气管后壁受压推移、狭窄但轮廓仍光整者，为可疑气管受累，需做支气管镜进一步确定。食管癌较少直接累及主动脉，CT扫描示肿瘤和主动脉相邻处脂肪间隙消失，接触面>90°，主动脉管腔局部变扁者，可以确诊为主动脉受累；相邻处<45°，脂肪间隙存在者显示主动脉未受累；

介于两者之间为可疑受累。CT扫描示肿瘤与心脏相邻部位正常脂肪间隙消失、界线不清，心包凹陷变形者显示心包受累。肿瘤与椎前筋膜之间脂肪层消失，相邻切面毛糙，或椎前筋膜不规则增厚则显示椎前筋膜受累。

食管癌多表现为高血供肿块，增强CT扫描有助于肿瘤的诊断和鉴别诊断。螺旋CT扫描多平面重建可以多角度表示邻近组织的关系，观察肿瘤与周围器官的接触范围，为肿瘤外侵的判定提供了更多的资料。

CT扫描能够检出病变周围、纵隔内、锁骨上、腹腔内的增大的淋巴结。对食管癌淋巴结转移的判断经常以淋巴结的部位、大小、强化程度等因素来决定。总体来看，病变段淋巴引流路径的淋巴结、淋巴结短径>8mm、增强扫描有强化者转移证据比较充分，但有一定的假阳性和假阴性。

食管癌其他器官的转移（如肝转移、肺转移等）通常具有转移瘤所共有的一些特征性表现，利用CT扫描做出确定诊断并不困难。

知识点37：食管癌的MRI表现　　副高：掌握　正高：掌握

食管壁的信号与肌肉组织类似，肿瘤在T_1WI呈低等信号，T_2WI呈等高信号，其内信号不均匀，扩散加权成像（DWI）呈扩散受限高信号。增强扫描肿瘤可以有比较显著的强化表现。正常食管胸上段及下段在图像上表示清楚，中段在左心房后被压不易显示。MRI表示食管周围的脂肪间隙较CT更为清楚，且MRI可行横断、冠状及矢状面三维成像，所以可较准确地观察肿物的长度、外侵的范围。MRI对食管癌和累及纵隔的诊断指标与CT相仿。

MRI也可以一同检出周围增大的淋巴结和发现其他脏器转移。

知识点38：食管癌的EUS表现　　副高：掌握　正高：掌握

食管癌在EUS图像上表现为形态不规则、内部回声不均匀的低回声管壁隆起增厚或肿块，可以局限在管壁一侧或管壁全周，依病灶浸润深度而出现不同层次的结构紊乱。如第5层光带不完整可显示肿瘤侵出了纤维膜；主动脉受累时可见主动脉壁的低回声层不连续，主动脉出现变形。

区域性转移淋巴结呈圆形低回声，边缘不清晰。通常情况下，短径5mm以上、内部回声不均匀的局部淋巴结、颈部或腹部淋巴结可显示转移可能。EUS也能够观察到周围其他脏器的转移。

知识点39：食管癌的PET和PET-CT表现　　副高：掌握　正高：掌握

PET和PET-CT显像是依据正电子示踪剂的聚集部位或聚集量，而对肿瘤作出定位（病变部位）、定性（病变的良、恶性）、定量（病变代谢活性）及定期（肿瘤分期）的诊断。食管癌的原发灶与转移都表现为示踪剂高摄取，病变处有较高的放射性浓聚，以最大标准摄取值（SUV_{max}）>2.5 作为判定恶性病变的阈值。

PET 和 PET-CT 检查可一次连续成像获得全身断层图像，并可从 3 个不同断层方向或立体上对图像进行分析，这对确定肿瘤转移范围有极大帮助。

知识点 40：食管其他恶性肿瘤的临床概述　　副高：掌握　正高：掌握

食管其他恶性肿瘤较少见，包括平滑肌肉瘤、纤维肉瘤、癌肉瘤、恶性纤维组织细胞瘤、恶性黑色素瘤、转移瘤等。

食管平滑肌肉瘤见于肌层，肿物可大可小，可向腔内突出或腔内外生长，表面可有溃疡。癌肉瘤常为突入食管腔内的肿物，可有蒂，肿瘤体部主要为肉瘤，可以是纤维肉瘤或横纹肌肉瘤，癌的成分多处于蒂的基底部，偶尔也可处于肿物表面的黏膜。原发食管恶性黑色素瘤也是突入腔内的息肉状肿物，有蒂，可有分叶，肿瘤呈棕黑色或棕黄色。因血行播散至食管的转移瘤很少见，原发肿瘤可为肾癌、甲状腺癌、乳腺癌及肺癌等。这些肿瘤的临床症状同样为进行性吞咽困难。

知识点 41：食管其他恶性肿瘤的影像学表现　　副高：掌握　正高：掌握

食管其他恶性肿瘤都具有恶性征象，缺乏特异性表现，影像学检查通常很难与食管癌相鉴别。

食管平滑肌肉瘤可在 X 线胸片上见后纵隔肿物。食管造影为腔内较大肿块，管腔狭窄偏移，也可为局限性膨大扩张，其内有大小不等的息肉样充盈缺失，黏膜平坦或破坏，中央可伴龛影。CT 或 MRI 扫描能清楚表示向腔内外生长的软组织密度/信号肿物。

癌肉瘤、恶性黑色素瘤、食管转移瘤，影像学表现也与腔内型食管癌相仿。钡剂造影见食管腔内肿物，与正常食管边界清楚，管腔局限性扩张，但平滑肌肉瘤有壁在性肿物的特点，可有单个深的龛影。黑色素瘤多为多分叶状。腔内型食管癌和癌肉瘤的肿物表面较广泛糜烂、溃疡，较恶性黑色素瘤及平滑肌肉瘤更为显著，而有其他原发肿瘤病史者则应警惕转移瘤。

知识点 42：食管良性肿瘤和瘤样病变的临床概述　　副高：掌握　正高：掌握

食管良性肿瘤与瘤样病变在食管肿瘤中约占 20%，可分为起自黏膜的乳头状瘤、腺瘤、息肉和源于黏膜下层的平滑肌瘤、间质瘤、脂肪瘤、神经纤维瘤、血管瘤、囊肿等，大部分食管良性肿瘤无确定症状，不易被发现。其中最常见的为平滑肌瘤，占 50%~70%。

平滑肌瘤由交错的平滑肌与纤维组织所构成，有光整的包膜。约有 60%处于食管的下 1/3，可以单发圆形、卵圆形或多结节如同生姜状，也有 3%~4%为多发病变。主要是壁在性病变，也可向腔外生长。其他良性肿物也具有食管壁在性生长肿物的特点。纤维血管性息肉多见于颈段食管且有蒂，有时可见其在食管腔内上下移动甚至回到口腔内。临床表现为吞咽食物有停顿感，吞咽固体食物显著。

知识点43：食管良性肿瘤和瘤样病变影像学表现 副高：掌握 正高：掌握

平滑肌瘤食管造影为圆形、卵圆形或生姜状的壁在性肿物，大小不一，管腔偏心性狭窄，边界光滑锐利。正面观肿瘤局部食管增宽，表面黏膜展平呈“涂抹征”或分叉状，邻近黏膜被推移，但没有溃疡，当钡剂通过后，肿瘤周围为钡剂环绕，在肿瘤上下缘为弓状或环状的“环形征”；切线位肿物与食管壁交界为钝角，局部管腔扩张正常。CT、MRI 表现为生长在食管一侧壁、轮廓清晰、密度均匀的软组织肿物。巨大腔外肿物者影像学检查常不能与平滑肌肉瘤鉴别。

腺瘤、间质瘤、血管瘤、神经纤维瘤等在影像学上与食管平滑肌瘤很难鉴别，有赖于病理诊断。脂肪瘤较软，具有一定的活动性，CT 或 MRI 扫描可见其内部的脂肪密度/信号。囊肿在 MRI 见 T_1WI 为低等信号，T_2WI 为高信号，可定性诊断。纤维血管性息肉食管造影见肿物较大，为香肠状或分叶状，边界光滑，病变内如含有很多量的脂肪组织时 CT 或 MRI 可有特征性的密度/信号改变。

四、乳腺癌的影像学诊断

知识点44：乳腺 X 线摄影 副高：掌握 正高：掌握

乳腺组织本身密度差很小，很多病变表现为微小钙化，所以，乳腺 X 线摄影是传统放射诊断中最困难的检查方法，对机器和技术要求也最严格。一个合格的乳腺 X 线检查小组需要放射科医师、投照技师及维修物理人员的密切配合，工作人员最好相对固定，以求确保质量。

乳腺 X 线摄影是最基本的乳腺影像学检查手段，目前其用于乳腺癌的筛查，已证实能够降低乳腺癌的死亡率。其主要适应证如下。

（1）乳腺筛查 X 线摄影：40 岁及以上没有症状的妇女。

（2）诊断性乳腺 X 线摄影：①乳腺肿块、硬化，异常的乳头溢液，皮肤变化，局部疼痛或肿胀；②筛查发现异常变化；③良性发现的短期随诊；④乳腺修复重建术后的患者；⑤乳腺肿瘤治疗的患者；⑥其他需要放射科医师检查或会诊的患者。

患者常规使用立位或坐位投照；摄片体位以内外侧斜位和头尾位为主，必要时加用侧位、局部加压、放大摄影等各种辅助方法。

即使在最佳的投照及诊断的条件下乳腺 X 线摄影检出乳腺癌的敏感度也只有 85%～90%，有 10%～15%的乳腺癌因乳腺致密缺乏对比、肿瘤过小、特殊的肿瘤亚型（小叶癌）而为假阴性。

知识点45：乳腺超声扫描 副高：掌握 正高：掌握

超声扫描是乳腺 X 线摄影最重要的补充和释疑方法。换能器必须在 7.5MHz 以上才能得到比较理想的检查结果。目前临床日常工作中，乳腺 X 线摄影和超声扫描为乳腺影像学检查的“黄金组合”。乳腺超声扫描的适应证如下。

（1）囊、实性肿物的鉴别诊断。

（2）评估临床异常而 X 线片表示为致密的乳腺，确认有无肿物及鉴别囊性或实性。对临床触及异常而 X 线和超声都为阴性者需依据临床所见进行活检。

（3）协助判断 X 线表现无法确定诊断其性质的病变。

（4）评估<30 岁的青年妇女或妊娠、哺乳期妇女的乳腺病变。

（5）导引介入性操作（活检、抽吸囊液等）。

（6）评估放在乳腺假体后的可疑病变。

（7）评估炎性病变中有无脓肿。

（8）乳房成形术或保乳手术后的随诊检查。

知识点 46：乳腺 MRI 扫描　　副高：掌握　正高：掌握

虽然乳腺 X 线摄影目前仍为诊断乳腺癌的主要手段，但对于致密型乳腺、乳腺成形术后或手术后瘢痕的评价等，仍存在极大的局限性。MRI 因具有较高的软组织对比特性，很多学者试图利用 MRI 来发现和鉴别各种乳腺疾病。随着 MRI 技术的不断改进，尤其是脂肪抑制技术和对比增强的使用，MRI 比 X 线、B 超能更好地表示肿瘤的形态学和血流动力学特征，使 MRI 诊断乳腺疾病的敏感性和特异性有了一定程度的提升。必须严格掌握以下 MRI 的适应证。

（1）乳腺 X 线与超声检查对病变检出和确诊困难的患者。

（2）乳腺癌术前分期和进行保乳手术的患者。

（3）女性患者，腋窝淋巴结阳性，评价乳腺内是否存在隐性乳腺癌。

（4）乳腺癌高危人群筛查。

（5）乳腺癌保乳手术和放疗后 X 线及超声扫描随诊未获满意结果者，MRI 帮助显示是否有残余肿瘤。

（6）置入假体而超声表示不满意者。

（7）乳腺癌新辅助化疗后疗效评价。

知识点 47：乳腺 CT 扫描　　副高：掌握　正高：掌握

CT 的密度分辨率高，而空间分辨率相对差于 X 线片。CT 机 X 线暴射量大，需使用对比剂，所获的增添信息量少，检出微小钙化的准确性不及 X 线片，鉴别诊断囊、实性病变的准确率不及超声扫描可靠、快捷及经济，对良性、恶性病变的鉴别诊断也无特殊临床价值，所以 CT 不宜作为乳腺病变的主要检查手段。

知识点 48：乳腺癌 X 线表现——肿块　　副高：掌握　正高：掌握

肿块是乳腺癌最多见、最基本的 X 线征象，是诊断乳腺癌的主要依据。肿块大小不同，

X线片中肿块大小多小于临床触诊，此为恶性征象之一。肿物的生长速度不同，可以是连续增大，也可以是在稳定相当一段时间后快速增大。肿块密度在多数情况下比较致密，和邻近的乳腺实质相仿或略高。肿块的形态多为类圆形、结节状、分叶状或不规则形。大部分肿块的边界不光整，境界模糊，可见轻微和显著的毛刺或浸润。有时也可为轮廓部分清楚、部分模糊。毛刺的长度不同，可以长达数厘米，也可以较短为毛刷状。

髓样癌和黏液腺癌可表现为边缘清楚的肿块，有时易与良性病变混淆。

知识点49：乳腺癌X线表现——钙化　　副高：掌握　正高：掌握

钙化在乳腺癌的诊断中占据尤为重要的地位。作为乳腺癌的一个主要征象，它不只可以有助于对乳腺癌的确诊，而且在相当一部分病例中，特别是导管原位癌，钙化可以是诊断乳腺癌的惟一阳性依靠。钙化可以与肿物同时并存，也可以单独成簇存在。典型的恶性钙化可见细小多形性或细线分支样钙化，为线样、节段性或成簇分布，大小、数目、形态不同。X线片中在$1cm^2$的范围内见到5个以上≤0.5mm的微小钙化时应提高警惕。在特定范围内钙化的数目越多，其为恶性的可能性越大。钙化能够聚积在肿块之内，或在其周围，也可为节段性或弥漫分布。

知识点50：乳腺癌X线表现——结构扭曲和局灶性不对称　　副高：掌握　正高：掌握

乳腺癌并不确定形成X线片表示的具体肿物，但可造成乳腺正常结构扭曲及两侧乳腺密度局灶性不对称。有时乳腺癌的肿物极小，不易发现，但其成纤维反应牵拉邻近组织，造成局部结构扭曲、紊乱。在X线片上表现为乳腺实质正常轮廓变化及间质成分产生的成角、星状及毛刺样变化。

一般双侧乳腺组织基本对称，但微小的不对称十分多见，多数情况下这种不对称致密影为良性病变，例如增生、慢性炎症、囊肿等，也有一部分为癌瘤引起，尤其是小叶癌。癌灶浸润绝大部分较正常腺体致密，尤其是在它的中心部位，向外侧慢慢变淡，淹没于正常腺体阴影中，与正常组织的界限常不易确定，其内极少或无脂肪组织。浸润形态呈片状、不规则形或类圆形。局部加压放大点片表示浸润区伴发毛刺及微小钙化等。

知识点51：乳腺癌X线表现——乳头及皮肤改变　　副高：掌握　正高：掌握

乳头回缩、局部皮肤增厚或回缩为乳腺癌的间接现象，多在病变较晚期出现。上述变化可以是肿瘤浸润引起，也可以是反应性纤维组织增生引起。X线片上示肿块与乳头之间有条索状或带状致密影相连；皮肤增厚在切线位表示最清楚，表现为肿瘤区局限或弥漫性增厚或回缩，皮肤与肿块之间可见条索影相连。在见到乳头回缩时，首先应询问病史，排除先天性变化及炎症后遗症。

知识点52：乳腺癌的超声表现　　副高：掌握　正高：掌握

超声声像图的形态学表现为最重要的分析判断乳腺肿物的证据。直接征象包括形态、部位、方向、横径与前后径的比值，轮廓边界、内部回声（高、低，或无回声，回声的均质性）、声吸收特性（声衰减、透声性）、是否钙化。间接征象包括邻近结构扭曲、悬韧带是否回缩或成角、是否出现导管扩张，皮肤、皮下脂肪及胸大肌的变化。动态观察包括肿物的可压缩性和活动度。多普勒彩色超声扫描能够观察到肿物的血供情况。

乳腺癌声像图表现为低回声结节或肿物，通常回声不均。肿物常在垂直皮肤方向径线大于其平行于体表方向径线。肿物边界为分叶状、毛刺或“蟹足状”变化，增厚的边界部分回声增强，部分肿块边界可见强回声晕包绕。高频探头可发现乳腺内的成簇微小钙化。用换能器压迫肿物时其形态通常无变化，活动度差，显示肿块内纤维成分多和浸润周围组织。

知识点53：乳腺癌MRI的形态学表现　　副高：掌握　正高：掌握

评估乳腺MRI的形态学变化首先应鉴别其为肿物（占位性病变）还是非占位性病变。占位性病变能够造成周围腺体组织受压移位，其形态为圆形、卵圆形、分叶状或不规则形。边界可以光整、不规则或有毛刺。形态学显示恶性的表现包括形态不规则、边界不清或毛刺样；反之，形态规则、边界光整多显示为良性。

知识点54：乳腺癌MRI的动态增强扫描表现　　副高：掌握　正高：掌握

平扫 T_1 加权像病变多为低或中等信号，为高信号的病变显示为脂肪或出血。T_2 加权像乳腺癌多为中等信号，少数为中高信号，因为其内部可合并液化、坏死，甚至出血，也可表现为高、中、低混杂信号。病变强度为高信号则显示为囊肿（内含液体）或含黏液基质的纤维腺瘤。

肿物动态增强扫描包括3种基本强化模式，其时间-强度曲线表现为：Ⅰ型，连续缓慢强化，多为良性；Ⅱ型，速升-平台式，在注射造影剂2~3分钟或之后强化达峰值，以后持平，多见于良性或恶性病变；Ⅲ型，速升-速降式（快进快出），常发于恶性病变。

乳腺癌通常为早期（注射对比剂后2分钟）强化达峰值，但也可以缓慢强化，多见于浸润性小叶癌、黏液癌。强化后的肿物内部可为均质或不均质强化，乳腺癌常显著强化，边界有显著长短不同的毛刺，均质或不均质。肿物为不规则环形强化者高度显示为乳腺癌。非占位性病变的强化可表现为单支或多分支的管状、区域性、节段性或弥漫性，均质或不均质，可为簇状，边界不规则或光整。单支或多分支的管状强化、向乳头汇聚尖端指向乳头的节段状强化需考虑为导管内原位癌，小斑点的灶状强化没有特异性。

知识点55：乳腺癌的鉴别诊断　　副高：掌握　正高：掌握

（1）叶状瘤：X 线表现为分叶状或卵圆形、圆形肿物，形状清楚，无毛刺，有小部分病例可因为与相邻的乳腺实质重叠或因浸润邻近乳腺组织而轮廓不清。少见钙化，有时可因瘤内梗死而致粗钙化，但无成簇的微小钙化。

（2）癌肉瘤或肉瘤：极少见，约占乳腺恶性肿瘤的 0.09%。X 线片示肿瘤较大，分叶显著，边界清楚或模糊，无毛刺。

（3）乳腺转移瘤：比较多见，占乳腺恶性肿瘤 1%～5%。原发肿瘤可为对侧乳腺癌、恶性黑色素瘤、肺癌、卵巢癌和肉瘤等，也可以来自消化道癌、甲状腺癌等。转移瘤可为单发或多发，为结节状，多处于皮下而不是乳腺实质内。

X 线表现多为圆形轮廓光整的结节，无毛刺，罕有钙化，卵巢癌转移至乳腺者其内可见砂粒状钙化。

（4）乳腺淋巴瘤：罕见。可原发于乳腺或继发于全身其他系统。X 线表现为弥漫密度增高，与炎性乳腺癌相仿、边界清楚的单发或多发的结节及模糊小片影等，罕见钙化。

（5）乳腺良性肿瘤及瘤样病变：最多见者为乳腺纤维腺瘤，临床常发于年轻女性，可单发或多发，触诊为边界光整的圆形或卵圆形结节，活动好。X 线表现为轮廓清楚的圆形、卵圆形肿物，周围有一窄的低密度晕环；可有钙化，典型者为粗大或“爆米花”样钙化。

其他需鉴别的瘤样病变有脂肪坏死、手术或放射后瘢痕、炎症以及腺病等。

五、原发性肝癌的影像学诊断

知识点 56：影像学检查方法及选择　　副高：掌握　正高：掌握

肝的影像学检查方法主要有超声、CT 和 MRI 等，其原理和检查方法各不相同，对于 >3cm的病灶，各种技术的差异不大，创伤性检查方法包括术中超声、CTHA、CTAP 及碘油 CT 等的检出敏感性极高，但需把握适应证。

临床怀疑肝有病变，特别是有乙型肝炎病史或有肝硬化的患者，选经济而有效的超声检查作为发现及初步判断肝病变性质的初筛检查方法，但超声检查对严重肝硬化肝内肝癌检查的敏感性低，对处于肝顶部的肿瘤显示较差。此外，B 超扫描的准确性极大程度上与操作医生的经验、责任心和操作手法相关。因而，无法单独用来检出肝病变及判断肝肿瘤性质。

CT 扫描是用于肝病变诊断及鉴别诊断的比较重要的影像学检查方法。CT 平扫的信息量低，只能对病变的发现有一定帮助，通常不能作出定性诊断，CT 增强扫描特别是多期动态增强扫描对于肝肿瘤的诊断与鉴别诊断非常有价值。

MRI 与其他影像学方法相比其优势主要为：①组织对比分辨率高；②可多层面、多方位成像；③无放射线；④可以提供的信息参数与诊断信息多等。随着 MRI 技术的完善，扫描速度及空间分辨率的提升，其在肝病变的诊断能力上已可和 CT 媲美，甚至在一些方面超过 CT。

知识点 57：肝细胞癌的影像学表现　　副高：掌握　正高：掌握

病灶较小时内部结构均匀，超声显示均匀低回声，部分病灶可见晕环样低回声；CT 平扫中多见低密度；MRI 典型表现为 T_1WI 低信号、T_2WI 高信号。随着肿瘤的生长，肿瘤组织可内发生坏死、出血、钙化或脂肪变性、纤维增生，内部结构不均匀。增强扫描表现为“快进快出”的强化模式，绝大部分病灶在动脉期可见到显著强化，肝实质基本无强化或只有轻度强化，对比显著；肝门静脉期以后，肝实质强化程度快速提升，大部分病灶表现为相对低强化，部分病灶延迟扫描可见包膜。周围肝实质常出现肝硬化背景，弥漫性肝癌可合并肝门静脉或肝静脉瘤栓，血管腔内静脉期可见充盈缺失，部分病例可见肝门淋巴结增大。

知识点 58：肝胆管细胞癌的影像学表现　　副高：掌握　正高：掌握

肿瘤无包膜，形态不规则，为浸润性生长，边界不清，30%～65%的病灶伴肿瘤近端胆管扩张。超声可见肝内低回声为主的实性肿物；CT 平扫表现为低密度肿物，边界不清；MRI 为 T_1WI 低信号，T_2WI 中高信号，因为肿瘤内纤维成分相对很多，T_2WI 信号常低于肝细胞肝癌；增强扫描典型表现动脉期轻度不规则强化，延迟期连续强化。

知识点 59：混合性肝癌的影像学表现　　副高：掌握　正高：掌握

混合性肝癌同时存在肝细胞癌与胆管细胞癌两者组织学特征，此种组织成分差异，决定了其影像学特征，CT 与 MRI 表现可大致反映出混合型肝癌病理组织学特点。

知识点 60：原发性肝癌的鉴别诊断　　副高：掌握　正高：掌握

（1）转移瘤：肝癌伴肝内播散时，应和转移瘤鉴别，转移瘤多有原发肿瘤病史，肝内多发病灶常大小接近，肿瘤常伴中心坏死，典型者可见“牛眼征”，增强后为环形强化，肝硬化及肝门静脉癌栓罕见。

（2）良性高血供肿瘤：有血管瘤、腺瘤、局灶性结节样增生（FNH）、血管平滑肌脂肪瘤等。血管瘤有典型的对比剂充填变化，血管平滑肌脂肪瘤含脂肪成分，通常容易鉴别，其他良性肿瘤的与肝癌鉴别的共同特点是：①正常肝实质背景；②增强扫描相对“快进缓出”。

纤维板层型肝癌通常无肝硬化背景，有时伴中心瘢痕形成，需与 FNH 鉴别。两者都多见于年轻人，但 FNH 极少有钙化，在 T_1WI 和 T_2WI 几乎均为等信号，中心瘢痕表现为 T_2WI 高信号（纤维板层型肝癌中心瘢痕是低信号纤维瘢痕），可有助于鉴别。

（3）肝脓肿：胆管细胞癌发生囊变坏死，且无肝内胆管扩张时，应与肝脓肿鉴别。前者囊性成分 CT 值变化范围较大，形态通常不规则；后者脓液的 CT 值比较单一，类似水的 CT 值；前者实性成分缓慢连续强化，后者病灶强化后常见靶征且脓肿壁多连续强化；临床上肝脓肿血常规 WBC 计数可以升高。

六、胰腺癌的影像学诊断

知识点61：胰腺肿瘤的分类　　副高：掌握　正高：掌握

胰腺肿瘤多是起源于外分泌部的恶性肿瘤，特别是胰腺癌占大部分。其他罕见的外分泌肿瘤有囊腺类肿瘤，包括黏液性囊腺性肿瘤、浆液性囊腺瘤、导管内乳头状黏液性肿瘤和腺泡细胞腺瘤等。起源于内分泌部的肿瘤，分为功能性和无功能性，功能性胰岛细胞瘤依据主要的功能类型分为胰岛素瘤、胃泌素瘤、胰高血糖素瘤、血管活性肠肽瘤、生长抑素瘤等。起源尚有争议的是实性假乳头状瘤。起源于结缔组织者包括平滑肌肉瘤、恶性纤维组织细胞瘤、恶性血管外皮细胞瘤等。起源不明者有胰母细胞瘤，十分少见。此外，还有胰腺转移瘤及淋巴瘤。

胰腺癌包括胰头癌、胰颈癌和胰体、尾部癌，其中最多见的是胰头癌，占胰腺癌的60%~70%。90%的胰腺癌是导管细胞腺癌，另外还有黏液癌、腺鳞癌、囊腺癌以及腺泡细胞癌等。

知识点62：经腹超声成像　　副高：掌握　正高：掌握

经腹超声成像是胰腺癌的首选影像诊断方法。特点是操作方便、价格便宜、无损伤、无放射性、可多轴面观察，并能较好地表示胰腺内部结构，胆管有无梗阻及梗阻部位、梗阻原因。谐波超声成像使图像质量有显著提升。饮水充盈胃腔作为声窗，可提升胰腺，尤其是体、尾部的显示率，正常胰腺的显示率为70%~90%。超声成像的局限性是视野小，受胃、肠道内气体、体型等影响，有时很难观察胰腺，尤其是胰尾部。检查者的责任心、临床经验、解剖知识以及对疾病的认识，都可直接影响超声诊断的准确性。

知识点63：经内镜超声成像　　副高：掌握　正高：掌握

经内镜超声成像被认为是发现胰腺癌最敏感的方法之一，使用高频探头经内镜近距离观察胰腺，不受胃肠道内气体、体型和肺等对超声波传导的影响，其最主要的优势为能较好的表示胰周血管和淋巴结，对胰腺癌的肿瘤分期和血管累及有极好的判断。此外，内镜超声介导的细针针吸活检可得到病理学诊断，特异性可达100%，但属有创性检查，价格昂贵，操作技术相对比较复杂，同时因为其很难表示胰周血管的全貌，无法全面探查肝，更无法探查腹膜、肠系膜根部、胰-结肠间的深在部位及腹膜后淋巴结情况，所以对胰腺癌的可切除性判断也不够完善。

知识点64：术中超声成像　　副高：掌握　正高：掌握

术中超声成像对胰腺内较小的肿瘤定位准确、可靠，为外科手术提供依据，同时可行穿刺活检得到组织学诊断。

知识点 65：CT 增强扫描　　副高：掌握　正高：掌握

CT 增强扫描表示解剖清晰，能较好地表示胰腺肿物的大小、部位、形态和内部结构，不受体型和肠内气体等的影响，目前是检查胰腺最佳的无创性影像学检查方法。

通常螺旋 CT 多使用层厚 3~8mm，双期（动脉期 20~25 秒，肝门静脉期 60~80 秒）或三期（动脉期 20~25 秒，胰腺期 45 秒，肝门静脉期 60~80 秒）增强扫描。可进行多平面重组，容积再现及最大密度投影等后处理，更好地表示肿瘤与血管的关系。

知识点 66：MR 成像（MRI）及磁共振胰胆管成像（MRCP）　　副高：掌握　正高：掌握

传统 MRI 受运动（呼吸、心脏和血管搏动、肠道蠕动等）伪影的影响，在胰腺疾病的诊断方面无法提供比 CT 扫描更多、更有价值的信息。因为 MRI 成像技术的改进，包括迅速扫描、脂肪抑制、MRCP、动态增强扫描、口服顺磁性对比剂等，减少了运动伪影与化学位移，大大改善了 MRI 的图像质量，提升了 MRI 诊断的准确性。胰腺癌 MRI 成像应使用 SSFSE T_2 加权像，脂肪抑制 T_1 及 T_2 加权像、扩散加权成像（DWI）及动态增强扫描。迅速动态扫描可一次屏气完成全部胰腺的扫描，能清晰表示胰腺、病灶及胰周结构，提高小肿瘤的检出率。三维动态 MRI 增强血管成像（3D DCEMRA）可得到高清晰的血管图像，在判断血管受累、准确肿瘤分期方面与螺旋 CT 相同或略强于螺旋 CT。

MRCP 属于 MR 水成像，在重 T_2WI 序列图像上，使处于静态或流动缓慢的液体（如胆、胰液、脑脊液、尿液等）为高信号，而实质性器官或流动快的血液、气体为低信号或无信号，形成对比。使用迅速自旋回波的 MRCP 成像效果最佳。与 ERCP、PTC 相比，其优势在于无创，不需要注射任何对比剂，安全性高，对于胰腺癌引发的恶性梗阻性黄疸的定位准确性高，在反映胰胆管全貌上强于 ERCP，但在胰腺癌早期诊断方面尚无法完全取代 ERCP。

知识点 67：经内镜逆行胰胆管造影（ERCP）　　副高：掌握　正高：掌握

胰腺癌绝大部分起源于导管上皮，只有 1%起源于腺泡，胰腺癌首先在胰管发生病变。理论上，ERCP 是最有效、最早发现胰胆管病变的检查方法，但因为 ERCP 为有创性检查，而 95%以上的胰腺癌通过超声成像和 CT 即可作出正确诊断，所以，只有小部分超声成像和 CT 无法确诊，而临床又疑为胰腺癌时方行 ERCP 检查。利用 ERCP 检查的另一优势是可以采集纯胰液行细胞学检查，或刷取脱落细胞行细胞学检查，能明显提高早期胰腺癌的检出率。

随着内镜的改进，在进行 ERCP 的同时还可行内镜下乳头切开术，胆管内引流和活检等，使得 ERCP 从单纯诊断过渡到诊断和治疗并行。但目前 ERCP 尚很难鉴别肿瘤和非肿瘤性病变，少数可能插管失败或检查不完全，并有部分患者出现并发症。

知识点 68：血管造影 副高：掌握 正高：掌握

选择性血管造影曾被认为是术前评价血管是否受波及的“金标准”，能清晰表示胰周血管受波及的情况，有利于胰腺癌的诊断和分期。因为胰腺癌是少血供肿瘤，血管造影的阳性预测值低，且准确性差，无法表示肝转移灶和淋巴结转移。目前血管造影只用于再次手术的患者，用以检测手术引发肝动脉、肝门静脉解剖位置的变异，可避免分离因以往手术造成的广泛性瘢痕时的医源性肝门静脉系统损伤。

知识点 69：上消化道造影 副高：掌握 正高：掌握

上消化道造影只能表示部分晚期胰腺癌对胃肠道压迫累及所造成的间接征象，没有特异性。在断面影像学检查方法问世之前，上消化道造影是胰腺疾病唯一的影像检查手段，目前已为断面影像学检查所取代。

知识点 70：胰腺癌影像学检查的优选 副高：掌握 正高：掌握

胰腺癌的影像检查需首选无创性断面成像的检查方法，通常经腹超声和薄层 CT 增强扫描已能满足诊断和分期的需求，必要时使用有创性检查方法对肿瘤进行准确分期，评估肿瘤的可切除性。

胰腺癌的预后取决于胰腺癌的早期诊断。对于疑为早期胰腺癌的患者，可按下列临床检查程序检查：①首选超声与肿瘤标志物联合检测；②超声和肿瘤标志物可疑的患者，应进行薄层动态增强螺旋 CT 扫描；③CT 诊断不确定或伴发梗阻性黄疸时，可考虑行 MRI（包括脂肪抑制序列和动态增强扫描）、MRCP、ERCP 或 PTC；④对于应进一步决定治疗方案的特殊病例，可行 EUS 和选择性血管造影；⑤无法手术的病例，行针吸活检。

知识点 71：胰腺内肿块 副高：掌握 正高：掌握

胰腺内肿块是胰腺癌影像学表现的直接征象。

超声成像可以表示胰腺的大小、轮廓、回声结构、胰管、胆管。大部分胰腺癌的肿物和胰腺实质比较为低回声，肿物内部回声不均匀，中心可见无回声或更低回声的坏死区。

CT 平扫表现为低密度、高密度或等密度肿物，因为多数肿瘤密度与胰腺实质密度接近，单纯平扫很容易漏诊。当肿瘤直径≥5cm 时，通常因为肿瘤内部不规则坏死或液化而表现为稍低密度或密度不均匀。

因为胰腺癌为少血供肿瘤，而正常胰腺实质的强化比肿瘤强化明显且密度均匀，所以，增强扫描使肿瘤的轮廓、形态比较清晰。大部分胰腺癌增强扫描后增强不显著或为相对低密度，坏死部分为不规则的更低密度。只个别肿瘤表现为高血供，增强扫描后表现为高密度。

胰腺癌内纤维成分很多，MRI 的 T_1 加权像肿瘤的信号与邻近胰实质比较为相对低信号，T_2 加权像的信号高低不同。脂肪抑制表示肿物较清楚。Gd-DTPA 动态增强扫描，肿瘤无强化或轻度强化。

知识点 72：胰腺轮廓、形态改变　　副高：掌握　正高：掌握

直径≤2cm 的小肿瘤常局限在胰腺内，不引发或只有轻微的胰腺外形轮廓变化，较大的肿瘤使胰腺外形呈局限性增大或膨隆，边界为分叶状。大部分胰腺癌患者的影像学表现为胰腺外形增大或局部膨隆。应注意下列情况。

（1）个别全胰癌，胰腺略大，但各部比例正常，容易漏诊。

（2）老年人胰腺萎缩，并伴发脂肪变性，胰腺小而密度低，边界为锯齿状。当发现老年人胰腺外形饱满，锯齿状的边界轮廓消失或头、体尾大小不成比例，局部或全部密度较高，增强后和周围胰腺密度接近时，应考虑胰腺癌。

（3）影像表现只为胰腺外形僵直或外形增大、局部膨隆时，应引发高度重视，须行薄层 CT 动态增强多期扫描，仔细观察胰腺密度的变化。

（4）胰腺钩突部的肿瘤容易被忽视，胰腺钩突正常情况下为平直的三角形，若变为圆隆，并延伸到肠系膜上静脉的后方，高度显示钩突部肿瘤。

胰腺癌使胰管排泄障碍，可引发胰腺体尾部不同程度的萎缩性变化。

知识点 73：胰、胆管扩张　　副高：掌握　正高：掌握

胰头癌常直接浸润胆总管壁，或早期压迫胆总管，引发胆总管、胆囊、肝总管及肝内胆管的扩张，出现梗阻性黄疸。扩张的胆总管直径可达 2. 5cm。患胰腺癌合并慢性胆囊炎的患者，其胆囊可因为胆囊壁增厚纤维化而无扩大。严重肝硬化或其他肝病的患者肝内胆管也许不会扩张。应该注意早期胰腺癌可表现为胰头不大，只见扩张的胆总管在胰头或钩突部突然中断或变细，可作为早期胰头癌的惟一征象。

胰腺癌因为肿瘤堵塞主胰管常可引发主胰管扩张。薄层 CT 增强扫描能更好地显示胰管，扩张的胰管直径一般在 3～10mm；表现为与胰体长轴平行、光滑或为串珠状的管状低密度带。胰头肿瘤可同时累及主胰管及胆总管，扩张的胆总管横断面为圆形低密度影，处于扩张胰管前方或前外方，称为“双管征”。

单纯胰管扩张或胰腺萎缩没有特异性，但胰管局部扩张或胰腺组织局部萎缩，应警惕胰腺癌。

少数胰腺癌因为胰管阻塞，胰液外溢可在肿瘤远端的胰腺组织内发生继发性假性囊肿，又称潴留性囊肿或假性囊肿。胰腺囊性病变的近端见到肿物首先应考虑是胰腺癌与慢性胰腺炎引发的假性囊肿变化。

知识点 74：血管、周围脏器受累、肝及淋巴结转移　　副高：掌握　正高：掌握

周围脏器受累、血管受累、淋巴结转移及肝转移是不可手术切除的重要指征。

胰周血管受累是肿瘤局部浸润的征象，肿瘤最常累及的血管为肠系膜上动脉、静脉、肝门静脉、下腔静脉、腹腔动脉等。血管受累的CT征象有下列几种。

（1）血管周围低密度的脂肪间隙消失，边界模糊，血管周围被肿瘤组织环绕，表现为“袖口征”。

（2）肿瘤全部包绕或推移血管。

（3）血管形态变化，变细、僵直或边界不规则。

（4）血管不显影、血管内瘤栓形成或侧支循环形成。

胰腺癌累及邻近脏器表现为胰周脂肪消失。

胰腺癌经常转移到腹腔动脉、肠系膜上动脉根部淋巴结，其次为下腔静脉和主动脉旁淋巴结。影像学检查见到>1cm的淋巴结时，应考虑区域淋巴结转移的可能，但影像学诊断淋巴结转移，具有一定的局限性，即转移淋巴结常不增大，增大的淋巴结不一定是转移。晚期增大的淋巴结可融合成团，内部可见液化坏死区。EUS评价区域淋巴结转移，强于螺旋CT。

肝是胰腺癌最多见的转移部位，表现为单发或多发圆形占位性病变，大小不等，一般为低密度，有时肝转移瘤CT扫描可类似囊性变化。肝内<15mm的病灶中约有50%是良性病变，需注意鉴别，MRI动态增强扫描有一定帮助。

知识点75：影像学检查方法判断胰腺癌能否切除的价值　　副高：掌握　正高：掌握

目前认为判断胰腺癌能否切除的最好价-效比的影像学方法组合为CT扫描、腹腔镜和经腹腔镜超声成像。CT扫描判断肿瘤可切除的标准：①肿瘤局限于胰内；②无胰外器官、组织直接受累或转移；③邻近大血管无受累。

知识点76：胰腺癌与引发低位梗阻性黄疸的其他肿瘤鉴别
副高：掌握　正高：掌握

（1）壶腹癌：壶腹癌的梗阻位置低，表示扩张胆总管的层面很多，在胰腺水平仍表现为圆形，胰腺内未见肿物与异常密度；扩张的胆总管与胰管并行形成“双管征”，而在胰头癌中呈分离状态；偶见息肉样肿物突入十二指肠腔内，有利于诊断。胰头癌伴发低位胆管梗阻时，扩张的胆总管末端常为圆形、锥形或鼠尾形，或在胰头水平突然中断、消失或变小，并且可在胰头区见肿物，以此就能鉴别。

（2）胆总管细胞癌：MRCP多可见胆总管截断的水平，部分可见充盈缺失，CT增强以及MPR、MRI多期动态增强可见胆总管内轻度强化的结节或管壁的全周性增厚和狭窄，并且胆总管细胞癌不伴发胰管的扩张，与胰头癌显著不同。

（3）十二指肠乳头癌：十二指肠乳头癌的病变多为息肉样生长，MRCP上其胰胆管扩张不及胰头癌显著，CT及MRI诊断率取决于肿瘤的大小及十二指肠的扩张情况。

知识点 77：胰腺癌与慢性胰腺炎鉴别　　副高：掌握　正高：掌握

大部分胰腺炎可以依据临床表现和 CT 征象作出正确的诊断，少数以肿块形式出现的胰腺炎需与胰腺癌进行鉴别。

假肿瘤性胰腺炎，也称局灶性胰腺炎或肿块型胰腺炎，常发于胰头，平均发病年龄为 51 岁，男性常见。90%~92%的患者有慢性酒精中毒，85%患者有慢性胰腺炎反复急性发作的病史。影像学显示如下。

（1）胰头增大，外形光滑没有分叶。

（2）CT 平扫密度稍微高于胰腺实质，增强扫描后强化，占 92%，与胰腺实质的强化程度类似，密度均匀或不均匀，部分可见延迟强化。

（3）胰腺周围脂肪间隙可能因水肿或结缔组织增生而模糊，但胰腺周围脏器无受累。

（4）胰管可有不规则扩张或狭窄，也可以为串珠状。胆总管正常或轻度扩张。胆总管内结石有利于胰腺炎的诊断。

（5）伴发假性囊肿的占 92%，假性囊肿多处于胰腺的外周。

应注意，在慢性胰腺炎的基础上可产生胰腺癌，两者同时存在时影像学诊断更为困难，只能依据组织学诊断。

知识点 78：胰腺癌与其他胰腺肿瘤鉴别　　副高：掌握　正高：掌握

其他胰腺肿瘤有胰母细胞瘤、肉瘤、淋巴瘤等，影像学表现无特异性，鉴别诊断依据临床病史、症状、体征及病理学检查。

七、胃癌的影像学诊断

知识点 79：早期胃癌的 X 线钡剂造影表现　　副高：掌握　正高：掌握

早期胃癌 X 线造影表现是和其病理形态相对应的。

（1）隆起型（Ⅰ型）：X 线钡剂造影表现为息肉状、圆形或椭圆形充盈缺失，肿瘤伴发糜烂或溃疡时，可伴发浅的龛影，通常局部胃壁柔软，肿瘤基底部窄，无蒂。隆起型早期胃癌有时可见于腺瘤样息肉病变的基础之上。

（2）表浅型（Ⅱ型）：将分为 3 个亚型：①表浅隆起型（Ⅱa 型）：造影通常为花坛状、平盘状或表面平坦的息肉状隆起，造影检查时使用压迫法能够较好的表示病变的形态；②平坦型（Ⅱb 型）：造影表现多不典型，通常诊断比较困难。主要表现为胃小区粗大、紊乱以及不规则。如为Ⅱa 型、Ⅱb 型、Ⅱc 型并存，诊断相对比较容易；③表浅凹陷型（Ⅱc 型）：是早期胃癌中最多见的类型。造影检查可见斑片状密度增高影，浅淡的存钡区或周围白边、中间透亮的环形影，压迫充盈像可见较致密的钡斑，呈圆形、椭圆形、条形或不规则形，可见黏膜辐辏。Ⅱ型病变有时范围极大，可累及相当大部分的胃壁。

（3）凹陷型（Ⅲ型）：造影表现偶见类似于进展期胃癌的溃疡型，或者类似于良性溃疡。病变处胃壁边界毛糙、僵直、不规则龛影等。龛影处于胃轮廓内，偶见较深的龛影突出在胃轮廓外，龛影周围黏膜尖端变细、增粗、中断，黏膜纠集。早期胃癌的黏膜糜烂或溃疡的凹陷内积留钡剂，使得凹陷病变轮廓表现为不规则、锯齿状变化。局限性胃小区结构不清、破坏，其中散在大小不等的钡斑为诊断Ⅲ型早期胃癌的重要征象。邻近胃壁柔软或僵硬，有时可见环堤。有时只凭 X 线造影所见很难确定区分早期或进展期胃癌。所以，胃低张双重对比造影结合胃镜检查，是发现及诊断早期胃癌的重要方法。

知识点 80：早期胃癌的 CT 表现　　副高：掌握　正高：掌握

早期胃癌的 CT 表现主要是胃壁局限性增厚，表面不光滑，增强早期（动脉期）和增强晚期（静脉期或实质期）都可有强化，动脉期强化程度多高于静脉期或实质期。若没有胃壁的局限性增厚，则很难鉴别早期胃癌与正常胃黏膜。所以，CT 对早期胃癌的表浅平坦型与表浅凹陷型检出率低。

知识点 81：进展期胃癌的 X 线钡剂造影表现　　副高：掌握　正高：掌握

（1）隆起型：X 线钡剂造影表现以充盈缺失为主，边界不规则，肿块表面可见小龛影。

（2）局限溃疡型：造影表现为大小不一的不规则龛影，主要处于胃腔内，病变区黏膜破坏、中断，周围可见不规则环堤，常伴发指压迹和裂隙征等。

（3）浸润溃疡型：造影表现为较局限溃疡型更大而深的龛影，病变与正常胃壁分界不清。

（4）浸润型：可分为局限浸润型与弥漫浸润型，造影表现为局限性或弥漫性胃壁僵硬，胃腔缩窄变形，扩张受限，病变边缘不清，胃黏膜平坦似水洗样，弥漫浸润型可为典型的皮革样胃。胃壁无蠕动，造影剂无法留在胃内而被快速排空。

知识点 82：进展期胃癌的 CT 表现　　副高：掌握　正高：掌握

（1）隆起型：CT 可见胃壁局限性增厚，部分可形成较大的隆起型肿物，向胃腔内或胃腔外突出，表面可伴发小溃疡。

（2）局限溃疡型：CT 表现胃壁局限性增厚，表面可见溃疡，溃疡边界为蕈状隆起。

（3）浸润溃疡型：CT 表现与局限溃疡型类似，溃疡更深而大，病变与正常胃壁无显著分界。

（4）浸润型：CT 表现为胃壁广泛增厚，范围大小不一，胃腔缩窄变形，病变边缘不清。

知识点 83：胃癌淋巴结转移和远处转移　　副高：掌握　正高：掌握

淋巴结转移是胃癌扩散的主要方式。多层螺旋 CT 增强扫描提高了血管与淋巴结的密度对比，并且配合多平面重建有助于胃周淋巴结的检出。

肝是胃癌最多见的远处转移部位，需要强调的是为了提高 CT 对肝转移瘤的检出率和诊断准确率，必须在增强扫描肝静脉期完成整个肝扫描。

胃癌也可以种植转移的方式转移至腹膜、网膜、肠系膜和盆腔，表现为腹膜、网膜、肠系膜的增厚，腹水，腹盆腔结节与肿块，在女性胃癌患者中可合并有卵巢转移。所以，建议对进展期胃癌患者行腹盆腔联合扫描以全面评价病变。

知识点 84：胃癌与胃溃疡鉴别　　副高：掌握　正高：掌握

胃溃疡是一种常见病，占消化道溃疡的第 2 位，只次于十二指肠球部溃疡，多见于胃体小弯和胃窦部。其 X 线片表现多种多样，溃疡通常<2.5cm，常处于胃轮廓以外，龛影边界锐利、规则，大的溃疡在立位时龛影内可见分层现象。因为溃疡底部纤维组织收缩，引发溃疡周围胃黏膜皱襞向龛影放射状纠集，在达到龛影口部之前慢慢变细，但没有突然变细、中断、杆状增粗及融合现象。因为溃疡周围黏膜水肿或炎症，表现为龛影和胃腔之间有一透亮带。如果溃疡颈部较短，透亮带和龛影宽窄一致，称为“项圈征”；如果溃疡颈部较长，透亮带窄于龛影，则称为“狭颈征”。此外，胃溃疡经短期非手术治疗可愈合，而溃疡型胃癌在短期治疗后溃疡大小通常不变或略增大。

知识点 85：胃癌与胃炎鉴别　　副高：掌握　正高：掌握

X 线钡剂造影表现为黏膜增粗、纡曲，但无黏膜中断、破坏等变化，胃壁柔软，虽然胃腔可因纤维组织牵拉而变形，但形态可变。

知识点 86：胃癌与胃黏膜巨大肥厚症鉴别　　副高：掌握　正高：掌握

本病是一种原因不明的罕见疾病，因为胃黏膜的过度增生而使胃壁广泛增厚。男性多于女性，临床有胃酸偏低及低蛋白血症等。X 线片表现为胃黏膜皱襞显著粗大为指状、结节状，走行紊乱，为脑回状，病变以胃大弯侧显著。此外，粗大的黏膜皱襞形态可变，皱襞间隙比较规则，且病变区胃壁仍具有一定的柔软度和蠕动，这些特点都可与胃癌相鉴别。依据上述特点，在行超声和 CT 检查时还可观察到病变处胃壁浆膜面光滑，没有浸润生长特点，无淋巴转移和远处脏器转移，可以和胃恶性肿瘤相鉴别。

知识点 87：胃癌与胃淋巴瘤鉴别　　副高：掌握　正高：掌握

X 线钡剂造影多表现为黏膜粗大，息肉样或鹅卵石样充盈缺失，病变范围广，胃壁可维持一定的扩张度。CT、MRI 和超声多为全周性胃壁增厚，常伴发腹腔、腹膜后淋巴肿大，尤其是肾门以下淋巴结增大。

知识点88：胃癌与胃肠道间质瘤鉴别　　副高：掌握　正高：掌握

影像学要点：影像上为壁在性病变，因为肿瘤的起始部位及生长方式不同，可分为壁间型、腔外型和哑铃型。CT表现通常为软组织密度肿块，边缘清晰，边界光整，可为分叶状，密度不均匀，增强扫描可见强化。

知识点89：胃癌与胃息肉及腺瘤鉴别　　副高：掌握　正高：掌握

影像学要点：胃腺瘤性息肉多见于胃窦部，多为单发，有蒂或无蒂，直径多<2.0cm，扁平形、球形或半球形，可分叶。增生性息肉可多发，边界光整，直径常<1.0cm。大的增生性息肉常有蒂。X线钡剂造影表现为胃腔内圆形、椭圆形或环圈形的充盈缺失，边界光滑、锐利，可有轻度分叶。带蒂息肉透视下加压或变化体位时，其形态和位置可有变化。显示息肉恶变的征象为息肉较大，分叶状，隆起边缘不规则或隆起病变表面为颗粒状、结节状变化。

知识点90：胃癌与胃异位胰腺鉴别　　副高：掌握　正高：掌握

多见于胃窦大弯侧，X线钡剂造影表现具有胃黏膜下肿物的特点：圆形或椭圆形，边界光滑，肿物大小为0.5~3.0cm，肿物中央多见小而规则的存钡斑，为脐凹（中心管或排泄管开口）充钡引起。CT表现为圆形或卵圆形、边缘清楚，与胃壁为广基底连接的肿块，如果显示中心脐凹，则诊断异位胰腺具有特征性。

知识点91：胃癌手术后随诊影像学检查　　副高：掌握　正高：掌握

胃癌手术后密切随诊，可尽早发现或排除术后并发症，早期发现肿瘤复发及转移性病变。影像学检查在术后随诊中具有重要作用。胃癌术后早期X线检查的目的在于清楚吻合口是否通畅，有无吻合口瘘等术后并发症，此时应使用稀钡造影。疑有吻合口瘘时，可选择口服碘油造影。胃癌术后3个月应行第1次钡剂造影检查作为基线片。这次复查以后应每6个月或1年复查一次，并应和基线片对比，重点观察有无肿瘤复发，如果有可疑复发征象，应及早行胃镜活检证实。同时，医生还应依据具体情况选择B超、CT或MRI检查以了解有无淋巴结转移及远处脏器转移。胃癌术后影像学检查随诊的难点在于鉴别术后变化与肿瘤复发，术后高质量的钡剂造影基线片非常重要，可疑有复发征象时应行胃镜活检确诊。此外，有无远处转移对制订治疗方案至关重要，所以复查中配合其他影像学检查手段十分必要。

八、结直肠肿瘤的影像学诊断

知识点92：结直肠肿瘤的影像学诊断　　副高：掌握　正高：掌握

使用于结直肠肿瘤的主要影像学检查方法有气钡双重对比造影、CT、超声、MRI及PET-CT。气钡双重对比造影是传统的用来病变检出、定性的检查手段。有利于肿瘤分期的影像学检查方法包括CT、超声、MRI和PET-CT。不同影像学检查方法对肿瘤分期准确性的影响因素主要有：①不同检查技术特有的优势或局限性；②设备的改进和软件技术的提升；③肠道清洁度、肠腔扩张及肠道内对比剂的使用。因为CT软组织对比度不及MRI与腔内超声，所以对于直肠癌的T分期准确性低于后两者。但对于结肠癌的诊断及分期，MRI因为受到肠道蠕动的影响，伪影较重，而腔内超声受到探头长度的影响，目前尚无法用于结肠癌的术前诊断。相比较而言，CT用于结肠癌的T分期具有一定的优势。对于淋巴结的定性诊断，CT与MRI是常用的两种影像学检查方法，腔内超声因为受到穿透深度的限制，无法用于肿瘤的N分期。PET/CT作为补充，主要是用于评价肿瘤有无远处转移。

知识点93：早期癌　　副高：掌握　正高：掌握

典型的早期癌多为息肉样病变，气钡双重对比造影可表示表面涂布钡剂的结节，轮廓不规则或有分叶，病变基底部产生凹陷及肠腔轮廓线的中断或不规则。部分早期癌只表现为局部肠壁增厚。CT可表示为无蒂或粗短蒂的腔内息肉病变通常不规则或有分叶。高场强MRI因为软组织分辨率较高，可以观察到直肠病变局限在黏膜层或黏膜下层，肌层不受波及。

知识点94：进展期癌　　副高：掌握　正高：掌握

进展期癌大体上可以分为隆起型、浸润型和溃疡型。影像上表现为不同程度、形态的充盈缺失，龛影、黏膜破坏及管腔狭窄的组合。病变肠管僵硬、无法扩张，局部结肠袋消失，病变和正常肠管间界线清楚。

CT表现为肠腔内隆起型肿物，腔内肿物边界不规则，为分叶或菜花样，可有溃疡形成，常与正常肠壁界限清楚；肠壁局限性或环形增厚及肠腔狭窄。当肿瘤累及肠壁外时，可见局部肠壁表面模糊、毛糙，周围脂肪密度增大，可见条索及结节影。转移淋巴结经常出现在肠系膜上、下血管周围的结肠系膜内及主动脉旁。肝是结直肠癌远处转移的多发部位。转移灶平扫主要为低密度，多密度不均，部分病灶内可见钙化，增强后边界强化显著，中央强化程度低。

使用于磁共振检查的直肠内线圈提升了图像分辨率，使得肠壁细节结构得以清晰表示，从而提升了直肠癌T分期的准确性。但是，对于中晚期较大的直肠癌，直肠内线圈有时无法通过。目前的体部相控阵表面线圈结合高场强MRI机同样可以得到较高信噪比的图像。具体表现包括：T_1期肿瘤信号未超出黏膜下层，T_2WI上肿瘤信号不及高信号的黏膜下层；T_2期肿瘤伸入肌层，黏膜下层和肌层之间的界面消失，且固有肌层厚度下降，但固有肌层与周围脂肪交界面完好；T_3期肿瘤信号超出肌层，T_1WI出现不规则的等信号影从肠壁肿瘤伸入高信号的肠周脂肪中，肌层和周围脂肪的界面消失；T_4期肿瘤侵入周围结构或脏器，

T_1WI 示肠壁与周围器官如肌肉、前列腺、子宫等之间的高信号的脂肪层消失，T_2WI 主要表示肌肉的累及情况，表现为肌肉内出现与原发灶相连的异常高信号。

腔内超声可表示正常直肠壁为 5 层结构，自腔内向腔外，第 1 层中强回声为直肠黏膜表面和探头界面产生，包括黏膜浅层，第 2 层低回声对应在黏膜深层，第 3 层强回声对应在黏膜下层，第 4 层低回声对应在固有肌层，第 5 层强回声对应在外膜或直肠壁与肠周脂肪组织的界面。依据目前公认的直肠壁结构超声判断标准，直肠癌超声分期为：T_1 期肿瘤浸润限于第 1~3 层，病变局限在黏膜下层以内；T_2 期肿瘤累及第 4 层低回声结构，即达固有肌层，但局限在直肠壁内，未及第 5 层；T_3 期肿瘤侵至第 5 层高回声结构，即累及肠壁全层，达外膜或肠周脂肪组织；T_4 期肿瘤突破肠壁累及邻近组织或脏器。

九、胆囊癌的影像学诊断

知识点 95：胆囊癌的影像学检查方法及选择　　副高：掌握　正高：掌握

胆囊癌的诊断及鉴别诊断主要是依靠 B 超、CT 及 MRI 等。

胆囊内部为液性，与胆囊周围的结缔组织与肝和胆囊壁间形成较好的声学界面，所以，胆囊是进行超声检查的理想器官。胆囊超声检查安全、方便、可靠，可用作检查胆系疾病的首选方法。

CT、MRI 是超声的重要补充，特别是对胆囊癌的累及范围、淋巴结转移、梗阻性黄疸的诊断及鉴别诊断有重要价值。

其他检查包括腹部 X 线平片和各种造影检查。腹部 X 线平片可表示含钙结石，胆囊壁钙化及胆管积气等；造影检查有口服法胆囊造影、静脉法胆系造影、术后经引流管（T 形管）造影、内镜逆行性胰胆管造影、经皮肝穿刺胆管造影等，前两者已随着超声的广泛使用显著减少，后几种主要针对胆管梗阻的诊断，且为损伤性检查，在胆囊癌的诊断中使用较少。

知识点 96：胆囊癌的影像学表现　　副高：掌握　正高：掌握

胆囊癌好发部位为胆囊底和胆囊颈部。胆囊的位置紧邻肝，胆囊壁无黏膜下层结构，与肝之间没有浆膜分隔，70%的胆囊癌在手术时发现肝受累。胆囊癌依据生长形态的不同分为厚壁型、肿块型和腔内型。厚壁型胆囊癌表现为胆囊壁不均匀增厚，增强扫描显著强化。肿块型胆囊癌，表现为胆囊窝肿块，常累及邻近肝脏，正常胆囊形态多消失。增强扫描表现为不均匀轻度强化；超声表现为胆囊区低回声或不均回声肿物，为浸润性生长与肝实质分界不清，有时存在肿物内合并结石。腔内型胆囊癌，可单发或多发，宽基底附着于胆囊壁，增强扫描可见显著强化。

知识点 97：胆囊癌与胆囊良性息肉样病变鉴别　　副高：掌握　正高：掌握

胆囊早期癌需与良性息肉样病变进行鉴别，后者包括炎性息肉、胆固醇息肉、混合性息肉、腺瘤性息肉等影像学表现极为类似的一类病变。良性息肉样病变通常直径<1cm，CT、MRI 平扫检出率低，主要依据超声发现。变换体位时，病变位置无变化，可与结石进行鉴别。部分良性息肉病变虽>1cm，但可见细蒂与胆囊壁相连，首先考虑为良性。年龄较大、息肉>1cm、宽基底时应警惕恶变。病变局部及邻近胆囊壁如出现增厚、强化，可有助于诊断恶性。

知识点 98：胆囊癌与急、慢性胆囊炎鉴别 副高：掌握 正高：掌握

厚壁型胆囊癌需与胆囊炎鉴别。后者以女性常见，发病年龄 30~50 岁。临床表现为右上腹痛、不适，急性胆囊炎时伴有发热及 Murphy 征阳性，慢性胆囊炎通常有急性发作史，症状加重与进食脂肪性食物相关。断层影像可见胆囊壁较均匀增厚，内缘规整，常伴胆囊结石；急性胆囊炎表现为胆囊周围积液及条索样浸润变化，慢性胆囊炎偶可见胆囊壁钙化。增强扫描胆囊壁内层常可见较持续线状强化（黏膜层强化），和肝贴邻处密度相对较低，邻近肝组织有时可见反应性强化，胆囊壁水肿及胆囊窝积液显示病变为炎性。

知识点 99：胆囊癌与胆囊结石鉴别 副高：掌握 正高：掌握

大部分胆囊结石在断层影像中与胆囊癌容易鉴别。超声表现为胆囊腔内高回声结节，后方伴声影，并可随体位运动。胆囊结石在 CT 中的密度可因结石内部结构表现多样，<1cm时会因钙化不完全漏诊或与息肉难于鉴别，可借助超声检查。MRI 诊断胆囊结石敏感性高，一般表现为长 T_1 长 T_2 信号的胆汁内明显短 T_1 短 T_2 信号结节。

十、子宫肿瘤的影像学诊断

知识点 100：超声 副高：掌握 正高：掌握

经腹超声，操作方便、经济易行，可用于筛查、疗效监测及术后随访。其分辨率较低，且受主观经验影响较大，对体积较小的子宫病变检出困难，对于肿瘤的分期判断准确率低。经阴道/直肠腔内超声能够提高一定的病变检出率，且对于宫旁累及的判断准确率也较高，但因为增加了患者痛苦，限制了其临床使用。

知识点 101：CT 副高：掌握 正高：掌握

容积采集，多平面重建可以任意角度观察，空间分辨率高，但因为软组织分辨率低，所以对于早期子宫肿瘤检出及分期判断准确率低。对于累及范围较广的中晚期子宫病变，其准确性与 MRI 相仿。因为以大小（短径>1cm）作为淋巴结转移的标准，对淋巴结的判断敏感性较低。另外，扫描范围大，对于检出远处转移有一定优势。

知识点 102：MRI 副高：掌握 正高：掌握

MRI 具有高度的软组织分辨率，多序列、多体位扫描方式。平扫即能表示出宫体部内膜、连接带、外部基层和宫颈部黏膜、内、外基质 3 层结构。其检出肿瘤特别是早期肿瘤较其他检查敏感，对子宫肿瘤 T 分期判断准确率超过其他各种影像学检查，在肿瘤的疗效监测和检出肿瘤复发等方面也有重要作用，现已作为子宫肿瘤治疗前首选影像学检查。其缺点就是扫描范围有限，费用较高，且体内有金属物质如避孕环、起搏器及幽闭症等都为 MRI 检查的禁忌证。因为它是以大小（短径>1cm）作为判断淋巴结转移的标准，所以敏感性较低，与 CT 相仿。

知识点 103：PET/CT 副高：掌握 正高：掌握

检出淋巴结转移的敏感性高于 CT 和 MRI，并可评估全身转移情况，但对子宫原发灶累及范围判断准确率低，不用于肿瘤 T 分期的判断。

知识点 104：子宫颈癌影像学诊断要点 副高：掌握 正高：掌握

（1）宫颈增大，局部存在结节或肿物。

（2）早期超声常为阴性，进展期表现为宫颈增宽，宫颈部分叶状肿物，多为低回声，内部回声不均匀。

（3）MRI 平扫 T_1WI 为等信号、表示病变不理想，T_2WI 多为不均匀的中高或高信号，检出病变敏感，DWI 扩散显著受限，表现为高信号。动态增强扫描多为早期强化，晚期强化程度小于正常宫颈基质，为流出型曲线，且能够区分肿瘤与炎症/水肿，表示肿瘤范围较平扫更清晰、准确。

（4）CT 扫描图像中，局限在宫颈的病变约 1/2 的病灶表现为等密度，不能与周围正常宫颈基质区分，诊断价值低，多平面矢状重建图像有利于显示宫颈病灶；增强扫描有利于肿瘤显示，表现为肿瘤不均匀强化，密度低于邻近宫颈基质。

（5）肿瘤累及周围组织表现为相应部位出现肿瘤密度/信号，正常结构中断。

（6）判断淋巴结转移与否，一般区域淋巴结直径>1cm 判断为转移，当淋巴结为环状强化，中心有坏死低密度时为转移淋巴结特征性表现。

（7）MRI 不用于子宫颈上皮内瘤变（CIN）和原位癌的诊断，多无异常发现，有时可产生宫颈管增宽、宫颈黏膜欠规则，但信号无异常。MRI 适用于排除内生性宫颈癌以及合并其他疾病，其诊断依靠细胞病理学。

知识点 105：子宫肿瘤的鉴别诊断 副高：掌握 正高：掌握

（1）子宫颈部平滑肌瘤：圆形或椭圆形，MRI 为 T_1WI 等信号、T_2WI 低信号，DWI 为低信号、扩散受限不显著，病变伴变性时其内为混杂不均匀高信号。

（2）子宫内膜癌累及宫颈：向上累及子宫体时需要与子宫内膜癌累及宫颈鉴别。一般肿瘤累及范围较小时依据原发部位易鉴别，当肿瘤累及范围较大时，依据原发部位很难判断。平扫不能鉴别，增强扫描子宫内膜癌常表现为连续轻度强化，子宫颈癌多表现为流出型曲线，可进行鉴别，但有时鉴别困难。

十一、子宫内膜癌的影像学诊断

知识点106：子宫内膜癌的影像学诊断要点　　副高：掌握　正高：掌握

（1）超声表现为内膜不规则增厚，宫腔僵硬，肿物内常可检测到较丰富血流信号。

（2）MRI平扫病变为T_1WI等信号、T_2WI稍高信号，DWI表示扩散受限，表现为明显高信号。病变局限在内膜者T_2WI可表现为内膜异常稍高信号甚至无阳性表现。T_2WI内膜和肌层间低信号的连接带及动态增强扫描动脉早期的内膜下强化带是判断病变是否累及肌层的重要标志，对分期判断有重要价值。如两者不持续或消失则为肿瘤累及肌层。

（3）CT对于早期病变不敏感，平扫肿物略低于肌层密度。

（4）CT及MRI增强扫描肿瘤轻度强化，其密度/信号都低于邻近宫体肌层，MRI动态增强扫描对分期判断准确性强于平扫。

（5）累及周围组织表现为相应部位出现肿瘤密度/信号，其正常结构中断。

（6）通常以区域淋巴结直径>1cm判断为转移。

知识点107：子宫内膜癌的鉴别诊断　　副高：掌握　正高：掌握

（1）子宫内膜增生：表现为子宫内膜增厚，边缘清晰、规则，对周围组织无累及。增强扫描为渐进性强化。DWI对鉴别两者会有一定意义，子宫内膜增生的ADC值显著高于子宫内膜癌，但有时影像学很难鉴别。

（2）子宫内膜息肉：宫腔内长条形结节，边缘清楚，可有蒂与内膜相连，也可表现为与内膜信号类似，为局灶性或弥漫性子宫内膜增厚。增强扫描为渐进性强化，典型者强化程度略低于内膜但与邻近肌层强化类似或略高于肌层。

（3）黏膜下肌瘤：圆形或椭圆形，MRI为T_1WI等信号，T_2WI低信号，伴变性时其内为混杂不均匀高信号。

十二、子宫肉瘤的影像学诊断

知识点108：子宫肉瘤的影像学诊断要点　　副高：掌握　正高：掌握

（1）子宫增大，形态不规则，内部结构明显不均匀，影像学表现无显著特异性。

（2）平滑肌肉瘤：单发，体积较大，生长快速，密度或信号显著不均匀，边界不规则、并累及邻近结构。可由子宫平滑肌瘤恶变而来，两者鉴别有一定困难。子宫平滑肌瘤边缘清楚，形态规则，与周围组织分界清楚、无累及。如原有肌瘤突然生长快速，形态不规则，内部结构显著不均匀，累及周围组织，则显示为平滑肌肉瘤。

（3）子宫内膜间质肉瘤：内膜变厚，宫腔内形成结节或肿物，或肿瘤弥漫累及，于肌层内形成肿瘤播散灶。

（4）恶性中胚叶混合瘤（苗勒管混合瘤、癌肉瘤）及腺肉瘤：为广基息肉状充满宫腔，信号无特异，可经宫颈突出于阴道内，也可累及子宫肌层，甚至达浆膜外。鉴别诊断如下。①子宫内膜息肉：宫腔内长条形结节，边缘清楚，形态不规则，信号较均匀，可有蒂与内膜相连，也可表现为与内膜信号类似为局灶性或弥漫性子宫内膜增厚；②子宫内膜癌：常累及肌层、与肌层交界面毛糙不接，而恶性中胚叶混合瘤（苗勒管混合瘤、癌肉瘤）及腺肉瘤一般与肌层交界面光整。

十三、卵巢肿瘤的影像学诊断

知识点109：卵巢肿瘤　　副高：掌握　正高：掌握

卵巢肿瘤依据组织病理学分为上皮间质肿瘤，性索间质肿瘤，生殖细胞肿瘤，混合成分肿瘤及组织起源未定的肿瘤；依据其细胞分化程度又分为良性、交界性和恶性肿瘤。

卵巢上皮间质性肿瘤在卵巢肿瘤中最常见，占60%～90%。上皮肿瘤约85%为恶性卵巢癌，可累及双侧卵巢，卵巢癌可同时伴发子宫内膜癌，占卵巢癌的4%左右。

卵巢性索-间质肿瘤占卵巢肿瘤的6%。性索间质细胞肿瘤经常伴发内分泌症状，如雌激素、雄激素增多的症状及体征。女性可伴发子宫内膜增生、子宫内膜癌、子宫肌瘤及乳腺癌等。

卵巢生殖细胞肿瘤较多见，占卵巢肿瘤的20%～29%。除成熟畸胎瘤、单胚层或高度特异化的畸胎瘤外，其余生殖细胞类型的肿瘤都是高度恶性。肿瘤发生的年龄越年轻，恶性的比例越高。

组织起源未定的肿瘤及卵巢间叶组织肿瘤极罕见。

卵巢转移瘤占全部卵巢肿瘤的5%～10%。最常见来自胃肠道癌，其次是乳腺癌、宫内膜癌，然后是肺、甲状腺、肝、胆、胰、肾、宫颈、输卵管等部位的癌和女性生殖道癌，绒毛膜癌、恶性淋巴瘤及黑色素瘤等。70%～90%累及双侧。转移的途径有表面种植、淋巴道和血行转移，还有一部分为直接累及而来。

知识点110：卵巢肿瘤的生物学行为特点　　副高：掌握　正高：掌握

肿瘤早期无症状，可以长的巨大，占据盆、腹腔；肿瘤可伴发内分泌症状；恶性肿瘤表面容易破溃发生种植转移，出现腹水被视为全腹性病变；肿瘤易通过膈下淋巴网转移至膈上心膈角、胸骨后淋巴结及出现胸腔积液。

总之，卵巢肿瘤类型众多，通常以良性居多，占51%～80%，其中以畸胎瘤、皮样囊肿最多，为50%。恶性肿瘤为20%，上皮恶性肿瘤占60%～90%。

知识点111：传统X线检查　　副高：掌握　正高：掌握

（1）腹部X线平片：可以表示巨大肿物内钙化，如是畸胎瘤内有骨骼、牙、大钙化。

（2）消化道钡剂X线造影：卵巢恶性肿瘤通常瘤体大，发生盆腔内种植转移，压迫或侵蚀肠管，钡剂灌肠有利于观察盆腔内肠管有无受累。全消化道造影有利于观察胃及小肠有无受累。此外卵巢转移瘤的原发肿瘤常起源于消化道，所以年轻妇女及卵巢肿瘤实性成分多时，应做消化道造影，以排除原发肿瘤。

知识点112：B超　　副高：掌握　正高：掌握

经腹部B超为首选方法，方便、易行、价廉。能够依据肿物的形态作出诊断，鉴别囊、实性及良、恶性的作用已经被认可，对于中晚期肿瘤的诊断及分期也起着重要作用。彩色多普勒可以检测肿物内外血流，对于协助鉴别肿瘤的良、恶性也具有重要价值。良性肿瘤内通常无血流信号或有规则的细小血管。恶性肿瘤因为高代谢和迅速生长，出现新生血管或动静脉瘘形成，构成较大压力差，表现为血流速度快与低阻力特征。

鉴别良性、恶性肿瘤的正确率：常规B超形态学可诊断65%～94%，彩色多普勒血流为35%～88%，对于恶性肿瘤的分期B超检查的正确率不及CT及MRI。局限性在于表示腹膜及大网膜小的转移病灶困难，此外表示增大淋巴结不及CT及MRI敏感。

经腔内（阴道或直肠）B超检查，对盆腔内小病变可以提供较高的分辨率，图像清晰，但腔内B超扫描野小，卵巢癌的肿块通常较大，表示病变范围受到限制，对肿瘤不能分期。

知识点113：CT扫描　　副高：掌握　正高：掌握

CT扫描在女性盆腔肿瘤的检查方法中最重要也最常用。卵巢肿瘤细胞易发生脱落种植在腹腔，出现广泛腹腔转移，所以被视为全腹性病变。CT扫查范围广，对小病变的表示及发现小量的脂肪与钙化较其他方法敏感，所以最常用。CT检查的目的是为盆腔肿瘤进行诊断、鉴别和确定病变范围，特别是为肿瘤患者提供肿瘤分期信息，以便于临床术前制定有效的治疗计划。CT扫描在鉴别卵巢良性、恶性肿瘤的准确率上达91%～94%，对恶性肿瘤分期的正确率达70%～91%，对腹膜转移诊断正确率达96%，敏感性达92%。CT扫描的缺点：有放射性损伤；软组织分辨率差，平扫时信息量少，尽可能地行增强扫描；CT为横断面扫描，均分容积效应影响空间分辨率，对腹膜、网膜、肠系膜及肠管表面<0.5cm小病灶无法检出，<2cm者检出率低。CT扫描的方法改进及机器性能的提升有利于整个诊断正确率的提升。

知识点114：MRI扫描　　副高：掌握　正高：掌握

MRI扫描可以提供三维图像，软组织分辨率高以及多序列的扫描程序是卵巢病变诊断中有用的方法。优势在于清晰表示肿瘤结构，提供某些肿物特异征象，提供肿瘤和周围正常组织器官的清晰关系以更准确判断肿瘤位置、性质及累及范围。鉴别卵巢肿瘤的良、恶性的正确率可达78%～91%，恶性肿瘤分期的正确率可达96%。缺点：扫描时间较长，肠道活动产生伪影影响图像质量，肠道不做准备，易丢失小病变及误诊病变。无法表示小钙化。价格昂贵。

知识点 115：上皮间质肿瘤 副高：掌握 正高：掌握

恶性占 85%以上。以浆液性和黏液性肿瘤较多。肿瘤的主要表现为子宫两侧或周围见囊性、囊实性或实性软组织肿块，边界清楚或模糊，肿瘤较大或巨大时推移、压迫或累及包绕子宫、膀胱及肠管。肿瘤可伴发钙化。区别良恶性肿瘤的影像指征有：肿瘤囊、实性成分的多少；囊性肿瘤的壁和间隔是否光整、规则和增厚（3mm 为标准）；囊壁和间隔上有无乳头突起、结节；肿瘤中实性成分及结节在增强扫描后是否强化，其内及周围有无肿瘤血管。

知识点 116：浆液性囊腺瘤和黏液性囊腺瘤 副高：掌握 正高：掌握

浆液性囊腺瘤和黏液性囊腺瘤：为良性，肿瘤为薄壁囊性肿块，绝大部分没有软组织成分及乳头结构，壁规则，可见斑点状钙化。浆液性囊腺瘤大部分单房或少量多房变化，囊内液体通常清亮。黏液性囊腺瘤是典型多房肿块，囊内液体为黏液、蛋白量高，其内可有少量出血，所以各房密度可不同。肿瘤 CT 表示为低密度（接近水密度）肿块；MRI 表示 T_1WI 为低信号，T_2WI 为高信号；B 超表示为无回声团块，后方伴发声增强。CT 及 MRI 增强后表示肿瘤囊壁及间隔更加清晰，无不规则乳头或结节。

知识点 117：卵巢癌 副高：掌握 正高：掌握

卵巢癌是最多见的恶性肿瘤，发现时 70%为Ⅲ期或Ⅳ期的晚期肿瘤。卵巢癌以浆液性囊腺癌最多见，瘤体较大，常为囊性或囊实性，以单房或少量房隔为主；少数肿瘤以实性成分为主或完全实性，部分肿瘤有显著钙化；少数肿瘤只发生在卵巢表面，病灶小、卵巢大小正常，较早出现广泛腹腔转移为浆液性乳头状表面癌或卵巢表现大小正常而转移灶显著者，需要与原发腹膜癌鉴别。黏液性囊腺癌是第二个多见类型，瘤体常较浆液性肿瘤大，为囊性或囊实性，以多房为主，因囊内黏液蛋白量高以及常有出血，密度较浆液性肿瘤高，也常发生腹腔假黏液瘤。宫内膜样癌瘤体常比前两者小，以实性或囊实性常见。透明细胞癌肿瘤边缘常较清楚，瘤体较小以实性居多常伴发不规则坏死区，囊性少。

知识点 118：卵巢癌的影像学（B 超、CT、MRI）表现 副高：掌握 正高：掌握

肿瘤为囊性或以囊性为主时，表示肿瘤为无回声/低密度/T_1WI 为低信号 T_2WI 为高信号区，囊壁及分隔厚且不规则，有时表现为软组织结节或肿块，软组织成分内表现为肿瘤血管或增强后显著强化，边界模糊；压迫周围肠管或器官移位。肿瘤为囊实性时，肿瘤形态多不规则，边界不清晰，压迫周围肠管或器官移位，两者界限常不清楚。肿瘤内囊实性

部分的形态也不规则，界限不清晰，软组织实性部分增强后有强化或表现为肿瘤血管。肿瘤为实性时，形态不规则，边界模糊与周围肠管或器官粘连或侵蚀，致肠管狭窄，肠壁增厚不规则，致周围膀胱或子宫形态不规则，边界模糊，膀胱腔内可有软组织影或子宫密度不均匀。卵巢肿瘤内回声/密度/信号因肿瘤坏死可表示不均匀，增强后肿瘤有强化或表现为肿瘤血管。卵巢癌常有钙化，钙化为砂粒状或块状、边界模糊，CT 对钙化表示及检出敏感。

知识点 119：卵巢癌转移灶的影像学表现　　副高：掌握　正高：掌握

（1）种植转移：是卵巢癌转移的主要形式，伴发腹水。腹膜转移灶为小结节状、不规则斑片状或块状。卵巢癌细胞自卵巢表面脱落后因为腹腔液体重力关系首先聚集在盆腔和右结肠旁沟，所以以子宫直肠窝最常见；转移细胞可在呼吸的负压吸引下常沉积在膈下及肝表面；压迫肝表面为弧状或波浪状；肿瘤也可种植在肠系膜表面及远侧肠管表面，压迫肠管；肿瘤种植到大网膜，大网膜为网状（内有颗粒或结节）及饼状变化。若种植转移灶极小或很薄，很难识别。增强扫描使转移结节或斑块强化有利于诊断，但远不及剖腹探查准确。腹腔的假黏液瘤表现为限局性囊肿，边界清楚，其内为水或接近水的回声/密度/信号，且均匀。

（2）淋巴结转移：卵巢癌的淋巴结转移是第二多见病症。为盆腔髂血管或腹主动脉周围、腹股沟的>1.0cm 的结节。心膈角淋巴结也是卵巢癌多见转移部位。心膈角淋巴结是输入来自前胸、腹膜和横膈的淋巴管，是腹膜的主要引流部位。卵巢癌膈下腹膜转移又非常多见，所以很易出现心膈角淋巴结的转移，也较其他部位的肿瘤发生心膈角淋巴结的转移多见。

（3）血行转移：较其他器官肿瘤少见，发生肝转移 5%～10%，肺转移<5%，骨及脑转移<1%。

知识点 120：卵泡膜细胞瘤及纤维卵泡膜瘤　　副高：掌握　正高：掌握

肿瘤通常为实性，少许囊性变，多数为良性，偶尔低度恶性。肿瘤囊性变及水肿多形成在肿瘤中心或偏心部为片状或小簇状，肿瘤大小为 3.2～18cm 为圆形或卵圆形，可有分叶。CT 表示肿瘤为软组织密度肿块，水肿显著密度较低囊变时可为水密度，囊变区边缘清楚。增强扫描肿瘤有轻度强化。B 超声像图表示肿瘤为实性低回声肿块，伴发明显的回声衰减，内回声均匀。MRI 表示 T_1WI 肿瘤为均匀低信号，T_2WI 为稍高信号，若肿瘤纤维成分多时，T_1WI 及 T_2WI 都表示为低信号肿块，若肿瘤囊变或水肿显著时 T_2WI 表示肿块信号显著增高。增强扫描肿瘤可有轻度强化。

卵泡膜细胞瘤有分泌激素的作用，可引发或合并子宫内膜增生、息肉或内膜癌，子宫肌瘤、乳腺等处肿瘤。所以，在影像检查及诊断过程中应注意这些器官有无病变同时存在，同样也协助卵泡膜细胞瘤的术前确定诊断。

知识点 121：颗粒细胞瘤 副高：掌握 正高：掌握

颗粒细胞瘤是性索间质肿瘤中最多见的恶性肿瘤，占所有卵巢肿瘤 1%~2.5%。肿瘤常发生在绝经前后，虽为恶性但发展缓慢，肿瘤为圆形或卵圆形，可有分叶，边界光整有包膜。肿瘤可为不均质实性、多房囊性肿块。肿块的囊壁及间隔较厚，但无乳头结节，实性部分在影像检查中表现为血流征象。CT 表示肿瘤为实性或囊实性不均质肿块，增强后实性部分、囊壁及间隔有显著强化，实性部分密度不均匀。B 超声像图表示肿块为囊性时，后方声增强，实性部分回声低、可不均匀。MRI 表示肿瘤为实性伴发不同程度的囊性变，部分肿瘤有出血，T_1WI 肿瘤实性部分为中等低信号，囊性部分为显著低信号，出血为高信号区；T_2WI 表示肿瘤信号有增强为中等不均匀高信号，囊变区及出血区为显著高信号；可为散在小的多囊状变化或大囊变区处于中心部。

知识点 122：畸胎瘤的影像学表现 副高：掌握 正高：掌握

畸胎瘤是卵巢最多见肿瘤，可含单个或多个胚层各组织器官结构，其中 95%为囊性成熟畸胎瘤，又称为皮样囊肿，少数为不成熟畸胎瘤。

畸胎瘤的影像学表现通常均有特征性表现。肿瘤常为囊性或混合成分，轮廓可光滑或分叶；当肿瘤有外侵或伴发感染时，其边界不清、模糊。肿瘤内如有牙或骨骼，腹部 X 线平片即可检出并确诊。B 超扫描肿瘤大部分为混合回声，瘤内有脂肪的回声为高回声，后方伴发声衰减；有钙化或牙时高回声之后方有声影。皮样囊肿的囊内有脂液分层或头发与液体分层，体位变化时有活动的强光点影漂动。CT 扫描可以较完整表示其大小及范围，肿瘤多数为混合密度，其内表现为高密度的牙、骨骼和钙化，低密度的脂肪或脂液分层，增厚的囊壁及不均质的软组织肿块。肿瘤边界不清与周围结构粘连或肿瘤内脂肪、骨骼、钙化等特征性组织不显著时，诊断有一定困难。此外 CT 图像及投照时窗位调整不理想（太窄），容易导致脂肪组织结构表示不清，也可造成误诊，故观察及摄片时应注意窗位技术。畸胎瘤在 MRI 图像上因内容不同而在 T_1WI 上为高、中等、较低信号，瘤体不规则，常为混杂信号且以高信号为主，囊性区多数表现为较厚的低信号纤维包膜和分隔。发现肿瘤内脂肪对诊断最为重要，所以 MRI 最常用脂肪抑制及化学位移伪影等技术协助诊断鉴别出血及脂肪。脂肪组织在 T_1WI 及 T_2WI 上都为高信号，在脂肪抑制图像上为低信号，与出血仍为高信号不同。皮样囊肿在 T_1WI、T_2WI 图像上都为高信号。

知识点 123：无性细胞瘤的影像学表现 副高：掌握 正高：掌握

大部分（80%）见于 30 岁以下儿童、年轻人；肿瘤多表现为较大或巨大、卵圆形或不规则形实性肿块，边界较清楚，内部为分叶状，密度均匀，可有少量出血、坏死。B 超声像图表示肿瘤为中等回声，内回声欠均匀或不均匀。CT 表示肿瘤为实性，密度相对均匀或不均匀，可有少量低密度坏死区。MRI 表示 T_1WI 为低信号，T_2WI 为中等信号，内信号欠均匀有高信号间隔构成分叶状。肿瘤在 CT 或 MRI 增强扫描时有强化，其内间隔有显著强化。无性细胞瘤的诊断特点为患者年轻，肿瘤为实性，其密度/回声/信号欠均匀，增强后间隔有显著强化。

知识点124：内胚窦瘤（卵黄囊瘤）和胚胎癌的影像学表现

副高：掌握　正高：掌握

发病年龄绝大部分在30岁以下，都伴发血清甲胎蛋白升高。肿瘤生长快，恶性度高，常累及单侧卵巢。

影像学表现：肿瘤瘤体大为不规则或圆形，为实性、囊性或混合成分，肿瘤可伴发出血。

CT表示肿瘤为混杂密度，密度不均匀，常有囊性区，增强后囊壁及实性部分有显著强化，其淋巴结转移瘤也有同样表现。B超表示肿瘤为不均质、混合回声，可有无回声区，肿瘤内有动脉血流。MRI表示 T_1WI 肿瘤为低信号，不均匀；T_2WI 肿瘤为显著不均匀中高信号。

知识点125：附件区囊性肿物的鉴别

副高：掌握　正高：掌握

附件区囊性肿物多见于卵巢生理性囊肿及单纯囊肿、巧克力囊肿、卵巢皮样囊肿和卵巢囊腺瘤或囊腺癌、输卵管囊肿、输卵管脓肿、腹膜假性囊肿等。鉴别它们有一定困难，注意以下几点有利于区别。

卵巢生理性囊肿包括卵泡、黄体囊肿，白体囊肿，通常1~1.5cm，偶见4.5cm。可有出血。这些病变见于生育期妇女，常随月经周期变化，可消失，定期复查对诊断有帮助。此外黄体囊肿常有出血，各影像中表现为囊肿内存在分层的血液和纤维蛋白碎片。囊壁上固体血块类似实性结节或乳头。诊断中应加以注意，MRI检查有益处。

巧克力囊肿属于子宫内膜异位症的一种表现，囊内有出血颗粒，在超声及MRI图像上有特征性表现，并且可合并有子宫腺肌病或腹内多个处于子宫后方类似表现的囊性肿物，可有和月经周期变化的腹痛病史。

卵巢皮样囊肿为成熟囊性畸胎瘤，囊内几乎都含脂类物质，各影像都有特征性表现，容易与其他肿物区别。

输卵管脓肿和腹膜假性囊肿，患者通常有手术史，感染史或常为有性活动而不孕的女性。肿物形态不规则，壁厚或无壁，假性囊肿或有薄的分隔。输卵管脓肿时周围结构可有水肿表现。

卵巢囊腺瘤和囊腺癌可表现为单房或多房肿块，与囊肿最特征性的区别是肿瘤内有乳头状突起及结节状间隔。囊肿内黏附于壁内的纤维蛋白出血块在增强扫描中无强化，而肿瘤内乳头突起和结节间隔有强化。结节、乳头状突起更常发于低度恶性的囊腺癌。

知识点126：附件区实性肿物的鉴别

副高：掌握　正高：掌握

附件区多见的实性肿物包括输卵管阔韧带平滑肌瘤、外生型子宫平滑肌瘤、卵巢畸胎瘤、卵巢纤维瘤、卵巢纤维卵泡膜细胞瘤、卵巢原发恶性肿瘤（癌，无性细胞瘤，内胚窦瘤，颗粒细胞癌）、卵巢转移瘤（Krukenberg 瘤）等。鉴别它们和鉴别附件区囊性肿物一样有困难。值得注意的是实性肿瘤恶性的较多，观察有无其他部位的转移，是否有腹水，患者年龄是鉴别良、恶性的关键。

卵巢畸胎瘤是含有多种组织的肿瘤，其内脂肪组织在多种影像中均有特征性表现，所以诊断容易。

卵巢纤维瘤及纤维卵泡膜细胞瘤是由梭形细胞形成的胶原构成。在影像表现上边界都清楚锐利，密度（信号/回声）低且均匀的肿块，增强扫描通常不强化。较少为囊实性肿块。如果是囊实性表现，囊实性部分分界也清楚锐利。

子宫外生性平滑肌瘤及阔韧带平滑肌瘤表现是边界清楚锐利，密度（回声）中等、信号低的肿块，增强后肿瘤出现强化，其密度（回声/信号）与子宫基本一致。当肿瘤有玻璃样变性、钙化时，密度（回声和信号）不均匀。

卵巢转移癌常为双侧性，形态不规则，密度（回声/信号）不均匀，可伴发原发癌病史。

卵巢癌常为囊实性肿块，如分化差的癌常为实性且为双侧，这时常伴发腹水、转移征象，肿瘤形态不规则，密度（回声/信号）不均匀，有强化。此外患者年龄常较大（>40岁）。

卵巢无性细胞瘤和内胚窦瘤是起源于生殖细胞的肿瘤，可表现为大的软组织肿块，内胚窦瘤常有大的坏死区。此外患者年龄常较低（<40 岁）。颗粒细胞癌是起源于性索的恶性肿瘤，可表现为边界清楚锐利的低密度/回声肿块，密度/回声均匀，在无淋巴结转移或其他部位转移时难与卵泡膜细胞瘤、纤维瘤区别。

知识点 127：腹膜增厚及大网膜呈饼状改变鉴别　副高：掌握　正高：掌握

腹膜增厚及大网膜呈饼状常出现于转移性肿瘤、原发性腹膜浆液性乳头状囊腺癌、结核性腹膜炎及腹膜间皮瘤。在转移性肿瘤中，35%原发肿瘤为卵巢癌，30%为结肠癌，10%为胃癌，其他恶性肿瘤为5%。CT 可见弥漫性和局限性腹膜增厚，以前者常见。腹膜病灶为结节状、片状、斑状、不规则或圆形。大网膜增厚开始表现为增粗的网格状，随着病变的加重，网格增粗、网格内产生颗粒、结节直至小病灶融合为浓密的网膜饼。同时游离的肠系膜也可增厚，有时在大量腹水中为栅栏状变化。肠管系膜面腹膜增厚可使肠壁增厚不规则，甚至粘连成团。转移性肿瘤、结核性腹膜炎和腹膜间皮瘤都可有此表现，有时鉴别它们很困难。值得注意的是：有无原发肿瘤病史，包括消化道肿瘤史，更多考虑转移瘤；增强扫描，增厚的腹膜病灶和饼状网膜有强化时，应多考虑转移瘤和结核；腹膜后及胰头区有无增大的淋巴结，当存在密度不均匀的增大淋巴结时，应多考虑消化道肿瘤转移；网膜为网状增厚无结节、腹膜增厚光整并有显著强化、肠道多为粘连状时，应多考虑结核；增厚的腹膜病灶内产生沙粒状、弧形钙化时，应多考虑卵巢癌转移及消化道黏液腺癌转移；

合并卵巢双侧实性肿块时，应多考虑消化道肿瘤转移，如为囊性肿块，应多考虑卵巢癌；腹膜间皮瘤极少出现钙化；原发性腹膜浆液性囊腺癌非常罕见，影像表现不能与不明原发灶的转移癌或无卵巢肿块的卵巢癌区别。

十四、肾细胞癌的影像学诊断

知识点 128：肾细胞癌（RCC）　　副高：掌握　正高：掌握

肾细胞癌是肾实质最多见的恶性肿瘤。典型的临床表现为血尿、腰痛和腹部肿块三联征，但出现时已经属晚期。其他临床表现还包括发热、消瘦、血沉快、贫血、高血压、高血钙、红细胞增多症等。出现肺转移可伴发咯血，出现骨转移可伴发病理学骨折等。但随着影像检查 CT、超声及 MRI 等技术的发展、普及还有人们对自身健康的越加关注，无症状肾肿瘤和早期肾癌的发现越来越多。目前用于肾肿瘤的主要影像学检查方法包括超声、CT 扫描及 MRI 检查。超声检查最为常用、经济、便捷，有助于发现病变；CT 和 MRI 对评价肿瘤的范围、血流动力学特征、与周围重要结构的关系以及有无淋巴结或远处转移有重要价值。2004 年，世界卫生组织（WHO）肾细胞癌病理分类为透明细胞癌、乳头状癌、嫌色细胞癌、多房囊性肾细胞癌、集合管癌及肾髓质癌等。

知识点 129：肾透明细胞癌　　副高：掌握　正高：掌握

透明细胞癌是最多见的肾细胞癌，占肾细胞癌的 70%~80%，起源于肾皮质，多以膨胀性生长为主，多为单发。因为肾透明细胞癌常伴发出血、坏死及囊性变，影像学经常表现为不均质的病变。CT 平扫为稍低或等密度，伴出血时可夹杂稍高密度。MRI 信号多不均匀，T_1 加权像为稍低或等信号，T_2WI 为稍高及稍低混杂信号。CT、MRI 多期增强扫描时，显著强化及“快进快出”是其典型的影像学表现。肿瘤的强化程度有利于鉴别透明细胞癌和非透明细胞癌。肾透明细胞癌在皮髓质期不均匀强化，肿瘤的 CT 值通常比平扫时高出 100Hu，甚至与正常的肾实质强化程度相仿；肾实质期肿瘤内的造影剂快速排出，强化程度显著低于正常肾实质。肾癌易累及静脉并形成瘤栓，表现为患侧肾静脉或下腔静脉血管增粗，CT 增强扫描表示为血管内低密度的软组织影，且有强化。MRI 则表现为本应流空无信号的血管腔内产生软组织信号。瘤栓长者可达右心房。转移淋巴结和其他脏器内转移灶的增强表现多数与原发肿瘤类似，也表现为“快进快出”。

知识点 130：乳头状肾细胞癌　　副高：掌握　正高：掌握

乳头状肾细胞癌是第二多见的肾细胞癌病理亚型，占肾细胞癌 10%~15%。常伴发出血、坏死和囊性变。组织病理学分为Ⅰ型与Ⅱ型 2 个亚型。较其他亚型肾癌更易为双侧或多中心发生（特别是伴发遗传综合病症时）。70%的乳头状肾细胞癌发现时局限在肾内，5 年生存率达 49%~84%，Ⅰ型预后好于Ⅱ型。典型的乳头状肾细胞癌影像学表现为乏血供的均质肿瘤；大的肿瘤因为出血、坏死及钙化而表现为不均质，钙化和出血都较透明细胞癌多见。囊性乳头状肾癌表现为肿物边界结节状软组织影，并增强扫描时有强化。在 MRI 中，乳头状肾细胞癌一般表现 T_2WI 为低信号，以此可与透明细胞癌进行鉴别。与透明细胞癌不同，乳头状肾细胞癌是相对乏血供肿瘤，增强扫描其强化程度较轻，增强后 CT 值仅增加 10~20Hu。

知识点 131：嫌色细胞癌 副高：掌握 正高：掌握

嫌色细胞癌是第三多见的肾细胞癌病理亚型，约占肾细胞癌的 5%。虽然体积极大，嫌色细胞癌也一般表现为均质的肿瘤，极少伴发出血、坏死及囊性变。与透明细胞癌相比，为乏血供肿瘤。在 MRI 中，T_2 加权像为边缘清楚的均匀稍低信号，具有一定的特征性。典型病例 CT 和 MRI 都表现为均匀强化。有文献报道，部分病灶中心产生“轮辐征”和星形瘢痕，这种征象在肾脏嗜酸性腺瘤也有出现。

知识点 132：多房囊性肾细胞癌 副高：掌握 正高：掌握

多房囊性肾细胞癌是一种特殊类型的肾细胞癌，罕见，肿瘤完全由大小不一的囊腔构成，囊腔内壁衬有小灶状透明细胞，囊液可以是浆液性或伴发出血。与其他肾癌亚型不同，其病理诊断需要结合影像学和大体检查。多房囊性肾细胞癌预后极好，行根治性肾切除后，尚未有复发及转移的报道。多房囊性肾细胞癌的 CT、MRI 典型影像学表现为多房囊性肿物，表现为不均匀的间隔增厚，约 20%表现为囊壁或分隔钙化，增强扫描囊壁及肿瘤内分隔有强化。

知识点 133：集合管癌和肾髓质癌 副高：掌握 正高：掌握

集合管癌和肾髓质癌都是少见肾恶性肿瘤，不到肾恶性肿瘤的 1%，男、女比例为2∶1，两者都见于肾中央，且临床表现有一定的相似性，恶性程度较高。集合管癌和肾髓质癌具有侵袭性生长的生物学行为，预后较差。不足 1/3 的集合管癌患者生存期超过 2 年，髓质癌的平均生存期只有 15 周。CT 及 MRI 表示集合管癌和肾髓质癌为浸润性生长的不均质肿物，可伴发坏死、出血和钙化，经常伴发肾盏扩张，为乏血供肿瘤。病变小时，其中心处于肾髓质；病变大时，很难与其他多见的肾癌亚型鉴别。病变边缘不清，为浸润性生长，T_2 加权像一般为低信号，伴发广泛淋巴结转移和静脉瘤栓是其主要影像学特征。文献报道，就诊时淋巴结或远处转移率高达 33%~83%，肾静脉或下腔静脉受累率为 14%~33%。

知识点 134：肾细胞癌与肾血管平滑肌脂肪瘤的鉴别 副高：掌握 正高：掌握

肾血管平滑肌脂肪瘤又称错构瘤，是由血管、平滑肌和脂肪成分按不同比例组成，可以是单独疾病，也可以属于结节性硬化症的一种表现，可以单灶或多灶，女性常见。多数为体检偶然发现，肿瘤内部出血可伴局部疼痛，较大肿瘤破裂时可出现腹内大出血、休克和急性腹痛。检出肿瘤内的脂肪成分是诊断的重点。CT 的典型表现为肿物内部具有脂肪密度。增强扫描肿瘤内的非脂肪成分中等强化，脂肪成分无强化。肿瘤合并出血时，平扫为稍高密度。MRI 检查，肿瘤内的脂肪成分在 T_1WI 及 T_2WI 都为高信号，脂肪抑制序列信号显著减低。典型病变为楔形生长，与正常肾脏的交界面平直，病变的肾外部分柔软且为受限性生长；肿瘤内偶表现为粗大纡曲的血管。少脂肪血管平滑肌脂肪瘤的诊断较难，MRI 较 CT 和超声检查有优势。

知识点 135：肾细胞癌与肾嗜酸性腺瘤鉴别　　副高：掌握　正高：掌握

肾嗜酸性腺瘤是一种临床上较罕见的良性肾肿瘤，占肾肿瘤的 3%～7%，临床多无症状，常为体检偶然发现。肿瘤生长缓慢，发现时多不大，一般包膜完整，较大肿瘤多见中央瘢痕，出血及血管累及罕见。肾嗜酸性腺瘤 CT 平扫表现为等密度或稍低密度，增强扫描呈中等强化，和肾细胞癌不同，其缺乏出血、坏死征象；肿瘤包膜完整，界限清晰，周围组织无受波及征象。中央星形瘢痕是肾嗜酸性腺瘤的特征性变化，通常认为瘢痕的形成是肿瘤生长缓慢、长期缺血引起，延迟扫描瘢痕处表现为强化。多数肿瘤 T_1WI 表现为稍低信号，少部分为等信号；T_2WI 表现为均匀稍低信号，中心星形瘢痕为稍高信号。

知识点 136：肾细胞癌与肾母细胞瘤鉴别　　副高：掌握　正高：掌握

肾母细胞瘤又称 Wilms 瘤，是一种混合性胚胎瘤，起源于胚胎性肾组织，瘤体内含有未分化的上皮及间皮组织多种成分。65% 见于 3 岁以前，占小儿恶性肿瘤的 20%，是小儿泌尿系统最多见的恶性肿瘤。成年人肾母细胞瘤少见，约占成年人肾肿瘤的 2.5%。多因为发现腹部包块就诊，为较大的圆形或椭圆形肿块，80% 以上就诊时直径>5cm；多数情况下包膜完整，与相邻肾实质分界清楚；CT 扫描示密度不均匀，常产生坏死、出血、囊变，有时伴钙化；不均匀中等强化，为"新月形、半环形、多环形"边界强化；肿瘤血供不丰富，可借此与肾透明细胞癌鉴别；可以累及相邻结构并伴淋巴结肿大。

知识点 137：与肾细胞癌相关的综合征——Von Hippel-Lindau 综合征　　副高：掌握　正高：掌握

Von Hippel-Lindau 综合征属于一种常染色体显性遗传性肿瘤综合征，表现为全身多器官肿瘤或囊肿，主要为视网膜血管瘤、中枢神经系统成血管细胞瘤、肾癌、肾囊肿、胰腺囊肿、嗜铬细胞瘤、附睾肿瘤等病变，其中泌尿系统病变在临床上通常表现为双侧性、多发性，具有特征性。影像学检查对该病的诊断具有重要价值。

十五、膀胱肿瘤的影像学诊断

知识点 138：膀胱尿路上皮癌的影像学诊断　　副高：掌握　正高：掌握

膀胱尿路上皮癌多见于50~70岁男性，男、女比例（3~4）：1，膀胱底部好发，为乳头状、匍匐状或结节状生长，与吸烟和职业性接触致癌物相关。80%以上的患者出现无痛性肉眼血尿。尿路上皮癌具有多中心发生的倾向，可同时或异时伴发膀胱和上尿路肿瘤，30%~40%的膀胱癌为多灶性，2.5%~4.6%的上尿路肿瘤伴发膀胱癌。多数尿路上皮癌是低级别乳头状癌，有多灶和复发倾向，预后较好；高级别浸润性癌罕见，预后差。

膀胱充盈满意时，膀胱尿路上皮癌出现壁结节或菜花样低回声占位，或局部膀胱壁增厚；多普勒成像可以表示肿块内的血流，借此可以与凝血块鉴别。利用高频探头，还可观察膀胱癌对膀胱壁的浸润深度，有助于临床分期并制定治疗方案。尿路造影可表示肿瘤所在部位的充盈缺失，但较小的病灶易被造影剂掩盖而为假阴性。CT表现为向腔内生长的乳头状或结节状肿块，或只表现为局部膀胱壁增厚；5%病灶可伴钙化，其多处于病灶表面，为壳状或弧形或小结节状。膀胱充盈不好时，小病灶或扁平病灶易漏诊。增强扫描病灶为早期显著强化，利于发现较小的肿瘤。伴发尿路梗阻，显示病变累及肌层。病变累及膀胱周围脂肪间隙表现为局部密度增高或条索影。MRI中，T_1WI为等信号，T_2WI信号强度介于肌肉和尿液之间，T_2WI图像利于观察病变浸润深度和周围器官受累情况。迅速动态增强扫描，病变早期显著强化。CT、MRI都可观察盆腔淋巴结转移及远处转移。

知识点139：膀胱尿路上皮癌的鉴别诊断　　副高：掌握　正高：掌握

（1）腺性膀胱炎：膀胱刺激症状显著，通常情况下病灶表面光滑，为弥漫壁增厚或宽基底结节影，抗感染治疗后病变缩小。

（2）膀胱子宫内膜异位症：较罕见，临床上可出现尿频、尿急、尿痛等症状，且周期性出现。多数患者合并盆腔子宫内膜异位症。膀胱充盈满意时，超声、CT和MRI都能清楚表示病灶，表现为膀胱壁局部增厚或结节状突起，增强扫描病灶轻、中度强化。MRI组织对比强于CT，能反映子宫内膜异位症复杂的信号变化，特别是内部伴发不同时期的出血时。如果盆腔内同时发现内膜异位结节或巧克力囊肿、组织器官粘连等，则对膀胱子宫内膜异位症的诊断有极大帮助。

（3）膀胱内翻性乳头状瘤：较罕见，占全部泌尿上皮肿瘤的1.4%~2.2%，常处于膀胱三角区和膀胱颈部，多为单发。临床表现无特异性，常为肉眼或镜下血尿，部分伴膀胱刺激症状，处于尿道口者可引发排尿困难，另有部分患者为查体发现。影像学表现为肿块，但膀胱壁柔软。

（4）膀胱副神经节瘤：属于肾上腺外嗜铬细胞瘤的一种，多发生于膀胱底部或三角区黏膜下，也可见于其他部位。可单发，或与其他部位嗜铬细胞瘤并发。多见于儿童及成年人，无性别差异。主要临床表现为血尿和儿茶酚胺过量的症状和体征，且症状出现与膀胱扩张和排空相关，可有头痛、出汗、焦虑、心悸及震颤等。实验室检查示儿茶酚胺代谢物超过正常值。CT表现为膀胱壁内软组织密度肿块；T_1WI膀胱壁内肿块为中~低信号，T_2WI为高信号；增强扫描显著均匀或不均匀强化。

知识点 140：膀胱鳞状细胞癌的影像学诊断　　副高：掌握　正高：掌握

膀胱鳞状细胞癌罕见，影像学无特征性。肿瘤可以表现为单发结节，也可为弥漫性或局灶性膀胱壁增厚；憩室内鳞癌表现为肿块，有时表面表现为钙化。与尿路上皮癌相比，宽基底生长者更常见，乳头状凸向腔内生长者罕见。80%病例肌层受累，膀胱外累及较广泛。

知识点 141：膀胱腺癌及脐尿管癌的影像学诊断　　副高：掌握　正高：掌握

膀胱腺癌罕见，占膀胱肿瘤不足 2%，分为原发与转移性腺癌。原发腺癌中近 1/3 是脐尿管癌。非脐尿管腺癌的影像学表现为弥漫性膀胱壁增厚并累及周围脂肪或周围器官，有盆腔和腹膜后区淋巴结转移倾向。

脐尿管癌占膀胱恶性肿瘤的 0.3%，约占膀胱腺癌的 34%。脐尿管癌起源于脐尿管残存的胚胎腺上皮组织，同时向膀胱及其周围组织浸润生长。病理类型多为腺癌，包括黏液性腺癌（常见）和非黏液性腺癌，较少病理类型还有肉瘤、移行细胞癌以及鳞状细胞癌等。缺少特有的临床表现，临床潜伏期较长，易发生漏诊和误诊。如肿瘤累及膀胱黏膜可出现类似膀胱肿瘤的症状。

脐尿管癌的发生部位特殊，处于膀胱中线或略偏向一侧；超声表现为低回声肿物；病变为实性，较大肿瘤也可为囊实性或不均匀厚壁囊性，其实性部分显著强化；50%以上的肿瘤内表现为斑点状或弧线状钙化；易累及周围组织，侵入腹壁时，表现为与腹壁间边界不清。需与脐尿管囊肿及憩室鉴别。

十六、前列腺肿瘤的影像学诊断

知识点 142：前列腺癌的相关临床　　副高：掌握　正高：掌握

前列腺癌是欧美国家男性最多见的恶性肿瘤。在中国，随着 PSA 检查的普及和人均寿命的延长，饮食及生活方式趋向西方化等，发病率有较显著的上升趋势。

临床上将前列腺的腺体成分分为外周带、中央区、移行区和尿道周围区。外周带处于前列腺的后外侧，状似漏斗，占前列腺腺体成分的 70%左右。中央区状似楔形，包绕射精管，楔形底部处于膀胱颈下，占前列腺腺体成分的 25%左右。移行区由 2 个独立的小叶组成，处于前列腺腹侧，占前列腺腺体的 5%~10%。

前列腺癌是起源于前列腺腺泡上皮的腺癌，约占前列腺恶性肿瘤的 95%，常多灶性生长，肿瘤为显著异质性。约 75%的前列腺癌发生在外周带，15%发生在中央区，10%~15%发生在移行区。

前列腺癌是与年龄明显有关的老年性疾病，40 岁以后发病率缓慢上升，约 85%的临床前列腺癌发于 65 岁以上，发病高峰年龄在 60~70 岁。其症状缺乏特异性，多为排尿困难、尿频等，与前列腺增生症状相仿，累及膀胱、精囊腺、直肠时可出血尿、血精、排便困难等，少数患者以骨转移局部骨痛为首发症状。

知识点 143：前列腺癌的主要影像学检查方法 副高：掌握 正高：掌握

前列腺癌的影像学检查方法为经直肠腔内超声（TRUS）、CT 和 MRI 检查。

经直肠腔内超声是临床多用的前列腺检查方法，并可用于超声导引下的前列腺穿刺活检。

CT 图像上前列腺癌的密度与正常组织相仿，只有局部坏死密度减低或浸出包膜时才会被检出。

MRI 检查的软组织分辨率高，能够区分外周带与中央腺体，对发现前列腺癌及确定其分期具有较高价值。DWI、MRS 及多期动态增强等 MRI 功能成像有利于提升前列腺癌诊断的特异性及准确性。

知识点 144：前列腺癌的 TRUS 诊断 副高：掌握 正高：掌握

经直肠腔内超声是临床比较常用的前列腺检查方法。①结节型前列腺癌表现为前列腺周缘区邻近包膜或隆起包膜表面的结节多为低回声，部分可突破包膜，探头压迫时触感坚硬。②弥漫分布的前列腺癌表现为前列腺体积显著增大，形态不规则，包膜不完整。腺体回声杂乱，不均匀分布点状、斑片状强回声或见多处片状低回声。前列腺旁可出现异常肿块或膀胱颈、精囊等受累并与前列腺分界不清。③部分血清前列腺特异性抗原显著增高或连续升高，而超声检查无显著异常回声者，需经超声引导下穿刺活检才会被发现证实，这与癌肿体积较小或为等回声或被前列腺增生结节的声像图掩盖等相关。

知识点 145：前列腺癌的 CT 诊断 副高：掌握 正高：掌握

（1）除含有大量黏液的黏液腺癌外，CT 对于局限于前列腺包膜内的癌灶，通常无阳性发现。

（2）当肿瘤突破前列腺包膜累及周围脂肪、精囊腺、直肠、膀胱等结构时，CT 可表示相应区域脂肪密度增高，精囊角不对称，直肠前脂肪间隙被软组织密度代替，膀胱壁不规则增厚等征象，但诊断的准确性不及 MRI。

知识点 146：前列腺癌的 MRI 诊断 副高：掌握 正高：掌握

（1）局限在腺体内的外周带癌典型表现为 T_2WI 高信号的外周带内出现低信号的结节或块影，这一征象缺少足够的特异性，外周带内的出血、炎症、纤维化、钙化等也可造成 T_2WI 信号减低。DWI、MRS 及多期动态增强等功能成像有利于提高早期前列腺癌诊断的准确性。T_1WI 只用于观察前列腺轮廓和前列腺内有无出血等。

（2）肿瘤累及被膜时局部被膜突起、中断、边界不规整；周围神经血管束受累时较对侧增粗、模糊；肿瘤向上累及精囊腺时精囊腺可不规则增大，T_2WI 信号减低，精囊角不对称。MRI 在表示直肠、膀胱、盆底肌肉等累及上都强于 CT。

（3）DWI 上前列腺癌组织扩散受限程度大于正常前列腺和良性前列腺增生及炎症，但少数肿瘤细胞增殖不旺盛，细胞密度增加不显著的癌灶，DWI 扩散受限程度不显著。

（4）MRS 研究表示正常情况下前列腺外周带内枸橼酸盐（Cit）含量极高，胆碱类化合物（Cho）和肌酸（Cre）浓度相对稳定，随年龄增长变化不显著。前列腺癌组织分泌 Cit 减少，上皮代谢产物 Cho 增加，(Cho+Cre)/Cit 比值增高。

（5）多期动态增强癌肿区域多呈早期迅速强化，部分表现为流出型曲线。

（6）发生在中央腺体区的前列腺癌相对罕见，MRI 常规扫描虽可表示局部异常，但较难与良性前列腺增生区分，依据 MRS 局部（Cho+Cre)/Cit 的比值增高，进行针对性穿刺可提升发生在中央腺体区癌肿的诊断率。

（7）前列腺癌容易发生骨转移，所以做任何检查时需注意对骨转移灶的查找。腰骶椎及骨盆骨是多见的转移部位，骨转移以成骨性转移为主，T_1WI 为低信号，T_2WI 为中高信号，CT 常表现为高密度或混合密度。

知识点 147：前列腺癌的鉴别诊断　　副高：掌握　正高：掌握

晚期或局部晚期前列腺癌表现比较典型，局部早期前列腺癌须与发生在外周带的前列腺增生、前列腺炎、局部纤维化、穿刺后血肿等进行鉴别。良性前列腺增生常发生在移行区，前列腺均匀对称性增加，以中央腺体区增大为主，T_2WI 当以腺体增生为主时，为结节性不均一高信号，如果基质增生显著，则表现为中等信号为主，前列腺周围区受压变薄，仍保持正常较高信号。

前列腺炎在 T_2WI 上多表现为外周带内边缘不清、较均匀的片状信号减低区，增强后可有片状强化，和局限在前列腺内的早期前列腺癌较难鉴别。MRI 检查可提供更多的诊断信息，但是对于部分分化较好或肿瘤密度稀疏的癌灶仍较难与良性病变相鉴别，确诊需经过直肠腔内超声导引下穿刺活检。

弥漫分布型前列腺癌在经直肠腔内超声检出时诊断容易，但有时应与慢性前列腺炎作鉴别，后者多继发于后尿道狭窄，前列腺体积增大不显著，甚至缩小，包膜完整。对于体积较大回声较低者还应与前列腺肉瘤相鉴别，后者发病年龄较轻，体积巨大，探头压迫时触感较软，甚至如囊肿，内部回声一般极低。局部结节型前列腺癌有时和发生在前列腺肉芽肿、增生结节鉴别，确诊需要做超声引导下穿刺活检。

知识点 148：前列腺肉瘤的相关临床　　副高：掌握　正高：掌握

前列腺肉瘤占前列腺恶性肿瘤的不到 1%。病理类型多样，包括骨骼肌肉瘤、平滑肌肉瘤、纤维肉瘤、恶性纤维组织细胞瘤等，其中大约 50%为骨骼肌肉瘤。发病年龄较轻，约 3/4 病例发于 40 岁以下，约 1/3 发生在 10 岁以下男童。儿童的前列腺肉瘤多是骨骼肌肉瘤，成年人的前列腺肉瘤多是平滑肌肉瘤。

肿瘤体积巨大，可占据盆腔大部，经常环绕膀胱颈部而致完全性尿潴留；或挤压会阴、直肠引发排便困难；累及骨盆引发溶骨性破坏。局部淋巴结转移常见，也可血行转移到肺、肝、骨骼等。

知识点149：前列腺肉瘤的影像学诊断要点　副高：掌握　正高：掌握

（1）CT：体积较大的不规则肿物，边缘尚清楚。瘤内大量出血及坏死导致密度不均匀，增强后肿瘤周边强化，中心坏死区无显著强化。

（2）MRI：表现与CT相似，肿瘤体积巨大，轮廓不规则，瘤内因出血及坏死而信号混杂，MRI在表示肿瘤对周围骨质及肌肉的累及范围上略强于CT。

（3）US：患者发病年龄较轻，肿瘤体积巨大，内部回声一般极低、不均匀，探头压迫时触感较软，甚至如同囊肿。

十七、睾丸肿瘤的影像学诊断

知识点150：睾丸肿瘤　副高：掌握　正高：掌握

睾丸肿瘤占男性肿瘤总比例不高，只占约1%，但在青年男性中却相对常见，是15~34岁年龄组男性最多见的恶性肿瘤。睾丸肿瘤发病年龄有2个高峰，第一高峰为25~35岁，主要是睾丸原发肿瘤，第二高峰为71~90岁，以淋巴瘤和转移瘤为主。睾丸肿瘤发生类型特点相似于卵巢肿瘤，既可为单一成分的肿瘤，也可为多种细胞混合形成的肿瘤，部分细胞还具有内分泌功能。组织学上睾丸原发肿瘤主要分为生殖细胞源性肿瘤与非生殖细胞源性肿瘤。生殖细胞起源的肿瘤占95%，恶性为主，包括精原细胞瘤与非精原细胞瘤（具体包括胚胎癌、内胚窦瘤、绒癌、畸胎瘤和混合生殖细胞肿瘤等），此外约4%睾丸肿瘤起源于性索和间质组织，其中90%为良性。睾丸较罕见原发肿瘤包括淋巴瘤、胚胎性横纹肌肉瘤、白血病及转移瘤等。

知识点151：睾丸肿瘤的影像学检查方法　副高：掌握　正高：掌握

超声是睾丸肿瘤检查最常用的检查方法。超声高频探头（5~10Hz）对浅表器官的检查具有很大的优势。超声检查对睾丸肿瘤检出的敏感率接近100%，对睾丸内外病变鉴别的敏感率为98%~100%。在超声声像图中正常睾丸表现为均匀略为颗粒感的中等回声，其外周的白膜在超声上无法表示，附睾较睾丸为等回声或为稍高回声。对于临床怀疑睾丸肿瘤的病例，超声检查的首要目的是检出病变并准确定位，需进一步分辨其囊、实性，一般实性病变需首先考虑为恶性。多数睾丸肿瘤在超声上表现为稍低回声，部分可不均匀，伴发钙化、坏死、囊变等。

因为超声对睾丸肿瘤的检查具有较大的优势，MRI检查在此部位的使用较少。一般MRI用于超声检查很难定性或是隐睾的病例。MRI检查一般使用表面线圈，对隐睾患者需使用体部线圈检查腹部和盆腔。正常睾丸在 T_1 加权像上为等信号，在 T_2 加权像上为较高信号（略低于液体），外周的白膜在 T_1 和 T_2 加权像上都为线状低信号，睾丸内细微结构在 T_2 加权像上表示得更清楚。附睾在 T_1 加权像上相对睾丸组织为等信号或略低信号，在 T_2 加权像上为低信号。一般睾丸肿瘤在 T_1 加权像上为等信号，在 T_2 加权像上为低信号，但也可因为瘤内钙化、出血、坏死等表现为不均匀信号。

CT 扫描是最常用的肿瘤分期检查方法，用作原发肿瘤的诊断相对较少，已有的研究结果表示其对原发肿瘤的鉴别也可提供一定依据。正常睾丸在 CT 上为软组织密度，密度略低于肌肉组织，CT 值范围是 30~40Hu，睾丸肿瘤在 CT 平扫上一般密度稍高于睾丸而略低于肌肉。

知识点 152：精原细胞瘤的影像学表现　　副高：掌握　正高：掌握

精原细胞瘤是最多见的生殖细胞肿瘤，占 35%~50%，常发生在 30~40 岁，单侧发病。小部分患者可伴发 AFP 升高。约 75%的精原细胞瘤病变局限在睾丸，20%可发生腹膜后淋巴结转移，5%可出现阴囊外转移。影像学表现为睾丸增大，肿瘤为软组织肿块，多数边界清楚，部分边界模糊，可有分叶或为多结节融合状，多数肿瘤质地均匀，不均匀多见于体积较大者。超声表现多数为低回声，回声较均匀或欠均匀，肿瘤血供少，彩色多普勒表示少血流及低速血流。CT 平扫肿瘤密度高于正常睾丸，略低于肌肉，增强扫描为轻度强化，密度等于或稍高于肌肉，内表现为小片状低密度坏死区。MRI 示肿瘤 T_1WI 为低信号，T_2WI 为相对均匀中高信号，但低于正常睾丸信号，增强扫描肿瘤有中等强化，信号相对均匀。

知识点 153：非精原细胞瘤的影像学表现　　副高：掌握　正高：掌握

睾丸非精原细胞瘤的发病率虽然低于精原细胞瘤，但也并非少见，以混合类型更为多见，肿瘤可伴发 HCG、AFP 升高。一般内胚窦瘤或含有内胚窦成分的肿瘤患者 AFP 有增高，部分胚胎癌和不成熟畸胎瘤 AFP 也增高。β-HCG 增高显示肿瘤中有合体滋养叶细胞成分，显著增高者应疑为绒毛膜上皮癌。

胚胎癌是仅次于精原细胞瘤第二多见的睾丸肿瘤。胚胎癌成分多见于 87%的混合性生殖细胞肿瘤，单一成分的胚胎癌只占睾丸肿瘤的 2%~3%。胚胎癌常见于 25~35 岁，发病年龄略低于精原细胞瘤。胚胎癌发现时一般比精原细胞瘤略小，但生长方式具有更显著的侵袭性，所以常表现为白膜受累，瘤内出血也更多见。在影像学检查（超声、CT、MRI）表现上胚胎癌与精原细胞瘤类似，但恶性征象更显著，肿物边缘较精原细胞瘤模糊，内部密度较精原细胞瘤不均匀。增强扫描肿块表现为显著不均匀强化，彩色多普勒表示血流丰富。

内胚窦瘤占儿童睾丸肿瘤的 63%~72%，绝大部分患者<2 岁。单一成分的睾丸内胚窦瘤在成年人中非常罕见，但约 44%的成年人混合性生殖细胞肿瘤中有内胚窦瘤成分。

影像学表现为睾丸增大，肿物为圆形或椭圆形，因为肿瘤高度恶性，生长快速，易累及血管引发瘤体出血和坏死，回声/信号/密度更多表现不均匀，一般无脂肪及钙化成分，肿物部分边界模糊，部分边界清楚，可伴发鞘膜积液。增强扫描肿块表现为显著不均匀强化，为絮状或斑片状，以周边部强化显著，彩色多普勒表示血流丰富，与胚胎癌的表现很难鉴别。

当肿瘤内含有脂肪组织及骨骼样高密度组织时，要考虑畸胎瘤的可能；当肿瘤内结构为葱皮样变化，要考虑表皮样囊肿；当肿瘤内结构混杂伴发沙砾样钙化或小的脂肪区域时，要考虑不成熟畸胎瘤或恶性混合生殖细胞瘤。

知识点154：睾丸生殖细胞肿瘤转移方式及途径 副高：掌握 正高：掌握

睾丸生殖细胞肿瘤可通过淋巴及血行两种方式转移，较少直接累及周围组织。除绒癌外，淋巴转移较血行转移更多见些。睾丸生殖细胞肿瘤淋巴引流沿睾丸静脉，所以，淋巴结转移首站淋巴结是腹膜后淋巴结，随病情进展，可出现髂内外淋巴结、腹股沟淋巴结转移。

知识点155：睾丸性索间质肿瘤的影像学表现 副高：掌握 正高：掌握

睾丸性索间质肿瘤只占睾丸肿瘤的4%，90%为良性，但仍有少部分肿瘤有恶性行为。组织学类型主要包括睾丸性索和间质起源的肿瘤，罕见的类型包括颗粒细胞瘤、纤维-卵泡膜细胞瘤及混合性索-间质肿瘤等。睾丸性索间质肿瘤可伴发性激素水平的异常，临床可形成男性化或女性化的特征。肿瘤可发生在任何年龄，年龄大者警惕为恶性。影像学诊断要点是睾丸增大，肿瘤为实性，良性肿瘤多数瘤体较小，密度均匀，恶性者瘤体太大，密度不均匀，可有囊变、出血。超声表现多为低回声团块，少数可为高回声，回声均匀，彩色多普勒示肿瘤周围血流丰富，瘤内血流少。CT表示密度多数均匀，有中等至显著强化，与卵巢性索-间质肿瘤表现有类似性。

知识点156：睾丸其他肿瘤的影像学表现 副高：掌握 正高：掌握

睾丸较罕见原发肿瘤包括淋巴瘤、胚胎性横纹肌肉瘤、白血病及转移瘤等。

睾丸淋巴瘤可为原发或睾丸为全身恶性淋巴瘤的受波及部位之一。睾丸淋巴瘤以弥漫性大B细胞型为主，恶性程度高，预后差。本病可发于任何年龄，老年人多见，绝大部分见于50岁以上，高发年龄组在60岁以上，这一点和多见于青壮年（20~40岁）的精原细胞瘤以及睾丸其他生殖细胞肿瘤不同。淋巴瘤可累及双侧睾丸，约占37.8%，较其他类型睾丸肿瘤发生率高，影像学表现与其他类型睾丸肿瘤类似，无特殊征象。睾丸增大，睾丸实质内表现为实性结节，单个或多结节融合或整个睾丸被肿瘤占据，肿瘤质地与其他肿瘤相比通常比较均匀，超声为均匀低回声团块，血流不丰富。CT表示肿瘤密度多数均匀，增强后有轻度强化。MRI 表示 T_1WI 为低信号，T_2WI 为中等信号，信号不均匀，增强后也可轻度强化。

横纹肌肉瘤起源于精索，是儿童及青少年中最常累及阴囊的恶性肿瘤，占所有睾丸旁恶性肿瘤的 40%，高发年龄为双峰分布，分别为 5 岁及 16 岁，恶性程度较高，40%~70% 可见腹膜后淋巴结转移。胚胎性横纹肌肉瘤是最多见的类型。文献报道，横纹肌肉瘤因为伴出血及囊变超声所见多为不均质性。CT 表现为囊实性略强化的肿物。

十八、骨及软组织肿瘤的影像学诊断

知识点 157：骨及软组织肿瘤概述　　副高：掌握　正高：掌握

骨肿瘤种类繁多，常分为良性和恶性，或按照肿瘤起源不同分为原发性与继发性等。原发性骨肿瘤中软骨性肿瘤最多，其次为成骨性肿瘤和骨髓起源肿瘤，而继发性骨肿瘤约占骨恶性肿瘤的 65%。对骨肿瘤的正确诊断应遵循临床、影像学和病理三方面相结合原则。软组织肿瘤是指见于人体支持组织内由中胚叶组织发生的非上皮性骨外组织肿瘤，有纤维、脂肪、横纹肌、间皮、滑膜和脉管组织的肿瘤。软组织肿瘤有良性肿瘤、恶性肿瘤、交界性肿瘤及瘤样病变，以良性肿瘤常见，影像学检查的主要目的在于表示病变范围（分期）。

知识点 158：影像学检查方法的选择　　副高：掌握　正高：掌握

传统 X 线是骨肿瘤的最基本和最主要的检查方法，操作简单，价格便宜，可以清晰表示骨的微细结构及软组织内钙化，发现大部分四肢骨、关节病变，但分辨率较低，需待骨质破坏 30%~40%或 40%以上方可检出病变，不易检出早期骨质病变，对软组织病变不敏感。CT 弥补了 X 线影像重叠、分辨率较低的缺点，对细小的骨质破坏、钙化等变化十分敏感，可以确定软组织肿物囊、实性，脂肪等成分，较好的表示骨及软组织病变范围及与周围结构关系，极大地提升了骨肿瘤诊断的准确性。CT 不足之处在于对骨髓病变与早期骨膜反应有较大的局限性。MRI 软组织分辨率高，可以清楚表示骨、软组织病变范围、内部结构及与周围结构的关系，对脂肪组织有特征性信号变化，对骨髓病变敏感，是肿瘤局部分期的可靠方法，是软组织肿瘤的首选检查方法。MRI 局限性在于对钙化及轻微骨质破坏不及 CT 敏感，对骨及软组织肿瘤的诊断缺乏特异性。骨显像敏感性高，可以对全身骨质进行成像，但特异性欠佳，无法极好地区分肿瘤、感染、代谢异常或外伤，多用于骨转移瘤的筛查。

知识点 159：良性、恶性骨及软组织肿瘤的影像学鉴别　　副高：掌握　正高：掌握

（1）良性、恶性骨肿瘤的影像学鉴别。见表 3-1。

表 3-1 良性、恶性骨肿瘤的鉴别诊断

	良性	恶性
生长情况	生长缓慢，不侵及邻近组织，但可引起压迫移位，无转移	生长迅速，易侵及邻近组织、器官，可有转移
局部骨变化	呈膨胀性骨质破坏，与正常骨界限清楚边缘锐利，骨皮质变薄、膨胀，保持其连续性	呈浸润性骨质破坏，病变区与正常骨界限模糊，边界不清楚，可累及骨皮质，造成不规则破坏与缺损
骨膜反应	一般无骨膜反应，病理骨折后可有少量骨膜增生，骨膜新生骨不被破坏	多出现不同形式的骨膜反应，并可被肿瘤侵犯、破坏
周围软组织变化	多不伴有软组织肿物	常伴有软组织形成肿物，边界不清楚

（2）良性、恶性软组织肿瘤的影像学鉴别。MRI 表示良、恶性软组织肿瘤征象重叠很多，只能对 50%～60%的病例做出正确诊断。良性软组织肿瘤表现为圆形或椭圆形，信号均匀，边缘清楚，可有薄层包膜包绕，邻近组织结构可被推移，但不受累及，增强扫描无强化或均匀强化。恶性软组织肿瘤可为类圆形、分叶状或不规则，边界可清楚或模糊，信号多不均匀，可伴发周围结构累及、破坏，增强扫描多为不均匀边界强化。

知识点 160：骨软骨瘤的影像学表现　　副高：掌握　正高：掌握

骨软骨瘤是最多见的良性骨肿瘤，由骨、软骨及纤维组织构成，好发于少年及儿童。肿瘤可单发或多发，单发者多见，多发骨软骨瘤为常染色体显性遗传性疾病；见于长骨者表现为干骺端背向骨骺（关节面）生长的外突骨性肿块，肿物外缘和正常骨皮质延续，内为骨松质与母骨延续，肿瘤顶部为软骨帽，可产生钙化。少数骨软骨瘤可恶变为软骨肉瘤。

知识点 161：骨瘤的影像学表现　　副高：掌握　正高：掌握

骨瘤是起源于骨膜组织的良性骨肿瘤，最多见于颅骨、上颌骨、下颌骨及鼻窦的骨壁。肿瘤通常较小（1～2cm），无特异性临床症状，为圆形、卵圆形或分叶状骨性肿块，边缘清楚。肿瘤可表现为均匀象牙质样高密度，或者表面为致密骨，其内表现为骨纹理结构。

知识点 162：骨样骨瘤的影像学表现　　副高：掌握　正高：掌握

骨样骨瘤是由成骨性结缔组织及骨样组织组成的良性肿瘤，多见于长骨的骨干及干骺端，以股骨和胫骨最多见。临床表现为局部疼痛，以夜间或休息时加重，服用水杨酸缓解。X 线及 CT 表示低密度瘤巢为诊断的主要依据，瘤巢大小多为 1～1.5cm，其内可有钙化，瘤巢周围骨质可产生不同程度骨质硬化或骨膜反应。

知识点 163：软骨瘤的影像学表现　　副高：掌握　正高：掌握

软骨瘤是较多见的良性骨肿瘤，见于骨髓腔者称内生软骨瘤，好发年龄 20~50 岁，通常无临床症状。手足的短管状骨是最好发的部位，其次是四肢长管状骨和肋骨。X 线及 CT 表示为囊状膨胀性骨质破坏，边缘清楚，肿瘤内软骨钙化表现为特征性斑点状、环状或半环状结构。

知识点 164：骨巨细胞瘤的影像学表现　　副高：掌握　正高：掌握

骨巨细胞瘤是来源于骨髓结缔组织的间充质细胞，有恶性倾向，好发年龄为 20~40 岁，以股骨下端、胫骨上端及桡骨上端常见。典型影像学表现为长骨骨端偏心性、膨胀性骨质破坏及病灶边界残留骨嵴分隔为肥皂泡样变化；边缘清楚，无骨质硬化及骨膜反应；当出现骨皮质中断及软组织肿物时显示恶性。

知识点 165：骨肉瘤的影像学表现　　副高：掌握　正高：掌握

骨肉瘤是最多见的骨原发恶性肿瘤，好发年龄为 10~25 岁，男性常见。临床多表现为局部疼痛，多见于长骨干骺端，以股骨下段、胫骨上段、腓骨上段常见。X 线及 CT 典型表现是不规则骨质破坏、骨膜反应、瘤骨形成和软组织肿物不同比例混合存在；肿瘤骨多呈云絮状、针状及斑块状致密影，为重要诊断依据；骨膜反应表现为平行线状、层状或葱皮状等，可出现垂直与骨皮质的放射针状骨膜新生骨；骨膜反应可被肿瘤侵蚀破坏，持续性中断，形成 Codman 三角。

知识点 166：尤因肉瘤的影像学表现　　副高：掌握　正高：掌握

尤因肉瘤是高度恶性的骨肿瘤，多见于 5~15 岁儿童，最多见于股骨，其次为骨盆，主要累及骨干和干骺端髓腔。临床表现为患处疼痛、肿块，有触痛及表面静脉怒张。部分病例出现乏力、低热、白细胞计数升高、贫血等。影像学表现多样，主要为来自骨髓腔的骨质破坏、骨膜反应及软组织肿物，典型表现为骨干较大范围的虫蚀状或鼠咬状骨质破坏和葱皮状骨膜反应。

知识点 167：软骨肉瘤的影像学表现　　副高：掌握　正高：掌握

软骨肉瘤是第二多见的骨原发恶性肿瘤，起源于软骨或成软骨结缔组织，也可由软骨瘤、骨软骨瘤恶变而来，依据肿瘤发病部位可分为中央型和外周型。好发年龄为 40~60 岁，多见于长管状骨、髂骨及肋骨。X 线及 CT 多表现为骨髓腔内边缘清楚的轻度膨胀性骨质破坏，如肿瘤内出现斑点状、线状、环状、弧形等瘤软骨钙化是诊断的可靠征象；恶性程度较低的肿瘤可产生骨质硬化及骨膜反应，恶性程度较高的肿瘤边缘不清楚，易累及周围结构形成较大软组织肿块。

知识点 168：脂肪瘤的影像学表现　　副高：掌握　正高：掌握

脂肪瘤是最多见的良性软组织肿瘤，好发年龄为 30～50 岁，常无显著症状。X 线表现为低密度软组织肿块，边缘清楚；CT 表示肿瘤大部或全部为脂肪组织密度（CT 值<-20Hu）；MRI 检查 T_1WI、T_2WI 都表示为高信号，使用脂肪抑制技术时为低信号变化，与皮下脂肪组织信号相仿，部分肿瘤内表现为条索、分隔样纤维组织，T_1WI 为低信号。

知识点 169：纤维瘤及弹性纤维瘤的影像学表现　　副高：掌握　正高：掌握

纤维瘤及弹性纤维瘤是纤维组织起源良性肿瘤，可见于腱鞘、皮下组织、肩胛区、脊柱旁等，弹性纤维瘤几乎都见于肩胛下区。MRI 肿瘤为特征性信号变化，T_1WI 及 T_2WI 都为低信号；CT 表现为椭圆形或梭形肿块，密度均匀，大部分病变边缘清楚，轻度强化。

知识点 170：血管瘤的影像学表现　　副高：掌握　正高：掌握

血管瘤包括毛细血管瘤、海绵状血管瘤、蔓状血管瘤等类型，以海绵状血管瘤最多见，常发于四肢，X 线及 CT 检出小圆形点状静脉石（钙化），具有特征性诊断价值。肿瘤内通常含有脂肪、纤维及血管成分。脂肪成分 CT 表现为低密度，MRI 平扫 T_1WI、T_2WI 都表示为高信号，血管于 MRI 可出现流空信号变化。部分病变增强扫描表现粗大、纡曲血管影或动态增强扫描造影剂向肿瘤内充填。

知识点 171：神经鞘瘤及神经纤维瘤的影像学表现　　副高：掌握　正高：掌握

神经鞘瘤及神经纤维瘤都为起源于神经鞘膜的良性肿瘤，肿瘤沿神经干走向生长，边缘清楚。处于脊柱旁交感神经链的肿瘤可沿神经向椎管内生长，使椎间孔增大或于椎管内外为“哑铃状”。MRI 表现 T_1WI 为等或稍高信号，T_2WI 为均匀或不均匀高信号。肿瘤邻近神经干可增粗或神经分布区域肌萎缩。CT 平扫为略低密度肿块，增强扫描为均匀或不均匀强化。

知识点 172：恶性软组织肿瘤的影像学表现　　副高：掌握　正高：掌握

恶性软组织肿瘤的影像学检查不能明确其病理类型。多表现为分叶状或不规则，边界可清楚或模糊，信号多不均匀，可伴发周围结构累及、破坏，增强扫描多为不均匀边界强化；少数分化较好的脂肪瘤肉瘤内表现为成熟脂肪成分，CT 表现为特征性低密度，MRI 检查 T_1WI、T_2WI 都表示为高信号，使用脂肪抑制技术时为低信号变化，可与其他肉瘤鉴别。

第二章　肿瘤病理学诊断

第一节　肿瘤病理学诊断概述

知识点1：病理学诊断在肿瘤诊断中的作用　　副高：掌握　正高：掌握

准确诊断肿瘤是治疗肿瘤的前提，病理学诊断具有绝对的权威性，通常作为“金标准”，是确定治疗方案的一个重要决定因素。病理学诊断的主要作用包括：①明确疾病的性质；②寻找肿瘤的来源；③对肿瘤进行组织学分类、分型；④评价肿瘤的恶性程度或分化程度；⑤判断术后肿瘤病理分期；⑥确定有无肿瘤复发、转移；⑦为某些药物的选择提供根据等。

知识点2：病理学诊断的局限性　　副高：掌握　正高：掌握

虽然病理学诊断至今仍被称为肿瘤诊断的“金标准”，但其也有一定的局限性。通常情况下病理医师能够对肿瘤作出明确诊断，但有时也会产生诊断困难，甚至暂时不能作出诊断，有时还会发生漏诊或过度诊断。

详细的病史和相关临床资料等对病理诊断非常重要。病理诊断常需依据临床表现、手术所见、肉眼变化以及光镜形态等特征综合判断才能作出，有时还需结合免疫组织化学、超微结构、细胞与分子遗传学特征等方可诊断。偶尔甚至暂时无法明确诊断而需要随访观察。

知识点3：病理学诊断局限性原因　　副高：掌握　正高：掌握

（1）临床医师获得标本或病理医师取材是否适当，组织标本固定是否正确并及时，病理技术人员制片质量是否达到诊断要求，病理医师的经验及诊断水平是否足够等。

（2）从临床获取的病变组织可能位于疾病发展过程中的某一个阶段，当肿瘤还没有显示其特征性形态学改变时，病理医师就不会作出明确诊断。

（3）病理医师接收病理标本后，需取材并制作成切片后方可在光镜下作诊断，因此这种检查属于抽样检查，最终在光镜下见到的病变只是其中一小部分，有时无法代表整个病变，特别是小块组织活检标本。

知识点4：肿瘤的命名及分类　　副高：掌握　正高：掌握

根据肿瘤的特性及其对机体的影响与危害，将肿瘤分为良性肿瘤、交界性肿瘤和恶性肿瘤3类。肿瘤的种类繁多，命名非常复杂，一般根据其组织学分化方向（过去也称组织来源）和生物学行为进行命名及分类。肿瘤可从病因、组织分化、病理形态及肿瘤发展阶段等方面来分类。新近出版的世界卫生组织肿瘤分类不只以病理学形态改变作为基础，而且结合临床、免疫组织化学表型和分子遗传学改变。表3-2列举了显示各类组织分化（组织来源）的主要肿瘤的命名及分类。

表3-2　肿瘤的命名及分类

组织分化（来源）	良性肿瘤	恶性肿瘤
上皮组织		
鳞状细胞	鳞状细胞乳头状瘤	鳞状细胞癌
基底细胞		基底细胞癌
腺上皮细胞	腺瘤	腺癌
尿路上皮（移行细胞）	尿路上皮乳头状瘤	尿路上皮癌
间叶组织		
纤维组织	纤维瘤	纤维肉瘤
脂肪	脂肪瘤	脂肪肉瘤
平滑肌	平滑肌瘤	平滑肌肉瘤
横纹肌	横纹肌瘤	横纹肌肉瘤
血管	血管瘤	血管肉瘤
淋巴管	淋巴管瘤	淋巴管肉瘤
骨	骨瘤	骨肉瘤
软骨	软骨瘤	软骨肉瘤
滑膜		滑膜肉瘤
间皮	间皮瘤	恶性间皮瘤
淋巴造血组织		
淋巴细胞		淋巴瘤
造血细胞		白血病
神经组织和脑脊膜		
胶质细胞	胶质瘤	恶性胶质瘤
神经细胞	节细胞神经瘤	神经母细胞瘤，髓母细胞瘤
脑脊膜	脑膜瘤	恶性脑膜瘤
神经鞘细胞	神经鞘瘤	恶性外周神经鞘膜瘤

续 表

组织分化（来源）	良性肿瘤	恶性肿瘤
其他肿瘤		
黑色素细胞	黑色素痣	恶性黑色素瘤
胎盘滋养叶细胞	葡萄胎	侵袭性葡萄胎，绒毛膜上皮癌
生殖细胞		精原细胞瘤，无性细胞瘤，胚胎性癌
性腺或胚胎残件中的全能细胞	畸胎瘤	恶性畸胎瘤

知识点5：肿瘤的病理分级和分期　　副高：掌握　正高：掌握

肿瘤的分级与分期只限于恶性肿瘤。依据肿瘤的分化程度、异型性、核分裂数以及肿瘤的类型等病理形态指标对肿瘤进行分级，用于确定肿瘤的恶性程度，为临床治疗和预后判断提供依据。近年来多应用3级分级法（如鳞状细胞癌、乳腺浸润性导管癌），但有些肿瘤应用4级（如中枢神经系统的胶质瘤）或2级分级法（如膀胱尿路上皮癌）。

肿瘤的分期用来评估肿瘤的扩散程度，其目的为帮助临床医师制订治疗计划、判断预后、协助评价治疗效果以及便于肿瘤医师之间的信息交流。目前最为广泛应用的分期方式是美国癌症联合委员会（AJCC）所制定的，依据几个主要原则：①肿瘤产生的部位；②肿瘤的大小和数目；③区域淋巴结以及周边淋巴结的受侵情况；④是否发生远处转移。综合以上原则建立起来的肿瘤分期系统称为TNM分期系统。

病理学分级和分期对临床医师制订治疗方案和评估预后都有重要意义，但分期更有参考价值。

第二节　肿瘤病理学诊断的分类

一、肿瘤组织病理学诊断

知识点1：获取标本的方法　　副高：掌握　正高：掌握

（1）针芯穿刺活检：针芯穿刺活检是指用带针芯的粗针穿入病变部位，抽取所得到的组织比细针穿刺的大，制成的病理组织切片有比较完整的组织结构，可供组织病理学诊断。

（2）钳取活检：钳取活检是指用活检钳通过内镜或其他器械钳取病变组织作组织病理学诊断，例如消化道、支气管等处的活组织检查。制成的病理组织切片也有比较完整的组织结构。

（3）切取活检：切取活检是指通过手术切取小块病变组织，包括邻近正常组织，病理取材时应尽量包括正常组织。

（4）切除活检：切除活检指将整个病变全部切除后得到病变组织。此方法本身能够达到对肿瘤进行外科治疗的目的。切除组织可只为肿块本身或包括肿块边缘组织和区域淋巴结。因为不同区域的肿瘤组织会存在变异，病理取材时应注意包含多处不同区域的病变组织。

知识点2：标本的处理 副高：掌握 正高：掌握

在标本处理前，病理医师必须掌握临床病史、实验室检查和影像学检查等结果，以决定如何取材，是否需要做特殊检查。临床医师应对标本作一定的标记，以提供病变解剖方向、切缘等信息，并且详细记载于病理申请单上。针芯穿刺、钳取或切取活检的小标本的处理比较简单，手术切除标本，特别是恶性肿瘤根治标本需按各类标本的要求作出合适的取材和处理。

因为活检标本送达病理科时，一般已固定在4%甲醛（10%福尔马林）液中，如需做细菌培养、某些特殊染色及电镜检查、核型分析等检测的标本一定留取新鲜组织按特殊要求处理。大体标本，特别是根治性标本，病理医师取材时应详细描述肿瘤的形状、大小、切面、颜色、质地、病变距切缘最近的距离等，淋巴结均应分组制片，同时注明部位。恶性肿瘤标本的表面应通过涂布专用墨水等方便在光镜下正确判断肿瘤是否波及切缘。所有病变及可疑处、切缘和淋巴结均应镜检。

标本离体后必须在半小时内放到10倍体积的4%中性缓冲甲醛固定液中，固定时间通常为6~48小时，较大的标本还应正确的剖开后再固定。病理标本的完整性是确保病理诊断准确无误的必要条件，任何理由需要收取肿瘤组织均应在确保满足病理诊断后。

知识点3：肿瘤部位的观察 副高：掌握 正高：掌握

虽然肿瘤可见于任何部位，但任何肿瘤均有其好发部位。比如听神经瘤多见于桥小脑角，恶性黑色素瘤多见于足底，横纹肌肉瘤多见于头颈部，胃癌多见于胃窦部。临床医师及病理医师都应掌握肿瘤的好发部位，有利于对肿瘤作出正确的判断。

知识点4：肿瘤数目的观察 副高：掌握 正高：掌握

肿瘤多为单发，也可多发，通常具有一定的诊断价值，如肠道的多发性息肉应高度怀疑家族性腺瘤性息肉病的可能。对肿瘤进行检查时需全面仔细，注意肿块的数目与各肿块之间的关系。

知识点5：肿瘤大小的观察 副高：掌握 正高：掌握

肿瘤的大小差异可以很大，小者只在显微镜下方可发现，大者可达数十千克。肿瘤的体积常与生长时间及发生部位有一定关系。生长缓慢、体积较大的肿瘤多为良性；恶性肿瘤生长快速，体积不一定很大；生长缓慢、体积较小的肿瘤（如神经纤维瘤病）如果在短期内体积快速增大应高度怀疑恶变可能。

知识点 6：肿瘤形状及生长方式的观察　　副高：掌握　正高：掌握

肿瘤的形状多种多样。肿瘤的形状以及发生部位、组织来源、生长方式和肿瘤的良恶性紧密相关。例如良性肿瘤多呈结节状、有包膜并膨胀性生长，而溃疡型呈浸润性生长的包块通常为恶性。肠道呈息肉状生长的良性肿瘤若继发溃疡形成应怀疑恶变可能。

知识点 7：肿瘤颜色与质地的观察　　副高：掌握　正高：掌握

肿瘤的颜色与质地也可表明肿瘤的类型。例如，脂肪瘤呈黄色、血管瘤呈暗红色、黑色素瘤呈黑色。成骨性肿瘤质地坚实，间叶组织肿瘤若质地呈鱼肉状常为肉瘤。

知识点 8：常规石蜡切片及适用范围　　副高：掌握　正高：掌握

常规石蜡切片是病理学诊断中最多用的制片方法。各种病理标本固定后，经取材、脱水、浸蜡、包埋、切片、染色及封片后在光镜下观察。全部制片过程一般需要 2 天左右，一般 3 天内可发出病理诊断报告。石蜡切片的优点是取材广泛而全面，制片质量比较稳定，组织结构清晰。适用于各种标本的组织学检查。

知识点 9：迅速石蜡切片及适用范围　　副高：掌握　正高：掌握

将上述常规石蜡制片过程通过加温或微波等方法加速和简化，约 30 分钟即可完成制片。切片质量不如常规石蜡切片，且不得用于进一步的免疫组织化学和分子病理检查等，但可适用于各种标本的迅速诊断。现多已被冷冻切片取代。

知识点 10：冷冻切片及适用范围　　副高：掌握　正高：掌握

冷冻切片是应用恒冷切片机制作切片，30 分钟左右可以完成。整个切片过程都在恒冷箱内进行，制片质量可接近于常规石蜡切片。常用于与手术方案相关的疾病的即刻病理诊断。但是冷冻切片的病理诊断具有更多的局限性和误诊的可能性，只能是初步的参考性诊断意见，需要在手术后进一步对冷冻组织及未冷冻的剩余组织进行常规石蜡切片的病理诊断。

临床医师必须熟练掌握该项检测的适应证：①需要确定病变性质，例如肿瘤或非肿瘤，良性、恶性或交界性肿瘤，以决定手术方案；②掌握恶性肿瘤的播散情况，包括肿瘤是否累及邻近组织、有无区域淋巴结转移；③确定手术切缘状况，有无肿瘤浸润，以判断手术范围等。

知识点 11：印片及适用范围 副高：掌握 正高：掌握

将巨检所见可疑组织和玻片接触，制成印片染色后观察，作出诊断，此法虽属细胞学诊断，但常与冷冻切片一起应用，以提高术中诊断的确诊率，也可作为不能进行冷冻切片时的应急措施。

知识点 12：病理诊断报告书的基本内容 副高：掌握 正高：掌握

（1）患者基本情况：病理号、姓名、性别、年龄、送检医院或科室、住院号、门诊号、送检及收验日期等。

（2）肉眼和显微镜镜检主要发现：标本类型、大致所见、肿瘤的组织学类型、病理分级（分化程度）、浸润深度、脉管与神经浸润情况、淋巴结转移情况、切除标本的切缘有无肿瘤浸润和有无继发性病变或伴发性病变等。对于罕见或特殊肿瘤、交界性肿瘤或生物学行为不确定的肿瘤，还应注明建议意见或参考文献，以供临床查阅。

（3）病理学诊断的相关特殊检查：免疫组织化学、电镜、细胞及分子遗传学等特殊检查。

知识点 13：明确的或基本明确的病理学诊断 副高：掌握 正高：掌握

明确的病理学诊断直接标明“××器官（组织）××病（瘤、癌、淋巴瘤或肉瘤）”。基本明确的病理学诊断是指病变性质已经明确，如炎症、良性病变和恶性病变等，但对于每类病变中的亚类还无法做出肯定的判断。因为分化低，不易判明。但有时也可以给出一定的倾向性意见，如癌（鳞状细胞癌的可能性大）。

对于病理上确诊或大致确诊的病例，临床可以按其确诊的范围当作依据，进行诊治，病理诊断应对此负责。在此必须指出，若病理诊断与临床诊断差异较大或严重不符，就算对于明确的病理学诊断，临床医师也应和病理医师及时沟通并申请复核病理诊断，必要时应提请多学科会诊讨论。

知识点 14：无法完全肯定或有所保留的诊断 副高：掌握 正高：掌握

无法完全肯定或有所保留的诊断指因为各种因素影响，不易判定病变性质或疾病名称，特别对那些只具备部分诊断标准的病变，常常用这种诊断形式表述，即多在拟诊疾病/病变名称之前或之后使用不同的不太确切含义的修饰词。这种表述的病理诊断，临床医师无法作为完全可靠的依据，应依据自己掌握的实际情况处理。依据不同情况，只能作为重要的参考，或者结合病理诊断，作出自己的判断进行治疗，或者再进一步检查或观察。

知识点 15：描述性诊断 副高：掌握 正高：掌握

描述性诊断指送检组织无法满足对各种疾病或病变的诊断要求，如主要为炎性渗出、坏死或只有正常组织等，因此只按所观察到的结果进行描述。在诊断栏内，仅写出“见描述”或“请结合临床考虑”等字样。这样的诊断对临床帮助不大，还需要进一步检查确诊。

知识点16：病理会诊 副高：掌握 正高：掌握

肿瘤病理学诊断非常重要又常会遭遇困难，也常有讨论和会诊的必要。病理会诊可在病理诊断报告书签发前或签发后。病理诊断报告书签发前的病理会诊多因病例疑难或罕见，初诊病理医师难以作出正确诊断。而病理诊断报告书签发后的病理会诊原因很多，比如，患者因原诊治医院医疗技术不够等转院，新收治医院的临床医师会要求本院病理科会诊；临床医师认为病理学诊断结果和临床不符，与病理医师沟通后仍无法达成一致意见，可以提出院外会诊；初诊医院病理科因条件所限，无法进行某些特殊检查等，要求上一级医院会诊；患者和家属对原诊治医院病理诊断的报告存有疑虑需要院外会诊等。

病理会诊报告是会诊方相关病理医师个人或多位病理医师阅片后的咨询意见，因为接受会诊的病理医师可能无法完全掌握患者的全部情况，病理会诊报告应注明：“会诊咨询意见仅供初诊病理诊断医师参考”。初诊病理医师需自行决定是否采纳病理会诊的咨询意见以及采纳的程度。

二、肿瘤细胞病理学诊断

知识点17：常用方法 副高：掌握 正高：掌握

（1）脱落细胞学检查：对体表、体腔或和体表相通的管腔内肿瘤，利用肿瘤细胞容易脱落的特点，取其自然脱落或分泌排出物，或使用特殊器具吸取、刮取或刷取表面细胞进行涂片检查，也可在冲洗后取冲洗液或抽取浆膜腔积液，离心沉淀后进行涂片检查。

适用于脱落细胞学检查的标本包括宫颈刮片、痰液、各种内镜刷片、胸腔积液、腹腔积液、尿液、乳头溢液等。

（2）细针穿刺细胞学检查：用直径<1mm 的细针刺入实体瘤内吸取细胞进行涂片检查。对于浅表肿瘤可用手固定肿块后直接穿刺，对于深部肿瘤则需在超声或 X 线引导下进行穿刺。

知识点18：涂片制作 副高：掌握 正高：掌握

取材后应立即涂片，操作应轻巧，防止损伤细胞，涂片须厚薄均匀。液基薄层细胞制片术使脱落细胞学检查的准确性显著提高，也使计算机自动细胞图像分析筛选成为可能。涂片后应在其干燥前马上置于95%乙醇或乙醇乙醚（各50%）混合液固定15分钟，以保持良好的细胞形态，防止细胞自溶。

常用的染色方法包括巴氏法，瑞氏法、吉姆萨法和苏木精伊红（HE）法等。

知识点19：脱落细胞学检查 副高：掌握 正高：掌握

（1）宫颈脱落细胞学：刮取宫颈的鳞柱上皮交界处（即移行带）细胞制作涂片，一般用巴氏染色。多用于宫颈鳞状细胞癌的诊断和普查，诊断准确率在90%以上。此外，还可用于观察女性内分泌激素水平的变化。

（2）痰涂片和支气管刷片细胞学：用于肺癌的诊断，并可依据细胞形态进行组织学分型，例如鳞状细胞癌、小细胞癌或腺癌等。

（3）浆膜腔积液脱落细胞学：抽取胸、腹水或心包积液，经过离心后吸取沉淀物制备涂片，适用于转移癌和恶性间皮瘤等肿瘤的诊断和鉴别诊断。

（4）尿液脱落细胞学：收集尿液，经离心后吸取沉淀物制备涂片，多用于泌尿系统肿瘤的诊断。

（5）乳头溢液细胞学：适用于诊断乳腺炎症性疾病、导管上皮细胞增生、非典型增生及乳腺癌等。

（6）其他：食管拉网涂片检查多用于食管鳞状细胞癌的诊断；脑脊液抽取后离心制片适用于神经系统炎症和肿瘤的诊断。

知识点20：细针穿刺细胞学检查 副高：掌握 正高：掌握

某些器官或组织肿瘤既没有自然脱落细胞，内镜检查又无法达到，可用细针穿刺细胞学检查进行诊断，如淋巴结、乳腺、涎腺、甲状腺和体表软组织肿块。深部组织的肿块，包括肝、肺、肾脏、腹膜后软组织肿块等需要在超声引导、X线或CT定位下进行穿刺。

知识点21：病理诊断报告书的基本内容 副高：掌握 正高：掌握

患者基本情况与组织病理学诊断报告书一致，还需注明涂片制作方法等。

知识点22：诊断意见的基本分类 副高：掌握 正高：掌握

（1）直接表述性诊断：依据形态学观察的实际情况，对于某种疾病或病变作出肯定性诊断。有时在不能得到组织学诊断的情况下，临床医师可依据该诊断报告，结合临床表现进行手术切除、化学治疗或放射治疗；无法完全肯定的、不同程度的意向性诊断，临床医师应重复细胞学检查或做活组织检查；依据细胞的形态学不足以定性者，仅提供形态描述性诊断；送检标本不符合要求者，可告知不能作出细胞学诊断。

（2）The Bethesda System（TBS）报告系统：用作宫颈细胞学诊断或甲状腺细针穿刺细胞学诊断。

（3）间接分级性诊断：①三级法：分为阳性、可疑及阴性。阳性为查见肯定的恶性细胞；可疑为查见很难确诊的异型细胞；阴性为未查见恶性细胞。②巴氏五级法：有恶性、高度可疑恶性、可疑恶性、非典型性和阴性。

知识点 23：肿瘤细胞病理学诊断报告阅读理解　　副高：掌握　正高：掌握

细胞病理学诊断是诊断病理学的重要分支，在疾病诊治上具有与组织病理学相近的重要地位和作用，不允许出现错误的诊断和对检查结果任意的解读。特别是无法出现假阳性报告。结合目前细胞病理学的发展现状，世界卫生组织推荐使用直接表述性诊断细胞病理学的报告模式，弃用巴氏五级法与三级法等数字式分级诊断，对于特殊类别检查则建议使用相应的报告系统，比如宫颈细胞学和甲状腺细针穿刺细胞学采用各自的 TBS 报告系统。

知识点 24：细胞病理学诊断的优点　　副高：掌握　正高：掌握

细胞病理学检查取材便捷，给患者造成的痛苦小，所需设备较简单，操作、制片和检查过程迅速，易于推广和重复检查，是一种比较理想的肿瘤筛查诊断方法。对很难获取组织进行肿瘤病理诊断的病例，细胞病理学诊断具有重要意义。细胞学检查还适用于宫颈癌及食管癌等肿瘤的普查。

知识点 25：细胞病理学诊断的局限性　　副高：掌握　正高：掌握

细胞病理学检查与其他诊断手段一样，存在一定的局限性。受样本取材等因素的影响，细胞学诊断通常有 10%左右的假阴性率，所以，肿瘤细胞病理学检查阴性结果无法解释为没有肿瘤；早期食管癌、贲门癌和肺癌，虽然食管拉网或痰液细胞学检查为阳性，若影像学检查无法显示出肿瘤的确切部位，还需进一步做内镜检查等来判断肿瘤的部位。在一定程度上，肿瘤细胞病理学诊断结果的可靠性无法等同于组织病理学诊断。对于诊断疑难的病例，细胞病理学也可提请会诊。

第三节　肿瘤病理学诊断技术及其应用

一、组织化学技术及应用

知识点 1：组织化学技术及应用　　副高：掌握　正高：掌握

组织化学染色技术又称为特殊染色，是某些可以与组织细胞化学成分特异结合的显色试剂，原位表明病变组织细胞的特殊化学成分（蛋白、核酸、糖类和脂类等）。目前实验室多用的染色技术主要有下列几种：过碘酸-雪夫（PAS）染色、网状纤维染色、淀粉样物染色、亲银或嗜银细胞染色、中性脂肪染色、色素染色及黏液染色等。组织化学技术在病理学上有比较广泛用途，如在抗酸杆菌和真菌检测等方面有非常重要的意义，在肿瘤病理诊断中对各种黏液成分及色素的识别等也有重要作用。PAS 可表明腺泡状软组织肉瘤细胞质内的结晶。

二、免疫组织化学技术及应用

知识点 2：抗体的选择 副高：掌握 正高：掌握

通常分为两大类：多克隆抗体和单克隆抗体。多克隆抗体的优点为敏感性高，缺点是非特异性交叉反应很多。单克隆抗体的优点是抗原特异性强，缺点为敏感性较低。最近研发的兔源性单克隆抗体的敏感性增高，具有较高的应用价值。

知识点 3：检测方法 副高：掌握 正高：掌握

免疫组织化学（简称免疫组化）检测方法较多，目前应用得最多的方法是标记的链菌素生物素（LSAB）法及标记的葡聚糖聚合物（LDP）法。两步 LDP 法（即 En Vision 法）操作简单，其成本高于 LSAB 法。

知识点 4：辅助肿瘤分类 副高：掌握 正高：掌握

通过特定抗体标记出细胞内相应抗原成分，用于分析细胞类型。如细胞角蛋白（CK）为上皮性肿瘤的标记，白细胞共同抗原（LCA）为淋巴造血组织肿瘤标记，Hep Parl 适用于肝细胞癌的诊断和鉴别诊断，甲状腺转录因子-1（TTF-1）为肺腺癌的敏感标记，降钙素是甲状腺髓样癌的特有标记，结蛋白能够识别肌分化肿瘤。

知识点 5：内分泌肿瘤的功能检测 副高：掌握 正高：掌握

内分泌细胞产生的各种激素，大部分可用免疫组化技术标记出来，据此不但可确诊还可对内分泌肿瘤功能进行分类，同时可检测分泌异位激素的肿瘤。例如，可使用免疫组化方法检测垂体激素（ACTH、CH、LTH、TSH、FSH 和 LH）从而对垂体腺瘤功能进行分类。

知识点 6：辅助病变性质的判定 副高：掌握 正高：掌握

Bcl-2 在区别滤泡型淋巴瘤与反应性滤泡增生上具有重要价值。滤泡型淋巴瘤的肿瘤性滤泡细胞具有 Bcl-2 的高表达，而在滤泡反应性增生时，滤泡反应中心的细胞不表达 Bcl-2 蛋白。例如 Ig 轻链（κ、λ）可区分部分 B 细胞性淋巴瘤和 B 细胞反应性增生，前者常表达单一的 Ig 轻链（κ+/λ+），后者通常为多克隆 Ig 轻链（κ+和 λ+）。

知识点 7：发现微小转移灶 副高：掌握 正高：掌握

淋巴结内的微小转移性癌灶有时和淋巴结内窦性组织细胞增生不易区别。有时用常规病理组织学方法辨认出单个或几个转移性肿瘤细胞极为困难甚至辨认不出，而免疫组化方法（如用上皮性标志物）对于检测微小转移灶具有很高的价值，对转移性肿瘤也可凭借免疫组化标记寻找原发瘤，如骨组织内的转移性腺癌若表达前列腺特异性抗原，表明为前列腺癌转移所致。

知识点8：辅助肿瘤分期 副高：掌握 正高：掌握

判断肿瘤是原位还是浸润以及有无血管、淋巴管累及与肿瘤分期密切相关。用常规病理方法判断有时非常困难，但用免疫组化法可得到重要信息。如应用层黏连蛋白和Ⅳ型胶原的单克隆抗体可以清楚显示基底膜的主要成分，通过观察肿瘤细胞是否突破基底膜以确定是否为浸润癌。用第8因子相关蛋白、CD31和D2-40等血管与淋巴管内皮细胞的标记则可见肿瘤对血管或淋巴管的浸润。

知识点9：指导治疗和判断预后 副高：掌握 正高：掌握

免疫组化标记中与指导治疗和判断预后相关的标记大致可分为三类：①类固醇激素受体：包括雌激素受体、孕激素受体等，它们与乳腺癌的关系已得到公认。激素受体阳性者内分泌治疗效果良好，预后也良好。②肿瘤基因标记：如癌基因HER-2，在乳腺癌中高度表达者，表明患者预后欠佳且应该接受靶向药物曲妥珠单抗的治疗。③细胞增殖性标记：包括Ki-67、增殖细胞核抗原（PCNA）等，表达指数越高，表明其增殖越快，恶性程度越高，预后不良，其中以淋巴造血组织肿瘤最为明显。

知识点10：免疫组化的优点 副高：掌握 正高：掌握

免疫组化与Western Blot相比具有下列优越性：免疫组化可以直接观察目标蛋白在组织或是细胞内部的分布量，具有直观的特点，而Western Blot仅能检测某种蛋白在组织或者细胞内含量的有无和多少。

知识点11：免疫组化的局限性 副高：掌握 正高：掌握

免疫组化也有其自身的局限性：①目前没有绝对特异的抗体；②相当数量的肿瘤缺少特异的抗原表达；③同一种抗原可在多种肿瘤中表达；④少数肿瘤因分化极低不表达相关抗原；⑤不同抗体滴度出现不同的阳性结果；⑥内源性生物素可造成假阳性；⑦不同实验室间的结果可能不一致；⑧定量分析还具有不少问题有待解决。规范的免疫组化实验室和正确的技术操作是保证正确应用免疫组化最重要的前提，病理医师在组织块的选择、抗体的选择以及结果的判断等方面也起着极为重要的作用。

三、细胞遗传学和分子生物学技术

知识点12：核型分析 副高：掌握 正高：掌握

核型分析为一种常规细胞遗传学分析方法，是用形态学方法检测染色体数目及结构的异常。这种细胞遗传学分析可用作肿瘤诊断的一种辅助方法。在实体瘤中，很多恶性淋巴瘤、软组织和骨肿瘤有频发性、非随机性染色体异常。这种方法在国外已常规用于肿瘤（尤其是软组织与骨肿瘤、淋巴造血组织肿瘤）的研究、诊断及预后判定。假如90%以上的非典型性脂肪瘤性肿瘤/高分化脂肪肉瘤出现12q13-15的异常，具有额外环状染色体或巨大标记染色体，适用于辅助该肿瘤与良性脂肪肿瘤的鉴别。几乎全部的慢性髓系白血病都存在Ph染色体，即t（9；22）（q34；q11），可当作诊断该病的重要依据。核型分析的缺点在于需要新鲜组织，从而影响了其在中等规模医院的使用。

知识点13：荧光原位杂交　　副高：掌握　正高：掌握

荧光原位杂交（FISH）是使用荧光素标记已知的DNA的特定探针与组织切片上的肿瘤组织杂交，在荧光显微镜下能够显示与其相应的染色体的某个区段或整条染色体。FISH的主要优点就是该方法不只能用新鲜组织检测，还能在石蜡切片上进行分析。FISH的缺点在于组织切片上荧光染色易淬灭，无法长期保存。

FISH能有效地检测染色体结构和数目异常，特别是适用于染色体易位、缺失和扩增。因为应用的探针较大，所以无法识别大多数点突变。

目前FISH在肿瘤研究、诊断及治疗中已得到较广泛的使用。例如滑膜肉瘤18q11上的SS18基因易位用FISH检测，对于该肿瘤的确诊具有非常重要的意义。乳腺癌中17q11. 2-q12上的HER-2基因扩增可用FISH检测（尤其是对于免疫组化结果不明确的病例），是选用靶向药物曲妥珠单抗治疗乳腺癌的标准检测方法。

知识点14：比色原位杂交　　副高：掌握　正高：掌握

比色原位杂交（CISH）是指用酶代替荧光检测，能在保持肿瘤的结构和细胞学特点下分析染色体的变化。其敏感性虽不如FISH法，但不需要荧光显微镜、照相设备和分析软件，且价格更便宜，组织切片能长期保存。CISH多用于基因扩增检测，如乳腺癌中的HER-2基因扩增的检测。

知识点15：比较基因组杂交　　副高：掌握　正高：掌握

比较基因组杂交（CGH）是指将消减杂交与荧光原位杂交相结合，用于检测DNA序列的拷贝数变异同时将其定位在染色体上的方法。例如，对软组织平滑肌肉瘤的CGH研究检测出1q、5p、8q、16p和17p区域染色体DNA拷贝数的扩增以及3p、6p、10q和22q区域染色体DNA拷贝数的缺失。

CGH的优点就是不需要做肿瘤细胞培养和肿瘤细胞中期染色体标本制作，只需微量肿瘤细胞DNA，只要一次实验就可对整个基因组中所有的遗传物质增加或缺失异常进行分析。肿瘤细胞DNA可以从新鲜标本或石蜡包埋标本甚至甲醛固定标本中提取，既可做前瞻性研究，也可用于回顾性筛选，但 CGH 法对缺失的检出需由其他方法进行证实，对结构重排如倒位或平衡易位无法检出，灵敏度和分辨率有待提高。

知识点 16：Southern 印迹杂交　　副高：掌握　正高：掌握

Southern 印迹杂交为进行基因组 DNA 特定序列定位的通用方法。Southern 印迹杂交在 DNA 图谱分析和 PCR 产物分析等方面有重要意义。例如可通过分析 IGH 基因有无重排来诊断 B 细胞淋巴瘤或白血病，也可经由分析 TCR 基因有无重排来诊断 T 细胞淋巴瘤或白血病。此方法最大优点是能检测抗原受体基因所有的重排，但操作复杂、时间长，限制了其在病理诊断中的应用。

知识点 17：聚合酶链反应　　副高：掌握　正高：掌握

聚合酶链反应（PCR）是指在 DNA 聚合酶催化下，将母链 DNA 作为模板，体外复制出和母链模板 DNA 互补的子链 DNA 的过程。若提取肿瘤细胞中 mRNA，经由反转录酶作用，合成 cDNA，再以此为模板进行聚合酶链反应，称为反转录 PCR（RT-PCR）。此方法比 Southern 印迹杂交技术操作简便、迅速、敏感性高，所以已作为分子生物学检测的常规方法，广泛用在肿瘤的诊断、治疗及预后判断。例如使用 PCR 检测/GH 基因重排以帮助 B 细胞淋巴瘤的诊断；RT-PCR 适用于检测腺泡状横纹肌肉瘤中 t（2；13）（q35；q14）和 t（1；13）（p36；q14）形成的 PAX3-FKHR 与 PAX7-FKHR 融合基因来确诊。

PCR 和 RT-PCR 还能用于检测核苷酸序列的微卫星重复或短串联重复的变化。PCR 技术的敏感性非常高，适用于微小残留病变的检测。例如可通过测定 EWSR1-FLI1 与 EWSR1-ERG 融合基因以检测尤文肉瘤患者骨髓微小残留病变。

知识点 18：基因芯片　　副高：掌握　正高：掌握

基因芯片根据功能可分为 3 大类：表达谱芯片、诊断芯片及检测芯片。该技术在临床上适用于肿瘤的诊断、筛查及抗肿瘤药物的选择。HPV 主要基因型是 16 型、58 型和 18 型，是导致宫颈癌的主要病因，表明 HPV 基因芯片可作为一种高通量筛查实验。

知识点 19：蛋白质芯片　　副高：掌握　正高：掌握

蛋白质芯片是利用芯片表面上的探针来获取各种待检测的蛋白质，最常用的探针为抗体。目前，蛋白质芯片技术已经被广泛用在多种肿瘤标志物的检测中。例如可用多种肿瘤标志物蛋白质芯片一同检测多种肿瘤标志物，可以明显提高恶性肿瘤诊断的敏感性，也可应用于预后和疗效观察，同时也可以作为无症状人群的早期肿瘤普查方法之一，对肿瘤高危人群的普查具有一定的指导价值。

知识点 20：组织芯片 副高：掌握 正高：掌握

组织芯片是将数十个甚至数百个小的组织片排列在载体上而成的组织微阵列。它为医学病理学和分子流行病学提供了一种可高通量、大样本在分子水平分析的工具，使人类第一次可以有效利用成百上千份自然或处于疾病状态下的组织标本分别在基因、基因转录以及相关表达产物生物学功能 3 个水平上进行研究。在肿瘤研究中的应用表现为抗体筛选、肿瘤相关蛋白表达分析、肿瘤有关基因扩增分析及个体化肿瘤治疗与新的基因靶点筛选。

知识点 21：DNA 单链构象多态性技术 副高：掌握 正高：掌握

DNA 单链构象多态性（SSCP）技术属于一种基于单链 DNA 构象差别来检测点突变的方法。该方法广泛用于肿瘤诊断及研究。例如可用 SSCP 检测原发性肝癌 p53 基因的突变。

知识点 22：DNA 测序技术 副高：掌握 正高：掌握

DNA 测序能可靠地检测出各个 DNA 核苷酸是否产生点突变。该技术广泛用于肿瘤的诊断及指导治疗。例如 PCR 扩增结合直接测序适用于检测胃肠道间质瘤中 KIT/PDGFRA 基因突变情况，用于协助肿瘤医师决定是否应用靶向药物伊马替尼治疗；还可用该技术测定非小细胞肺癌 EGFR 基因突变情况，用于协助临床医师对分子靶向药物的选择且评估疗效。

随着科学技术的发展，传统的 Sanger 测序已经无法完全满足研究的需要。第二代测序技术经由捕捉新合成的末端的标记来确定 DNA 的序列。和 Sanger 测序技术相比，新一代测序平台最大的变化是不需要克隆这一繁琐的过程，具有通量更高、速度更快的特点。目前该技术是一个平台，可以开展全基因表达图谱分析、SNP、miRNA、ChIP 和 DNA 甲基化等许多研究。临床医师可以通过全基因组图谱，掌握肿瘤患者的整体遗传信息，对诊断、治疗和用药提供指导性意见。

四、流式细胞术

知识点 23：流式细胞术的定义 副高：掌握 正高：掌握

流式细胞术（FCM）是一种能够对单细胞、亚细胞结构或其他生物颗粒（微生物、染色体、人工合成微粒等）进行多参数、迅速检测的新型分析和分选技术。它是特点是检测速度快、检测指标多、采集数据量大、分析全面、方法灵活等。自 20 世纪 70 年代以来，FCM 已广泛应用于免疫学、肿瘤学、细胞生物学、血液学等研究领域。

知识点 24：流式细胞术在临床肿瘤学中的应用 副高：掌握 正高：掌握

利用 FCM 可以对细胞周期和 DNA 倍体进行分析，对细胞增殖标志物、细胞表面标志、癌基因蛋白产物、细胞凋亡及多药耐药蛋白等进行定量分析检测，从而得到组织形态学很难得到的信息，为肿瘤的临床诊断、治疗和预防提供帮助。

知识点 25：细胞周期与 DNA 倍体分析　　副高：掌握　正高：掌握

细胞周期和 DNA 倍体分析对肿瘤的早期诊断、鉴别诊断、预后的估价以及疗效的评价都有重要参考价值。

用 FCM 分析技术检测细胞的 DNA 含量，特别是 DNA 异倍体，可为判断肿瘤的生物学行为提供客观而准确的资料，帮助肿瘤早期诊断和鉴别诊断。大量研究还表明 DNA 含量高，非整倍体的肿瘤恶性程度高，预后较差，二倍体或近二倍体肿瘤预后良好。

FCM 分析可对细胞周期的分布状态进行准确检测，并计算出（G_0/G_1）%、S%和（G_2+M）%，了解细胞的增殖能力。在肿瘤学研究中，一般以 S 期细胞比例来判断肿瘤增殖状态，并作为判断患者预后的指标。S 期细胞比例与肿瘤组织学分级紧密相关，随组织学分级增高而增高，与肿瘤的组织学类型无关。研究表明，S 期细胞比例对于评估肺癌、乳腺癌、霍奇金淋巴瘤、睾丸肿瘤、卵巢癌、结/直肠癌、甲状腺癌、脑星形细胞瘤患者的预后具有重要意义。此外，S 期细胞比例在评估肿瘤的恶性度以及鉴别良性、恶性肿瘤方面有重要意义。

知识点 26：细胞增殖标志物分析　　副高：掌握　正高：掌握

测定细胞增殖标志物对于肿瘤细胞的判定、协助临床制定合理治疗方案和估计患者预后有重要意义。目前 FCM 检测细胞增殖标志物主要包括细胞周期蛋白 D1 和 PCNA 等。

知识点 27：肿瘤基因编码抗原分析　　副高：掌握　正高：掌握

肿瘤基因主要有癌基因、抑癌基因。应用 FCM 检测其在正常及肿瘤细胞表面或细胞内的表达水平对于分析细胞增殖调控紊乱有非常重要的意义，并可从分子水平为研究肿瘤发生、发展、治疗和预后等提供重要信息。

知识点 28：肿瘤化疗耐药分析　　副高：掌握　正高：掌握

肿瘤细胞对化疗药物的耐受性是肿瘤治疗的主要障碍，其中多药耐药（MDR）是最多见的。多药耐药有关蛋白包括 P 糖蛋白、多药耐药有关蛋白、肺抗性有关蛋白和乳腺癌耐药蛋白，它们都是经由药物外排泵的作用降低细胞中药物的聚集，从而引发 MDR。FCM 检测肿瘤细胞的多药耐药有关蛋白的表达水平，对监测临床肿瘤化疗效果、药物选择具有一定意义。

知识点 29：淋巴细胞免疫表型分析　　副高：掌握　正高：掌握

肿瘤发生后，机体可通过细胞免疫及体液免疫发挥抗肿瘤作用。目前临床上常检测的外周血淋巴细胞亚群有：T总淋巴细胞（$CD3^+$）、辅助/诱导性T淋巴细胞（$CD3^+$、$CD4^+$、$CD8^-$）、NK细胞（$CD3^-$、$CD16^+$、$CD56^+$）、抑制/细胞毒性T淋巴细胞（$CD3^+$、$CD4^-$、$CD8^+$）、非MHC限制性细胞毒性T淋巴细胞（$CD3^+$、$CD56^+$）、B淋巴细胞（$CD3^-$、$CD19^+$）。恶性肿瘤患者治疗前经常有$CD3^+$、$CD4^+$、NK细胞减少、B淋巴细胞增多，化疗后$CD3^+$、$CD4^+$细胞可增多，但NK细胞进一步减少，B淋巴细胞进一步增多。

知识点30：细胞凋亡分析 副高：掌握 正高：掌握

细胞凋亡和细胞增殖是一对并存的矛盾，正常情况下两者处在动态平衡。发生肿瘤时，细胞增殖加强，而细胞凋亡受到抑制。细胞凋亡不只与肿瘤的发生相关，而且对肿瘤的治疗也密切有关。许多研究表明：射线、某些药物、细胞因子等都可以诱导和影响细胞凋亡。FCM多参数分析技术能够直接检测肿瘤细胞中的凋亡细胞数，同时还可以通过多种角度检测与细胞凋亡有关因素，在揭示肿瘤的发生、发展机制以及对肿瘤防治与预后评价等诸多方面起重要作用。

知识点31：循环肿瘤细胞分析 副高：掌握 正高：掌握

循环肿瘤细胞（CTC）已在肿瘤患者外周血中被证实并可能是肿瘤转移的来源。检测CTC有助于了解肿瘤转移的机制并为抗转移治疗提供依据。FCM可以迅速、准确地定量检测CTC的数量，并可以对CTC进行多参数分析。FCM还可与免疫磁珠分选技术相结合，明显提高CTC检测的灵敏度。

五、电子显微镜技术

知识点32：电子显微镜技术 副高：掌握 正高：掌握

电子显微镜技术（简称电镜技术）是病理形态诊断与研究中的基本技术之一。电镜分辨率远远高于光镜，可达0.2nm，能清楚显示细胞的微细结构（亚细胞结构），可用作肿瘤病理诊断和鉴别诊断的辅助检查手段之一，也适用于肿瘤的病因和发病机制的研究。电镜的类型主要有透射电镜及扫描电镜，其中最常用的为透射电镜。虽然免疫组织化学和分子检测技术在肿瘤的诊断和预后中的应用更为广泛，电镜检查在肿瘤病理诊断中仍起着一定的作用。例如电镜适用于一些疑难肿瘤的组织来源与细胞属性判定。朗格汉斯组织细胞增生症中可以见到呈杆状的Birbeck颗粒有助于诊断；检测神经内分泌肿瘤（如垂体腺瘤）细胞质内的神经分泌颗粒，根据颗粒的大小、形状、电子致密度和空晕的有无以及宽度等特征并结合免疫组织化学结果进一步对肿瘤的亚型进行划分。

六、图像分析技术

知识点33：图像分析技术 副高：掌握 正高：掌握

图像分析技术是用图像分析仪或图像分析系统在显微镜下客观地检测组织特征。近年来使用光学、电子学和计算机研制成的自动图像分析仪（IAA），已经用于病理学的诊断和研究。它是应用数学方法将观测到的组织和细胞二维平面图像推导出三维立体定量资料，能更精确计算和分析各种图像的参数。肿瘤病理学方面，图像分析技术主要用在核形态参数的测定（包括细胞核直径、周长、面积和体积）、DNA 倍体的测定及显色反应（如 FISH）的定量分析，有时还可以辅助肿瘤的病理学分级和预后判断。

七、生物信息学

知识点 34：生物信息学 副高：掌握 正高：掌握

生物信息学是由人类基因组计划发展而形成的一门新兴交叉学科，涉及生物学、数学和计算机科学，主要研究内容包括生物信息的获取、加工、分析、分配和解释等。该学科综合运用数学、计算机科学和生物学的各种工具来解释和说明大量数据所包含的生物学意义。越来越丰富和繁杂的生物信息无法有效的利用和分析，只会带来更大的迷茫与混乱。生物信息学就是为揭示基因组信息结构的复杂性和遗传语言的根本规律而产生的新兴科学。

生物信息学目前在肿瘤的诊断和研究中已发挥巨大的作用。传统研究肿瘤的方法是选择癌症基因、基因组区域及蛋白质，与健康组织和细胞比较。生物信息学使肿瘤研究模式产生巨大变化，扩大了与特定类型癌症发展有关的遗传变异的可检测数量，并能够整合分子特点从而预测癌症及治疗反应。

知识点 35：癌症基因组学 副高：掌握 正高：掌握

Sjoblom 和 W00d 使用生物信息学工具，在可以利用的参考序列数据库中选择 18191 个人类基因，然后测定所有肿瘤样本中这些编码基因外显子的序列，结果找到了约为 80 万个潜在突变。

知识点 36：癌症转录组学 副高：掌握 正高：掌握

Rhodes 等人分析了 40 个已公布的癌症组织微阵列数据集，包括超过 3700 个癌症样本的大约 3800 万个基因表达谱。结果可见>10 例的癌症患者中有 60 个基因的表达水平高出了正常组织中相同基因的表达水平。

知识点 37：蛋白质组学 副高：掌握 正高：掌握

蛋白质组学正在快速发展，并且对癌症的临床诊断和疾病治疗作出了巨大贡献。几项研究鉴定出了一些蛋白质在乳腺癌、卵巢癌、前列腺癌及食管癌中的表达变化。例如通过蛋白质组学技术，人们能够在患者血液中鉴定出肿瘤标志物。

第三章 肿瘤免疫治疗

第一节 肿瘤免疫治疗原理

知识点1：肿瘤免疫治疗原理 副高：掌握 正高：掌握

肿瘤免疫治疗的原理是通过增强抗肿瘤免疫应答及打破肿瘤的免疫抑制产生抗肿瘤作用。肿瘤免疫治疗的新进展目前主要表现为肿瘤疫苗、单克隆抗体、免疫效应细胞和免疫调节剂治疗的研究。

第二节 肿瘤免疫治疗的分类

一、主动免疫治疗

知识点1：主动免疫治疗的概念 副高：掌握 正高：掌握

肿瘤的主动免疫治疗也称为肿瘤疫苗，主要是借助肿瘤细胞或肿瘤抗原物质免疫机体，使宿主免疫系统形成针对肿瘤抗原的抗肿瘤免疫应答，从而抑制肿瘤生长、转移和复发。

知识点2：主动免疫治疗的特点 副高：掌握 正高：掌握

肿瘤疫苗不同于普通感染性疾病的预防疫苗，不是对未患病者进行预防性注射，而是对已患病者进行免疫接种，激发肿瘤患者机体形成对肿瘤的特异性免疫应答，达到治疗肿瘤的目的。肿瘤疫苗的优点是可产生长期的免疫记忆，抗肿瘤作用比较持久。

知识点3：主动免疫治疗的分类 副高：掌握 正高：掌握

肿瘤疫苗主要分为肿瘤细胞疫苗、肿瘤多肽（蛋白）疫苗、DC疫苗、抗独特型抗体疫苗及DNA疫苗。目前大多数肿瘤疫苗仍然处于Ⅰ、Ⅱ期临床试验阶段，其中以黑色素瘤、肺癌、乳腺癌和前列腺癌疫苗研究最多，但已有数十个肿瘤疫苗被批准Ⅲ期临床试验或临床应用。

知识点4：肿瘤细胞疫苗的概念 副高：掌握 正高：掌握

肿瘤细胞疫苗是使用灭活的自体或异体肿瘤细胞作为疫苗，刺激机体形成抗肿瘤免疫应答，是研究最早、最多的肿瘤疫苗。

知识点5：肿瘤细胞疫苗的特点　　副高：掌握　正高：掌握

（1）自体肿瘤细胞疫苗特点：拥有自体特异的肿瘤抗原及HLA分子比异体肿瘤细胞疫苗更加安全有效。然而肿瘤组织获取困难、制备过程复杂且存在机体免疫耐受及肿瘤抗原被正常组织稀释等原因，故临床应用具有一定困难。

（2）异体肿瘤细胞疫苗特点：异体肿瘤细胞和患者自体肿瘤细胞存在交叉抗原，所以异体肿瘤细胞疫苗可部分替代自体肿瘤疫苗，解决自体肿瘤细胞来源有限的问题。但大部分异体肿瘤细胞疫苗和患者肿瘤的组织学类型及肿瘤相关抗原不符，因此临床效果并不理想。

此外，肿瘤在体内不能被识别及消灭，主要是因为其免疫原性弱，所以在疫苗中经常加入佐剂（如弗氏完全佐剂、卡介苗、明矾或棒状杆菌属等），以增强机体对抗原的免疫应答。

知识点6：肿瘤细胞疫苗的分类　　副高：掌握　正高：掌握

肿瘤细胞疫苗可分为肿瘤全细胞疫苗、肿瘤细胞裂解物疫苗和基因修饰的肿瘤细胞疫苗。

知识点7：肿瘤全细胞疫苗　　副高：掌握　正高：掌握

（1）特点：肿瘤全细胞疫苗的优点在于富含肿瘤抗原，如自体肿瘤细胞疫苗具有全部肿瘤细胞的抗原。为防止肿瘤种植，肿瘤全细胞疫苗必须完全灭活才能临床使用。

（2）举例：结肠癌疫苗OncoVAX是由经过放射处理的患者肿瘤细胞与卡介苗混合而成，此疫苗已经进入Ⅲ期临床试验。

知识点8：肿瘤细胞裂解物疫苗　　副高：掌握　正高：掌握

（1）特点：选用肿瘤细胞的裂解物或外泌小体（胞外体）等亚细胞结构作为疫苗，既能够保留肿瘤的抗原性，又能够保证疫苗的安全性，是肿瘤疫苗治疗常使用的办法之一。

（2）举例：Melacine是由黑色素瘤细胞系MSMM-1与MSMM-2的裂解物和佐剂Detox组成，用来治疗Ⅳ期恶性黑色素瘤，是世界上第一个被批准上市的肿瘤疫苗。

知识点9：基因修饰的肿瘤细胞疫苗　　副高：掌握　正高：掌握

（1）特点：因为肿瘤细胞缺乏MHC分子和B7-1、B7-2共刺激分子，以及分泌增强机体免疫功能的细胞因子，所以近年来多选用基因修饰的肿瘤疫苗，即通过基因重组技术，将各种基因导入受体肿瘤细胞制备疫苗。如转染肿瘤坏死因子（TNF）、共刺激分子 B7 以及重组的肿瘤抗原基因等，以诱导机体对肿瘤的免疫反应。

（2）举例：前列腺癌 GVAX 疫苗（CG1940/CG8711）是由转染有 GM-CSF 基因的两个前列腺癌细胞系 CG1940 与 CG8711 组成，用于治疗无症状的内分泌治疗无效的前列腺癌，此药已经进入Ⅲ期临床试验。

知识点 10：肿瘤多肽疫苗　　副高：掌握　正高：掌握

（1）概念：多肽疫苗是根据肿瘤抗原基因中已知或预测的某段抗原表位的氨基酸序列，经由化学合成技术制备的疫苗。合成的多肽疫苗可直接与 APC 表面的 MHC 分子结合，同时活化 T 细胞，从而诱导抗肿瘤免疫反应。

（2）特点：多肽疫苗成分比较单一，方便研究，易于生产，不存在肿瘤细胞的抑制成分，且没有肿瘤种植的危险。缺点是因其只含有单表位肽，分子量小、容易降解等特点而致其免疫原性弱，无法获得理想的抗肿瘤效果，还可能诱导特异性免疫耐受；同时该疫苗的使用受 MHC 类型限制，故临床应用受到制约。目前多采取增加多肽长度，使用多抗原分支肽，多种多肽疫苗联合以及联合热休克蛋白、免疫佐剂和 DC 等来提高疫苗的疗效。

（3）举例：肿瘤多肽疫苗临床研究较多的为黑色素瘤。一项Ⅲ期临床随机对照研究使用 gp100 肽疫苗和高剂量 IL-2 联合治疗转移性黑色素瘤，结果表明 gp100 肽和高剂量 IL-2 联合应用效果优于单用高剂量 IL-2。

知识点 11：肿瘤蛋白疫苗　　副高：掌握　正高：掌握

（1）概念：蛋白疫苗是指将肿瘤抗原整个或部分蛋白质当作疫苗，此疫苗经 APC 摄取提呈，激发机体的抗肿瘤免疫应答。

（2）特点：蛋白疫苗比多肽疫苗免疫原性更强，包含了更多的 MHC Ⅰ与 MHC Ⅱ类分子限制的表位肽，能够克服需要明确表位肽的限制。但蛋白疫苗常添加佐剂，进入机体后需 APC 摄取提呈，激发的免疫反应主要是体液免疫，因此如何增强免疫反应强度及诱导细胞免疫是蛋白疫苗需要解决的重要问题。

（3）举例：BLP25 是由合成的人黏蛋白 1（Muc-1）和佐剂单磷酸脂 A 组成的蛋白疫苗，已经进入治疗非小细胞肺癌的Ⅲ期临床研究阶段。

知识点 12：树突状细胞（DC）疫苗　　副高：掌握　正高：掌握

DC 是功能最强的 APC，也是唯一能够激活初始性 T 细胞的专职 APC，具有激活 $CD8^+$ 细胞毒性 T 细胞和 $CD4^+$ 辅助性 T 细胞的功能。DC 作为疫苗可以有效增强诱导特异性抗肿瘤免疫反应的作用，主要有肿瘤抗原致敏的 DC 疫苗和基因修饰的 DC 疫苗。

知识点 13：肿瘤抗原致敏的 DC 疫苗　　副高：掌握　正高：掌握

（1）概念：肿瘤抗原致敏的 DC 疫苗是通过各种形式的肿瘤抗原（如肿瘤全细胞抗原、蛋白抗原、抗原肽、肿瘤细胞裂解物、凋亡体或外泌小体等）致敏 DC，然后将致敏后的 DC 接种或回输给患者，诱导机体生成特异性的 CTL 和记忆性 T 细胞，进而产生抗肿瘤免疫应答。

（2）特点：①肿瘤抗原肽负载 DC 的特点：通过特定的抗原表位和 DC 上特定 MHC 分子结合，激发机体抗肿瘤细胞免疫反应。这种疫苗具有较好的靶向性，容易生产和监测。②肿瘤细胞抗原负载 DC 的特点：不需分离鉴定肿瘤的特异性抗原，可由 DC 直接对抗原进行识别、摄取、加工和提呈。③DC 与肿瘤细胞融合负载抗原的特点：此类疫苗几乎拥有全部的肿瘤抗原，而缺点就是含有大量、多种类的非肿瘤抗原，可能诱发自身免疫性疾病。

（3）举例：Provenge（Sipuleucel-T）是 PA2024（前列腺相关蛋白-前列腺酸性磷酸酶和 GM-CSF 的融合蛋白）和患者 DC 孵育后得到的肿瘤疫苗。研究显示该疫苗能够延长前列腺癌晚期患者 4 个月生存时间。

知识点 14：基因修饰的 DC 疫苗　　副高：掌握　正高：掌握

（1）概念：基因修饰的 DC 疫苗是把编码肿瘤抗原的基因导入 DC，在 DC 中表达肿瘤抗原，经由 DC 提呈后活化初始 T 细胞。编码肿瘤抗原的基因经常以 DNA 或 RNA 的形式转入 DC，转导方式为使用质粒或病毒载体。其中，最常用的为转染率高的病毒载体。如果同时将免疫刺激性因子基因（如 GM-CSF、TNF、IL-2）转入 DC，可以增强免疫应答效果。

（2）特点：基因修饰的 DC 疫苗在某种程度上解决了疫苗制备时肿瘤细胞来源困难及其特异性问题，不但能够避免诱发自身免疫性疾病，而且能够避免因抗原降解而使疫苗作用减弱。目前大多数基因修饰的 DC 疫苗仍处于Ⅰ/Ⅱ期临床试验当中。

（3）举例：使用自体前列腺癌特异性抗原（PSA）RNA 转染 DC 治疗晚期前列腺癌患者的Ⅰ期与Ⅱ期临床试验均显示出一定的有效性。

知识点 15：抗独特型抗体疫苗　　副高：掌握　正高：掌握

（1）概念：抗原可刺激机体生成抗体 Ab1，该抗体可变区的独特型决定簇具有免疫原性，能够诱导抗体 Ab2 产生，后者被称为独特型抗体。有的 Ab2 抗体可模拟原有抗原的结构，诱导抗原的特异性免疫反应，被称为内影像抗原，如果将其作为肿瘤疫苗应用，即为抗独特型抗体疫苗。

（2）特点：抗独特型抗体疫苗具有模拟肿瘤抗原及免疫调节的双重作用，可打破机体对肿瘤抗原免疫耐受的状态，而且因其不含真正的肿瘤细胞，避免了癌基因和病毒的污染，所以安全可靠、特异性强。特别适合于较难获取肿瘤标本或肿瘤抗原很难纯化的情况。主要用于某些不易获得的或难于分离纯化的肿瘤抗原。独特型抗体多为鼠源性，反复使用易引起人抗鼠抗体反应，而人源化独特型抗体可避免上述反应。

（3）举例：BiovaxID（Id-KLH/GM-CSF）为自体肿瘤来源的免疫球蛋白独特型抗体疫苗，用来治疗滤泡性淋巴瘤，目前已经完成了Ⅲ期临床试验。

知识点16：DNA疫苗　　副高：掌握　正高：掌握

（1）概念：DNA疫苗也称基因疫苗，是借助基因工程技术将编码肿瘤抗原的基因整合在表达载体上（重组病毒或质粒DNA），再将疫苗直接注入机体，拼接载体本身和机体内的基因表达系统表达出肿瘤抗原，进而诱导出针对肿瘤抗原的细胞免疫应答。确定针对性强的肿瘤相关抗原编码基因以及保证目的基因在体内充分表达是肿瘤基因疫苗的研究重点。

（2）特点：其优点在于便于生产、使用安全、在体内表达时间长、易于诱发肿瘤免疫应答。缺点在于肿瘤抗原的表达差异很大，而长期低水平的肿瘤抗原常诱导免疫耐受。DNA疫苗目前多数处于Ⅰ期临床研究阶段，仅少数进入Ⅲ期临床试验。临床前或临床研究表明，多数肿瘤疫苗均显示了良好的安全性，并且能够诱导机体生成肿瘤特异性的CTL或抗体，但临床反应率还有待提高。

（3）举例：编码PSA的痘病毒载体疫苗“PROSTVACVF”在Ⅱ期临床试验中已经证实，该疫苗在接种给患者后，产生了针对PSA特异性的T细胞反应，该疫苗可以延长激素难治性转移性前列腺癌患者的中位生存期达8.5个月。

二、被动免疫治疗

知识点17：被动免疫治疗的概念　　副高：掌握　正高：掌握

被动免疫治疗又称为过继免疫治疗，是被动性的将具备抗肿瘤活性的免疫制剂或细胞转输给肿瘤患者，以达到治疗肿瘤的目的。

知识点18：被动免疫治疗的分类　　副高：掌握　正高：掌握

被动免疫治疗分为单克隆抗体治疗和过继性细胞治疗。

知识点19：单克隆抗体治疗　　副高：掌握　正高：掌握

单克隆抗体治疗属于肿瘤免疫治疗中较为成功的一种手段。

知识点20：过继性细胞治疗　　副高：掌握　正高：掌握

（1）概念：过继性细胞治疗是通过分离自体或异体免疫效应细胞，在体外激活并回输，直接杀灭肿瘤或激发机体抗肿瘤免疫反应。过继性细胞治疗的关键就是产生数量足够、能够识别并杀伤肿瘤的免疫细胞，以及效应细胞可以到达肿瘤所在部位，在肿瘤周围被激活同时发挥抗瘤作用。

（2）特点：过继性细胞治疗不但可以纠正细胞免疫功能低下的状态，促进宿主抗肿瘤免疫功能，还可以直接发挥抗肿瘤作用。此外，过继性细胞治疗还可替代、修补或改善细胞毒治疗引发的免疫功能受损。但由于存在着扩增倍数较低、细胞来源困难、细胞毒力不高等各种问题，在临床应用上受到限制。

（3）分类：用于过继性细胞治疗的免疫细胞有：淋巴因子激活的杀伤细胞、肿瘤浸润性淋巴细胞、细胞因子诱导的杀伤细胞、NK 细胞和 γδT 细胞等。目前大多处于Ⅰ/Ⅱ期临床试验阶段。

知识点 21：淋巴因子激活的杀伤细胞　　副高：掌握　正高：掌握

（1）特点：LAK 是外周血单个细胞在体外经过 IL-2 刺激活化后诱生的具有非特异性细胞毒作用的效应细胞，属于多种免疫细胞的群体。LAK 细胞抗癌谱广，抗肿瘤作用不依赖抗原致敏。LAK 细胞经由直接接触或释放炎症细胞因子间接杀伤肿瘤。

（2）临床应用：因为其体外增殖活性不强，体内抗瘤活性有限，同时为维持 LAK 细胞体内活性，需注射大剂量 IL-2，出现较强毒副作用，所以逐渐淡出临床应用。

知识点 22：肿瘤浸润性淋巴细胞（TIL）　　副高：掌握　正高：掌握

（1）特点：TIL 是从肿瘤部位分离得到的一群淋巴细胞，经 IL-2 等细胞因子扩增后产生。其表型以 $CD4^+T$ 细胞与 $CD8^+T$ 细胞为主，具有一定的肿瘤特异性及 MHC 限制性。TIL 的抗肿瘤效果是 LAK 的 50~100 倍。

（2）临床应用：TIL 已开始临床试验，主要用于治疗皮肤、肾、肺、头颈部、肝卵巢部位的原发或继发肿瘤。但其取材困难和制作过程的相对复杂性限制了其在临床的应用。

知识点 23：细胞因子诱导的杀伤细胞（CIK）　　副高：掌握　正高：掌握

（1）特点：CIK 是外周血单个核细胞经过抗 CD3 单克隆抗体，以及 IL-2、IFN-γ 和 IL-1α 等细胞因子体外诱导分化得到的 NK 样 T 细胞。CIK 呈 $CD3^+CD56^+$ 表型，既具有 NK 细胞的非 MHC 限制性特点，又保存了 T 淋巴细胞抗肿瘤活性。具有增殖速度快，杀伤活性高，肿瘤杀伤谱广等优点。

（2）临床应用：CIK 在肾癌、肝癌、肺癌、白血病等肿瘤中存在抗瘤活性。

知识点 24：NK 细胞　　副高：掌握　正高：掌握

（1）特点：NK 细胞能够识别 MHC Ⅰ表达下调或缺失的肿瘤细胞，无须抗原预先致敏即能够直接杀伤肿瘤细胞，其杀伤肿瘤细胞的机制包括：①通过分泌穿孔素、颗粒酶来杀伤肿瘤细胞；②通过死亡配体介导靶细胞凋亡；③分泌炎症因子间接杀伤肿瘤细胞；④通过 ADCC 效应杀伤肿瘤细胞。

（2）临床应用：NK 细胞慢慢成为过继性免疫治疗重要组成部分。目前仍处于Ⅰ/Ⅱ期临床试验阶段。

知识点 25：γδT 细胞 副高：掌握 正高：掌握

（1）特点：γδT 细胞是一类 T 细胞，因为 TCR 由 γ 和 δ 肽链组成而被命名，多为 $CD4^-$ $CD8^-$双阴性表型。其杀伤肿瘤细胞的机制复杂，主要包括穿孔蛋白途径和 Fas/FasL 介导的细胞凋亡途径，或者通过 NK 样的受体，使之像 NK 细胞一样能够直接识别蛋白质或肽类抗原，以非 MHC 限制性方式杀伤肿瘤细胞。

（2）临床应用：以 γδT 细胞为基础的免疫治疗在肺癌、肾癌、恶性黑色素瘤等Ⅰ期临床研究中已显示出良好疗效，尤其是转移性恶性黑色素瘤，提示其可能发展为肿瘤治疗的新途径。

三、非特异性免疫调节剂治疗

知识点 26：非特异性免疫调节剂的抗肿瘤机制 副高：掌握 正高：掌握

非特异性免疫调节剂的抗肿瘤机制主要分为两种：一是通过刺激效应细胞发挥作用，包括 α 干扰素、IL-2、咪喹莫特和卡介苗；二是通过抑制免疫负调控细胞或分子起作用，包括 Denileukindiftitox、CTLA 单克隆抗体等。

知识点 27：α 干扰素 副高：掌握 正高：掌握

α 干扰素具有免疫调节、抗增殖、诱导分化、促凋亡及抗血管生成等多种作用，是第一个被确定具有抗肿瘤活性的细胞因子，用于治疗毛细胞白血病、恶性黑色素瘤、慢性淋巴细胞白血病、非霍奇金淋巴瘤、卡波西肉瘤、多发性骨髓瘤和肾癌。

知识点 28：IL-2 副高：掌握 正高：掌握

IL-2 是调控 T 细胞与 NK 细胞等淋巴细胞生长的重要因子，目前用于治疗转移性肾癌及恶性黑色素瘤。

知识点 29：咪喹莫特 副高：掌握 正高：掌握

咪喹莫特是 Toll 样受体 7 的激动剂，能够增强固有免疫应答和适应性免疫应答。目前用于治疗浅表性和结节性基底细胞癌。

知识点 30：卡介苗 副高：掌握 正高：掌握

卡介苗既能够激发固有免疫应答，又可以激发适应性免疫应答。主要用于膀胱癌治疗。

知识点31：Denileukin diftitox　　副高：掌握　正高：掌握

Denileukin diftitox 由 IL-2 的受体结合片段和具有酶活性的白喉毒素跨膜片段重组融合，与 IL-2 受体（CD25）结合，进入细胞质，裂解释放白喉毒素 A 链，继续抑制蛋白的合成，导致细胞死亡。用于治疗 $CD25^+$ 的皮肤 T 细胞淋巴瘤。

知识点32：CTLA-4 单克隆抗体　　副高：掌握　正高：掌握

ipilimumab 和 tremelimumab 均是 CTLA-4 人源化单克隆抗体，主要通过抑制活化 T 细胞的 CTLA-4 和抗原提呈细胞的 B7 结合，打破免疫耐受，增强 T 细胞的活性。ipilimumab 已被批准用于治疗晚期黑色素瘤。

知识点33：PD-L1 抗体　　副高：掌握　正高：掌握

PD-1 是程序性死亡受体-1，大部分见于活化 T 细胞表面，为免疫抑制性受体，与其配体 PD-L1、PD-L2 相互作用传输抑制性信号，在免疫应答中发挥负向调控作用。因为肿瘤细胞高表达 PD-L1，所以阻断 PD-L1 与 PD-1 的结合可阻止这种机制介导的免疫抑制作用。与阻断 CTLA-4/B7 通路（都是 T 细胞协同刺激通路）相比，阻断 PD-1/PD-L1 通路的抗肿瘤特异性更强。前期研究已证明在难治性实体肿瘤患者中，该药耐受性良好，且具有一定的临床疗效。

第三节　免疫治疗在肿瘤综合治疗中的作用

一、免疫治疗与化疗协同作用

知识点1：化疗对肿瘤免疫应答的影响　　副高：掌握　正高：掌握

化疗可通过减少免疫抑制细胞、活化免疫细胞、增加肿瘤免疫原性以及增加肿瘤细胞对 CTL 的敏感性等四种机制激发肿瘤免疫应答。

知识点2：减少免疫抑制细胞　　副高：掌握　正高：掌握

Treg 细胞与 MDSC 在抗肿瘤免疫中起抑制作用。某些化疗药物具有减少这种免疫抑制细胞的作用。如小剂量环磷酰胺（CTX）可以选择性去除 Treg 细胞，增强效应 T 细胞、NK 细胞和 APC 的功能。CTX 联合氟达拉滨通过抑制淋巴细胞，特别是 Treg 细胞，促进 TIL 长期存活，提高了抗肿瘤活性。吉西他滨能够选择性抑制 MDSC，恢复 T 细胞抗肿瘤免疫效应，逆转 MDSC 对 DC 抑制作用。

知识点 3：活化免疫细胞 副高：掌握 正高：掌握

有些化疗药物具有活化免疫细胞的作用。比如，吉西他滨能非特异性活化巨噬细胞。

知识点 4：增加肿瘤免疫原性 副高：掌握 正高：掌握

部分化疗药物通过诱导免疫原性的肿瘤细胞死亡，包括凋亡、自噬性细胞死亡和坏死，促进抗肿瘤的免疫反应。顺铂与 5-FU 等化疗药物引起 DNA 损伤时，肿瘤细胞表达主要组织相容性复合体Ⅰ类链相关基因 A（MICA）与视黄酸早期转录因子 1（RAE1），可帮助 NK 细胞识别和杀伤。

知识点 5：增加肿瘤细胞对 CTL 的敏感性 副高：掌握 正高：掌握

达卡巴嗪与 5-FU 可通过调节穿孔素/颗粒酶和 Fas/FasL 通路，增强黑色素瘤细胞对细胞毒 T 细胞的敏感性。

知识点 6：免疫治疗对化疗的影响 副高：掌握 正高：掌握

疫苗治疗可以增加化疗的敏感性。针对复发恶性胶质瘤患者的临床研究显示疫苗序贯化疗患者的疾病进展时间（TTP）比单纯化疗者延长。原因在于疫苗能够诱导患者生成酪氨酸酶相关蛋白 2（TRP-2）特异性的 T 细胞，去除过表达 TRP-2 的肿瘤细胞。而残留的肿瘤细胞低表达 TRP-2，对替莫唑胺等化疗药更敏感。

化疗联合免疫治疗具有一定的协同作用，但受免疫治疗与化疗的种类、剂量以及治疗顺序等多个因素影响。

二、免疫治疗与放疗联合增效作用

知识点 7：免疫治疗与放疗联合增效作用 副高：掌握 正高：掌握

放射治疗联合免疫治疗有极大的潜力，目前发现放射治疗除通过射线直接杀伤肿瘤细胞外，还可通过下列机制促进机体抗肿瘤免疫应答，从而扩大免疫治疗的效应。

（1）放疗作为一种“应激”，常出现肿瘤细胞过表达热休克蛋白（HSP）、MHCⅠ类分子、Fas 等，增加肿瘤的免疫原性。

（2）放疗通过诱导肿瘤细胞免疫原性死亡，有助于 APC 的抗原识别、加工和提呈。

（3）放疗能破坏肿瘤基质，引起 ICAM-1 等黏附分子增多，有利于 T 细胞到达肿瘤部位。

（4）全身照射还可以去除调节性 T 细胞。

前列腺癌患者放射治疗后，许多患者产生 survivin（一种凋亡抑制基因）特异性 $CD8^+T$ 细胞增多。

三、免疫治疗与外科等其他治疗的关系

知识点 8：免疫治疗与外科等其他治疗的关系　　副高：掌握　正高：掌握

外科作为肿瘤的有效治疗手段，不但能够提供免疫治疗所需要的材料，如肿瘤相关抗原（TAA）和 TIL 等，而且能够迅速降低肿瘤负荷，减少免疫抑制，有利于免疫治疗作用的发挥。转移性肾癌在肾切除后进行 IFN 治疗和单纯 IFN 治疗相比，中位生存期（MS）延长。肿瘤疫苗 Oncophage 可以使中危肾癌患者术后复发风险降低。值得注意的是手术本身有引发免疫抑制的风险，甚至促进肿瘤发展。如电视胸腔镜手术（VATS）和传统的开胸手术相比，提高了早期非小细胞肺癌的生存率，其原因就是 VATS 创伤小，能减轻传统手术引起的免疫抑制。

就肿瘤免疫治疗而言，效应 T 细胞是否能够到达肿瘤部位也是影响疗效的关键，而介入治疗等局部治疗可以使生物反应调节剂更加准确地到达肿瘤部位，发挥抗肿瘤效应。

第四章 肿瘤基因治疗

第一节 肿瘤基因治疗要素组成

一、载体系统

知识点1：载体的概念　　副高：掌握　正高：掌握

载体是将治疗基因导入人体细胞内的运送工具，主要分为两类：一类为病毒载体；另一类为非病毒载体。病毒载体的转移效率高，应用较多，但因安全性问题受到了一定的限制；非病毒载体基因导入的效率相对低，但具有安全性良好且容易制备的特点。

知识点2：病毒载体的概念　　副高：掌握　正高：掌握

病毒载体是通过改造野生型病毒，去除其病原性同时保留高转染效率的特性，利用基因工程方法加入目的基因，然后通过生物学感染的方法导入细胞内表达的缺陷型病毒。通常分为DNA病毒（腺病毒、腺相关病毒、Ⅰ型单纯性疱疹病毒、痘病毒）、RNA病毒（反转录病毒、慢病毒）和嵌合型病毒。

知识点3：腺病毒载体　　副高：掌握　正高：掌握

（1）腺病毒是双链DNA病毒，基因组全长30~50kb。目前多数选用无致病性的5型及2型腺病毒。构建载体时保留末端反向重复序列（ITR）和包装信号，其余的部分可选择性删除，以利于外源基因插入。

（2）腺病毒载体的优点：①宿主细胞范围广，感染效率高；②对人致病性低，人群获得感染后只产生轻微的临床症状；③在增殖和非增殖细胞中都可感染与表达；④不整合于宿主细胞染色体，安全性良好；⑤较稳定，能耐受纯化浓缩等操作，易于得到高滴度的病毒颗粒；⑥可携带目的基因容量大。

（3）腺病毒载体的缺点：①无法整合到宿主细胞染色体上，随着细胞分裂或死亡而拷贝数降低或消失，表达时间短，需反复给药；②腺病毒编码蛋白可激发机体免疫反应使病毒载体快速被清除，同时可产生过敏反应；③缺乏特异性和靶向性。

知识点4：腺相关病毒载体　　副高：掌握　正高：掌握

（1）腺相关病毒（AAV）属微小病毒科，是无包膜的单链线状 DNA 病毒，基因组大小约 4.6kb。其复制需要辅助病毒例如腺病毒和单纯疱疹病毒等的存在。AAV 感染人宿主细胞后，在缺少辅助病毒时，可定点整合到 19 号染色体上。构建载体时保留两端的 ITRs，切除 AAV 的病毒结构基因 REP 与 CAP 基因部分并插入外源基因。

（2）腺相关病毒载体的优点：①基因组小，便于操作；②能感染分裂期和非分裂期细胞；③免疫原性与细胞毒性低，生物安全性好；④能高效整合在 19 号染色体短臂上，外源基因可以持续稳定表达。

（3）腺相关病毒载体的缺点：①体外很难制备高滴度病毒；②装载容量有限（不超过 4.8kb）；③需要辅助病毒参与复制。

知识点 5：单纯疱疹病毒载体　　副高：掌握　正高：掌握

（1）单纯疱疹病毒（HSV）是一种基因组为 150kb 的双链 DNA 病毒，能够感染上皮类细胞和神经细胞。其中Ⅰ型单纯疱疹病毒（HSV-1）载体应用最广。

（2）单纯疱疹病毒载体的优点：装载容量可为 30kb，除了作为载体表达目的基因外，病毒本身的复制还能够裂解肿瘤细胞。

（3）单纯疱疹病毒载体的缺点：①在宿主细胞内表达时间较短；②具有高免疫原性和细胞毒性。

知识点 6：反转录病毒载体　　副高：掌握　正高：掌握

（1）反转录病毒（RV）是 RNA 病毒，去掉了病毒结构基因，换成外源基因，进一步在包装细胞内组装形成重组反转录病毒，感染细胞后整合至细胞染色体上，从而长期表达基因产物。

（2）反转录病毒载体的优点：①能准确整合在宿主细胞染色体中，外源目的基因可以长期稳定表达；②宿主细胞广泛；③免疫原性低，无毒性作用；④可附加不同的调控元件来增加外源基因的表达效率。

（3）反转录病毒载体的缺点：①仅能感染分裂期细胞；②无靶向性的随机插入可导致内外源基因的不恰当表达而引起细胞恶变；③装载外源基因能力有限（≤8kb）；④病毒滴度低，不易纯化。

知识点 7：慢病毒载体　　副高：掌握　正高：掌握

慢病毒（LV）属于反转录病毒科慢病毒，LV 载体的生产同样需要包装细胞。以人类免疫缺陷病毒Ⅰ型（HIV-Ⅰ）为代表的慢病毒载体可以感染非分裂期细胞及分裂期细胞，并且具有基因容量大、目的基因表达时间长和不易诱发宿主免疫反应等优点。其缺点为存在毒力恢复及垂直感染等安全性问题。

知识点 8：非病毒载体的概念 副高：掌握 正高：掌握

非病毒载体包括真核细胞表达质粒（裸 DNA）、阳离子多聚物、脂质体和纳米粒等。具有低毒、低免疫反应、外源基因随机整合以及携带基因大小类型不受限制等优点。缺点为转染效率低、表达不稳定。用非病毒载体将基因导入细胞需用物理或化学方法。

知识点 9：真核细胞表达质粒 副高：掌握 正高：掌握

裸 DNA 或质粒 DNA，即将外源基因构建在真核表达质粒，借助物理或机械方法直接将其导入宿主组织细胞内。

知识点 10：阳离子多聚物 副高：掌握 正高：掌握

阳离子多聚物是用带正电多聚物静电结合、浓缩 DNA，通过静电作用结合细胞膜或通过携带的靶向配体与细胞膜上的受体结合，内吞进入细胞内。具有易合成、无免疫原性、靶向性及生物适用性好等优点，其缺点为存在电荷相关毒性和转染效率低。

知识点 11：脂质体 副高：掌握 正高：掌握

脂质体是由磷脂双层包围水相形成的闭合囊泡。脂质体载体包括阳离子脂质体、中性脂质体、阴性脂质体以及 pH 敏感脂质体等。基因治疗一般用阳离子脂质体，借助正电荷的作用可以浓集 DNA，生成脂质体 DNA 复合物。阳离子脂质体具有携带的基因不受 DNA 大小制约、无生物源性、体外稳定性好、体内可生物降解的优点。缺点为转染效率低，表达短暂。

知识点 12：纳米粒 副高：掌握 正高：掌握

纳米粒是一类由天然或合成高分子材料制备的直径为纳米级的载体，其表面通过生物修饰或理化修饰后具有靶向性。纳米粒具有低细胞毒性与遗传毒性、无免疫原性、可通过血脑屏障以及可与 DNA 形成致密结构使之不被核酸酶消化降解等优点。

二、目的基因

知识点 13：靶向肿瘤细胞的基因 副高：掌握 正高：掌握

靶向肿瘤细胞的基因有癌基因、抑癌基因、自杀基因、多药耐药基因等。

知识点 14：癌基因 副高：掌握 正高：掌握

癌基因是人类或其他动物细胞（以及致癌病毒）固有的一类基因，它们一旦活化就能促使人或动物的正常细胞发生癌变，常见的癌基因包括 K-ras、N-ras、myc 等。通过基因封闭抑制癌基因功能，可以达到抑制肿瘤生长的效果。

知识点 15：抑癌基因　　副高：掌握　正高：掌握

抑癌基因是正常细胞内存在的能够抑制细胞转化和肿瘤发生的一类基因，包括 p53、p16、p21、p27 和 Rb1 等。抑癌基因缺失或失活可导致肿瘤形成。因此，将野生型抑癌基因通过各种途径导入肿瘤细胞重建其功能，可以恢复细胞的正常表型或者诱导肿瘤细胞凋亡，进而达到抑制肿瘤细胞异常生长的目的。

知识点 16：自杀基因　　副高：掌握　正高：掌握

自杀基因是指能够引起细胞死亡的基因，即将某些细菌、病毒及真菌中特有的药物敏感基因导入肿瘤细胞，在肿瘤细胞内将无毒性的药物前体转化成毒性药物，从而定向杀伤肿瘤细胞，同时降低对正常组织的损伤。

知识点 17：多药耐药基因　　副高：掌握　正高：掌握

多药耐药性（MDR）是指肿瘤细胞对一种抗肿瘤药物耐药后，对其他结构和作用机制不同的药物形成交叉耐药性，是化疗失败的主要原因。MDR-1 基因扩增和过度表达是造成 MDR 的重要原因。相关的基因治疗策略通常集中在抑制 MDR-1 基因表达，增加常规化疗的效果方面。

知识点 18：靶向肿瘤血管的基因　　副高：掌握　正高：掌握

肿瘤生长的前提是得到足够的血供以提供必需的营养物质和氧气。肿瘤的血管生成受到多种血管生长刺激因子与抑制因子共同调控。抑制血管生长因子或上调血管生长抑制因子的表达可发挥抑制血管生成的作用。血管生长因子包括血管内皮生长因子（VEGF）、缺氧诱导因子-1α、成纤维细胞生长因子和血小板源性生长因子等，其中以 VEGF 作用最强。血管生长抑制因子有血管抑素和内皮抑素等。

知识点 19：靶向免疫系统的基因　　副高：掌握　正高：掌握

在肿瘤的发生发展过程中具有机体免疫系统对肿瘤细胞免疫耐受的状态，而这种状态可能源于肿瘤细胞的免疫原性较弱、提呈的抗原不能提供足够的共刺激信号（如 B7 等）、肿瘤抗原发生变化和分泌免疫抑制因子等。为了增强肿瘤的免疫原性，有 4 类基因可以用作免疫基因治疗的目的基因，如主要组织相容性复合体（MHC）/人类白细胞抗原（HIA）、共刺激分子、肿瘤抗原和细胞因子的相应基因。通过病毒或非病毒性载体分别将以上 4 类基因导入细胞内，有助于增强机体对肿瘤的免疫反应，最终达到治疗肿瘤的目的。

三、受体细胞

知识点20：受体细胞符合条件 副高：掌握 正高：掌握

基因转移受体细胞通常要符合以下条件：①来源容易；②易在体外培养和扩增；③容易被基因转染并高效表达；④易于体内移植或回输，用于人体后所携带的目的基因可以稳定表达；⑤具有比较长的生存寿命。用于基因治疗的受体细胞主要包括免疫细胞、肿瘤细胞、干细胞等。

知识点21：免疫细胞 副高：掌握 正高：掌握

免疫细胞主要有自体外周血T淋巴细胞、肿瘤浸润性淋巴细胞（TIL）、树突状细胞及巨噬细胞等。

知识点22：肿瘤浸润性淋巴细胞 副高：掌握 正高：掌握

TIL对自体癌细胞具有高度特异性杀伤能力，并有定位于患者体内肿瘤局部的能力。将体外扩增的TIL过继性输注后，对恶性黑色素瘤有较好的治疗作用。特别是在体外经目的基因修饰后的TIL，能高度表达各种免疫因子。将这些细胞回输给患者，能集中在肿瘤局部形成高免疫因子微环境，从而提高TIL对肿瘤细胞的杀伤活性。

知识点23：树突状细胞 副高：掌握 正高：掌握

DC是目前发现的功能最强的抗原提呈细胞，可以摄取、加工抗原，高表达MHC分子、共刺激分子。尤其是在体外经过基因修饰和肿瘤RNA刺激的树突状细胞，特异性免疫能力明显增强。

知识点24：其他免疫效应细胞 副高：掌握 正高：掌握

其他免疫效应细胞有抗原特异性T细胞、巨噬细胞、自然杀伤细胞、淋巴因子激活的杀伤细胞和细胞因子诱导的杀伤细胞等。

知识点25：肿瘤细胞 副高：掌握 正高：掌握

因为肿瘤细胞的免疫逃逸，可将一些肿瘤抗原或相关抗原、MHC抗原、细胞因子受体等基因转入肿瘤细胞中，经过辐射后使其失去致癌性而制备成肿瘤疫苗。如肾癌细胞中共刺激分子B7-1无法正常表达，当把外源性B7-1分子转至肿瘤细胞中，可以使该细胞具有更强的免疫原性，刺激肿瘤反应性T细胞活化，从而阻碍肿瘤细胞生长。

一些肿瘤细胞出现癌基因（如ras、Bcl-2）突变、扩增、过度表达，将核酶、小干扰RNA或反义核酸导入肿瘤细胞，可以抑制癌基因的表达；另有一些肿瘤细胞产生抑癌基因（如p53、p16）功能缺陷、突变，应将野生型正常基因作为治疗基因导入肿瘤细胞，从而替换缺陷基因起到治疗作用。

知识点26：干细胞　　副高：掌握　正高：掌握

目前已经发现多种干细胞都可以作为受体细胞，如造血干细胞、神经干细胞以及骨髓间充质干细胞（BMMSC）等。BMMSC具有来源充足、体外分离培养操作简单、移植排斥反应弱、便于外源基因表达、转染率较高以及对肿瘤细胞具有趋向性等优势，是一种比较有希望的靶细胞。但是实际应用中仍有一些问题亟待解决，如寻找更合适的培养体系使BMMSC数量扩增的同时保持其多向分化潜能。此外，BMMSC作为基因治疗靶细胞所带来的安全性问题也需谨慎对待，已有报道表明植入的BMMSC具有致癌性等。

四、基因转移

知识点27：基因转移技术的概念　　副高：掌握　正高：掌握

基因转移技术是将目的基因转移到人的受体细胞内，进而使受体获得对抗疾病能力的一种技术。通常，基因无法直接插入到受体细胞中，而需借助于载体。按照不同的转移途径和方法，基因转移技术可分为体外转移与体内转移两类。

知识点28：体外转移　　副高：掌握　正高：掌握

体外转移是将插入目的基因的载体在体外移入自体或异体来源的受体细胞中，然后将这些经过修饰的受体细胞回输入受体体内，让外源基因在受体体内表达进而激活肿瘤免疫反应或直接靶向肿瘤细胞的一种技术，是目前肿瘤基因治疗首选方法。体外转移目前多应用病毒载体，因其转移效率较高，所以在临床试验中使用较多，其优点为安全、效果容易控制，缺点是体外培养的细胞可能出现遗传性状等的改变，或者回输后在体内无法长期生存、步骤多、技术复杂等。

知识点29：体内转移　　副高：掌握　正高：掌握

体内转移是将插入目的基因的载体直接注入宿主体细胞内。体内转移采用的方法有病毒或质粒载体、脂质体包裹或直接注入等。体内转移的优点为不需要特殊细胞培养设施，无回输可能会造成的致病性，操作简单、经济、易推广，且外源基因能够直接在受体体内完成表达和加工，可完整地保留抗原性，尤其适用于免疫基因治疗。缺点是很难接近靶组织，转移效率低，注入的DNA整合不完全，疗效短等。

第二节 肿瘤基因治疗策略

一、免疫基因治疗

知识点1：免疫基因治疗的概念 副高：掌握 正高：掌握

肿瘤免疫基因治疗是经由基因重组技术将免疫相关基因导入免疫细胞或者肿瘤细胞中，进而提高机体对肿瘤细胞的识别和杀伤能力，达到肿瘤治疗的目的。主要有：细胞因子基因治疗、增强肿瘤细胞抗原暴露和共刺激信号分子的表达、提高抗原提呈细胞的抗原提呈作用、肿瘤DNA疫苗。

知识点2：细胞因子基因治疗 副高：掌握 正高：掌握

目前，最常用的是将某些细胞因子基因转染至机体免疫细胞（如TIL，LAK细胞及细胞毒T淋巴细胞）中，以增强机体免疫系统对肿瘤细胞的识别和反应能力，主要有IL-1、IL-2、IL-4、IL-6、IL-7、IL-12、IL-18、INF-γ、INF-α、G-CSF和GM-CSF等，或者将这些细胞因子基因转染到纤维细胞等便于体内移植并长期存活的细胞中，使其在体内长期大量表达。

机体抗肿瘤免疫效应低下也可能是因为免疫抑制因子的作用，所以应用反义DNA或寡核苷酸阻断TGF-β等抑制因子的表达也可以提高机体的抗肿瘤效应。

知识点3：增强肿瘤细胞抗原暴露和共刺激信号分子的表达 副高：掌握 正高：掌握

将一些与免疫识别相关的基因（如HLA、B7等）转染至体外培养的肿瘤细胞中，经过照射后再回输入肿瘤患者体内，以增强肿瘤细胞的免疫原性。目前多项治疗方案已经进入临床试验，但是因为肿瘤细胞和机体的异质性，诱导的免疫应答不同，疗效欠佳。

知识点4：提高抗原提呈细胞的抗原提呈作用 副高：掌握 正高：掌握

肿瘤患者体内DC细胞的功能通常存在缺陷，不能有效提呈肿瘤抗原，造成免疫耐受。研究主要是在体外扩增DC细胞，将细胞因子或肿瘤抗原基因导入DC细胞，制备疫苗，回输患者体内以提高机体的CTL免疫应答活性。

常用的DC疫苗包括：肿瘤核酸修饰的DC疫苗，肿瘤标志物基因修饰的DC疫苗，细胞因子基因修饰的DC疫苗，共刺激分子、黏附分子基因修饰的DC疫苗以及不同基因共同修饰的DC疫苗等。

针对DC的基因治疗比传统的LAK细胞疗法与CTL细胞疗法具有更特异及更强大的杀

瘤活性，是当前肿瘤基因治疗最有效的手段。

知识点5：肿瘤 DNA 疫苗 副高：掌握 正高：掌握

将编码肿瘤特异抗原的基因（肿瘤 DNA 疫苗）直接注射到人体内，通过其在机体内的异质性表达激发机体对编码抗原的免疫反应。目前肿瘤 DNA 疫苗的研究已经进入了临床试验阶段，是一种安全有效的抗癌方法。

二、抑制原癌基因的异常活化

知识点6：抑制原癌基因的异常活化 副高：掌握 正高：掌握

抑制原癌基因的异常活化所采取的策略主要包括 RNA 干扰、反义核酸、核酶等技术来沉默目的基因表达。

知识点7：RNA 干扰 副高：掌握 正高：掌握

RNA 干扰（RNAi）是一种双链 RNA（dsRNA）分子在 mRNA 水平上关闭相应序列基因表达或使其沉默的过程，即序列特异性的转录后基因沉默。将外源性或内源性双链 RNA 导入细胞后，通过 Dicer 酶切割成小分子干扰 RNA（siRNA），可识别并在核酸内切酶的作用下切割靶 mRNA，从而干扰基因表达。过程中需要多种蛋白因子组成的 RNA 诱导的沉默复合体（RISC）及 ATP 参与。现已有多种基因用于 RNAi 肿瘤研究，包括 Bcl-2、Fas、K-ras、myc 等。

知识点8：反义核酸 副高：掌握 正高：掌握

将体外人工合成的反义寡核苷酸导入肿瘤细胞后，它既能够与癌基因的 mRNA 特异性互补，也能够与癌基因 DNA 特异性结合，从而阻断相应癌基因的转录、翻译过程。

知识点9：核酶 副高：掌握 正高：掌握

核酶是一类具有生物催化活性的 RNA 分子。除了可以与 mRNA 特异性结合外，还有催化切割 RNA 的能力，因此可特异剪切癌基因 mRNA，使其不能被翻译为蛋白质从而发挥抑癌作用。此外，它与靶 RNA 的结合还可起到反义核酸的作用。通过上述功能核酶可以抑制癌基因的异常活化。

三、恢复抑癌基因功能

知识点10：恢复抑癌基因功能 副高：掌握 正高：掌握

将正常的抑癌基因导入肿瘤细胞，以补偿和代替突变或缺失的抑癌基因，达到抑制肿瘤生长或逆转其表型的目的，包括针对 p53、APC、DCC、Rb1 和 p16 等抑癌基因的基因治疗。

超过 50%的肿瘤中存在 p53 功能失活或基因突变，所以恢复 p53 的正常功能是肿瘤治疗的一个关键。由正常人肿瘤抑制基因 p53 与改构的 5 型腺病毒基因重组而成的重组人 p53 腺病毒注射液是首个获准上市的基因治疗药物。重组人 p53 腺病毒联合放疗与单纯放疗治疗进展期鼻咽癌Ⅲ期对比，临床试验结果显示，联合组的完全缓解率为 66.7%，是单纯放疗组的 2.73 倍，且没有剂量限制性毒性产生。由于肿瘤是多基因表达及功能异常的疾病，因此，对重组人 p53 腺病毒的疗效评价还应开展更多Ⅲ期临床试验，进行长时间的随访。另外，用携带其他抑癌基因的腺病毒进行肿瘤治疗的临床研究也已展开，如携带 p27 的腺病毒能显著抑制肺癌细胞的增殖，腺病毒介导的 PTEN 转入食管癌细胞能显著抑制肿瘤细胞的生长，携带 p16（INK4A）的腺病毒联合放疗适用于治疗喉癌等。

四、杀伤肿瘤细胞

知识点 11：杀伤肿瘤细胞　　副高：掌握　正高：掌握

这种策略最常用的是借助自杀基因对肿瘤细胞进行杀伤。自杀基因治疗系统主要是单纯疱疹病毒Ⅰ型胸苷激酶/丙氧鸟苷（HSV1-tk/GCV）系统、带状疱疹病毒胸腺嘧啶激酶/阿糖甲氧基嘌呤（VZV tk/Ara2M）系统、胞嘧啶脱氨酶/5 氟胞嘧啶（CD/5-FC）系统及硝基还原酶/CB1954（NTR/CB1954）系统等。HSV1-tk/GCV 系统将无毒的药物前体 GCV 磷酸化，转化为毒性药物丙氧鸟苷三磷酸；CD/5-FC 系统将无毒的 5-FU 脱氨酶转化为 5-FU，5-FU 再转化为 5-FUTP 或 5-FdUMP，发挥细胞毒性作用。

自杀基因疗法不但能杀死已经导入自杀基因的肿瘤细胞，而且还能够杀死其周边的肿瘤细胞，即具有旁观者效应（BE），其机制是经由血管或者细胞间隙，将代谢出的毒性产物从导入自杀基因的肿瘤细胞中扩散至邻近的肿瘤细胞，从而造成邻近肿瘤细胞的凋亡。

目前使用自杀基因进行肿瘤治疗的Ⅰ、Ⅱ期临床试验正在进行，主要用来治疗转移性肝癌、前列腺癌、胸膜间皮瘤、胶质瘤和头颈部肿瘤等。

五、抑制肿瘤血管生成

知识点 12：抑制肿瘤血管生成　　副高：掌握　正高：掌握

当肿瘤的体积>$2mm^3$ 时，需通过新生血管从机体获取营养。抗血管生成基因治疗具有高效低毒、不易产生耐药性，且不受肿瘤细胞周期影响等优点。依据作用靶点不同，抗肿瘤血管生成的基因治疗可分为下列几类：针对血管生成刺激因子及其受体的治疗、针对内源性血管生成抑制因子的治疗、针对细胞外基质的治疗。

知识点 13：针对血管生成刺激因子及其受体治疗　　副高：掌握　正高：掌握

VEGF 及其受体在肿瘤血管生成中发挥非常重要的作用，因此成为抗血管基因治疗的重要靶点。采用反义寡核苷酸技术和 siRNA 技术干扰细胞内 VEGF 表达可以有效抑制肿瘤血管生成，从而控制肿瘤生长。

知识点 14：针对内源性血管生成抑制因子治疗　　副高：掌握　正高：掌握

内源性血管生成抑制因子为血管生成的负调控因子。以血管抑素与内皮抑素为靶点的基因治疗研究较多。目前靶向内皮抑素的基因治疗已经开始Ⅰ期和Ⅱ期临床研究。

知识点 15：针对细胞外基质的治疗　　副高：掌握　正高：掌握

肿瘤血管生成还需要血管内皮细胞和细胞外基质间相互作用。这种作用是通过黏附因子完成的，其中 MMP 和 TIMP 整合素家族，以及 CAM 对新生血管的成熟与稳定起重要作用。以上述分子为靶点的抗血管生成基因治疗在体内外研究中也取得了一定疗效，有希望为未来抗血管基因治疗提供新靶点。

六、多药耐药基因治疗

知识点 16：以逆转肿瘤细胞耐药性为目的的治疗　　副高：掌握　正高：掌握

通过靶向 MDR-1 的反义 RNA 或 DNA 使得 MDR-1 基因失活，可有效降低细胞内 p-糖蛋白水平，逆转肿瘤细胞对化疗药物的耐药性。

知识点 17：以提高机体化疗耐受性为目的的治疗　　副高：掌握　正高：掌握

将多重耐药基因（MDR-1，DHFR 等）导入正常骨髓造血细胞，使其具备比肿瘤细胞更强的化疗药物耐受性，可在增加临床化疗药物剂量的同时减轻对骨髓细胞的损伤，进而杀伤更多的肿瘤细胞。也有将 GM-CSF 基因等导入骨髓细胞，以提高机体对大剂量化疗的耐受性。

七、抗端粒酶治疗

知识点 18：抗端粒酶治疗　　副高：掌握　正高：掌握

端粒是位于染色体末端的复合结构，其功能为调控细胞有丝分裂。随着细胞有丝分裂进行，端粒将慢慢缩短，最后导致细胞凋亡。端粒的持续存在是肿瘤细胞增殖的基础。端粒酶可以自身 RNA 为模板合成端粒末端重复序列用来补偿端粒片段的缺失。端粒酶在正常体细胞中通常不表达，而在肿瘤细胞中表达量较高。所以，将端粒酶作为肿瘤治疗靶点，通过反义核酸技术抑制其活性，可抑制肿瘤细胞增殖。

八、多基因联合治疗

知识点19：多基因联合治疗 副高：掌握 正高：掌握

肿瘤是一个多因素、多环节、多阶段的复杂疾病。一种抗肿瘤基因经常无法抑制肿瘤细胞增殖，达不到理想的治疗效果。所以，根据肿瘤的不同特性，使用两种或多种基因联合治疗肿瘤，可增强有效性；多基因联合治疗可以是同一策略的两种不同目的基因之间的结合，也可以是不同策略基因之间的结合。

第三节 基因治疗在肿瘤治疗中的应用

知识点1：基因治疗在肿瘤治疗中的应用 副高：掌握 正高：掌握

目前，该方法涉及的肿瘤类型有黑色素瘤、前列腺癌、乳腺癌、头颈部肿瘤、非小细胞肺癌、膀胱癌、胶质瘤、卵巢癌和肾细胞癌等。至今为止，仅有2种基因治疗药物，今又生（重组人p53腺病毒注射液）与H101（基因改造的人血清5型溶瘤腺病毒）得到SFDA批准在我国上市。限制其临床应用的主要原因为基因治疗的临床疗效还不够理想，这也反映出体外与体内、基础技术与临床应用之间的差异性。

知识点2：基因治疗存在的问题 副高：掌握 正高：掌握

（1）载体系统未能实现充分有效的体内基因传递表达：这在非病毒性载体系统中表现极为突出。全身用药后，游离的载体系统出现不稳定性和低复制能力经常导致目的基因表达的持久性下降。

（2）载体系统缺乏基因传递的靶向性：载体系统缺乏基因传递的靶向性就很难实现目的基因的定向转移，从而使基因治疗的准确性及特异性受到限制。

（3）病毒载体的免疫原性问题：病毒载体具有免疫原性，可以激发针对自身的免疫反应，诱导先天免疫和过继免疫反应，能够削弱或降低病毒载体基因治疗的有效性和稳定性。

（4）生物安全性问题：研究内容有：病毒性载体的潜在致瘤性、目的基因体内表达的毒性和非靶组织表达的后果、体内免疫系统对载体及目的基因蛋白的免疫反应等。

（5）肿瘤基因治疗的最佳模式尚未确定：因为肿瘤是多因素、多环节、多阶段的复杂疾病，单一目的基因的表达与预期效应能否带来实质性临床疗效，多基因联合治疗或基因治疗联合其他肿瘤治疗模式（手术、化疗、放疗等）是否能达到最佳的治疗效果是未来的研究方向。

第五章　肿瘤分子靶向治疗

第一节　肿瘤分子靶向治疗的分类

一、概述

知识点1：肿瘤分子靶向治疗　　副高：熟悉　正高：熟悉

肿瘤分子靶向治疗是以肿瘤细胞的标志性分子为靶点，研发出有效的阻断剂，干预细胞产生癌变的环节，如通过抑制肿瘤细胞增殖、干扰细胞周期、诱导肿瘤细胞分化、抑制肿瘤细胞转移、诱导肿瘤细胞凋亡以及抑制肿瘤血管生成等途径达到治疗肿瘤的目的。

知识点2：分子靶点　　副高：熟悉　正高：熟悉

肿瘤的生长因子受体、细胞周期蛋白、信号转导分子、细胞凋亡调节因子、蛋白水解酶、血管内皮生长因子等均能作为肿瘤治疗的分子靶点。

知识点3：肿瘤分子靶向治疗的分类　　副高：熟悉　正高：熟悉

肿瘤分子靶向治疗根据其作用靶位和机制可分为两大类：一是针对肿瘤细胞自身的治疗；二是针对肿瘤生长微环境的治疗。其中针对肿瘤细胞自身的分子靶向治疗包括：针对细胞周期蛋白的靶向治疗；针对细胞膜上生长因子受体及细胞膜分化抗原的靶向治疗；针对细胞内信号转导分子的靶向治疗；针对细胞表观遗传学的靶向治疗；针对细胞凋亡调节因子的靶向治疗。肿瘤微环境主要由间质细胞、血管、细胞外基质及少量免疫细胞等组成，而针对肿瘤生长微环境的治疗目前临床上研究最多的是抗肿瘤血管与新生血管的治疗。

二、针对肿瘤细胞本身的分子靶向治疗

知识点4：针对细胞膜上生长因子受体和细胞膜分化抗原的靶向治疗
副高：熟悉　正高：熟悉

此类靶向治疗药物多数是单克隆抗体，单克隆抗体与生长因子受体或细胞膜分化抗原特异性结合，阻挡细胞增殖信号，也可以诱导抗肿瘤免疫应答，通过抗体依赖细胞介导的细胞毒作用（ADCC）与补体依赖的细胞毒作用（CDC）等达到杀伤肿瘤细胞的目的。单克隆抗体为目前临床应用最多最广泛的分子靶向药物，依据其作用的靶分子不同，可以分

为作用于细胞生长因子受体的单克隆抗体与作用于细胞膜分化抗原的单克隆抗体两类。

知识点5：生长因子 副高：熟悉 正高：熟悉

生长因子是一类对细胞生长有高效调节作用的多肽物质，通过与细胞膜上特异性受体结合而产生生物效应。生长因子及其受体发生基因突变将引起细胞生长增殖失控，产生肿瘤。单克隆抗体与相应生长因子受体结合，阻止细胞增殖信号转导，抑制肿瘤细胞生长，同时也可以通过诱导免疫应答杀伤肿瘤细胞。

知识点6：作用于EGFR的单克隆抗体 副高：熟悉 正高：熟悉

EGFR也称HER家族，主要有4个成员，即HER-1、HER-2、HER-3、HER-4，EGFR在许多来源于上皮的肿瘤细胞中过表达或突变，使细胞生长失控产生恶变。配体EGF与EGFR结合后生成二聚体，激活EGFR自身酪氨酸激酶活性，产生自身磷酸化，激活下游信号转导通路，促进细胞增殖及抑制凋亡。单克隆抗体与EGFR结合后，干扰了EGFR与其配体的结合，从而阻断了肿瘤细胞内增殖与生存的主要信号途径。目前临床应用的EGFR单克隆抗体主要有下列几种：

（1）西妥昔单抗：是EGFR（HER-1）人鼠嵌合型单克隆抗体，应用于治疗晚期结直肠癌、肺癌及头颈部鳞癌。

（2）尼妥珠单抗：是我国研发的第一个人源化单克隆抗体，可作用于EGFR（HER-1），用于治疗鼻咽癌、胰腺癌及头颈部鳞癌。

（3）帕尼单抗：是全人源化EGFR（HER-1）单克隆抗体，比嵌合及人源化单抗免疫原性更小，被美国FDA指定用于标准化疗无效的转移性结直肠癌患者。

（4）曲妥珠单抗：是IgG1的人源化HER-2单克隆抗体，主要用于治疗HER-2过表达的乳腺癌。

知识点7：作用于VEGFR的单克隆抗体 副高：熟悉 正高：熟悉

肿瘤的生长与转移必须有新生血管的形成，VEGF作为重要的促血管生长因子，与受体结合后可以诱导肿瘤血管形成，促进肿瘤生长。VEGFR不但在血管内皮细胞上过表达，而且在肿瘤细胞上过表达。单克隆抗体与VEGFR结合后不仅能够抑制肿瘤血管新生，同时还能够抑制肿瘤细胞增殖，促进肿瘤细胞凋亡。

IMC-1C11是一种抗VEGFR的嵌合型抗体，可以特异地与VEGFR细胞外区域结合，阻挡VEGF激活VEGFR，从而有效的抑制新生血管的生成。IMC-1C11在动物实验中表现出良好的抗肿瘤活性，目前正在进行Ⅰ期临床试验。

知识点8：作用于IGFR的单克隆抗体 副高：熟悉 正高：熟悉

胰岛素样生长因子（IGFs）是一类具有广泛生物学功能的细胞因子，可以促进细胞增殖、分化，抑制凋亡，并且具有胰岛素样的生物学活性，分为 IGF-Ⅰ与 IGF-Ⅱ两种。IGF-Ⅰ受体（IGF-ⅠR）具有促肿瘤活性，抗 IGF-ⅠR 单克隆抗体可封闭肿瘤细胞表面过表达的 IGF-ⅠR，使其无法与 IGF-Ⅰ结合，从而促进肿瘤细胞凋亡。

Figitumumab（CP-751，871）为全人源化 IGF-ⅠR 单克隆抗体，目前正在进行尤文肉瘤和肾上腺肿瘤的Ⅱ期临床试验。

知识点 9：针对细胞膜分化抗原的单克隆抗体　　副高：熟悉　正高：熟悉

细胞膜分化抗原是指在细胞分化、成熟及活化过程中出现或消失的表面标记，一般以分化抗原簇（CD）来代表。血细胞表面的分化抗原也称为白细胞分化抗原，在一些血液系统恶性肿瘤中将出现高表达。单克隆抗体与白细胞分化抗原结合后通过 CDC 与 ADCC 效应杀伤肿瘤细胞，还能够直接诱导肿瘤细胞凋亡。部分 CD 单抗和化学药物、放射性核素构成单克隆抗体偶联物，将杀伤肿瘤细胞的活性物质特异性地输送到肿瘤细胞，提高药物的治疗效果。目前临床应用的 CD 单抗主要有下列几种：

（1）利妥昔单抗是以 CD20 作为靶点的人鼠嵌合型单克隆抗体，用于治疗 CD20 表达阳性的 B 细胞淋巴瘤、慢性淋巴细胞白血病及毛细胞白血病等。

（2）阿伦单抗是以 CD52 作为靶点的人源化单克隆抗体，用于治疗进展期慢性淋巴细胞白血病与非霍奇金淋巴瘤。

（3）Brentuximab vedotin 是抗 CD30 单抗和抗肿瘤药 Monomethyl auristatin E 的偶联药物，2011 年被美国 FDA 批准应用于复发耐药的霍奇金淋巴瘤的治疗。

（4）替伊莫单抗为放射性核素 ^{90}Y 与鼠抗 CD20 单抗结合，托西莫单抗为放射性 ^{131}I 与鼠抗 CD20 单抗结合，两者都可用于标准化疗和利妥昔单抗治疗无效的 B 细胞非霍奇金淋巴瘤患者。

知识点 10：细胞信号转导　　副高：熟悉　正高：熟悉

细胞信号转导指胞膜或胞内受体接受信息分子的刺激，经细胞内信号转导系统转换，从而影响细胞生物学行为的过程。在肿瘤细胞中生长因子或其受体产生基因突变或过表达，引起受体的过度激活，活化细胞内激酶，从而激活下游信号途径，促进细胞过度增殖，抑制凋亡。

知识点 11：酪氨酸激酶　　副高：熟悉　正高：熟悉

酪氨酸激酶是细胞信号转导系统的重要辅酶，可以催化三磷酸腺苷上的磷酸基转移到许多重要蛋白质的酪氨酸残基上，使其产生磷酸化，从而激活下游信号转导途径，调节细胞生长、增殖与分化。超过半数的原癌基因和癌基因产物都具有酪氨酸激酶活性，它们的异常表达将引起细胞增殖调节发生紊乱，进而导致肿瘤发生。酪氨酸激酶抑制剂能够抑制酪氨酸激酶的自身磷酸化及其底物的磷酸化，阻断异常的酪氨酸激酶信号转导，进而抑制细胞增殖，促进细胞凋亡。根据其是否具有相应的胞外受体，酪氨酸激酶抑制剂分为受体型酪氨酸激酶抑制剂与非受体型酪氨酸激酶抑制剂。

知识点12：针对细胞内信号转导分子的靶向治疗——受体型酪氨酸激酶抑制剂

副高：熟悉 正高：熟悉

（1）单靶点EGFR酪氨酸激酶抑制剂：EGFR是由胞外的配体结合区、疏水跨膜结构域及胞内的蛋白酪氨酸激酶区三部分组成，EGFR酪氨酸激酶抑制剂（EGFR-TKI）可以进入细胞内，直接作用于ECFR的胞内区，抑制或阻止酪氨酸激酶的自身磷酸化及其底物的磷酸化，彻底阻断异常的酪氨酸激酶信号转导。

吉非替尼、厄洛替尼及埃克替尼都是针对EGFR酪氨酸激酶的口服小分子抑制剂，用于治疗EGFR基因敏感突变的晚期非小细胞肺癌，埃克替尼为我国自主研发的首个EGFR-TKI药物。

（2）多靶点酪氨酸激酶抑制剂：指药物作用靶点为多个受体型酪氨酸激酶的抑制剂，有EGFR酪氨酸激酶、PDGFR酪氨酸激酶和VEGFR酪氨酸激酶等。

拉帕替尼可有效阻止EGFR（HER-1）和HER-2酪氨酸激酶活性，抑制肿瘤细胞增殖、分化，用于晚期HER-2阳性乳腺癌的治疗。舒尼替尼是选择性靶向多种酪氨酸激酶受体的口服小分子抑制剂，其作用靶点为VEGFR、PDGFR-β和c-Kit基因等，它既可抑制细胞增殖，又可直接抑制肿瘤血管生成，应用于转移性肾细胞癌的一线治疗。其他的多靶点酶抑制剂还包括索拉非尼和范德他尼等。

知识点13：针对细胞内信号转导分子的靶向治疗——非受体型酪氨酸激酶抑制剂

副高：熟悉 正高：熟悉

非受体型酪氨酸激酶包括Bcr-Abl酪氨酸激酶与Src酪氨酸激酶等。慢性髓系白血病的发病基础为染色体易位产生bcr-abl融合基因，编码具有酪氨酸激酶活性的Bcr-Abl融合蛋白，更改一些关键的调节蛋白磷酸化状态，激活参与细胞增殖与分化调控的信号转导通路，帮助细胞增殖，抑制凋亡。Src激酶的活化可能与肺癌、胃癌、乳腺癌等多种实体瘤及Ph染色体阳性急性白血病的发病有关。非受体型酪氨酸激酶抑制剂有Bcr-Abl酪氨酸激酶抑制剂与Bcr-Abl/Src酪氨酸激酶抑制剂。

（1）Bcr-Abl酪氨酸激酶抑制剂：伊马替尼是典型的Bcr-Abl酪氨酸激酶的小分子抑制剂，也是c-Kit酪氨酸激酶抑制剂，临床上应用于慢性髓系白血病和胃肠道间质肿瘤的治疗。尼洛替尼同样是Bcr-Abl酪氨酸激酶的小分子抑制剂，临床上用于治疗耐药或无法耐受伊马替尼的慢性髓系白血病。

（2）Bcr-Abl/Src酪氨酸激酶抑制剂：达沙替尼是Bcr-Abl与Src激酶双重小分子抑制剂，同时也能够抑制c-Kit和PDGFR酪氨酸激酶活性，用于治疗伊马替尼耐药或无法耐受的慢性髓系白血病和 Ph 染色体阳性的急性淋巴细胞白血病。

知识点 14：针对细胞内信号转导分子的靶向治疗——酪氨酸激酶下游信号转导通路关键分子抑制剂 副高：熟悉 正高：熟悉

酪氨酸激酶激活的下游信号转导通路主要包括 Ras-MAKP 信号通路、PI3K/AKT/mTOR 信号通路及 JNK 信号通路等。

Ras-MAPK 信号通路为近年来研究最广泛的蛋白激酶转导通路，包括了一系列蛋白激酶的级联反应，能够被细胞因子、生长因子、神经递质、激素和细胞应激等多种因素刺激活化。药物作用的靶点包括 Ras、Raf、MEK、ERK 以及核内相关转录因子等。Ras 活化的第一步是法尼基化，法尼基转移酶抑制剂能够抑制 Ras 的功能。AZD6244 则是 MEK 激酶的小分子抑制剂。

PI3K/AKT/mTOR 信号通路参与细胞生长、增殖、黏附及分化等多种重要的细胞功能。PI3K 激活后可以激活下游激酶如 AKT 等；激活的 AKT 转移到细胞核内，AKT 再直接磷酸化雷帕霉素靶蛋白 mTOR，活化的 mTOR 作用在下游底物而产生生物学作用，其中 mTOR 是肿瘤治疗的一个重要靶点，西罗莫司是 mTOR 的特异性抑制剂。

知识点 15：针对细胞周期蛋白的靶向治疗 副高：熟悉 正高：熟悉

细胞周期调控是一个非常复杂且精细的调节过程，它与细胞的分化、增殖及凋亡有着紧密的关系。CDK/cyclin 为细胞周期调控网络的核心，主导周期的启动、进行和结束，Aurora 激酶是细胞有丝分裂的重要调节激酶。以 CDK/cyclin 与有丝分裂为靶点的靶向治疗是目前主要的研究方向。

类黄酮是以 CDK/cyclin 作为靶点的小分子抑制剂，可以抑制多种实体瘤增殖活性；tozasertib（VX-680，MK0457）为一种 Aurora 激酶抑制剂，它破坏靶向 ATP 结合位点，能够抑制多种肿瘤细胞生长并诱导程序性凋亡。

知识点 16：针对细胞凋亡调节因子的靶向治疗 副高：熟悉 正高：熟悉

细胞凋亡的相关调控基因包括凋亡促进基因与凋亡抑制基因两大类。凋亡促进基因有 TP53 基因、Fas 基因、myc 基因及 TRAIL 基因等。凋亡抑制基因有 bcl-2 基因、IAP 家族、VEGF-3、Cox-2 基因及 IGF 基因等。

Mapatumumab（HGS-ETR1）是抗 TRAIL-R1 蛋白的人单克隆抗体，能够诱导表达 TRAIL-R1 蛋白的人肿瘤细胞株凋亡；ABT737 为特异性靶向凋亡抑制基因 bcl-2 的小分子抑制剂，能够直接抑制抗凋亡蛋白 Bcl-2 的功能，诱导细胞凋亡。

知识点 17：针对细胞表观遗传学的靶向治疗 副高：熟悉 正高：熟悉

肿瘤细胞通常存在表观遗传学异常，包括 DNA 异常甲基化、组蛋白去乙酰化异常与其所致染色质结构重塑异常。异常的表观遗传学能够影响许多基因转录，包括与细胞生长、分化、凋亡、转化及肿瘤进程有关的基因。

DNA 甲基化在 DNA 修复、基因稳定、分化和基因抑制方面起重要作用。在一些致癌因素的作用下，细胞内甲基转移酶过度表达，肿瘤抑制基因超甲基化，引起肿瘤发生。甲基转移酶抑制剂可以使肿瘤抑制基因复原，即去甲基化，从而达到治疗肿瘤的目的。DNA 甲基转移酶抑制剂地西他滨已经应用于临床治疗骨髓增生异常综合征。

组蛋白乙酰化酶（HAT）与组蛋白去乙酰化酶（HDAC）为组蛋白乙酰化的关键酶，决定着组蛋白的乙酰化程度，参与肿瘤异常基因表达。HDAC 可以水解乙酰化赖氨酸，使其脱乙酰基，影响基因转录。由 HDAC 引起的启动子区组蛋白去乙酰化为肿瘤抑癌基因失活的重要机制，而 HDAC 抑制剂即为通过逆转组蛋白低乙酰化水平，恢复某些抑癌基因的表达从而发挥治疗癌症的作用。组蛋白去乙酰化酶抑制剂伏立诺他已经应用于临床治疗皮肤 T 细胞淋巴瘤。

三、针对肿瘤生长微环境的治疗

知识点 18：肿瘤生长微环境的治疗	副高：熟悉　正高：熟悉

肿瘤在其发生发展过程中所处的内环境，即肿瘤微环境，是由血管、间质细胞、细胞外基质和少量免疫细胞构成，是肿瘤细胞生存、增殖的土壤，与肿瘤的增殖和转移密切相关。而针对肿瘤生长微环境的分子靶向治疗研究最多的就是抗肿瘤血管和新生血管的治疗。肿瘤的生长、浸润及转移与血管生成有密切的关系。在正常组织中，血管内皮细胞的倍增时间约为 1 年，而肿瘤组织中的血管内皮细胞的倍增时间只有 4 天。所以，通过抑制血管内皮细胞的增殖及活性从而抑制肿瘤血管生成，可以抑制肿瘤的生长与转移而不影响其他宿主细胞。

知识点 19：抗 VEGF 药物	副高：熟悉　正高：熟悉

在众多血管生成因子中，VEGF 作用最强，在血管生成过程中起到至关重要的调控作用，VEGF 与 VEGFR 在肿瘤细胞及肿瘤血管内皮中都呈高表达，是抗肿瘤血管生成最为理想的靶点。目前应用在临床的抗 VEGF 药物有：

（1）重组人源化 VEGF 单克隆抗体：贝伐单抗为人源化的抗 VEGF 单克隆抗体，用于结直肠癌、乳腺癌及非小细胞肺癌的治疗。

（2）VEGFR 酪氨酸激酶抑制剂：舒尼替尼可以与磷酸化的 VEGFR 酪氨酸残基结合从而抑制信号转运，其主要作用靶点是 VEGFR、PDGFR-β 和 c-Kit 基因等，它既可以直接抑制细胞增殖，又可以抑制肿瘤血管生成。其他的多靶点酶抑制剂还有索拉非尼与范德他尼等。

知识点 20：抑制细胞外基质降解的药物 副高：熟悉 正高：熟悉

基质金属蛋白酶（MMP）可以降解细胞外基质，使内皮细胞进入肿瘤间质，从而帮助肿瘤细胞的迁徙及肿瘤血管的形成。天然或人工合成的基质金属蛋白酶抑制剂（MMPI）都能阻断 MMP 降解细胞外基质成分，从而抑制肿瘤的转移及新生血管的生成，且种类繁多。目前，已开展了多种药物，包括巴马司他、坦诺司他、马马司他和普马司他等的研发，其临床疗效尚有待进一步证实。

知识点 21：直接抑制内皮细胞的药物 副高：熟悉 正高：熟悉

新生血管主要是由内皮细胞、周细胞和基底膜构成，血管生成的关键步骤为内皮细胞的激活、迁移和增殖。

内皮抑素为胶原Ⅷ的 C 末端非胶原区结构域的 184 个氨基酸片段，特异的抑制血管内皮细胞的增生，抑制血管形成。

知识点 22：其他抗肿瘤血管生成药物 副高：熟悉 正高：熟悉

角鲨胺是从鲨鱼肝脏提取的血管抑制剂，能够通过选择性抑制内皮细胞 H^+-Na^+交换发挥抗血管生成作用；沙利度胺则是通过下调 VEGF、抑制 COX-2 及其下游因子 PGE2 从而抑制肿瘤血管生成。

细胞生长调控机制错综复杂，难以将所有肿瘤靶向药物进行明确的分类，例如多靶点酪氨酸激酶抑制剂既是酪氨酸激酶抑制剂，同时还具有抗肿瘤血管生成的作用，并且随着新靶点的不断出现必将有更多种类的靶向治疗药物产生，肿瘤分子靶向治疗药物分类还有待于进一步讨论。

第二节 肿瘤分子靶向治疗药物的临床应用

一、分子靶向药物临床应用策略

知识点 1：分子靶向药物单独应用 副高：熟悉 正高：熟悉

有些分子靶向药物单独应用于某些肿瘤，在治疗上产生了新的突破。EGFR 酪氨酸激酶抑制剂吉非替尼或厄洛替尼用于治疗敏感基因突变的晚期非小细胞肺癌总有效率>70%，远远强于传统化疗。应用伊马替尼治疗慢性粒细胞白血病慢性期患者的完全血液学缓解率可达 96.6%，伊马替尼治疗对传统化疗无效的胃肠间质瘤的有效率为 37%。索拉非尼在临床上用于治疗晚期肝癌和肾癌，舒尼替尼用于治疗晚期肾癌也同样取得了一定的疗效。

知识点2：分子靶向药物与化疗联合应用 副高：熟悉 正高：熟悉

分子靶向药物与化疗联用是目前单克隆抗体与抗肿瘤血管生成药物临床应用的主要方式，例如曲妥珠单抗联合化疗治疗乳腺癌、贝伐单抗联合化疗治疗结直肠癌与非小细胞肺癌、西妥昔单抗联合化疗治疗结直肠癌与非小细胞肺癌等都可以提高肿瘤治疗的客观疗效，延长寿命。

知识点3：分子靶向药物与放疗联合应用 副高：熟悉 正高：熟悉

有研究表明，EGFR过度表达导致肿瘤对放疗敏感性下降，应用EGFR酪氨酸激酶抑制剂或ECFR单抗能够使肿瘤细胞对放疗敏感性增强，有关的临床试验正在进行中；抗血管生成治疗可以通过改建肿瘤紊乱的血管网，使之结构和功能趋于正常化，进而改善局部血液循环，降低肿瘤间质压力，提高局部氧分压，增强肿瘤细胞对放疗的敏感性；还有研究表明，放疗可以增加VEGF表达，产生放射抗拒，更支持抗血管生成药物和放疗联用，贝伐单抗与放疗联合用于治疗直肠癌正在进行Ⅱ期临床试验。

知识点4：分子靶向药物之间联合应用 副高：熟悉 正高：熟悉

肿瘤的发生、发展机制复杂，可以同时存在多基因、多条转导通路异常，分子靶向药物的联合治疗肿瘤是目前研究的主要方向，贝伐单抗和EGFR酪氨酸激酶抑制剂厄洛替尼应用于治疗晚期非小细胞肺癌临床试验结果表明，两者联用表现出强有力的肿瘤生长抑制效应。

二、临床常用的肿瘤分子靶向药物

知识点5：单克隆抗体类药物西妥昔单抗的作用机制 副高：熟悉 正高：熟悉

西妥昔单抗为一种重组的人鼠嵌合型IgG1单克隆抗体，与EGFR细胞外区域特异性结合，抑制配体诱导的EGFR酪氨酸酶的活化，还可触发受体的内吞与降解，阻断EGFR通路的信号传递，从而抑制肿瘤细胞的增殖与侵袭以及肿瘤血管的形成。另外，西妥昔单抗的人源化成分可以与效应细胞如NK细胞的Fc受体结合，利用ADCC效应杀伤肿瘤细胞。

知识点6：单克隆抗体类药物西妥昔单抗适应证 副高：熟悉 正高：熟悉

（1）西妥昔单抗被美国FDA批准和伊立替康联用治疗K-ras基因野生型、复发或转移性结直肠癌，或单药治疗无法耐受化疗的晚期结直肠癌。

（2）西妥昔单抗与化疗联用还可用于晚期非小细胞肺癌的一线治疗。

（3）西妥昔单抗还具有放疗增敏功能，可联合放疗用于局部晚期头颈部肿瘤的一线治疗。

知识点 7：单克隆抗体类药物贝伐单抗作用机制　　副高：熟悉　正高：熟悉

贝伐单抗为一种重组的人源化单克隆抗体，能够选择性地与人 VEGF 结合，抑制 VEGF 与其位于内皮细胞上的受体 VEGFR1 及 VEGFR2 结合，通过使 VEGF 失去活性而减少肿瘤的血管生成，从而抑制肿瘤生长。

知识点 8：单克隆抗体类药物贝伐单抗适应证　　副高：熟悉　正高：熟悉

（1）贝伐单抗可以联合以氟尿嘧啶为基础的化疗用于治疗转移性结直肠癌。

（2）贝伐单抗联合化疗（紫杉醇+卡铂）用于局部进展、复发或转移的非鳞型非小细胞肺癌的一线治疗。

知识点 9：单克隆抗体类药物曲妥珠单抗的作用机制　　副高：熟悉　正高：熟悉

曲妥珠单抗为重组的 HER-2 单克隆抗体，它可以阻断 HER-2 介导的 PI3K 和 MAPK 信号通路，促进细胞周期阻滞及细胞凋亡，还能够通过 ADCC 作用引起细胞的裂解。此外，曲妥珠单抗还具有抑制肿瘤血管形成、诱导 G_1 期阻滞及抑制 HER-2 脱落等作用。

知识点 10：单克隆抗体类药物曲妥珠单抗适应证　　副高：熟悉　正高：熟悉

（1）曲妥珠单抗可以与化疗联合或单药治疗 HER-2 过度表达的转移性乳腺癌；曲妥珠单抗和化疗联用治疗 HER-2 过表达乳腺癌。

（2）曲妥珠单抗可以与顺铂或卡培他滨/氟尿嘧啶联合治疗 HER-2 过表达的晚期胃癌或胃食管结合部腺癌。

知识点 11：单克隆抗体类药物利妥昔单抗的作用机制　　副高：熟悉　正高：熟悉

利妥昔单抗是一种人鼠嵌合型单克隆抗体，可以特异性的与跨膜抗原 CD20 结合。超过 95%的 B 细胞非霍奇金淋巴瘤细胞表达 CD20，利妥昔单抗和 B 淋巴细胞上的 CD20 结合，通过 CDC 与 ADCC 作用启动介导 B 细胞溶解的免疫反应。

知识点 12：单克隆抗体类药物利妥昔单抗适应证　　副高：熟悉　正高：熟悉

（1）利妥昔单抗可用于复发或耐药 $CD20^+$ 的滤泡性淋巴瘤的治疗。

（2）利妥昔单与标准 CVP 方案联合用于初治的 $CD20^+$ Ⅲ～Ⅳ期滤泡性非霍奇金淋巴瘤的治疗。

（3）利妥昔单抗还可以与标准 CHOP 方案联合治疗 $CD20^+$ 弥漫大 B 细胞非霍奇金淋巴瘤。

知识点13：小分子化合物表皮生长因子受体酪氨酸激酶抑制剂（EGFR-TKI）的作用机制

副高：熟悉 正高：熟悉

表皮生长因子受体酪氨酸激酶抑制剂为一种选择性EGFR-TKI，通过竞争EGFR-TKI催化区域上Mg-ATP结合位点，阻止其信号传递；抑制有丝分裂原活化蛋白激酶的活性，促进细胞凋亡；抑制肿瘤血管形成。研究发现，只有存在EGFR敏感突变的非小细胞肺癌才能够从EGFR-TKI治疗中获益。

知识点14：小分子化合物表皮生长因子受体酪氨酸激酶抑制剂的适应证

副高：熟悉 正高：熟悉

（1）EGFR-TKI可用于EGFR外显子突变阳性（如19外显子缺失突变和21外显子L858突变等）的晚期非小细胞肺癌一线治疗。

（2）EGFR-TKI适用于以往化疗失败的晚期非小细胞肺癌的二、三线治疗。

（3）厄洛替尼单药或联用吉西他滨可治疗进展期胰腺癌。

知识点15：小分子化合物索拉非尼的作用机制

副高：熟悉 正高：熟悉

索拉非尼为多靶点酪氨酸激酶抑制剂，其作用靶点有干细胞因子受体（c-Kit）、Fms样酪氨酸激酶3（FLT3）与RAF、血小板源性生长因子受体（PDGFR）、血管内皮细胞生长因子受体（VEGFR2与VEGFR3），通过抑制肿瘤增殖与抑制肿瘤新生血管生长两方面作用抑制肿瘤生长。

知识点16：小分子化合物索拉非尼的适应证

副高：熟悉 正高：熟悉

（1）索拉非尼可用于治疗无法手术的晚期肾细胞癌。

（2）索拉非尼可用于不能手术或远处转移的原发性肝癌。

知识点17：小分子化合物舒尼替尼的作用机制

副高：熟悉 正高：熟悉

舒尼替尼能够抑制多个受体型酪氨酸激酶（RTK），对干细胞因子受体（c-Kit）、Fms样酪氨酸激酶3（FLT3）、1型集落刺激因子受体（CSF-1R）、胶质细胞衍生的神经营养因子受体（RET）、血小板源性生长因子受体（PDGFRα与PDGFRβ）和血管内皮细胞生长因子受体（VEGFR1、VEGFR2和VEGFR3）等活性都具有抑制作用，其中某些受体型酪氨酸激酶参与肿瘤生长与转移以及病理性血管形成的过程。

知识点18：小分子化合物舒尼替尼的适应证

副高：熟悉 正高：熟悉

（1）舒尼替尼可用于以往治疗失败的胃肠道间质瘤。应用伊马替尼治疗 c-Kit 基因 9 号外显子突变的胃肠道间质瘤不理想的患者，用舒尼替尼疗效较好。

（2）舒尼替尼还可用于治疗无法手术的晚期肾细胞癌。

知识点 19：小分子化合物伊马替尼的作用机制　副高：熟悉　正高：熟悉

伊马替尼为针对 Bcr-Abl 酪氨酸激酶的小分子抑制剂，与 ATP 竞争结合在酪氨酸激酶的 ATP 结合袋中，从而抑制该激酶的活性。另外，伊马替尼还可以抑制血小板源性生长因子受体，c-Kit 的酪氨酸激酶的活化，大多数胃肠道间质瘤（GIST）c-Kit 基因表达突变，伊马替尼治疗有效率高达 90%。

知识点 20：小分子化合物伊马替尼的适应证　副高：熟悉　正高：熟悉

（1）伊马替尼可用于 Ph 染色体阳性的慢性髓系白血病的慢性期、加速期或急变期的治疗。

（2）伊马替尼可用于成人复发的或难治的 Ph 染色体阳性的急性淋巴细胞白血病的治疗。

（3）伊马替尼可用于治疗无法切除或以发生转移的恶性 GIST 的成人患者。

（4）伊马替尼可用于 c-Kit（CD117）阳性 GIST 手术切除后具有显著复发风险的成人患者的辅助治疗。

知识点 21：小分子化合物依维莫司（mTOR 抑制剂）的作用机制　副高：熟悉　正高：熟悉

依维莫司为西罗莫司类半合成衍生物，是一种 mTOR 抑制剂。能够与细胞内的 FK506 结合蛋白（FKBP1）结合生成复合物，再与 mTOR 的 FRB 区相结合，因此抑制 mTOR 的激酶活性。依维莫司还能够抑制缺氧诱导因子的表达，并可下调血管内皮生长因子（VEGF），进而抑制肿瘤细胞增殖，抑制血管新生。

知识点 22：小分子化合物依维莫司的适应证　副高：熟悉　正高：熟悉

（1）依维莫司被用于治疗舒尼替尼或索拉非尼治疗失败的晚期肾细胞癌。

（2）依维莫司被 FDA 批准用于治疗室管膜下巨细胞性星形细胞瘤。

（3）依维莫司还可用于治疗复发的晚期乳腺癌。

第六章 肿瘤外科治疗

第一节 肿瘤外科治疗原则

一、良性肿瘤的外科治疗原则

知识点1：病灶彻底切除 副高：熟悉 正高：熟悉

良性肿瘤主要为膨胀性生长，边界较清楚，多数有完整包膜，无显著侵袭，不发生淋巴或血行转移。除体积巨大对周围器官造成压迫外，一般很少出现全身症状，治疗上以手术为主。通常情况下，手术彻底切除即可治愈。手术原则为完整切除肿瘤，切除范围包括肿瘤包膜及其周围少量正常组织，禁忌行肿瘤挖出术。例如乳腺纤维腺瘤需对乳腺区段进行切除；甲状腺腺瘤要求对肿瘤所在的腺叶及峡部进行切除；卵巢囊肿则是对单侧卵巢进行切除，并防止术中囊肿破裂。对于某些有可能发生恶变的良性肿瘤或良恶交界性肿瘤，例如口腔增生性疣状白斑、家族性腺瘤性息肉病和卵巢交界性囊腺瘤等，其切除范围也应适当扩大。

然而有些肿瘤部位特殊，如垂体瘤和脑膜瘤等，无法大范围切除，有时只能剥离肿瘤或对大部分进行切除，术后需辅以放射治疗等综合治疗。

知识点2：明确病理诊断 副高：熟悉 正高：熟悉

必须强调，切除的肿瘤组织应送病理检查，明确其病理性质，以防止将恶性肿瘤误诊为良性肿瘤而延误治疗。一旦病理检查显示所切除的“良性肿瘤”实质是恶性肿瘤，则应按照恶性肿瘤重新处理。

二、恶性肿瘤的外科治疗原则

知识点3：取得明确诊断的原则——术前尽量获得病理诊断
副高：熟悉 正高：熟悉

恶性肿瘤的外科治疗通常创伤较大且致残率高，例如乳腺癌根治术后将失去一侧乳房；直肠癌经腹会阴切除术后失去肛门，需要终生肠造瘘等。所以，施行这类手术前必须要有明确的病理组织学依据，以免因误诊而造成无法挽回的后果。然而，临床常碰到部分病例术前很难获得明确病理诊断，这时可通过术中活检同时送冰冻病理检查以确定肿瘤的性质，然后根据病理诊断采取恰当的治疗手段。

肿瘤外科治疗方案和肿瘤的病理生物学特性密切相关，不同病理类型的肿瘤其生物学特性有所差异，临床所采用的治疗方法也不一致。例如小细胞肺癌易发生转移，且对放、化疗敏感，所以手术前已明确为小细胞肺癌而且淋巴结广泛转移的患者，不宜行手术治疗。所以术前应尽量明确病理诊断，根据不同病理类型，选择合适的治疗方案。

知识点4：取得明确诊断的原则——术前尽量明确临床诊断与分期

副高：熟悉 正高：熟悉

临床诊断与分期可以清楚地反映患者具体病情，指导临床选择合适的治疗方法。例如肺部肿瘤患者，即使知道活检病理为恶性，但经过其他相关检查，发现患者出现骨转移等远处转移，就不适宜进行创伤较大的根治性手术；直肠癌或食管癌患者影像学检查表明，肿瘤局部浸润严重，与周围组织关系紧密，可先进行术前新辅助放化疗，然后进一步考虑行手术治疗。所以，外科治疗前需采取相关的影像学检查、内镜检查、实验室检查等手段，尽量明确临床诊断与分期，防止盲目手术给患者带来巨大的创伤，同时不能实现预期的手术治疗效果。

知识点5：依据肿瘤的病理及生物学特性选择手术方式，彻底切除肿瘤，力争达到手术治愈

副高：熟悉 正高：熟悉

不同病理类型的肿瘤其生物学特性也有所差异，例如上皮源性恶性肿瘤的淋巴道转移率较高，因此对此类肿瘤在治疗原发灶的同时需考虑清扫相应区域的淋巴结；间叶来源的肿瘤主要是血行转移，但也有少数肿瘤存在淋巴道的转移，如滑膜肉瘤、恶性纤维组织细胞瘤等的淋巴结转移率为20%左右，因此在行扩大切除术的同时还应考虑行淋巴结的清扫；原发肌肉或软组织肉瘤累及肌肉时，肿瘤易沿肌间隙扩散，应将肌肉连同筋膜从起点到终点全部切除；有些肿瘤常出现多中心的病灶，例如食管、胃和肠道肿瘤，手术切除范围应尽可能确保切缘干净。

知识点6：最大限度地切除肿瘤和最大限度地保留正常组织和功能

副高：熟悉 正高：熟悉

对于大多数实体瘤而言，手术切除治愈的希望最大，术式不宜太过保守。所以肿瘤切除范围需遵循“两个最大”原则，即最大限度地切除肿瘤与最大限度地保留正常组织和功能。两者发生矛盾时，后者需服从于前者。但是，决不可盲目扩大手术范围，如果切除过多组织可严重影响器官功能，甚至威胁生命时，必须缩小切除范围。例如，若肺癌手术需行一侧全肺切除才能根治，但侧肺功能差，难以补偿，此时只能放弃全肺切除。

知识点7：依据患者年龄、全身情况和伴随疾病选择术式 副高：熟悉 正高：熟悉罹患恶性肿瘤者以中老年为主，因为中老年患者各个器官功能状态及储备能力下降，经常合并其他慢性疾病，给手术带来风险。对于年龄大、合并症多且身体状况差的患者，不宜进行较大手术；恶液质的患者则属手术禁忌。但这一原则通常需结合患者具体情况，如肺癌患者合并全肺不张、食管癌患者食管完全梗阻或肠道肿瘤患者合并消化道大出血等，虽然病情严重，但若手术能够完全切除，则治疗后情况反而可能好转。

知识点8：正确认识外科治疗在肿瘤综合治疗中的地位　　副高：熟悉　正高：熟悉

肿瘤外科在恶性肿瘤的治疗中占据重要地位，是最有可能治愈肿瘤的手段。但是，肿瘤外科仅为多学科综合治疗手段中的一种，随着放、化疗及分子靶向治疗等其他治疗手段的进步，综合治疗已成为大多数肿瘤的标准治疗方案。越来越多的循证医学证据显示，经过合理的综合治疗，患者的生存期有了显著提高，生活质量和器官功能保全也有明显获益。例如乳腺癌的外科治疗，经历了根治术、扩大根治术、改良根治术及保乳术等一系列发展过程。随着放、化疗成为辅助治疗的广泛应用，手术切除范围明显缩小，治疗效果明显改善，手术创伤和并发症明显降低，极大地改善了患者的生活质量。

知识点9：防止肿瘤医源性播散的原则　　副高：熟悉　正高：熟悉

肿瘤外科除了要遵守普通外科的无菌操作、术野暴露充分和防止损伤需保留的正常组织等原则外，还需遵循无瘤观念。

（1）探查由远及近，动作轻柔：上腹部的肿瘤需先探查盆底，再逐步向上腹部探查，最后探查肿瘤；下腹部肿瘤探查顺序正好相反。其他部位肿瘤的探查顺序也如此。探查时动作一定要轻柔，切忌用力挤压以致肿瘤细胞脱落播散。

（2）不接触隔离技术：即在操作过程中尽量防止直接接触肿瘤。如已有破溃的体表肿瘤或浸透浆膜的胃肠道肿瘤等，应先用纱布覆盖、包裹，防止肿瘤细胞的脱落、种植。食管癌手术时尽可能地切除肿瘤周围的脂肪组织和纵隔胸膜，防止肿瘤直接暴露于术野。

（3）先结扎阻断肿瘤部位输出静脉，再结扎处理动脉：这样能够减少术中肿瘤细胞进入血液循环的可能性，降低肿瘤血行转移。

（4）尽可能地锐性分离，少用钝性分离：锐性分离解剖比较清楚，尤其是用电刀能够使小的淋巴管或血管封闭，减少肿瘤细胞进入脉管机会的同时，亦具有杀灭肿瘤细胞的作用。而钝性分离则容易挤压肿瘤，引起肿瘤的脱落播散，切除的彻底性也欠佳。

（5）整块切除：手术操作需沿肿瘤周围的正常组织向中央区解剖，禁止切入肿瘤内部。淋巴结的清扫也应由远及近，这样能够减少因术中挤压而导致肿瘤细胞沿淋巴管向更远的淋巴结转移。

（6）肿瘤切除后冲洗：肿瘤切除后应更换手套、器械，创面应用大量无菌蒸馏水浸泡冲洗，以清除可能脱落的肿瘤细胞。

第二节　肿瘤外科的手术分类及应用

知识点1：预防性手术　　副高：熟练掌握　正高：熟练掌握

预防性手术是对具有潜在恶性趋向的疾病和癌前病变做相应的外科治疗，以防病变进一步发展为恶性肿瘤。临床常需预防性手术治疗的疾病包括：溃疡性结肠炎、隐睾症、家族性腺瘤性息肉病、（口腔、外阴）白斑病、肺不典型腺瘤样增生、易受摩擦部位的黑痣、重度乳腺小叶增生或伴有乳腺癌高危因素者和多发性内分泌增生症等。另外，成人的声带乳头状瘤、膀胱乳头状瘤、卵巢皮样囊肿及大肠腺瘤等均有潜在恶变，应作预防性切除术。

知识点2：诊断性手术　　副高：熟练掌握　正高：熟练掌握

（1）针吸活检：适于表浅可疑肿块，用细针穿刺抽吸标本进行细胞学检查。

（2）穿刺活检：对可疑肿块进行粗针穿刺，利用组织条进行病理切片检查。

（3）钳取活检：适用于皮肤或黏膜表浅肿物，通过内镜或直接以活检钳夹取组织，进行病理检查。

（4）切取活检：适用于深部或较大肿物难以整体切除者，切取部分组织进行病理检查。

（5）切除活检：适用于局限可切除肿物，采取切除整个肿物进行病理检查的方法，如淋巴结切除活检。

无论选取哪种诊断手术的方式，我们都应注意下列几点：①尽量缩短诊断性手术和根治性手术之间的时间；②注意活检手术切口的选择，需使针穿的针道或活检的切口位于根治性手术切除的范围之内；③注意防止肿瘤细胞的脱落播散，例如注意保护手术切口、防止反复应用切除肿瘤的器械等。

知识点3：探查性手术　　副高：熟练掌握　正高：熟练掌握

探查性手术的目的一为明确诊断；二为了解肿瘤范围并争取切除肿瘤。因此它不同于上述的诊断性手术。探查性手术通常需要做好大手术的准备，一旦探查明确诊断而又可以彻底切除肿瘤时，应即时行肿瘤的治愈性手术，因此术前准备要充分，术中必须备有冰冻切片病理检查。

知识点4：治愈性手术　　副高：熟练掌握　正高：熟练掌握

治愈性手术的目的为彻底切除肿瘤，是肿瘤外科的最主要作用。凡是肿瘤局限于原发部位或仅累及区域淋巴结，都应施行治愈性手术。治愈性手术的最低要求是切缘在肉眼及显微镜下未见肿瘤。

治愈性手术对上皮来源的恶性肿瘤而言是根治性手术。根治性手术是指肿瘤所在的器官大部分或全部，连同区域淋巴结做整块切除。如果肿瘤累及邻近脏器，则受累及的器官也应做部分或全部切除。如右肺下叶病灶常规进行右肺下叶切除加纵隔淋巴结清扫术，但如果累及右肺中叶，则需行复合肺叶切除手术。

治愈性手术对于肉瘤而言称为广泛切除术。广泛切除术是指广泛切除肉瘤所在组织的全部或大部分，以及部分邻近的深层软组织。如肢体横纹肌肉瘤需将受累的肌肉起点和终点及其深层筋膜一并切除，甚至有时应将一组肌肉全部切除，防止肉瘤沿肌间隙扩散。

随着外科手术技术与器械的发展以及肿瘤综合治疗水平的提升，某些肿瘤的手术范围有所缩小，在不影响肿瘤根治的基础上，最大程度保留了器官功能，提高了生活质量，此种手术称为功能保全性肿瘤根治术。如乳腺癌根治术发展为乳腺癌改良根治术，后者保留了胸大肌与胸小肌，手术范围大大缩小，对整个胸部外形及功能的保留都有了很大的改善，而治疗效果没有下降。

知识点5：姑息性手术　　副高：熟练掌握　正高：熟练掌握

晚期肿瘤已错失手术治愈的机会。但在许多情况下，为了缓解某些不能耐受的症状、减轻痛苦、避免可能发生的严重并发症、提高患者的生活质量或为其他治疗制造条件，可采取各种姑息性手术。例如一些晚期消化道肿瘤造成梗阻的患者，在病灶不能切除的情况下，可选择转流术或造瘘术，以提高患者的生活质量。

知识点6：减瘤性手术　　副高：熟练掌握　正高：熟练掌握

有些恶性肿瘤体积巨大、外侵严重，很难彻底切除。可以对原发灶或其转移灶做部分或大部分切除，以降低肿瘤负荷，减轻患者症状，为进一步放、化疗创造条件。临床上经常使用减瘤性手术的肿瘤有卵巢癌、横纹肌肉瘤及恶性脑胶质瘤等。

知识点7：复发或转移灶的外科切除　　副高：熟练掌握　正高：熟练掌握

转移瘤属晚期肿瘤，很难手术治愈，但转移瘤并非手术禁忌，部分转移病灶可以通过手术切除的办法，不仅提高了患者生活质量，而且还延长患者生存时间。选择合适的患者进行转移病灶的外科治疗，是临床需谨慎面对的问题。应依据患者原发病灶控制情况、所患肿瘤生物学特征、患者一般状况、转移瘤部位和数目等多因素综合判断。比较理想的转移瘤外科治疗适应证应为：原发灶控制良好、孤立性转移、对放化疗等其他治疗不敏感的肿瘤类型且患者可以耐受手术。

复发性肿瘤手术治疗效果比较差，难度也较初次手术有所增加，手术结合其他治疗可以达到更佳的治疗效果。不论复发还是转移性肿瘤均属疾病晚期，手术治疗效果总体不理想，所以需注重采取综合治疗，切忌盲目手术。

知识点8：内分泌器官切除治疗激素依赖性肿瘤　副高：熟练掌握　正高：熟练掌握

某些肿瘤的发生、发展和体内激素水平明显相关，属于激素依赖性肿瘤。最为多见的激素依赖性恶性肿瘤是乳腺癌及前列腺癌。可通过切除内分泌器官，降低激素的分泌，抑制肿瘤生长，起到治疗作用。临床上可采取卵巢切除术治疗绝经前的晚期乳腺癌，该法也可用作术后辅助治疗。另如前列腺癌，可采取双侧睾丸切除术进行治疗。近年来随着激素拮抗药物的发展及应用，此种手术明显减少。

知识点9：重建与修复性手术　副高：熟练掌握　正高：熟练掌握

随着生活水平的不断提升，患者对生活质量的要求也不断增加。重建与修复性手术目的为最大程度地恢复患者的器官形态与功能，并能符合根治性手术对肿瘤大范围切除的需要，提高手术治疗效果。例如口腔部肿瘤累及下颌骨后，使用游离腓骨肌皮瓣修补；舌癌切除术后，利用带状肌肌皮瓣进行舌再造术；部分放疗或外科手术引起的肌肉损伤通过肌肉挛缩松解术来恢复肌肉功能等。

知识点10：肿瘤外科急症手术　副高：熟练掌握　正高：熟练掌握

肿瘤本身或其转移灶可以引起出血、空腔脏器穿孔、梗阻或严重感染等急症，因为其可导致病情突然恶化，甚至危及患者生命，需要外科手术进行紧急处理，以缓解危急情况。如肺癌合并大咯血、胃肠道肿瘤合并穿孔或出血及气管肿瘤堵塞导致呼吸困难等，都需要行急诊手术治疗。

第七章 肿瘤放射治疗

第一节 放射物理学

一、放射线的种类

知识点1：放射线的种类 副高：掌握 正高：掌握

根据射线的能量，可分为高能射线（兆伏级，MV）和低能射线（千伏级，kV）。目前，临床主要采取高能射线进行肿瘤的放射治疗。高能射线和物质作用时，使物质中的电子从原子或分子轨道脱离，产生电离。电离是一系列生物效应的开始，是射线引起物质物理、化学变化和生物效应的主要机制。电离辐射包括电磁辐射与粒子辐射。主要用于临床治疗的电磁辐射射线为高能X线和γ射线，粒子辐射射线为电子线、质子及重离子。

知识点2：X（γ）射线的物理特性 副高：掌握 正高：掌握

X线和γ射线本质均为光子，只是产生方式不同。X线是由高速电子流打靶（钨、铂金）形成，γ射线是由放射性核素核能级间的跃迁而形成。低能X线能量在50～500kV，穿透力差，最高剂量在皮肤表面，进入组织后剂量快速下降，仅适合治疗浅表肿瘤。高能X线常用6MV与10MV的能量级别，穿透能力强，随能量的增加而增强；能量越高，皮肤表面剂量越低，最大剂量点深度越深，适用于治疗体内深部的肿瘤。

知识点3：电子线的物理特性 副高：掌握 正高：掌握

高能电子线是由直线加速器内直接产生的普通电子，通过加速装置加速到兆伏级能量的射线。电子线穿透能力差，皮肤剂量高，通常在75%以上，且随能量的增加，浅表剂量增加，进入组织后立即达到剂量最大点，随之剂量快速跌落。剂量快速跌落是临床应用高能电子线的重要原因，这种特性有助于保护肿瘤后方的正常组织，所以电子线常用于浅表或偏侧肿瘤的治疗。

二、放射剂量学基本概念

知识点4：照射量 副高：掌握 正高：掌握

照射量用于衡量X（γ）辐射致空气电离的程度。单位为伦琴（R），$1R=2.58\times10^{-4}$

C/kg。

知识点5：吸收剂量　　副高：掌握　正高：掌握

吸收剂量是用来定义单位质量的受照物质所吸收的能量。单位为戈瑞（Gy），1Gy = 1J/kg。

知识点6：射线束　　副高：掌握　正高：掌握

从放射源出发沿着光子或电子等射线辐射方向，其横截面的空间称射线束。

知识点7：射线束中心轴　　副高：掌握　正高：掌握

射线束中心轴是射线束的中心对称轴线，与光栅所确定的射线束中心、准直器的旋转轴和放射源的中心同轴。

知识点8：照射野　　副高：掌握　正高：掌握

准直器准直后，射线束中心轴参考点处与中心轴垂直的射线束截面即为照射野，这是所谓的几何学照射野。在放射剂量学中还有物理照射野的概念，即临床剂量学中规定射线束中心轴剂量为100%，相对射线束中心轴50%等剂量线包括的范围即为物理照射野的大小。

知识点9：源皮距　　副高：掌握　正高：掌握

源皮距是指从放射源沿射线束中心轴到受照物体前表面的距离。

知识点10：源轴距　　副高：掌握　正高：掌握

源轴距是指放射源到机架旋转轴的距离。

知识点11：剂量参考点　　副高：掌握　正高：掌握

剂量参考点为剂量计算或测量的参考，通常情况下指模体内射线束中心轴上剂量最大点。参考点规定如下：400kV以下的X线，在模体表面；高能X（γ）线，在模体表面下最大剂量点处。

知识点12：射线质　　副高：掌握　正高：掌握

射线质表示射线束在水模体中的穿射能力。

知识点 13：线性能量传输（LET） 副高：掌握 正高：掌握

线性能量传输是指带电粒子穿过物质时，沿其传输径迹单位长度上的能量损失或转换。光子和电子属于低 LET 射线，重离子等属于高 LET 射线。

三、放射治疗方式及常用的放射治疗设备

知识点 14：外照射 副高：掌握 正高：掌握

外照射是指放射源位于体外一定距离，对体内病灶区进行照射。主要采用直线加速器和^{60}Co 治疗机等进行治疗，是临床最常用的放射治疗方法。其特点为：

（1）射线需经过皮肤及其他正常组织才能到达肿瘤，照射剂量受到皮肤与正常组织耐受剂量的限制。

（2）单野照射时肿瘤剂量分布不均匀，但可通过选择不同能量的射线或多野技术使肿瘤获得高且均匀的照射剂量。

（3）直线加速器放射源能够沿机臂中心轴旋转，在不变换人体位置的情况下完成不同方向的照射，即等中心治疗。

（4）现代直线加速器多具有可变射线能量和可调整剂量率，可以依据治疗的要求进行合理选择。

（5）现代直线加速器装配有多叶准直器，并可以配备 CT 模拟定位机、治疗计划系统、图像数据传输网络和质量控制与保证的相关设备，这些都确保了外照射治疗在剂量和范围上具有较高的精准性。

知识点 15：内照射 副高：掌握 正高：掌握

内照射也称近距离治疗，是把放射源放在治疗区附近，或直接置于组织内、天然体腔内进行照射的治疗方法。通常分为：组织间插植照射、腔内照射、表面照射和术中放射。主要特点为：

（1）放射源为放射性核素，常用的放射源有^{60}Co、^{137}Cs、^{192}Ir、^{125}I。

（2）放射源活度通常较小，治疗距离短，为 5mm～5cm 之间。

（3）放射源周围一定深度内组织剂量较高，随后剂量陡然下降。

（4）靶区剂量分布不均匀，接近照射源处剂量高。

（5）照射时间短，可持续或分次照射。

（6）现代近距离治疗可以使用治疗计划系统进行剂量分布的优化，指导更加准确合理的布源，并可应用遥控后装技术，明显减少了工作人员所受到的辐射。

第二节 放射生物学

一、电离辐射对生物体的作用

知识点1：电离辐射的直接作用 副高：掌握 正高：掌握

粒子或光子的能量被DNA或是具有生物功能的其他分子直接吸收，可使生物分子产生化学变化，并导致机体损伤，电离辐射的这种作用叫做直接作用。电离辐射可直接作用于核酸大分子，引发碱基的破坏、单链或双链断裂及交联等效应的发生；对蛋白质的直接作用引发侧链变化、化学键断裂、空间结构改变等；辐射也可直接破坏生物膜的分子结构，干扰细胞器的正常功能。

知识点2：电离辐射的间接作用 副高：掌握 正高：掌握

辐射的能量向生物分子传递时，通过扩散的离子和自由基起作用，而产生的生物学效应叫做电离辐射的间接效应或间接作用。在辐射和生物体作用时，形成大量自由基，这些自由基和生物分子如蛋白质、核酸、酶等作用，导致生物体的功能、代谢与结构发生变化。辐射总效应主要为自由基引发的间接作用。

二、电离辐射的细胞效应

知识点3：辐射诱导的DNA损伤及修复 副高：掌握 正高：掌握

细胞受射线照射后，DNA发生单链或双链断裂损坏。对于完整的DNA，单链断裂容易修复，对细胞几乎没有杀灭作用，而DNA双链断裂，则难于修复，被认为是电离辐射在染色体上的关键损伤，可造成细胞发生突变或死亡。

知识点4：辐射诱导的细胞死亡 副高：掌握 正高：掌握

辐射诱导的致死性DNA损伤若无法修复将导致细胞死亡。所以，染色体DNA的不可修复的损伤是辐射诱导细胞死亡的关键因素。判定细胞是否存活的标准为细胞是否具备无限增殖的能力。照射致细胞死亡和细胞再繁殖完整性丢失是肿瘤放射生物学的基本原理，后者为放射治疗可治愈结局的最主要依据。

知识点5：细胞存活曲线——单靶单击模型 副高：掌握 正高：掌握

一次击中形成被击中细胞失活的细胞存活曲线。高LET射线照射后细胞生存曲线满足这种线性模型。其特点是只有一个参数—D_0值，为平均致死剂量。评价肿瘤细胞放射敏感

性的指标以 D_0 为标准，一般认为，$D_0 \leqslant 1.8Gy$ 是放射敏感，$D_0 \geqslant 3.0Gy$ 是放射抗拒，D_0 在 1.8～3.0Gy 之间是中度放射敏感。

知识点6：细胞存活曲线——多靶单击模型　　副高：掌握　正高：掌握

单靶单击模型假设效应单元内包含一个靶，存活曲线为指数形式。但对于大多数暴露在低 LET 辐射下的哺乳动物，其细胞的生存曲线出现了一些曲度，在初期的低剂量区比高剂量区单位剂量形成较少的失活区被称为肩区，高剂量区一般趋向于直线，这就是多靶模型：假设失活事件的必要条件是细胞内多个靶被同时击中，最终的失活状态对应着 n 次击中，并且形成生物效应的必要条件是达到细胞内 n 个数量的靶失活。

知识点7：多靶单击模型其参数的意义　　副高：掌握　正高：掌握

（1）D_1：曲线的初始斜率倒数，反映低剂量区的放射敏感性。

（2）D_0：曲线的指数部分斜率的倒数，即为平均致死剂量。

（3）Dq：准阈剂量，定义是将曲线的直线部分反向延长和 100%存活率水平线交点对应的剂量，其值的大小反映肩区的大小，Dq 值小表示亚致死性损伤修复能力小，很小剂量就能使细胞进入指数杀灭。

（4）N 值：定义是将曲线的直线部分反向延长和存活率轴相交的交点值，早期称为细胞内的敏感区域数——“靶数”，低等生物实验可见 N 值刚好等于其染色质微粒数，但大多数细胞，生物效应是复杂的，很难确定明确的靶数，所以称其为外推数。N 值、Dq、D_0 的关系可见下式：$\log N = Dq/D_0$。任意两个参数可在一定程度上反映细胞的放射敏感性。

知识点8：细胞存活曲线——线性二次模型　　副高：掌握　正高：掌握

线性二次模型假设细胞失活是不可修复的 DNA 双链断裂所致。一个细胞通过两种方式被杀死：某一带电粒子径迹中形成的致死性损伤（线性部分）或不同粒子径迹间的亚致死性损伤相互作用形成的致死性损伤（平方部分）。

当两种杀灭细胞成分相同时，该剂量即为细胞线性二次模型的 α/β 值（α 是致死性杀灭的参数，β 是包含有修复的杀灭参数），α/β 值越小，曲线越弯曲，高剂量的效应越大。大多数哺乳动物细胞存活曲线满足线性二次模型，并且大多数癌细胞与快更新正常组织的 α/β 值大，而慢更新或不更新正常组织的 α/β 值小，高剂量时损伤更大。

知识点9：细胞周期时相与放射敏感性　　副高：掌握　正高：掌握

细胞的放射敏感性表示细胞受照射后的存活能力，是细胞内在的固有特性。不同的细胞具有不同的细胞生物学行为及遗传性状，其放射敏感性不同，也称细胞内在放射敏感性或固有放射敏感性。

细胞周期中，不同时相细胞对于放射线的敏感性不同，以细胞死亡为标准，不同时相敏感性依次是 M、G_2、G_0/G_1 和 S 期，M 期最敏感，S 期抗拒最强烈。分次照射的间隔时期，其中一部分细胞将会进入放射敏感的时相，这是分次放射治疗的理论基础之一。

三、分次放射治疗的生物学基础

知识点 10：细胞放射损伤的修复　　副高：掌握　正高：掌握

（1）亚致死性损伤：主要指细胞 DNA 单链断裂，为可修复的放射损伤；

（2）潜在致死性损伤：指正常状态下照射后应该死亡的细胞，如果置于适当条件下，因为损伤的修复又可存活的现象；

（3）致死性损伤：指受照后损伤不可修复。细胞放射损伤的修复主要有亚致死性损伤修复和潜在致死性损伤的修复。

正常组织比肿瘤组织具有更强的修复能力。通常认为，细胞的损伤修复需要数小时，所以分次放疗有利于正常组织细胞的修复。

知识点 11：细胞周期内时相的再分布　　副高：掌握　正高：掌握

分次放疗中，位于相对放射抗拒时相的细胞向放射敏感时相移动的再分布现象，称为细胞周期内时相的再分布，有利于提高射线对肿瘤的杀伤效果。

知识点 12：氧效应及乏氧细胞的再氧合　　副高：掌握　正高：掌握

肿瘤组织因为生长快速，瘤体超过一定体积时，部分肿瘤细胞即慢慢处于乏氧状态。乏氧细胞对放射抗拒，但由于多次照射后瘤体缩小，原有乏氧细胞氧合增加，增加了肿瘤细胞放射敏感性，称为乏氧细胞的再氧合。正常组织氧合好，不存在再氧合增敏效应。

知识点 13：再群体化　　副高：掌握　正高：掌握

辐射损伤后，组织干细胞在机体调节下，增殖、分化、恢复组织原有形态的过程，称为再群体化。这一概念适用于正常组织和肿瘤组织。分次放疗期间，再群体化有助于正常组织修复损伤，但不利于肿瘤控制。所以，临床放疗中应防止不必要的疗程延长；若一定要延长治疗时间，必要时，在平衡正常组织耐受量的前提下增大放疗剂量，弥补肿瘤控制概率的下降。

四、正常组织及器官的放射反应

知识点 14：正常组织的结构组分（早反应组织、晚反应组织）
副高：掌握　正高：掌握

根据正常组织的组织结构、放射反应的特点及发生时间，将其分为早反应组织和晚反应组织。

早反应组织特点是：组织更新快，因此损伤很快就表现出来，如皮肤和黏膜组织；晚反应组织特点是：更新迟缓，甚至终生没有更新，组织的放射损伤效应很长时间才出现，如神经与肌肉组织。早反应组织对总治疗时间敏感，总剂量一定，缩短治疗时间，则早反应组织损伤加剧。晚反应组织对分次剂量敏感，总剂量一定，增加分次剂量，则晚反应组织损伤加剧。

知识点15：正常组织器官的体积效应　　副高：掌握　正高：掌握

对于正常组织器官，依据其次级功能单位的排列方式大致可划分为“平行”组织结构器官与“串联”组织结构器官。前者以肺、肾脏和肝脏等作为代表，其特点为少量功能性亚单位失活不会造成整个器官生理功能的丧失；后者以脊髓、肠道等作为代表，其特点是一个亚单位的失活便可造成整个器官生理功能的丧失。

平行组织结构器官有强大的功能储备，所以即使在局部小范围大剂量照射的情况下也能够正常执行生理功能。串联组织结构器官中一个亚单位受到大于其耐受阈值的高剂量照射，就会导致整个器官出现不同程度的功能损害。然而，并非所有的器官都能够归入这两类，如脑组织，属于非平行、非串联的中间型器官。

知识点16：正常组织器官放射耐受性　　副高：掌握　正高：掌握

受照射的一定体积的重要组织器官，若接受超过一定剂量的照射后，可能发生严重的放射并发症。正常组织器官放射耐受性由于受照射正常组织发生特定并发症的概率、个体差异和统计学波动的影响而存在一定的不确定性。放射学家可依据实践经验总结分析，对放疗中可能的耐受阈值作出评估。在临床放射治疗中，需对受照的重要组织器官剂量作出限定，避免超过耐受阈值而发生放射损伤。

知识点17：放射反应和损伤　　副高：掌握　正高：掌握

放射治疗中，射线通常需通过肿瘤周围正常组织才能够达到肿瘤病灶，因而射线对人体正常组织必然会出现一定的影响。机体经放射线照射后产生的变化、并发的症状和体征，统称放射反应。放射反应根据出现时间的不同分为急性放射反应、亚急性放射反应及晚期放射反应。急性放射反应多见于治疗期间，亚急性和晚期放射反应见于放射治疗后数月或数年。若正常组织器官所接受的照射剂量远远超过其耐受范围，变成不可逆反应，甚至会产生威胁生命的一些临床并发症，称为放射损伤。放射反应和放射损伤有时难以明确区分。

第三节 临床放射治疗学

一、肿瘤放射治疗种类

知识点1：根治性放疗 副高：掌握 正高：掌握

根治性放疗是指经过适当剂量的放疗后，患者的局部肿瘤得到有效控制，是一种以根治肿瘤为目的的放疗方式。主要适用于下列情况：①肿瘤生长在重要器官或邻近重要器官，手术切除可能严重影响重要器官的功能或不能彻底切除；②肿瘤对放射线敏感，放疗能够有效控制或消灭肿瘤；③部分早期肿瘤患者因合并症等原因无法耐受手术治疗；④一些局部晚期肿瘤因累及周围正常组织难以手术根治，也可选择放射治疗达到根治目的。

目前，根治性放射治疗常用于头颈部肿瘤、早期霍奇金淋巴瘤和皮肤癌的治疗，也用于无法手术或无法耐受手术的食管癌、肺癌、前列腺癌和宫颈癌等治疗。放射治疗是鼻咽癌公认的根治性治疗方法。

知识点2：辅助性放疗——术前放疗 副高：掌握 正高：掌握

在手术前对局部晚期肿瘤进行放射治疗，降低局部肿瘤分期，将不易彻底切除，或不能切除的病灶转化成可手术切除的病灶。其主要特点为：

（1）降低肿瘤分期，增大手术切除率；

（2）增加局部控制率，减少术后的局部复发率；

（3）提高正常组织或器官功能的保全率；

（4）适用于局部晚期直肠癌、食管癌和头颈部肿瘤等。

知识点3：辅助性放疗——术中放疗 副高：掌握 正高：掌握

在手术切除肿瘤后或手术暴露无法切除肿瘤的情况下，在术中对肿瘤、瘤床或淋巴引流区等局部术区进行单次大剂量照射。其主要特点是：

（1）采用单次大剂量照射。

（2）属于近距离治疗的一种，经由合理计划治疗方案，可与体外放射治疗相结合。

（3）肿瘤照射剂量高，周边剂量迅速跌落，周围组织受量低，不仅可以提高局部控制率，放疗不良反应也较轻。

（4）目前主要用于手术无法彻底切除的肿瘤治疗，例如胰腺癌、胃癌、乳腺癌等。

知识点4：辅助性放疗——术后放疗 副高：掌握 正高：掌握

术后放疗主要用于手术后患者的瘤床、残存肿瘤以及具有转移危险的淋巴引流区等进行挽救或预防性照射，以增加局部控制率。其主要特点为：

（1）是对于手术切缘阳性、不愿或无法再次手术的患者，可采取的一种挽救性治疗方法。

（2）主要适用于术后病理结果表明为局部晚期、有局部复发高危因素患者。

（3）可用于消灭瘤床区或区域淋巴引流区可能残留的亚临床病灶。

（4）主要目的是增加局部控制率，提高总生存率。

（5）多与化疗联合，适用于中枢神经系统、头颈部、胸部、腹部、妇科肿瘤、直肠癌和软组织肉瘤等恶性肿瘤的综合治疗。

知识点5：姑息性放疗　　副高：掌握　正高：掌握

姑息性放疗是指以解除晚期恶性肿瘤患者痛苦、改善症状和延长其生命为目的的放射治疗，临床上又分为高度姑息与低度姑息治疗两种。高度姑息治疗用于一般状况尚好的患者，所用剂量为根治量或接近根治量。低度姑息治疗用于一般状况欠佳或疾病已到晚期，只希望达到减轻痛苦目的的患者，放射剂量通常较低。主要采取增加单次照射剂量，缩短治疗时间的治疗方式，迅速达到治疗目的。

知识点6：姑息性放疗的作用　　副高：掌握　正高：掌握

（1）缓解疼痛：用于治疗恶性肿瘤骨转移及软组织浸润等导致的剧烈疼痛。

（2）缓解压迫症状：恶性肿瘤引发的消化道梗阻、上腔静脉综合征、脊髓压迫症等。

（3）脑转移瘤治疗：采用合理有效的放射治疗能够改善患者生活质量、明显延长生存期。

（4）促进病灶愈合：皮肤癌、口腔癌、阴茎癌、乳腺癌等可出现组织大面积溃疡，放疗可使病灶缩小并促进其愈合。

（5）控制转移病灶的发展，主要为转移性淋巴结等。

（6）止血：鼻咽癌、颈部转移瘤、肺癌和宫颈癌等所致出血的治疗。

二、放射治疗计划与实施

知识点7：临床评估　　副高：掌握　正高：掌握

治疗前应详细了解患者的病史、体检、影像学资料、一般状况及合并症等，评估患者对放射治疗的耐受性，确认放射治疗的目的，制订治疗方案。

知识点8：体位固定　　副高：掌握　正高：掌握

为确保放射治疗准确实施，患者应尽可能地采取舒适、重复性好且能满足治疗需要的体位。需要应用一些体位固定装置如温塑面罩、真空垫、体架等。

知识点 9：定位与图像采集 副高：掌握 正高：掌握

选用X线或CT模拟定位机，采集患者的治疗图像，同时应用激光灯等定位系统，建立治疗坐标。

知识点 10：勾画靶区和危及器官 副高：掌握 正高：掌握

勾画靶区和危及器官是放疗医师依据患者病情，并考虑局部组织器官的位移和治疗设备精确性等多方面因素综合分析后，在已经采集的治疗图像上，勾画放射治疗区域范围和重要的正常组织器官，并根据系统误差和随机误差外扩一定的范围。治疗靶区包括大体肿瘤靶区、临床靶区、计划靶区和照射靶区。

知识点 11：治疗计划设计 副高：掌握 正高：掌握

放疗物理师依据医师制订的治疗方案，设计照射野方向、大小和形状、各照射野权重以及处方剂量。

知识点 12：计划评估 副高：掌握 正高：掌握

放疗医师和物理师对治疗计划进行评估，目的是了解肿瘤受照剂量是否符合临床要求，正常组织受量是否大于耐受剂量，治疗计划是否符合临床治疗要求。

知识点 13：位置验证 副高：掌握 正高：掌握

在治疗计划执行前和执行过程中，对位置进行验证，减少误差，防止出现错误。位置验证的方法包括拍摄射野证实片、电子射野影像装置（EPID）和CT影像等，然后和X线模拟定位片或CT重建图像进行比较。

知识点 14：剂量验证 副高：掌握 正高：掌握

剂量验证是确认患者实际受照剂量是否和计划给予剂量相同，一般用模体代替人体测量。

知识点 15：实施放射治疗 副高：掌握 正高：掌握

上述工作完成后，由放射技师在放射治疗机上对患者进行放射治疗。由于采取不同的治疗技术、设备，每次治疗时间通常在数分钟至数十分钟不等。

三、常用的放射治疗技术

知识点16：三维适形放射治疗和调强放射治疗技术　　副高：掌握　正高：掌握

放射治疗的目标是将辐射剂量集中到肿瘤靶区内杀死肿瘤细胞，同时尽量地降低周围正常组织受量。所以，理想的放射治疗技术应该使高剂量分布在三维方向上和肿瘤靶区形状一致。为达到剂量分布的三维适形，必须符合两个条件：①每个照射野形状和肿瘤靶区形状一致；②照射野内的剂量强度按照一定要求进行调节，即依据肿瘤靶区形状和靶区周围重要器官对束流强度进行调整，以达到最佳剂量分布。满足条件①者称为三维适形放射治疗（3DCRT），同时满足上述两个条件者称为调强放射治疗（IMRI）。

3DCRT 和 IMRT 优势在于：

（1）能够最大限度地降低周围正常组织和器官受照体积和剂量，降低正常组织的并发症，提高患者生活质量。

（2）可以提高肿瘤受照剂量，提升肿瘤局部控制率。

知识点17：立体定向放射治疗的概念　　副高：掌握　正高：掌握

立体定向放射治疗是指采取立体定向技术，用多个小野从三维空间将放射线聚焦在病灶，实施单次或多次大剂量照射，在肿瘤靶区内形成高剂量，而周围正常组织受量较小。

知识点18：立体定向放射治疗的主要特点　　副高：掌握　正高：掌握

（1）定位准确，立体定向放射治疗时肿瘤周边剂量跌落较快，要求照射靶点位置高度精准。

（2）适合治疗小体积病灶，如颅内病灶直径通常<3cm。

（3）单次照射剂量高，疗程短。

（4）总剂量高，能够达到根治性毁损。

（5）剂量分布集中，靶区内剂量高，靶区周边剂量迅速跌落，周围正常组织剂量低。

知识点19：图像引导放射治疗技术　　副高：掌握　正高：掌握

图像引导的放射治疗是利用计算机技术将放射治疗机与成像设备相结合，在患者每次放射治疗前或治疗中采集图像，将采集的图像信息与设计治疗计划时的图像信息进行对比，确定肿瘤靶区移位和形变大小并进行校准，降低治疗误差，提高放疗精度。目前，临床上常用的引导放疗的图像设备包括：X 线、CT、超声和远红外成像等。

知识点20：呼吸门控技术　　副高：掌握　正高：掌握

因为受到呼吸运动的影响，位于胸腹部的病灶具有很大幅度的移动。在传统放疗方式中考虑呼吸运动则应增加较大的计划靶区（PTV），导致受照正常组织明显增加。呼吸门控技术是指在放射治疗过程中监测患者呼吸运动，在特定呼吸时相触发射线照射，减少正常组织受照剂量。

知识点 21：全身照射治疗技术 副高：掌握 正高：掌握

全身照射治疗技术是用射线对患者全身进行均匀（±10%）剂量照射的一种特殊治疗方法。全身照射能够抑制受体免疫功能，降低受体对移植物的排斥反应，清除体内残存的恶性肿瘤细胞。这种技术主要见于造血干细胞移植前预处理。

知识点 22：高剂量率后装治疗技术 副高：掌握 正高：掌握

后装治疗技术是首先通过插植针或导管将施源器等装置放在患者体内治疗区，等到制订治疗计划后，应用遥控技术将放射源送入患者体内预先放入的装置内进行照射，是一种近距离治疗技术。高剂量率后装治疗选用剂量率>12Gy/h 的高剂量率放射源作为治疗源。与低剂量率治疗相比，高剂量率后装治疗的特点：

（1）治疗时间短，每次数分钟至数 10 分钟，防止患者长时间卧床引起的不适，也减少了治疗过程中施源器移位的可能。

（2）放射源体积小，减轻了患者的局部机械损伤和痛苦。

（3）可以应用计算机进行照射剂量的计算和优化，达到治疗的个体化。

（4）临床最常用的高剂量率后装放射源为^{192}Ir，半衰期 74 天，易于防护。

（5）治疗时间短，不利于正常组织亚致死性损伤的修复与肿瘤细胞周期再分布和再氧化，对治疗效果造成一定影响；其放射源活性高，可能造成一定程度的放射损害。

知识点 23：放射性粒子组织间插植技术 副高：掌握 正高：掌握

放射性粒子组织间插植技术是指在三维治疗计划系统指导下，将微型放射源按照一定间距插植在瘤体内，通过连续发出的低能量射线杀死肿瘤细胞。特点为：

（1）植入粒子能量低，辐射有效距离短（通常<2cm），对周围组织损伤小，安全性高。

（2）可应用计算机治疗计划系统进行剂量计算和优化，对插植的密度、距离进行指导与调整，剂量分布较好。

（3）多采取影像引导的方式进行植入，粒子体积小，局部创伤小，通常用于早期低危前列腺癌和不易手术切除肿瘤的治疗，如胰腺癌术中粒子植入治疗。

知识点 24：术中放射治疗技术 副高：掌握 正高：掌握

术中放射治疗是指对在手术过程中暴露出的肿瘤或瘤床进行单次大剂量（10～20Gy）

的照射。因为肿瘤周围正常组织或器官的限制，体外照射难于达到控制肿瘤所需要的剂量。术中放疗则是由外科医师手术切除或暴露肿瘤后，将射线直接对准肿瘤、瘤床等术区进行照射，并且用特制的铅块遮挡肿瘤周围放射敏感的正常组织，或将其放在照射野之外。

知识点25：质子和重离子放射治疗技术 副高：掌握 正高：掌握

重离子指质量比光子、电子大的粒子，如快中子、负π介子、氮、碳、氧、氖离子等。重离子治疗近几年受到广泛关注，主要是由于：①物理学优势：重离子在体内形成Bragg峰，从物理学上优化了剂量分布；②生物学优势：高LET射线相对生物学效应高，增强了放疗对肿瘤的治疗疗效。

因为重离子物理学和生物学的优势，目前临床上主要将其用于治疗邻近重要器官、增殖较慢或对常规放疗抗拒的肿瘤，如腺样囊性癌、颅底脊索瘤等。但因为设备昂贵、技术复杂等原因，目前临床很难普及。随着重离子放疗技术和放射生物学的发展，重离子治疗可在未来肿瘤放射治疗中发挥重要作用。

第八章 肿瘤综合治疗

一、综合治疗的原则

知识点1：多学科综合治疗 副高：掌握 正高：掌握

多学科综合治疗是指根据患者的身心状态，肿瘤发展的具体部位、病理类型、累及范围（病期）和发展趋势，结合细胞、分子生物学改变，有计划地、合理地选用现有的多学科治疗手段，以期取得最好的治疗效果，最大限度地提升患者的生活质量，延长生存时间。

知识点2：综合治疗方案的制订与实施——全面评估 副高：掌握 正高：掌握

全面评估患者整体情况，有肿瘤病变性质、范围、分期、不良预后因素、全身情况。

知识点3：综合治疗方案的制订与实施——目标明确 副高：掌握 正高：掌握

根据全面评估情况，分析患者的肿瘤病情是否能够根治，是否需要多种治疗手段的综合治疗。

知识点4：综合治疗方案的制订与实施——安排合理 副高：掌握 正高：掌握

充分评估拟采用治疗手段的利与弊，选用有效治疗手段。对于需要多学科使用的综合治疗，应格外强调计划性综合治疗。多学科协作一同制订综合治疗方案，有计划分头实施，是推荐的综合治疗合作模式。应防止盲目无计划性治疗，防止过度治疗。

知识点5：综合治疗方案的制订与实施——个体化治疗 副高：掌握 正高：掌握

针对患者个体情况制订个体化综合治疗方案，个体化治疗的实施需依据循证医学的基本原则。

知识点6：不需要综合治疗的常见情况 副高：掌握 正高：掌握

有些癌肿处于早期时单用手术治疗就可治愈，不必再加放疗或化疗，如Ⅰ期皮肤癌、宫颈癌、声带癌手术后治愈率已接近100%，再加别的治疗是多余的。

知识点7：综合治疗的作用有限 副高：掌握 正高：掌握

如肾癌手术时，术中所见包膜完整，周围淋巴结无明显肿大。术后病检包膜未受累及，淋巴结无转移，肾静脉未见癌栓，因而术后不必对病变肾区放疗，由于这些患者几乎局部不会复发，肾癌手术失败的主要原因为癌远处转移，肾区放疗并无法降低远处转移。Ⅰ期乳腺癌一般不建议行区域性淋巴结放疗，有报道早期乳腺癌术后放疗可能还会降低5%的生存率。

知识点8：必须综合治疗的常见情况 副高：掌握 正高：掌握

如骨肉瘤、软组织肉瘤、肾母细胞瘤、髓母细胞瘤、中晚期乳腺癌、视网膜母细胞瘤、某些恶性淋巴瘤、睾丸肿瘤等必须综合治疗，不综合治疗难以治愈，因为合理的综合治疗，生存率有了明显提高。

二、综合治疗的方式

知识点9：综合治疗的方式 副高：掌握 正高：掌握

综合治疗需要多学科合作，模式大致为：序贯疗法、同时疗法和三明治疗法。应个体化选择综合治疗模式。通常情况下，对于局限及播散趋向小的肿瘤患者首先进行局部治疗，然后进行区域或全身治疗；对于潜在播散可能性大的肿瘤患者首先进行全身治疗或区域性治疗，然后再进行局部治疗。

知识点10：化疗与放疗联合的原理 副高：掌握 正高：掌握

第一，放、化疗可以相互补充，放疗能够控制局部，而化疗能够控制全身转移，并且病例选择合适，两者合用可以使患者获得长期无瘤生存。第二，某些化疗药物能够增加肿瘤细胞对放疗的敏感性，联合使用有可能提高全身治疗的效果。第三，放疗可以降低肿瘤细胞的数量，减小耐药克隆的机会，消灭化疗耐药克隆。第四，放疗能够控制巨大肿瘤的瘤床。

知识点11：化疗与放疗联合的方式 副高：掌握 正高：掌握

（1）先化疗后放疗：常用于控制可能的转移灶，减小放疗区域，有助于正常组织的保护。放疗则用于处理以往肿瘤涉及的区域。此顺序常用于淋巴瘤的治疗，例如Ⅰ、Ⅱ期弥漫性大细胞性淋巴瘤。大多乳腺癌先接受化疗然后进行放疗。

（2）先放疗后化疗：目的在于快速控制局部病灶。

（3）同步放化疗：对于部分肿瘤，此疗法能够使原发肿瘤快速缩小并且是控制耐药克隆的最佳方法。对于肛管癌、局部晚期和高危早期宫颈癌、局部晚期非小细胞肺癌、局限期小细胞肺癌、鼻咽癌和头颈部鳞癌已明确同步放化疗能够提高局部控制率和生存率。但此方法可能带来强烈的毒性反应，如血液学毒性和黏膜反应、放射性肺炎、放射性食管炎等非血液学毒性，在同步放化疗过程中需充分预计可能出现的毒性反应并立即给予处理。

必须强调指出，放、化疗的联合使用并不总是比单用其中一种方法的疗效好，相反，两种方法联合有可能使效果更差。所以在联合应用时，应根据肿瘤的类型、特点及患者的一般状况与耐受性，选择最佳的组合方式、剂量和时间安排以达到最佳效果。

知识点 12：手术与放疗联合的原理　　副高：掌握　正高：掌握

放疗可以杀死手术区域残留的肿瘤细胞和淋巴结内的微小转移灶，从而降低肿瘤局部复发；放疗能够在手术前进行以缩小肿瘤，将无法手术的病例变为可手术的病例，同时使手术范围缩小。如早期乳腺癌保乳术后放疗与根治术疗效相当。

知识点 13：手术与放疗联合的方式　　副高：掌握　正高：掌握

（1）术后放疗：目的在于消灭残留与亚临床病灶，减少局部复发的机会以提高生存率。例如乳腺癌，术后胸壁放疗可以减少胸壁复发。乳腺癌施行单纯肿块切除术后联合放疗的病例，其生存率和根治术的生存率相同，但是无根治手术所带来的并发症。其他一些多见例子如子宫内膜癌、部分头颈部肿瘤（如腮腺肿瘤）、肾母细胞瘤和软组织肉瘤等。目前淋巴结阳性的肺癌是否进行术后放疗仍然存在争议。当 R1 或 R2 切除时，术后放疗是必要的补充治疗手段。

（2）术前放疗：主要用于无法手术切除的肿瘤，希望放疗后可行根治手术。术前放疗仍被用于局部晚期直肠癌与软组织肉瘤的术前准备，并且可用于 $T_4N_0 \sim 1$ 的局部晚期非小细胞肺癌的术前准备。

（3）术中放疗：目前在术中安装放射源做内照射，对瘤床、残存肿瘤、淋巴结引流区或原发肿瘤在手术中进行一次大剂量照射的方法已成为软组织肉瘤、胰腺肿瘤和中枢神经系统肿瘤、结直肠癌、胃癌及头颈部肿瘤的综合治疗的重要组成部分。

知识点 14：化疗与手术联合的原理　　副高：掌握　正高：掌握

手术用于处理局部，化疗用于全身治疗，两者联用可以改善单独应用效果不理想者的疗效，化疗能够使肿瘤变小，提高手术效果。

知识点 15：化疗与手术联合的方式　　副高：掌握　正高：掌握

（1）术前化疗：亦称新辅助化疗，可以缩小肿瘤，使手术更易进行；可以通过新辅助化疗评价肿瘤对于该方案治疗的有效性，从而指导辅助化疗方案的选择。如局部进展期乳癌与食管癌的术前化疗。

（2）术后化疗：亦称为辅助化疗，如对乳癌与肠癌进行术后辅助化疗。

知识点16：手术、放疗、化疗联合的原理 副高：掌握 正高：掌握

手术可用于控制局部病灶，放疗可用于区域病灶得到进一步控制，化疗可用于全身治疗。

知识点17：手术、放疗、化疗联合的方式 副高：掌握 正高：掌握

手术、放疗、化疗联合的具体方式可视具体情况而定。

（1）可手术病例：手术一般安排在放疗、化疗之前。如 $T_{3\sim4}N_{+}$ 的胃癌患者，术后进行同步化放疗可提高患者的长期生存率，降低复发率。

（2）无法手术病例：放疗、化疗一般安排在手术之前。如局部晚期直肠癌，术前进行同步化放疗，可以使局部病变分期降低，可以进行手术，提高了病理完全缓解率，延长了无病生存时间。而对于早期低位直肠癌，采取术前同步放化疗的方式，可以明显提高保肛率，提高生活质量。

知识点18：分子靶向治疗与化疗及内分泌治疗 副高：掌握 正高：掌握

近年来，分子靶向治疗在综合治疗中的作用日益显著，已成为一种肿瘤治疗发展的新趋势。临床研究结果表明，大多数分子靶向治疗与化疗联合的疗效强于单一治疗，分子靶向治疗与内分泌治疗联合治疗激素依赖性肿瘤也显示出一定优势。分子靶向药物联合放疗在头颈部肿瘤的治疗中也取得了令人振奋的结果。目前，分子靶向治疗与放、化疗和内分泌治疗联合应用前景广阔。

第四篇 肿瘤内科疾病

第一章 鼻 咽 癌

第一节 鼻咽癌的病因及发病机制

知识点1：鼻咽癌的病因及发病机制 副高：熟练掌握 正高：熟练掌握

（1）遗传易感性：人类白细胞抗原（HLA）的表型与鼻咽癌的发病风险之间具有相关性。GSTM1及CYP2E1的基因多态性能够影响鼻咽癌的易感性。广州中山大学发现HLA与其他3个基因（TN-FRSF19、MDSI-EVI1及CDKN2A/2B）为鼻咽癌的易感基因，能明显的影响到鼻咽癌的发病风险。

（2）EB病毒感染：EB病毒感染与鼻咽癌的发病密切相关，EBV对鼻咽癌的产生起重要作用。证据包括下列几点：①鼻咽癌细胞均表达EBV的DNA或RNA；②鼻咽癌患者血清中检测出的EB病毒相关抗体（如VCA-IgA，EA-IgA），不管是抗体阳性率还是抗体效价，均比正常人和其他肿瘤患者明显升高，且其抗体效价水平和肿瘤负荷呈正相关，随病情的好转或恶化而下降或升高；③EBV为克隆性附加体的形式，表示此病毒是克隆性增生之前进入肿瘤细胞内的；④鼻咽癌在先兆区域中EBV呈阳性，在正常的鼻咽上皮内呈阴性。

EBV为Ⅰ类致癌物质，与鼻咽癌的发生密切相关，但在致瘤过程中EBV的致癌作用出现相对较晚。

（3）环境因素：鼻咽癌发病的地区聚集性反映了相同地理环境及相似生活饮食习惯中某些化学因素致癌的可能性。①高发地区人群嗜食的咸鱼、腌肉、腌菜中亚硝酸盐含量极高。腌制食品中的亚硝酸盐被看作是鼻咽癌发展中的假设性致癌物质。②其他可能的环境因素有吸烟、职业性烟雾、灰尘、化学气体、甲醛的暴露及曾经接受过放射线照射等。

第二节 鼻咽癌的临床表现

知识点1：血涕与鼻出血 副高：熟练掌握 正高：熟练掌握

70%的患者出现此症状，其中23.2%的患者以此为首发症状就诊。常表现为回吸性血涕，因为肿瘤表面的小血管丰富，所以当用力回吸鼻腔或鼻咽分泌物时，软腭背面和肿瘤表面相摩擦，小血管破裂或是肿瘤表面糜烂、溃破所致。轻者表现为血涕，重者将引发鼻咽大出血。

知识点2：鼻塞 副高：熟练掌握 正高：熟练掌握

鼻塞约占48%。鼻咽顶部的肿瘤通常向前方浸润生长，因此导致同侧后鼻孔和鼻腔的机械性阻塞。临床上大多呈单侧性鼻塞且日益严重，一般不会出现时好时差现象。

知识点3：耳鸣与听力下降 副高：熟练掌握 正高：熟练掌握

耳鸣和听力下降分别为51.1%~62.5%和50%。位于鼻咽侧壁与咽隐窝的肿瘤浸润、压迫咽鼓管，造成鼓室负压，产生渗出性中耳炎。听力下降通常表现为传导性耳聋，大多伴有耳内闷塞感。

知识点4：头痛 副高：熟练掌握 正高：熟练掌握

头痛约为初发症状的20%。确诊时50%~70%的患者出现头痛。以单侧颞顶部或枕部的连续性疼痛为特点。可能是因为肿瘤压迫、浸润脑神经或颅底骨质，或合并感染颅底骨膜受刺激，抑或是血管受刺激引发的反射性头痛。

知识点5：脑神经损害 副高：熟练掌握 正高：熟练掌握

人体的12对脑神经都可能受鼻咽肿瘤的压迫或累及，其发生率在确诊时为34%。不同脑神经受损会引起不同的症状，如黑蒙、复视、眼球固定、眼睑下垂、面麻、声嘶、言语障碍及吞咽困难等。鼻咽癌患者脑神经损伤部位主要发生于各条脑神经离颅（或更低）的部位，而不是中枢性损害，临床上经常出现多对脑神经相继或同时受累，尤其是三叉神经（发生率26.8%）、展神经（发生率17.61%）、舌下神经（发生率13.14%）以及舌咽神经（发生率11.0%）受累较多，而嗅神经、面神经及听神经受累较少。

鼻咽癌向上直接浸润和扩展将破坏颅底骨质，或经颅底自然孔道和裂隙侵入颅中窝的岩蝶区（包括破裂孔、颞骨岩尖、卵圆孔及海绵窦区），使第Ⅲ、Ⅳ、Ⅴ（第1、2支）、Ⅵ对脑神经受到累及，表现为上睑下垂、眼肌麻痹、三叉神经痛或脑膜受刺激造成颞区疼痛等（眶上裂综合征），如果还有第Ⅱ对脑神经受侵，表现为眶尖或岩蝶综合征。

当鼻咽癌扩展到咽旁间隙的茎突后区，或咽旁淋巴结转移为深部压迫、浸润时，将累及第Ⅸ、Ⅹ、Ⅺ、Ⅻ对脑神经和颈交感神经。同侧颈交感神经遭受损害时表现为Horner综合征（病侧睑裂变窄、瞳孔缩小、眼球内陷及病侧少汗或无汗）。

知识点6：颈部淋巴结转移　　副高：熟练掌握　正高：熟练掌握

虽然只有18%～66%的病例因颈部肿块就诊，但是60%～87%的首诊患者体格检查发现颈淋巴结转移，40%～50%的患者出现双侧颈淋巴结转移。淋巴结转移部位常见于颈深上二腹肌下淋巴结，后为颈深中组淋巴结和副神经链淋巴结。

知识点7：远处转移　　副高：熟练掌握　正高：熟练掌握

确诊时约有4.2%的患者已发生远处转移，以骨转移最多见，肺与肝转移次之。患者可因为肿瘤转移所致的骨痛、骨折、咳嗽、血丝痰、胸痛、肝区痛等症状就诊。

第三节　鼻咽癌的诊断及鉴别诊断

一、鼻咽癌的诊断

知识点1：鼻咽癌的诊断　　副高：熟练掌握　正高：熟练掌握

根据患者的症状与体征、头颈部体格检查、鼻内镜检查、实验室检查、影像学检查、活检组织病理检查能够做出诊断。完整的诊断需包括鼻咽癌的部位、组织学病理分型及临床分期。

二、鼻咽癌的鉴别诊断

知识点2：恶性淋巴瘤　　副高：熟练掌握　正高：熟练掌握

恶性淋巴瘤起始于鼻咽的淋巴组织，通常为中、高度恶性的NHL。临床表现以鼻咽症状或颈部肿物为主，但是和鼻咽癌相比，头痛与脑神经麻痹的症状比较少见。患者多伴有全身多处淋巴结肿大，例如颈部、腋下、腹股沟、纵隔等部位淋巴结肿大，以及发热、肝大、脾大等全身症状及体征。鼻咽部肿块常表现为黏膜下球形隆起、光滑、少见溃疡坏死，颈部淋巴结质地较软或中等硬度有韧性感，单个或多个融合呈分叶状，但活动度较好。确诊主要依据病理活检。

知识点3：鼻咽纤维血管瘤　　副高：熟练掌握　正高：熟练掌握

鼻咽纤维血管瘤为鼻咽部最多见的良性肿瘤。该病多见于青少年，尤以男性多见，症状为鼻咽反复出血，通常淋巴结不会增大，少见头痛及脑神经症状。镜下可见鼻咽部有圆形或分叶状肿物，表面光滑且血管丰富，呈暗紫红色，触之质韧，容易出血。CT/MRI 增强扫描或 MRA 可确诊。临床上如果怀疑为鼻咽纤维血管瘤，钳取活检时需谨慎，以免大出血。应在手术室活检或进行整体肿物切除手术，术后病理检查可确诊。

知识点 4：鼻咽结核　　副高：熟练掌握　正高：熟练掌握

鼻咽结核好发于青年人。鼻咽结核病变多位于顶壁、顶后壁，呈糜烂、浅表溃疡或肉芽样小结节，表面分泌物较多。颈部增大淋巴结质较硬，经常与周围组织粘连，偶尔有触痛。常伴有午后低热、乏力、盗汗等全身症状，一般无头痛及脑神经麻痹症状。可存在其他结核病灶或以往结核病病史。临床和鼻咽癌鉴别比较困难，确诊依赖于病理活检。

知识点 5：颅底脊索瘤　　副高：熟练掌握　正高：熟练掌握

脊索瘤是由胚胎发育时残存的脊索产生的肿瘤，位于中线骨骼部位。发生在颅底斜坡者大约为全部脊索瘤的 1/3。以 30~50 岁常见，男性多于女性。脊索瘤的特点是低度恶性，生长慢，以局部侵袭性生长为主，具有溶骨性破坏。临床表现以头痛、脑神经麻痹和中线部位的颅底骨质破坏为特征。肿瘤向颅内生长，也可向下侵至鼻咽顶或顶后壁，出现黏膜下肿物隆起，颈部没有肿大淋巴结。CT/MRI 检查可帮助诊断，经鼻腔肿物活检或立体定向穿刺活检将确诊。

知识点 6：鼻咽潴留性囊肿　　副高：熟练掌握　正高：熟练掌握

鼻咽潴留性囊肿好发于鼻咽顶壁，通常直径较小，表现为圆形肿物，表面光滑、半透明，一般根据外观就能确诊。用活检钳压迫时有波动感，活检时将有乳白色液体流出。

知识点 7：鼻咽增生性病变　　副高：熟练掌握　正高：熟练掌握

鼻咽增生性病变多表现为顶壁、顶后壁单个或多个淋巴滤泡样小结节，没有溃疡坏死，黏膜光滑可伴有充血。没有头痛和颈部淋巴结增大现象，在诊断困难时需依靠病理确定。

知识点 8：腺样体增殖　　副高：熟练掌握　正高：熟练掌握

腺样体增殖在儿童及青少年多见，随着年龄的增长慢慢萎缩，但也有部分人萎缩不完全。典型的腺样体增殖见于青少年，在鼻咽顶壁存在几条纵形脊隆起，两隆起之间呈沟状，表面光滑呈正常黏膜色泽，通常易于辨认，无须活检。当合并感染时，将明显肿大成结节状，含有脓性分泌物，可局部冲洗抗炎观察，个别患者应进行活检排除鼻咽癌。

第四节　鼻咽癌的治疗

一、无远处转移的初治鼻咽癌患者的治疗

知识点1：诱导化疗治疗方案　　副高：熟练掌握　正高：熟练掌握

（1）首选PF方案（每3周重复，使用2~3个疗程）：DDP 80~100mg/m^2 静脉滴注，第1天（化疗前应水化）。或DDP 20mg/m^2 静脉滴注，第1~5天；5-FU 750~1000mg/m^2，第1~5天（120小时连续静脉滴注）。

（2）CBP+5-FU方案（每3周重复）：卡铂（CBP）AUC=6静脉滴注，第1天；5-FU 750~1000mg/m^2 静脉滴注，第1~5天（120小时连续静脉滴注）。

（3）PC方案（每3周重复）：紫杉醇175mg/m^2 静脉滴注（3小时），第1天；卡铂AUC=6静脉滴注，第1天；或DDP 75mg/m^2 静脉滴注，第1天（化疗前应水化）。

（4）TP方案（每3周重复）：多西他赛（TXT）：75mg/m^2 静脉滴注（1小时），第1天；DDP 75mg/m^2 静脉滴注，第1天。

（5）GP方案（每3周重复）：吉西他滨1250mg/m^2 静脉滴注（30分钟），第1天、第8天；DDP 80mg/m^2 静脉滴注，第1天。

（6）TPF方案：TXT 60~75mg/m^2 静脉滴注（1小时），第1天；DDP 60~75mg/m^2 静脉滴注，第1天；5-FU 600~750mg/m^2 静脉滴注，第1~5天（120小时连续静脉滴注）。

知识点2：同时期放、化疗治疗方案　　副高：熟练掌握　正高：熟练掌握

鼻咽癌同时期放、化疗中首选顺铂。

NCCN 2010指南推荐鼻咽癌同时期放、化疗方案为放射治疗的第1、22、43天接受100mg/m^2 的顺铂化疗或选择每周中等量的40mg/m^2 的顺铂化疗，每周1次（放疗第1天开始）。新加坡的研究表明临床中把顺铂1次剂量分为数天使用可在取得相同的抗癌效果同时减少不良反应，同期化疗可在放射的第1、4、7周持续4天给予顺铂25mg/m^2。

知识点3：辅助化疗治疗方案　　副高：熟练掌握　正高：熟练掌握

NCCN指南2010推荐PF方案（每4周重复，使用3个疗程）。DDP 80mg/m^2 静脉滴注，第1天（化疗前应水化）；5-FU1000mg/m^2 静脉滴注，第1~4天（96小时连续静脉滴注）。

知识点4：放疗联合靶向治疗　　副高：熟练掌握　正高：熟练掌握

靶向治疗目前已成为提高癌症患者疗效的新治疗手段，EGFR单抗用于头颈部鳞状细胞

癌的疗效已得到证实。放疗联合西妥昔单抗能够延长局部控制时间，降低死亡率，但不增加放疗相关的多见不良反应。鼻咽癌细胞中 EGFR 表达率为 80%~90%。一项 EGFR 尼妥珠单抗加放疗同步治疗 137 例晚期鼻咽癌的多中心Ⅱ期临床试验结果表明，放疗+尼妥珠单抗较单独放疗将提高 3 年总生存率（84.29%与 77.61%，$P<0.05$），且药物不良反应不明显。靶向治疗在鼻咽癌的作用仍需要Ⅲ期临床试验的验证。

知识点 5：同期放化疗联合靶向治疗　　副高：熟练掌握　正高：熟练掌握

西妥昔单抗治疗局部晚期鼻咽癌具有较好的近期疗效与耐受性。同期放、化疗结合 EGFR 拮抗药（如西妥昔单抗）的作用仍然需要Ⅲ期临床试验的验证。

二、转移鼻咽癌的治疗

知识点 6：转移鼻咽癌的治疗原则　　副高：熟练掌握　正高：熟练掌握

（1）依照患者的特征（一般状况、治疗目的）选择个体化的化疗方案。

（2）PS 评分 0~2 的患者选用以铂类化疗为主的多学科综合治疗。

（3）PS 评分为 3 的患者选用最佳支持治疗。

（4）骨转移时局部病灶可进行姑息放射治疗。

（5）其他器官单个病灶可选择外科治疗、放射治疗或其他姑息治疗方法。

知识点 7：初治转移（任何 T、任何 N、M_1 期）鼻咽癌的治疗
副高：熟练掌握　正高：熟练掌握

初治转移鼻咽癌患者，NCCN 2010 指南推荐选用以铂类联合化疗为主的多学科综合治疗，如果远处转移病灶完全临床缓解，就进行鼻咽和原发灶的根治性放疗或同时期放、化疗。治疗方式（是否化放综合治疗）和化疗周期（超过 6 疗程）是影响初诊远处转移鼻咽癌预后的独立因素。

知识点 8：铂类为基础的鼻咽癌姑息化疗方案　　副高：熟练掌握　正高：熟练掌握

NCCN 2010 指南推荐的铂类化疗方案包括顺铂或卡铂+5-FU+西妥昔单抗；顺铂或卡铂+多西他赛或紫杉醇；顺铂+西妥昔单抗；顺铂+5-FU。

在顺铂或卡铂联合 5-FU 的基础上给予西妥昔单抗（西妥昔单抗初始剂量 400mg/m^2，随后每周 1 次 250mg/m^2）明显提高了肿瘤缓解率（20%和 36%）及中位生存期（7.4 个月和 10.1 个月），而且 3 药联合方案的毒性可耐受。2010 年《头颈部肿瘤综合治疗专家共识》与 NCCN 2010 指南都建议在转移鼻咽癌的治疗上采取铂类化疗联合西妥昔单抗（2B 类证据）。

知识点9：铂类方案失败的复发或转移鼻咽癌的化学治疗

副高：熟练掌握　正高：熟练掌握

NCCN 2010 指南认为下列方案可能有效：

（1）铂类方案无效的转移患者可选用紫杉醇、卡铂和吉西他滨的三联疗法。

（2）西妥昔单抗+卡铂可能对铂类化疗无效的复发或转移的鼻咽癌有效。

（3）吉西他滨单药或联合顺铂可能对铂类化疗无效的复发或转移的鼻咽癌有效。其主要毒性为血液学毒性，但程度小，患者耐受性好。

第二章 食 管 癌

第一节 食管癌的病因及发病机制

知识点1：食管癌的病因及发病机制 副高：熟练掌握 正高：熟练掌握

（1）亚硝胺类化合物、真菌毒素和真菌感染：亚硝胺类化合物是一种极强的致癌物。有将近30种亚硝胺化合物，口服或胃肠外给药，能诱发动物食管癌或伴发其他器官的肿瘤。腌菜是引发食管癌重要因素之一。

（2）人类乳头瘤病毒（HPV）：人类乳头瘤病毒属于一种嗜上皮细胞的DNA肿瘤病毒，和食管癌关系比较密切的HPV主要为6型、16型及18型。

（3）生活饮食习惯：食管癌与吸烟、饮酒有一定关系。

（4）遗传因素：食管癌具有明显的地域性分布的差异及受生活的环境因素影响等特点。然而即使生活在同一食管癌高发区，也仅有一部分人群发病，而且常发生一些家族集聚现象，所以遗传因素在食管癌的发生中也具有一定的作用，即机体的遗传易感性为发病的内在因素。

第二节 食管癌的临床表现

知识点1：早期食管癌 副高：熟练掌握 正高：熟练掌握

食管癌的症状多为非特异性，时隐时现。

（1）吞咽食物哽咽感：占51%～63%，多数患者在大口吞咽干性食物及其他不宜咀嚼完善的食物时比较明显，多数患者此症状可未经治疗自行消退，但如重复出现，或逐渐严重且频率增多时，要高度怀疑是食管癌。

（2）胸骨后不适或闷胀：机制和食管癌早期的黏膜糜烂及浅溃疡有关。当食物接触此面时，便会出现以上症状。

（3）食管内的异物感：有20%左右的患者在吞咽时食管内存在异物感。

（4）咽喉部干燥及紧缩感：约30%的患者有此症状。

（5）食物通过缓慢并有滞留感：有少数患者能感觉到当食物通过食管病变时下行迟缓或停滞感。

知识点2：中晚期食管癌 副高：熟练掌握 正高：熟练掌握

最多见的症状为进行性吞咽困难。因为肿瘤和转移淋巴结浸润及压迫周围不同的邻近组织器官而产生不同的伴随症状，如累及椎前筋膜将伴有胸背痛或后背发沉不适等。多见伴随症状：

（1）声音嘶哑：肿瘤或转移淋巴结累及或压迫喉返神经可使声带麻痹，造成声音嘶哑。

（2）颈部和锁骨上肿物：这是食管癌比较多见的淋巴结转移部位。

（3）压迫症状：决定于肿瘤原发部位与转移病灶累及和压迫的相邻组织器官。

第三节 食管癌的诊断及鉴别诊断

知识点1：食管癌的诊断　　副高：熟练掌握　正高：熟练掌握

食管癌的诊断方法有：①症状；②食管造影检查；③食管 MRI 与 CT 扫描；④细胞学诊断；⑤食管腔内超声；⑥食管镜检查和病理诊断。通常需要病理学或细胞学确诊。

知识点2：食管癌的鉴别诊断　　副高：熟练掌握　正高：熟练掌握

（1）食管良性肿瘤：食管平滑肌瘤占多数，通常病情较轻吞咽困难但多为间歇性。食管吞钡检查显示食管存在圆形、卵圆形或分叶状充盈缺损，境界整齐，周围黏膜纹理正常。内镜检查显示食管腔内存在隆起肿物，黏膜完整无溃疡。

（2）食管良性狭窄：各种原因导致的瘢痕收缩。详细询问病史及吞钡检查或内镜检查可以鉴别。

（3）食管痉挛：可表现为吞咽困难及消瘦。食管吞钡检查显示食管狭窄，边缘整齐，黏膜完整。用解痉药治疗可得到良好效果。

（4）食管憩室或憩室炎：因为食物进入憩室内潴留与刺激而继发炎症、溃疡，甚至出血。食管憩室行 X 线检查及食管镜检查可明确诊断。

（5）食管受压病变：主动脉瘤、纵隔肿瘤、先天性纵隔血管畸形和纵隔肿大淋巴结有时压迫食管，造成吞咽困难。钡餐检查可见食管为外来性压迫改变，边缘整齐，黏膜正常。

第四节 食管癌的治疗

知识点1：化学治疗食管癌　　副高：熟练掌握　正高：熟练掌握

（1）术后辅助化疗：①适应证：$T_1 \sim 2N_0$，但食管切除长度不够，伴有低分化或未分化，淋巴管或血管和神经浸润；$T_{3\sim4}$或淋巴结阳性者；切缘阳性者。②禁忌证：年老体弱或恶病质患者；心、肺、肾功能严重障碍，出现感染发热，食管出血或穿孔者；白细胞$\leqslant 3.0\times10^9$/L或是血小板$\leqslant 50\times10^9$/L。

（2）晚期转移或复发患者选择姑息性化疗。

知识点2：食管癌常用联合化疗方案 副高：熟练掌握 正高：熟练掌握

（1）DF方案：顺铂75～100mg/m^2静脉滴注，第1天；5-FU 750～1000mg/m^2连续静脉滴注，第1～4天；每4周重复。

（2）DCF方案：多西他赛75mg/m^2静脉滴注，第1天；顺铂75mg/m^2静脉滴注，第1天；5-FU 750mg/m^2连续静脉滴注，第1～5天；每3～4周重复。

（3）TP方案：紫杉醇135～175mg/m^2静脉滴注，第1天；顺铂75mg/m^2静脉滴注，第1天；每3周重复。

（4）PTX+CBP方案：紫杉醇175～200mg/m^2静脉滴注，第1天；卡铂AUC=4～6静脉滴注，第1天；每3周重复。

（5）ECF方案：表柔比星50mg/m^2静脉注射，第1天；顺铂60mg/m^2静脉滴注，第1天；5-FU 200mg/m^2连续静脉滴注，第1～21天；每3周重复。

（6）OXA+5-FU方案：奥沙利铂85mg/m^2静脉滴注，第1天；甲酰四氢叶酸400mg/m^2静脉滴注，第1天；5-FU 400mg/m^2静脉滴注，第1天；5-FU 1200mg/m^2连续静脉滴注，第1～2天；每2周重复。

知识点3：分子靶向治疗食管癌 副高：熟练掌握 正高：熟练掌握

对无法手术的局部晚期、复发的或远处转移的食管腺癌（食管胃结合部的腺癌），可考虑选用免疫组化和荧光原位杂交进行HER-2状态检测，若HER-2高表达，可以加用曲妥珠单抗治疗。

第三章 胃 癌

第一节 胃癌的病因及发病机制

知识点1：胃癌的病因及发病机制 副高：熟练掌握 正高：熟练掌握

（1）Hp感染：Hp属于一种半厌氧的螺旋形革兰阴性菌，1994年世界卫生组织（WHO）将其列为人类Ⅰ类致癌因子。

（2）N-亚硝基化合物：含有亚硝基团（-NO）的化学物质称为N-亚硝基化合物（NOC），它们的致癌作用强、致癌谱广。人胃内的酸性环境是NOC合成的理想环境，通过食物摄入胃内的前体物可进一步内源性合成NOC。

（3）饮食因素：饮食在胃癌发生中具有重要作用，高盐饮食、常吃腌、熏、烧烤、油煎和霉变食品均是胃癌发生的重要危险因素，而新鲜蔬菜和水果因其含有丰富的维生素及其他抗氧化物质对胃癌的发生具有保护作用。

（4）宿主遗传易感性：胃癌按照组织发生学可分为肠型和弥漫型两类。肠型胃癌的发病较晚，好发于胃窦部，弥漫型胃癌的发病早，好发于胃体，有遗传倾向性。

第二节 胃癌的临床表现

知识点1：早期胃癌临床表现 副高：熟练掌握 正高：熟练掌握

早期胃癌症状没有特异性，与慢性胃炎、胃溃疡、胃下垂等良性疾病的症状类似，难于鉴别。资料表明，40%~60%的早期胃癌患者没有自觉症状。

早期胃癌的症状主要包括：上腹部轻度疼痛或胀满不适感，食欲缺乏，乏力，呕吐、呕血，便血/黑粪以及吞咽困难等。上述症状的发生频度和早期胃癌的大体形态有一定相关性，主要体现在是否有溃疡存在。形成溃疡的早期，胃癌出现急症出血的相对很多，而且多有与胃溃疡相似的症状。隆起型病变则以上腹不适感最常见，其次为剑突下疼痛；而凹陷型病变者症状多为剑突下疼痛，其次为上腹不适感等。

早期胃癌通常没有特殊体征，上腹部压痛较多见，部分可有贫血表现。

知识点2：进展期胃癌临床表现 副高：熟练掌握 正高：熟练掌握

大量临床资料显示，一旦出现明显症状时，多数胃癌患者已处于疾病晚期或出现并发症。进展期胃癌的临床表现取决于肿瘤所处的部位及类型、病程的长短以及病变的程度。

（1）上腹部疼痛：最多见，占80%以上。疼痛的性质不同，程度不一。初起时可仅出现上腹部不适，常被认为是胃炎、消化性溃疡等，进行相应的治疗，症状可有一定程度的缓解。随着病情发展，疼痛严重，可以表现为连续性疼痛。

（2）进食后饱胀及呕吐：发生率在50%以上，常见于远端胃癌致幽门受侵者。幽门狭窄程度决定了症状的严重程度。因幽门梗阻引起的呕吐通常量很多，可见隔夜宿食。因癌肿造成胃腔狭窄或蠕动功能受损也导致进食后饱胀，但这类病变造成的呕吐常发生于进食后不久。

（3）嗳气：胃癌经常引起胃酸减少，当胃内食物停滞，常造成潴留食物异常发酵产气，从而发生嗳气。

（4）食欲缺乏：有40%~60%胃癌患者在早期即出现食欲缺乏，随病情进展逐渐加重。

（5）上消化道出血：发生率约为30%，症状为呕吐咖啡色样物、呕血、便隐血阳性或黑粪等。胃癌出血多表现为少量连续出血，大出血发生率为7%左右。

（6）吞咽困难：胃底贲门部肿瘤能够引起不同程度的贲门狭窄梗阻，造成进行性的吞咽困难和食物反流。

（7）体重减轻及贫血：绝大多数晚期患者存在不同程度消瘦和贫血，与上述症状相关，或与肿瘤晚期消耗相关；也有少部分患者因原因不明的体重减轻或贫血首诊。

（8）其他：因胃癌晚期转移部位不同而出现相应的临床症状，如腰背部疼痛、骨痛、腹胀和黄疸等。

部分进展期胃癌能够无异常体征。上腹压痛、贫血是比较多见的体征，部分患者（30%~60%）可触摸到腹部包块。晚期合并大量腹水时有腹部膨隆或蛙状腹，叩诊出现移动性浊音；如合并网膜多发弥漫种植转移时，触诊有多发结节或柔韧感；伴发幽门梗阻时，上腹部可见胃型、胃蠕动波；晚期患者还可能出现锁骨上淋巴结肿大、肝大、黄疸、胸腔积液等各种体征。另外在确诊胃癌时，需做肛诊检查除外盆腔种植转移。

第三节　胃癌的诊断及鉴别诊断

知识点1：胃癌的诊断　　副高：熟练掌握　正高：熟练掌握

（1）临床诊断：有上腹不适、食欲缺乏、呕吐、嗳气、粪便潜血阳性者，经X线双重对比造影存在典型胃癌影像特征可确诊。

（2）细胞学诊断：胃镜刷片或体表转移病灶得到细胞学标本，镜检符合胃癌细胞学标准者。

（3）病理学诊断：胃癌手术切除标本或胃镜经过病理、组织学证实者。

知识点2：胃癌的鉴别诊断　　副高：熟练掌握　正高：熟练掌握

临床中胃癌需与下列疾病相鉴别：

（1）浅表性胃炎：常有食欲缺乏、胀满感，偶有恶心呕吐；通常在劳累受寒或饮食不当时发作；没有极度消瘦、神疲乏力等恶病质征象。胃镜和钡剂检查很容易与胃癌鉴别。

（2）胃溃疡：胃癌早期没有特殊症状，容易与胃溃疡或慢性胃炎相混淆，应进行鉴别。尤其是青年人，一般通过X线钡剂可鉴别，胃镜活检可确诊。

（3）胃良性息肉：又称胃腺瘤，来源于胃黏膜上皮的良性肿瘤。以60~70岁多见，较小的腺瘤通常无明显症状，较大者可有上腹部饱胀不适，或隐痛、恶心，偶见黑粪。胃腺瘤应和早期隆起型胃癌相鉴别，胃镜活检可确诊。

（4）胃巨大皱襞症：多见于胃上部大小弯处，和浸润型胃癌相鉴别。X线检查显示胃黏膜呈环状或弯曲改变，而浸润型胃癌黏膜多为直线形增粗。此外，巨大皱襞症常伴发低蛋白血症，而浸润型胃癌可见恶病质。

（5）胃黏膜脱垂：因为异常松弛的胃黏膜逆行进入食管或脱入十二指肠球部造成胃黏膜脱垂。通过X线钡剂检查可以鉴别，腹痛多为周期性、节律性，经胃镜检查较易区别。

（6）肥厚性胃窦炎：具有幽门螺杆菌感染病史，胃窦狭窄，蠕动消失，但黏膜正常多有环形皱襞，胃壁仍具有一定伸展性，而浸润型胃癌黏膜平坦或出现颗粒形变，胃壁僵硬，不扩张，两者容易鉴别。

（7）胃平滑肌瘤：多见于50岁以下者，其瘤体多单发，形状为圆形或椭圆形，好发于胃窦和胃体部。患者常出现上腹饱胀不适、隐痛或胀痛，当肿瘤增大时将出现间歇性呕血或黑粪，通过胃镜能够鉴别。

（8）胃平滑肌肉瘤或间质瘤：多见于老年人，瘤体为球形或半球形，好发于胃底和胃体部。患者常出现上腹部疼痛、恶心、呕吐、食欲缺乏、消瘦、发热以及上消化道出血等症状。X线钡剂检查显示黏膜下型胃平滑肌肉瘤，呈半透明状，周围黏膜有皱襞，与胃癌不难鉴别。

（9）原发性恶性淋巴瘤：多见于青壮年。患者常出现腹部饱胀、疼痛、恶心等非特异性消化道症状，还表现出贫血、消瘦、乏力等症状，胃镜下组织活检可帮助鉴别诊断。

此外胃癌应与假性淋巴瘤、胃类癌、胃底静脉瘤、异物肉芽肿等疾病相鉴别。胃癌鉴别诊断主要依靠X线、钡剂造影、胃镜和活组织病理检查等。

第四节　胃癌的治疗

知识点1：新辅助化疗　　副高：熟练掌握　正高：熟练掌握

通过超声内镜、CT等分期检查项目确定分期为T_3及其以上或N阳性的患者，可进行新辅助化疗。MRC-MAGIC临床研究表明以ECF方案进行围手术期化疗可明显改善可切除的胃癌的无进展生存期与总生存期。对于术前进行ECF方案（或其改良方案）新辅助化疗的患者，术后建议仍然进行3个周期ECF（或其改良方案）辅助化疗。在其他研究方案中也有应用顺铂联合氟尿嘧啶的新辅助治疗方案。另外也可以在术前采用新辅助放化疗同步的治疗方案。在施行新辅助化疗时，应遵守高效低毒的原则，目前认为2~3个周期为宜，且尽早手术。

知识点2：术后辅助化疗 副高：熟练掌握 正高：熟练掌握

辅助化疗的对象包括：术后病理分期为Ⅰ$_B$期且伴有淋巴结转移者，术后病理分期为Ⅱ期及其以上者。目前还没有标准的术后辅助化疗方案，现有大样本临床证据支持的术后辅助化疗方案为XELOX方案（6周期）和单药S-1治疗（治疗时间为1年）。辅助化疗在患者术后体力状况基本恢复正常时进行，一般是术后3~4周，联合化疗通常在6个月内完成，单药化疗不得超过1年。辅助化疗方案建议采用氟尿嘧啶类药物联合铂类的两药联合方案。对于临床病理分期为Ⅰ$_B$期、体力状况差、高龄、两药联合方案耐受差者，考虑采用口服氟尿嘧啶类药物的单药化疗。

知识点3：姑息性化疗 副高：熟练掌握 正高：熟练掌握

目前就诊的大部分为进展期胃癌，单纯手术疗效不理想，化疗是胃癌综合治疗的重要手段之一。目的是为了缓解肿瘤导致的临床症状，改善生活质量，延长患者的生存期。姑息性化疗适用于全身状况良好、主要脏器功能大体正常的不能切除、复发或姑息性切除术后的患者。常用的系统化疗药物有氟尿嘧啶类（5-FU、卡培他滨、替吉奥）、顺铂、紫杉醇、多西紫杉醇、表阿霉素、奥沙利铂、伊立替康等。对于身体状况差、高龄患者，考虑采取口服氟尿嘧啶类药物或紫杉类药物的单药化疗。

对于HER2表达呈阳性（免疫组化染色为"+++"，或免疫组化染色为"++"且FISH检测呈阳性）的晚期胃癌患者，可在化疗的基础上，加用分子靶向治疗药物曲妥珠单抗。现有证据支持的联合化疗方案为DDP联合氟尿嘧啶或希罗达。

知识点4：化疗常用方案 副高：熟练掌握 正高：熟练掌握

（1）ECF方案：EPI 50mg/m^2 静脉注射，第1天；DDP 60mg/m^2 静脉滴注，第1天；5-FU 200mg/（m^2·d）连续静脉滴注24小时，第1天；每3周重复。

（2）ECF改良方案：EPI 50mg/m^2 静脉注射，第1天；OXA 130mg/m^2 静脉注射，第1天；卡培他滨625mg/m^2 口服，一天2次，第1~14天；每3周重复。

（3）XELOX方案：OXA 130mg/m^2 静脉注射，第1天；卡培他滨1000mg/m^2 口服，一天2次，第1~14天；每3周重复（作为术后辅助化疗重复6周期）。

（4）单药S-1方案：S-1体表面积≤1.25m^2 时，80mg/d分为2次；1.25~1.5m^2 100mg/d分为2次；S-1体表面积≥1.5m^2 时，120mg/d分为2次；口服28天，休息14天，持续1年。

（5）DCF方案：多西他赛75mg/m^2 静脉注射，第1天；DDP 60mg/m^2 静脉注射，第1天；5-FU 750mg/（m^2·d）静脉注射，第1~5天；每3周重复。

（6）XP 方案：DDP 80mg/m^2 静脉注射，第 1 天；卡培他滨 1000mg/m^2 口服，一天 2 次，第 1~14 天；每 3 周重复。

（7）DF 方案：DDP 100mg/m^2 静脉注射，第 1 天；5-FU 1000mg/（m^2·d）静脉注射，第 1~5 天；每 4 周重复。

（8）FLO 方案：5-FU 2600mg/m^2 连续 24 小时静脉滴注，第 1 天；CF 200mg/m^2 静脉注射，第 1 天；OXA 85mg/m^2 静脉注射，第 1 天；每 2 周重复。

（9）FOLFIRI 方案：FU 400mg/m^2，静脉注射，第 1 天、第 2 天；5-FU 600mg/m^2 连续 22 小时静脉滴注，第 1~2 天；CF 200mg/m^2 静脉注射，第 1 天，第 2 天；伊立替康 180mg/m^2 静脉注射，第 1 天；每 2 周重复。

（10）S-1+DDP 方案：S-1 25mg/m^2 口服 1 天 2 次，第 1~21 天；DDP 75mg/m^2 静脉注射，第 1 天；每 4 周重复。

（11）XP/DP 方案+赫赛汀：XP 方案及 DP 方案同前；赫赛汀静脉注射，首剂 8mg/kg，后续 6mg/kg；每 3 周重复。

第四章 大 肠 癌

第一节 大肠癌的病因及发病机制

知识点1：大肠癌的病因 副高：熟练掌握 正高：熟练掌握

（1）遗传与大肠癌：约20%的大肠癌患者中，遗传因素可能发挥重要作用。这种家族遗传性在结肠癌比直肠癌更为多见。

（2）饮食因素：通常认为高动物蛋白、高脂肪和低纤维饮食是大肠癌的高危因素。

（3）大肠非癌性疾患：如慢性溃疡性结肠炎、息肉病和腺瘤等。

（4）大肠癌的其他病因：例如环境因素和大肠癌有关，缺钼地区大肠癌多，石棉工人大肠癌也多。宫颈癌患者在接受局部放射治疗后，出现直肠或乙状结肠癌的概率较大。曾接受胆囊切除术者有易患结肠癌倾向，约比普通人群高1.5倍。

生活方式和患结直肠癌风险升高也有一定关系，缺乏体力活动和久坐的职业人员与从事高强度体力工作者的结肠癌发病率有明显差异。超重与肥胖也是结肠癌的危险因素。

知识点2：大肠癌的发病机制 副高：熟练掌握 正高：熟练掌握

目前，一些引起某一特定细胞增生且能展为大肠癌或其他肿瘤的基因在染色体上的定位比较清晰，例如APC基因在染色体5q21-22，FCC基因在染色体2p15-16，MCC基因在染色体5q21，DCC基因在染色体18q21.3，p53基因在17p13.1，在染色体18q21上的DPC4和JV18-1基因可能为候补的抑癌基因，与大肠癌的发生有关。

第二节 大肠癌的临床表现

知识点1：大肠癌的症状 副高：熟练掌握 正高：熟练掌握

大肠癌早期没有明显症状，病情发展到一定程度才出现临床症状：

（1）肠刺激症状和排便习惯改变：便频、腹泻或便秘，有时便秘与腹泻交替、里急后重、肛门坠胀，并伴有腹隐痛。老年患者反应缓慢，对痛觉迟钝，有时癌瘤已出现穿孔、腹膜炎才觉腹痛而就医。

（2）便血：肿瘤破溃出血，有时鲜红或较暗，通常出血量不多，间歇性出现。如果肿瘤位置较高，血和粪便相混则呈果酱样大便。有时为黏液血便。

（3）肠梗阻：肠梗阻属于结肠癌晚期的表现。左侧结肠梗阻比较多见。溃疡型或增生型结肠癌向肠壁四周浸润导致肠腔狭窄引起的梗阻，属于慢性不完全性机械性肠梗阻，开始表现为腹胀、腹部不适，然后出现阵发性腹痛、肠鸣音亢进、便秘或粪便变细（铅笔状、羊粪状）最终排气排便停止。而急性肠梗阻多是浸润型结肠癌所致，由肿瘤引起肠套叠、肠梗阻的老年患者不少，所以对老年人肠套叠须警惕结肠癌的可能。不管是急、慢性肠梗阻，恶心、呕吐症状都不明显，如有呕吐，则小肠（尤其是高位小肠）可能已受肿瘤波及。

（4）腹部肿块：肿瘤长到一定程度，腹部即可触及肿块，常见的是右半结肠癌。老年患者多消瘦、且腹壁较松弛，可触及肿块。肿块初期可推动，侵袭周围后固定。

（5）贫血、消瘦、发热、无力等全身中毒症状：因为肿瘤生长消耗体内营养，长期慢性出血引发患者贫血；肿瘤继发感染，引起发热及中毒症状。

（6）左侧大肠的肠腔内容物经过右半结肠吸收水分后，转变为固定状态的粪便；左侧大肠的管腔比右侧的狭小，且左半结肠癌瘤的病理类型以浸润型比较多见，易造成肠管狭窄，大便通过困难，所以梗阻症状比右侧结直肠癌多见。左半结肠癌出血后，血液快速随大便一起排出体外，血便患者容易觉察。右侧大肠管腔相对宽大，肠腔内容物多为流体状态，不易发生肠梗阻；肿瘤出血后，血液和肠内容物混在一起，如出血量不多，患者不易觉察，长期慢性失血可引起贫血；右半结肠癌瘤的病理类型多见于隆起型，肿瘤在肠腔内生长形成临床体检可触及的腹块；而且右侧结肠的吸收功能较好，肿瘤因缺血坏死合并感染时，细菌产生的毒素被吸收后，临床可产生中毒症状。

（7）直肠癌的症状以便血及排便习惯改变（大便次数增加、里急后重、肛门坠胀等）多见。当肿瘤浸润肠壁造成直肠狭窄，可导致大便变形、变细，如病情继续发展，则可产生肠梗阻。

（8）右侧结肠癌多见于腹部肿块、腹痛和贫血等；左侧结肠癌多见于便血、腹痛和便频；直肠癌多见于便血、便频和大便变形。

知识点2：大肠癌的晚期表现　　副高：熟练掌握　正高：熟练掌握

肿瘤属于全身性疾病，大肠癌发展到后期将引发相应的晚期症状。如肿瘤盆腔广泛浸润→腰、骶部疼痛，坐骨神经痛及闭孔神经痛；向前浸润阴道和膀胱黏膜→阴道出血或血尿，严重者可发生直肠阴道瘘、直肠膀胱瘘；双侧输尿管梗阻→尿闭或尿毒症；压迫尿道→尿潴留；腹水、淋巴道阻塞或髂静脉受压→下肢、阴囊、阴唇水肿；肠穿孔→急性腹膜炎、腹部脓肿；肝转移→肝大、黄疸、腹水；肺转移→咳嗽、气促、血痰；脑转移→昏迷；骨转移→骨痛、跛行等。最后会导致恶病质、全身衰竭。

知识点3：大肠癌的体征　　副高：熟练掌握　正高：熟练掌握

局部可用直肠指检触摸、乙状结肠镜或导光纤维结肠镜可见肠腔肿块，腹部亦常触及包块；全身检查可以发现贫血和转移征象如锁骨上淋巴结增大，肝肿块等。

第三节 大肠癌的诊断及鉴别诊断

一、大肠癌的诊断

知识点1：以临床症状为根据 副高：熟练掌握 正高：熟练掌握

凡20岁以上出现：①连续腹部不适、隐痛、气胀；②大便习惯改变，开始便秘或腹泻、或两者交替；③便血；④原因不明的贫血或体重减轻；⑤腹部肿块等，应考虑结直肠癌的可能。

知识点2：体格检查 副高：熟练掌握 正高：熟练掌握

（1）腹部视诊和触诊，检查有无肿块。右半结肠癌90%以上可触及肿块。

（2）我国80%以上的直肠癌做直肠指检能够发现，如采取左卧位可以触及更高部位的癌瘤。检查时应了解肿块的位置、形态、大小以及占肠周的范围、基底部活动度、肠腔有无狭窄、病灶有无累及邻近组织脏器，还应注意指套有无血染及大便性状，盆底有无结节。

知识点3：内镜检查 副高：熟练掌握 正高：熟练掌握

有70%~75%结直肠癌在距肛门缘25cm以内，应用乙状结肠镜能观察到病变，25cm以上的结肠可以使用导光纤维结肠镜检查。在镜检时，可照相、活检，甚至刷检涂片做病理细胞学检查。

知识点4：X线检查 副高：熟练掌握 正高：熟练掌握

钡灌肠X线检查，是乙状结肠中段以上的癌瘤必要的检查方法，可以发现肿瘤部位有持久不变的充盈缺损、黏膜破坏、肠壁僵硬、肠腔狭窄等，也可发现多发性结肠癌。这种检查阳性率可达90%。钡剂排出后，注入空气，双重对比检查法对于查找小的结肠癌和小的息肉有很大帮助。已有肠梗阻的不应用钡灌肠，更不得做钡剂检查。疑肠梗阻时，行立位或侧卧位X线摄片，可显示出不同的肠襻内有“阶梯状”液气平面的则为肠梗阻。

知识点5：B超 副高：熟练掌握 正高：熟练掌握

1cm以上的肝转移灶可经由B超检查发现，是术前术后随访的一项常规检查，术中超声对发现无法触及的肝实质内转移灶，指导手术切除很有价值。

超声造影对肝内转移灶和区域淋巴结转移的诊断也有一定价值。

腔内超声能清楚展示出肠壁5层结构及周围组织器官，对于直肠癌浸润肠壁的深度、范围、扩散方向和毗邻脏器受累程度等方面有特殊价值。直肠癌超声图像是边界不规则的低回声或相对低回声区，对直肠癌浸润深度的正确诊断率可达 88.8%，对早期癌的正确诊断率为 80%，而肛诊检查的正确诊断率只有 52.8%。直肠癌的超声分期以 T2、T3、T4 的分辨率较高，对 T1 期和区域淋巴结转移的诊断仍有一定难度。

知识点 6：CT 扫描、磁共振（MRI）和 CT 仿真结肠镜技术

副高：熟练掌握　正高：熟练掌握

前两者可见邻近组织受累情况、淋巴结或远处脏器有无转移，有助于临床分期和手术估计。它们查找盆腔肿块的敏感性高。当诊断不清时，可在 CT 或 B 超引导下进行细针吸取细胞学及穿刺活检。

CT 仿真结肠镜技术将 CT 技术与先进的影像软件技术相结合，显示出结肠的 3D（三维）与 2D（二维）图像。3D 图像以薄层螺旋 CT 扫描数据作为资源，采用特殊的计算机软件对结直肠内表面拥有相同像素值的部分进行立体重建，以模拟结肠镜检查效果的方式展示其腔内结构。2D 图像即是将结直肠沿纵轴切开后，从横轴面、矢状面及冠状面观察的外部图像。3D 内部图像与 2D 外部图像相结合，互相补充，在检查结直肠病变方面发挥巨大的作用。

知识点 7：正电子发射断层摄影（PET）和正电子发射计算机断层摄影（PECT）

副高：熟练掌握　正高：熟练掌握

PET 与 PECT 显像也能检出结直肠癌的原发灶，而且灵敏度极高，但全身显像主要在于能一起检出转移灶，全面了解病变的受累范围，进行准确的临床分期。结直肠癌术后局部常出现复发灶，对于较小的复发灶，B 超、CT 或 MRI 很难与术后纤维瘢痕形成相鉴别，而 PET 表明复发的肿瘤组织的葡萄糖代谢率明显高于纤维瘢痕组织，并可全面了解全身的转移情况。

知识点 8：肿瘤标志物

副高：熟练掌握　正高：熟练掌握

如果治疗前糖抗原 19-9（CA19-9）或癌胚抗原（CEA）水平较高，治疗后下降，表明治疗有效，反之无效。手术后患者的 CA19-9 或 CEA 水平上升，预示有复发或转移的可能，应做进一步检查，进行确诊。

结直肠癌肝转移者，胆汁中 CEA 水平明显升高，是外周血清含量的 3.4~80.0 倍。对怀疑有肝转移者，吸取胆囊胆汁标本测定 CEA，有助诊断。

知识点 9：粪便隐血试验（FOBT）

副高：熟练掌握　正高：熟练掌握

FOBT 包括免疫法和化学法。免疫法的敏感性和特异性都高于化学法。有报道试剂中加入犬粪上清液能够消除免疫粪便隐血试验中的带现象（假阴性），从而提升结直肠癌的真阳

性检出率。

知识点 10：细胞学检查　　副高：熟练掌握　正高：熟练掌握

结直肠癌脱落细胞学检查多使用肠镜直视下刷取或直肠肛门处肿瘤指检涂片法直接涂片，必要时可将刷取物和指套用盐水洗脱后，离心沉淀涂片。

二、大肠癌的鉴别诊断

知识点 1：大肠癌的鉴别诊断　　副高：熟练掌握　正高：熟练掌握

（1）阑尾炎：盲肠癌常有右下腹疼痛和右下腹肿块，且常发热，容易误诊为阑尾炎或阑尾脓肿，误诊率达 25%。结合病史及钡灌肠 X 线检查常可诊断。无法鉴别时，可手术探查。

（2）消化性溃疡、胆囊炎：右半结肠癌尤其是肝曲结肠、横结肠癌引发上腹不适或疼痛、发热、粪便隐血试验阳性、右上腹块等，易误诊为溃疡病、胆囊炎，但结合病史和 X 线检查，不难诊断。

（3）结肠结核、痢疾：左半结肠或直肠癌常出现黏液血便或脓血便，大便频或腹泻，易误诊为结肠炎，通过乙状结肠镜检查及细致的体检不难鉴别。

（4）痔：内痔的症状是无痛性出血，可能是粪便带血，也可能是肛门滴血或线状流血。直肠癌患者也有便血，但就诊时常出现肛门直肠刺激症状。两者鉴别非常容易，肛门直肠指检或直肠镜检查便见分晓。

（5）肛瘘：肛瘘通常先有肛周脓肿，以局部疼痛开始，脓肿破溃后形成瘘，症状缓解，无直肠癌或肛管癌的排便习惯及粪便性质改变。

第四节　大肠癌的治疗

知识点 1：大肠癌的晚期或转移性疾病的化疗　　副高：熟练掌握　正高：熟练掌握

目前弥漫转移性的结直肠癌治疗中可应用多种有效药物，可以单用或联合使用，包括：5-FU/LV、卡培他滨、奥沙利铂、伊立替康、西妥昔单抗、贝伐珠单抗和帕尼单抗。对于可以接受高强度治疗的转移性患者（即对该方案可以耐受并且较高的肿瘤缓解率可能对患者有益），以下 5 个化疗方案作为初始治疗的选择：FOLFOX（如 mFOLFOX6），FOLFIRI，CapeOX，5-FU/LV 或卡培他滨或 FOLFOXIRI。目前可在大肠癌中使用的靶向药物有贝伐单抗、西妥昔单抗、帕尼单抗等，阿柏西普与瑞戈非尼现在也展现了对晚期大肠癌的治疗前景。西妥昔单抗使用前应进行 K-ras 基因检测，它可用于 K-ras 野生型患者。靶向药物联合化疗在晚期大肠癌中具有重要地位，现有研究表明靶向治疗的联合可以显著改善患者总生存期。对于某些一般状况差，无法耐受联合化疗的 K-ras 野生型患者，可以从单药爱必妥或帕尼单抗治疗中获益。对于应考虑进行转化性治疗的晚期患者，强烈推荐靶向药物的联合治疗，争取以手术切除转移灶达到根治目的。

知识点2：大肠癌进展后的治疗 副高：熟练掌握 正高：熟练掌握

以往接受5-FU/LV或卡培他滨作为基础化疗的结直肠癌患者第一次进展后的推荐治疗主要由初始治疗的方案决定。

（1）对于初始治疗选用FOLFOX或CapeOX作为基础的化疗方案的患者，推荐应用FOLFIRI±西妥昔单抗/帕尼单抗（只限于K-ras野生型）、伊立替康联合西妥昔单抗（只限于K-ras野生型）或伊立替康单药。

（2）对于初始治疗选用FOLFIRI为基础的化疗方案的患者，推荐方案为：FOLFOX或CapeOX、西妥昔单抗+伊立替康、西妥昔单抗或帕尼单抗单药（不能用于与伊立替康联合的患者）。

（3）对于初始治疗选用5-FU/LV或卡培他滨不加奥沙利铂、伊立替康的患者，第一次进展后的推荐方案为FOLFOX、CapeOX、FOLFIRI、伊立替康单药、或伊立替康+奥沙利铂（IROX）。

（4）对于初始治疗选用FOLFOXIRI方案的患者，推荐应用西妥昔单抗+伊立替康、或西妥昔单抗或帕尼替尼单药（只限于K-ras基因野生型）。

知识点3：大肠癌辅助化疗方案 副高：熟练掌握 正高：熟练掌握

（1）mFOLFOX6：奥沙利铂85mg/m^2静脉滴注2小时，第1天；LV 400mg/m^2静脉滴注2小时，第1天；5-FU 400mg/m^2静脉注射，第1天，然后1200mg/（m^2·d）×2天连续静脉滴注（总量2400mg/m^2，滴注46~48小时）；每2周重复。

（2）FLOX：5-FU 500mg/m^2静脉注射，每周1次×6+LV 500mg/m^2静脉滴注，每周1次×6；每8周重复×3；奥沙利铂85mg/m^2静脉滴注，第1、3、5周，每8周重复×3。

（3）卡培他滨：1250mg/m^2口服，每天2次，第1~14天，每3周重复，共24周。

（4）CapeOX：奥沙利铂130mg/m^2，静脉滴注2小时，第1天；卡培他滨1000mg/m^2，每天2次；第1~14天，每3周重复，共24个周期。

（5）5-FU/LV：LV 500mg/m^2静脉滴注2小时，每周1次×6；5-FU 500mg/m^2在LV静脉滴注1小时后静脉注射，每周1次×6；每8周重复，共4个周期。

（6）简化的双周5-FU输注/LV方案（sLV5FU2）：LV 400mg/m^2静脉滴注2小时，第1天；5-FU 400mg/m^2静脉推注，1200mg/（m^2·d）×2天连续静脉滴注（总量2400mg/m^2，滴注46~48小时）；每2周重复。

知识点4：晚期或转移性化疗方案FOLFOX 副高：熟练掌握 正高：熟练掌握

（1）mFOLFOX 6：奥沙利铂85mg/m^2静脉滴注2小时，第1天；LV 400mg/m^2静脉滴

注 2 小时，第 1 天；5-FU 400mg/m^2 静脉注射，第 1 天，然后 1200mg/（m^2·d）×2 天连续静脉滴注（总量 2400mg/m^2，滴注 46～48 小时）；每 2 周重复。

（2）CapeOX：奥沙利铂 130mg/m^2，静脉滴注 2 小时，第 1 天；卡培他滨 850～1000mg/m^2，口服，每天 2 次，维持 14 天；每 3 周重复。

（3）FOLFIRI：伊立替康 180mg/m^2 静脉滴注 30～90 分钟，第 1 天；LV 400mg/m^2 与伊立替康一同静脉滴注，第 1 天；5-FU 400mg/m^2 静脉注射，第 1 天，然后 1200mg/（m^2·d）×2 天连续静脉滴注（总量 2400mg/m^2，静脉滴注 46～48 小时）；每 2 周重复。

（4）贝伐珠单抗+含 5-FU 的方案：贝伐珠单抗 5mg/kg 静脉滴注，每 2 周重复；5-FU+LV 或 FOLFOX 或 FOLFIRI；贝伐珠单抗 7.5mg/kg 静脉滴注，每 3 周重复+CapeOX；贝伐珠单抗应用 0.5mg/（kg·min）（5mg/kg 的剂量静脉滴注 10 分钟，7.5mg/kg 的剂量静脉滴注 15 分钟）的速率安全静脉滴注。

（5）卡培他滨：2000～2500mg/（m^2·d）分 2 次口服，第 1～14 天，然后休息 7 天，每 3 周重复；静脉注射或静脉滴注 5-FU/LV。

（6）Roswell-Park 方案：LV 500mg/m^2 静脉滴注 2 小时，第 1、8、15、22、29 和 36 天；5-FU 500mg/m^2 在 LV 静脉滴注开始 1 小时后静脉注射，第 1、8、15、22、29、36 天；每 8 周重复。

（7）简化的双周静脉用 5-FU/LV 方案（sLV5FU2）：LV 400mg/m^2 静脉滴注 2 小时，第 1 天；序贯 5-FU 400mg/m^2 静脉注射，然后 1200mg/（m^2·d）×2 天连续静脉滴注（总量 2400mg/m^2，滴注 46～48 小时），每 2 周重复。

（8）IROX：奥沙利铂 85mg/m^2 静脉滴注 2 小时，随后伊立替康 200mg/m^2 滴注 30～90 分钟，每 3 周重复。

（9）FOLFOXIRI：伊立替康 165mg/m^2，奥沙利铂 85mg/m^2，LV 400mg/m^2 静脉滴注，第 1 天；5-FU 3200mg/m^2 48 小时连续静脉滴注，每 2 周重复。

（10）伊立替康：伊立替康 125mg/m^2 静脉滴注 30～90 分钟，第 1、8 天，每 3 周重复；伊立替康 300～350mg/m^2 静脉滴注 30～90 分钟，第 1 天，每 3 周重复。

（11）西妥昔单抗（只限于 K-ras 野生型）±伊立替康：西妥昔单抗首次剂量 400mg/m^2 静脉滴注，之后每周 250mg/m^2；或西妥昔单抗 500mg/m^2 静脉滴注，每 2 周重复；±伊立替康 300～350mg/m^2 静脉滴注，每 3 周重复；或伊立替康 180mg/m^2 静脉滴注，每 2 周重复；或伊立替康 125mg/m^2 静脉滴注，第 1、8 天；每 3 周重复。

（12）西妥昔单抗（只限于 K-ras 野生型）：西妥昔单抗首次剂量 400mg/m^2 静脉滴注，然后每周 250mg/m^2 静脉滴注。

（13）帕尼单抗（只限于 K-ras 野生型）：帕尼单抗 6mg/kg 静脉滴注 60 分钟，每 2 周重复。

（14）直肠癌同步放化疗方案：放疗+5-FU 连续静脉滴注：每天 225mg/m^2，放疗期间每天 24 小时每周 5 或 7 天；放疗+5-FU/LV：5-FU 400mg/（m^2·d）静脉注射+LV 20mg/（m^2·d）静脉注射，×4 天，放疗的第 1、5 周给药；放疗+卡培他滨（2B 类）：放疗 5 周，期间卡培他滨 825mg/m^2，每天 2 次，每周 5 或 7 天。

第五章 肝　　癌

第一节　原发性肝癌的病因及发病机制

知识点1：原发性肝癌的病因及发病机制　　副高：熟练掌握　正高：熟练掌握

原发性肝癌的主要病因有下列几方面：肝炎病毒感染（以乙型和丙型肝炎病毒感染为主）、食物黄曲霉毒素污染、长期酗酒和农村饮水蓝绿藻类毒素污染等，其他肝脏代谢疾病、自身免疫性疾病和隐源性肝病或隐源性肝硬化。

第二节　原发性肝癌的临床表现

知识点1：原发性肝癌的症状　　副高：熟练掌握　正高：熟练掌握

早期肝癌多无明显症状，中、晚期肝癌症状多但无特殊性。右上腹疼痛或不适多为肝癌的首发症状，多处于剑突下或右肋部，为间歇性或连续性钝痛或刺痛，如果肿瘤位于肝右叶近膈顶部，疼痛常可放射到右肩或右背部。其他症状还有食欲缺乏、腹胀、乏力、消瘦、腹部肿块、发热、黄疸、下肢水肿等，但这些多为中、晚期症状，有时还将出现腹泻，出血倾向等，少量左肝外叶肿瘤压迫贲门导致进食梗咽症状。有时远处转移为首发症状。

知识点2：原发性肝癌的体征　　副高：熟练掌握　正高：熟练掌握

原发性肝癌最多见的体征是进行性肝肿大。其他还包括上腹肿块，黄疸，腹水，下肢水肿，肝掌，蜘蛛痣，腹壁静脉曲张等多见肝硬化表现。如果肝癌破裂，可引起急腹症和失血性休克体征。肝门静脉瘤栓、肝癌浸润能够引起顽固性或癌性腹水。

知识点3：原发性肝癌的旁癌综合征　　副高：熟练掌握　正高：熟练掌握

原发性肝癌的旁癌综合征是指因为癌组织自身产生或分泌影响机体代谢的异位激素或生理活性物质引发的一组特殊症候群。最多见为红细胞增多症和低血糖症。发生率较低，机制尚不清楚。可能原因为肿瘤细胞分泌促红细胞生成素与胰岛素样活性物质，以及肝对其代谢、灭活减低等。其他副癌综合征还表现为高钙血症、高胆固醇血症、高纤维蛋白原血症、男性乳房发育、高血压、血小板增多症、高血糖症等。

知识点4：原发性肝癌的转移的表现 副高：熟练掌握 正高：熟练掌握

原发性肝癌多通过血行转移，其次为淋巴道，也可直接蔓延、浸润或种植。血行转移中以肝内转移最为多见，肝外转移多见部位有：肺、骨、肾上腺、横膈、腹膜、胃、肾、脑、脾以及纵隔。淋巴转移首先发生在肝门淋巴结，有时可见于左锁骨上淋巴结。胆管细胞癌通常以淋巴道转移居多。肝癌还可直接累及邻近脏器如膈、肾上腺、结肠、胃和网膜等。

知识点5：原发性肝癌的并发症 副高：熟练掌握 正高：熟练掌握

原发性肝癌的并发症是肿瘤本身因素或肝硬化原因所致。上消化道出血为肝癌最多见的并发症，可由肝门静脉或肝静脉瘤栓加重肝门静脉高压引起食管胃底静脉曲张破裂出血，也可由应激下胃黏膜糜烂溃疡引起。肝癌破裂出血常因肿瘤生长快速，肿瘤坏死或挤压外伤所致，常引起休克，大部分无手术可能，短期内死亡。肝性脑病为终末期表现，多是肿瘤或瘤栓以及其他诱发因素引起肝衰竭所致，常反复发作，预后极差。

第三节 原发性肝癌的诊断及鉴别诊断

一、原发性肝癌的特殊诊断

知识点1：超声诊断 副高：熟练掌握 正高：熟练掌握

超声诊断操作简单、直观、无创性和价廉，可以确诊肝内有无占位性病变，提示其性质，鉴别是液性或实质性占位，确定癌灶在肝内的具体位置以及与肝内重要血管的关系。应用彩色多普勒超声观察小肝癌肿瘤血管的特征和检测有关参数，以及引导行穿刺组织学检查，明显提高了小肝癌的诊断特异性，可作为首选检查方法。

知识点2：CT诊断 副高：熟练掌握 正高：熟练掌握

CT诊断目前是肝癌诊断及鉴别诊断最重要的影像检查方法，用于观察肝癌形态和血供状况及肝癌治疗后复查。CT的分辨率高，尤其是多排螺旋CT，防止了呼吸运动伪影，明显提高了肝癌小病灶的检出率和定性准确性，经常作为B超的补充检查方法。

知识点3：MRI诊断 副高：熟练掌握 正高：熟练掌握

没有放射性辐射，组织分辨率高，对于肝癌病灶内部的组织结构变化如出血坏死、脂肪变性及包膜的显示和分辨率都优于CT和US。对良、恶性肝内占位，特别是与血管瘤的鉴别，可能优于CT，并且无需增强即能显示门静脉和肝静脉的分支，对于小肝癌MRI强于 CT。

知识点 4：血管造影（DSA）诊断　　副高：熟练掌握　正高：熟练掌握

目前多使用数字减影血管造影，可以明确展示肝部小病灶及其血供情况，同时可进行化疗与碘油栓塞等治疗。DSA 是一种侵入性创伤性检查，可用于其他检查后仍无法确诊的患者。

知识点 5：核素显像诊断　　副高：熟练掌握　正高：熟练掌握

在肝实质显像，原发性肝癌的典型表现是局限性放射性缺损或稀疏，90%以上的患者肝影增大、形态异常，而使用^{67}Ga 或^{99m}Tc PMT 肝癌阳性显像，病灶区存在明显的放射性浓聚，可直观地显示肿瘤大小、数量及部位，为手术提供参考。另外，肝癌阳性显像对于肝癌肝外转移的寻找及治疗效果的评价都有价值。

知识点 6：肝穿刺活检　　副高：熟练掌握　正高：熟练掌握

在超声引导下经皮肝穿刺空芯针活检或细针穿刺（FNA），进行组织学或细胞学检查，可以得到肝癌的病理学诊断依据以及了解分子标志物等情况。应注意避免肝出血和针道癌细胞种植。禁忌证为有明显出血倾向及患有严重心肺、脑、肾疾患和全身衰竭的患者。

二、原发性肝癌的实验室诊断

知识点 7：血液生化检查　　副高：熟练掌握　正高：熟练掌握

肝癌可以发生 AST、ALT、AKP、LDH 或胆红素的升高，而白蛋白降低等肝功能异常。乙肝标志物阳性通常提示有原发性肝癌的肝病基础，结合其他检查有助于肝癌的定性诊断。

知识点 8：血清 AFP 及其异质体检查　　副高：熟练掌握　正高：熟练掌握

血清 AFP 及其异质体是诊断肝癌的重要指标，也是特异性最强的肿瘤标志物，国内常用在肝癌的普查、早期诊断、术后监测与随访。对于 AFP≥400μg/L 超过 1 个月，或≥200μg/L 维持 2 个月，排除妊娠、生殖腺胚胎癌及活动性肝病，应该高度怀疑肝癌；关键是同期进行影像学检查（CT/MRI）是否具备肝癌特征性占位。AFP 对肝癌诊断的阳性率通常为 60%~70%。

三、原发性肝癌的诊断标准

知识点 9：病理学诊断标准　　副高：熟练掌握　正高：熟练掌握

肝占位病灶或者肝外转移灶活检或手术切除组织标本，经过病理组织学与细胞学检查诊断为 HCC，这是金标准。

知识点 10：临床诊断标准　　　　副高：熟练掌握　正高：熟练掌握

在所有的实体瘤中，只有 HCC 可采用临床诊断标准，非侵袭性、简易方便且可操作强，通常认为主要取决于三大因素，即慢性肝病背景，影像学检查结果和血清 AFP 水平。只有在同时满足下列条件中的（1）+（2）①两项或者（1）+（2）②+（3）三项时，才能够确立 HCC 的临床诊断。

（1）具有肝硬化和 HBV、HCV 感染（HBV 及 HCV 抗原阳性）的证据。

（2）典型的 HCC 影像学特征：同期多层 CT 扫描与动态对比增强 MRI 检查表示肝脏占位在动脉期迅速不均质血管强化，而静脉期或延迟期迅速洗脱。①若肝占位直径>2cm，CT 和 MRI 两项影像学检查中有一项指示肝占位具有上述肝癌的特征，即可确诊 HCC。②若肝占位直径为 1~2cm，则需要 CT 与 MRI 两项影像学检查均显示肝占位具有上述肝癌的特征，方可诊断 HCC。

（3）血清 AFP≥400μg/L 维持 1 个月或≥200μg/L 维持 2 个月，并能排除其他原因导致的 AFP 升高，包括妊娠、生殖系胚胎源性肿瘤、活动性肝病和继发性肝癌等。

四、原发性肝癌的鉴别诊断

知识点 11：AFP 阳性患者的鉴别诊断　　　　副高：熟练掌握　正高：熟练掌握

（1）慢性肝病：如肝炎、肝硬化，需对患者的血清 AFP 水平进行动态观察。肝病活动时 AFP 多数与 ALT 同向活动，且多为一过性升高或反复波动性，通常≤400μg/L，时间也较短暂。应结合肝功能检查，进行全面观察分析，若 AFP 和 ALT 两者的曲线分离，则应考虑 HCC 的可能。

（2）妊娠、生殖腺或胚胎型等肿瘤：鉴别主要通过病史、体检、腹盆腔 B 超及 CT 检查。

（3）消化系统肿瘤：某些发生于胃肠和胰腺的腺癌也可造成血清 AFP 升高，称为肝样腺癌。鉴别诊断时，除了详细了解既往病史、体检及影像学检查外，测定血清 AFP 异质体有利于鉴别肿瘤的来源。如胃肝样腺癌时，AFP 以扁豆凝集素非结合型为主。

知识点 12：AFP 阴性患者的鉴别诊断　　　　副高：熟练掌握　正高：熟练掌握

（1）继发性肝癌：多见于消化道肿瘤转移，还多见于肺癌与乳腺癌。

（2）肝海绵状血管瘤：从病史、体征及酶学检查可做出初步判断。超声显像、CT 和肝血管造影对诊断肝血管瘤都很有价值。

第四节 原发性肝癌的治疗

知识点1：系统化疗 副高：熟练掌握 正高：熟练掌握

奥沙利铂、吉西他滨、卡培他滨以及替吉奥等新一代细胞毒药物，作用机制独特，高效低毒，使得晚期胃肠癌的系统化疗有了明显进步。以奥沙利铂为主的FOLFOX4方案治疗晚期肝细胞肝癌（HCC），已经取得了显著进展。

知识点2：靶向治疗 副高：熟练掌握 正高：熟练掌握

索拉非尼是一种口服的多靶点、多激酶抑制药，靶点有RAF激酶、血管内皮生长因子受体（VEGFR）2、VEGFR3、干细胞因子受体（KIT）、血小板源性生长因子受体β（PDGFR-β）、Fms样酪氨酸激酶3（FLT3）以及神经胶质细胞系来源的亲神经因子受体（RET）；具有抑制肿瘤细胞增生与抑制肿瘤新生血管形成的双重作用。

索拉非尼已成为晚期HCC的标准治疗药物，但仍有明显缺陷，例如客观有效率较低，肿瘤相关症状恶化时间（TTSP）没有减少以及总生存期延长有限等。

知识点3：生物治疗 副高：熟练掌握 正高：熟练掌握

生物治疗药物效果有限，通常与化疗联合使用。干扰素是近年来使用最多的细胞因子之一，可以抑制肿瘤细胞病毒繁殖及细胞分裂、抑制癌基因的表达、诱导肿瘤细胞分化，与其他方法联合使用有一定的疗效。其他应用较多的是IL-2经肝动脉局部灌注治疗于淋巴因子激活的杀伤细胞（LAK细胞）、肿瘤浸润性淋巴细胞（TIL细胞）过继免疫治疗。

第六章 胰 腺 癌

第一节 胰腺癌的病因及发病机制

知识点1：胰腺癌的病因及发病机制　　副高：熟练掌握　正高：熟练掌握

胰腺癌的病因尚不完全清楚。吸烟是唯一已知的致病高危因素，可以增加2~3倍胰腺癌的发病率。有报道称BMI过高或接触环境中某些化学致癌物（如亚硝酸胺类）会增加罹患胰腺癌的风险。

第二节 胰腺癌的临床表现

知识点1：胰腺癌的症状　　副高：熟练掌握　正高：熟练掌握

胰腺位于腹膜后，位置较深，胰腺癌早期常无特殊的临床表现。患者的首发症状因胰腺癌的发生部位不同而不同。胰头癌患者因为肿瘤围管浸润的生物学特性，可出现黄疸而就诊。胰体尾癌和全胰腺癌患者早期常无症状，当瘤体生长到一定程度出现腰背酸痛、腹痛、上腹饱胀、消瘦、腹部包块及发热等症状。胰腺癌的首发症状本身并无法明确胰腺癌的诊断也无法排除胰腺癌的诊断，但注意胰腺癌的首发症状可以为较早的发现胰腺癌提供可能。

知识点2：胰腺癌的体征——黄疸　　副高：熟练掌握　正高：熟练掌握

胰腺癌引起胆管梗阻与阻塞性黄疸可由不完全阻塞发展至完全阻塞。早期胆道内压力升高，胆管代偿性扩张，胆汁尚能进入肠道内，这时不出现黄疸。梗阻进一步加重，患者将出现黄疸。胰腺癌患者中，10%~30%以黄疸作为首发表现，57%~79%的患者在全病程中存在黄疸。肿瘤位于胰头者62%~90%出现黄疸。随病情再次加重，胆道完全梗阻，临床可出现陶土色大便。黄疸出现的早晚和肿瘤的部位紧密相关。胰头癌患者多因黄疸而就诊，钩突部癌黄疸发生较晚，而胰体尾癌则在病程晚期产生肝内转移或肝门部淋巴结转移压迫胆管时才出现黄疸。多数患者会皮肤瘙痒。癌肿梗阻胆道所引起的黄疸为进行性加重，不易消退。

知识点3：胰腺癌的体征——腹部肿块　　副高：熟练掌握　正高：熟练掌握

胰腺位于腹膜后，一般很难触及。胰腺癌时如可摸到胰腺肿块，多已属晚期。胰体部横跨脊柱前方，位置较浅，而胰头部与尾部则位置深，所以胰体癌摸到肿块率最高，且因为胰体癌较易侵及腹腔动脉，其手术切除率很低。肿块的位置多在剑突和脐中点的正中偏左或偏右，边缘不规则，表面结节感，质硬，多数较固定，可有轻压痛，并可传递腹主动脉搏动。如癌肿压迫了脾动脉或腹主动脉，可发出传导性杂音，常是胰体尾癌的重要体征。

知识点4：胰腺癌的体征——胆囊肿大及Courvoisier征

副高：熟练掌握　正高：熟练掌握

半数的胰腺癌患者可有肿大的胆囊，这和胆总管下端梗阻有关。临床上出现无痛性梗阻性黄疸且胆囊肿大者称为Courvoisier征，对胰头癌具有诊断意义。

知识点5：胰腺癌的体征——肝大　副高：熟练掌握　正高：熟练掌握

30%～50%的患者因为胆汁淤积或肝转移而有肝大。

知识点6：胰腺癌的体征——腹水　副高：熟练掌握　正高：熟练掌握

腹水通常出现在胰腺癌晚期，多为癌的腹膜浸润、扩散引起。此外，癌瘤或转移淋巴结压迫肝门静脉，肝门静脉、肝静脉出现血栓，营养不良低蛋白血症均可导致腹水。其性状可为血性或浆液性。

第三节　胰腺癌的诊断及鉴别诊断

一、胰腺癌的诊断

知识点1：胰腺癌的诊断　副高：熟练掌握　正高：熟练掌握

胰腺癌没有统一临床诊断标准，确诊需要组织细胞学诊断。当40岁以上患者就诊出现下列表现时需怀疑胰腺癌的可能性：①原因不明的梗阻性黄疸；②原因不明的体重减轻；③上腹或腰背部疼痛；④出现消化不良症状，内镜检查正常；⑤突发糖尿病；⑥突发脂肪泻；⑦发生自发性胰腺炎；⑧若患者嗜烟应加倍怀疑。就诊患者符合上述表现，临床应注意胰腺癌的可能。进一步检查血清肿瘤标志物，尤以CA19-9敏感性和特异性最高，同时可查超声、增强CT、MRI定位诊断。如果影像学检查发现胰腺占位，并且CA19-9增高，无论患者有无上述临床表现，都应考虑胰腺癌的临床诊断。

二、胰腺癌的鉴别诊断

知识点2：慢性胰腺炎　副高：熟练掌握　正高：熟练掌握

慢性胰腺炎属于一种反复发作的渐进性的广泛胰腺纤维化病变，病程晚期可造成胰管狭窄阻塞，胰液排出受阻，胰管扩张，从而产生腹痛、恶心、呕吐、上腹不适、消化不良、腹泻、食欲缺乏、体重减轻等临床表现。慢性胰腺炎发病迟缓，病史长，常反复发作，急性发作可出现血尿淀粉酶升高，且很少出现黄疸症状。CT 检查可见胰腺边界不规整，结节样隆起，胰腺实质密度不均，和胰腺癌的影像学表现有别。慢性胰腺炎患者腹部 X 线平片及 CT 检查胰腺部位钙化点有助于鉴别。但必须注意的是，不少患者胰腺癌是发生在慢性胰腺炎的基础上。

知识点 3：壶腹癌　　副高：熟练掌握　正高：熟练掌握

壶腹癌发生在胆总管和胰管交汇处。无痛性黄疸是最多见症状，肿瘤发生早期即可产生黄疸。但壶腹癌肿瘤可以坏死脱落，从而造成黄疸出现波动性，这是壶腹癌不同于胰头癌的临床特点。十二指肠低张造影可展现十二指肠乳头部充盈缺损和黏膜破坏“双边征”。B 超、CT、MRI、ERCP、EUS 等检查可显示胰管与胆管扩张，壶腹部位占位病变。

知识点 4：胆总管下端癌　　副高：熟练掌握　正高：熟练掌握

胆总管下端癌属于肝外胆管癌的一种。因为此部位接近于壶腹部，局部胆管相对较狭窄，病变早期就会出现黄疸。临床常伴随发热、胆绞痛。如果肿瘤破溃，可发生胆道出血，黄疸轻度减轻。检查身体常可触及肿大的胆囊。影像学检查对诊断及鉴别诊断具有重要意义。可发现胆总管下端充盈缺损、狭窄和中断，胆总管扩张；对于病变未波及壶腹部者，胰管不扩张。胆管癌预后较差。

知识点 5：胰腺囊腺瘤与囊腺癌　　副高：熟练掌握　正高：熟练掌握

胰腺囊性肿瘤临床罕见，多发生于女性患者。临床症状、影像学检查、治疗和预后均与胰腺癌不同。影像学是鉴别胰腺癌的重要手段，B 超、CT 可显示胰腺内囊性病变，囊腔规则，而胰腺癌只有中心坏死时才发生囊变，且囊腔不规则。

知识点 6：胰腺内分泌肿瘤　　副高：熟练掌握　正高：熟练掌握

胰腺内分泌肿瘤分为无功能性和有功能性内分泌肿瘤两大类。功能性胰腺内分泌肿瘤通常有内分泌症状，诊断相对容易。无功能性胰岛细胞瘤没有特异性临床表现，或者只在瘤体过大时产生占位症状。胰腺内分泌肿瘤通常血供非常丰富，在影像学诊断时，可予增强以利诊断。

第四节 胰腺癌的治疗

知识点1：胰腺癌的化学治疗　　　　副高：熟练掌握　正高：熟练掌握

胰腺癌的化学治疗适用于新辅助或辅助治疗，及局部晚期不可切除或转移性胰腺癌的治疗。

（1）单药方案：①吉西他滨1000mg/m^2，30分钟给药，每周1次，维持3周，28天重复1次。②吉西他滨固定剂量率给药方案［10mg/（m^2·min）］可代替标准吉西他滨30分钟给药方案。③卡培他滨方案。

（2）联合方案化疗（用于PS较好的患者）：①吉西他滨+厄洛替尼。②FOLFIRINOX（但此方案不良反应发生率很大，KPS评分较低患者应慎用，使用期间需密切注意化疗不良反应的发生及处理）。③吉西他滨+顺铂（非常适用于可能为遗传性肿瘤的患者）。④固定剂量率的吉西他滨、多西他赛、卡培他滨方案。⑤吉西他滨+白蛋白结合型紫杉醇。⑥对于以往未接受吉西他滨治疗的患者，二线治疗可使用吉西他滨。其他的选择如卡培他滨（1000mg/m^2，口服，一天2次，第1～14天，21天为1个周期），或5-FU、亚叶酸钙、奥沙利铂，或CapeOX方案。

第七章　支气管肺癌

第一节　支气管肺癌的病因及发病机制

知识点1：支气管肺癌病因及发病机制　　副高：熟练掌握　正高：熟练掌握

（1）吸烟：各国的大量调查资料都表明肺癌的病因与吸烟关系极为密切。

（2）大气污染：大气中苯并芘浓度越高的地区，肺癌的发病率也相应增高。大气污染和吸烟对肺癌的发病率可能互相促进，起协同作用。

（3）职业因素：长期接触铀、镭等放射性物质及其衍生物、致癌性碳氢化合物、砷、铬、镍、铜、锡、铁、煤焦油、沥青、石油、石棉、芥子气等物质，都能诱发肺癌，主要是鳞癌与未分化小细胞癌。

（4）肺部慢性疾病：肺结核、硅沉着病和肺沉着病等可与肺癌并存。

（5）人体内在因素：人体内在因素包括家族遗传，免疫功能低下，代谢活动、内分泌功能失调等也可能对肺癌的发病起到一定的促进作用。

第二节　支气管肺癌的临床表现

知识点1：肿瘤所引起的局部和全身症状　　副高：熟练掌握　正高：熟练掌握

肿瘤所引起的局部和全身症状包括咳嗽、血痰、胸闷胸痛、气促、发热、食欲缺乏、体重减轻、晚期出现恶病质等。

知识点2：肿瘤外侵与转移的症状　　副高：熟练掌握　正高：熟练掌握

上腔静脉阻塞综合征、Horner综合征、Pancoast综合征，侵犯喉返神经引起声嘶，脑转移出现头痛、呕吐、偏瘫，骨转移造成相应部位的连续性疼痛等。

知识点3：肺癌的伴随症状　　副高：熟练掌握　正高：熟练掌握

肺癌的伴随症状如肺性肥大性骨关节病、类癌综合征、男性乳房发育等。

知识点4：小细胞肺癌（SCLC）与非小细胞肺癌（NSCLC）的临床特点
副高：熟练掌握　正高：熟练掌握

SCLC 的临床症状与 NSCLC 基本相同，但其临床特点有差别：①小细胞肺癌临床过程和疾病的自然病程明显快于非小细胞肺癌。大量患者在疾病的早期就出现远处转移，最多见的为纵隔淋巴结转移，其次是肝、骨、脑等。所以，目前认为小细胞肺癌是一种全身性的疾病。大部分患者症状和病情发展迅速，在短期内死于肿瘤进展。②在病理组织学上，小细胞肺癌是由支气管黏膜基底层的 Kulchistky 细胞恶变而来，肿瘤细胞有非常明显的神经内分泌的分化趋向。所以，在临床上肿瘤伴随综合征的发生率较高。③和非小细胞肺癌不同，小细胞肺癌的肿瘤细胞分化较低，倍增时间很短，所以对化疗和放射治疗都非常敏感。在治疗方面以化疗结合局部放射治疗为主。

第三节　支气管肺癌的诊断及鉴别诊断

一、支气管肺癌的诊断

知识点 1：X 线检查　　副高：熟练掌握　正高：熟练掌握

常用的 X 线检查方法有 X 线胸部透视、胸部正侧位片和体层照片（病灶体层、肺门体层与斜位体层）。病灶体层可以清楚地显示病变的形态、轮廓及密度；肺门体层可显示气管、主支气管及叶支气管有无管腔狭窄、阻塞、压迫等现象，还能显示肺门、隆突下和纵隔淋巴结有无增大，对肺癌的诊断及治疗方法选择有重要参考价值。需要强调的是，肺癌的 X 线检查，必须是同时进行胸部正位片和胸部侧位片检查，有统计表示，加做胸部侧位片，肺癌的检出率增加了 7%。

知识点 2：CT 检查　　副高：熟练掌握　正高：熟练掌握

与 X 线检查相比，胸部 CT 检查的优点在于可以发现<1cm 和常规胸部 X 线片很难发现的位于重叠解剖部位的肺部病变，容易判断肺癌和周围组织器官的关系，对肺门特别是纵隔淋巴结的显示也比常规 X 线检查要好。

其他部位如脑、肝、肾上腺的 CT 检查，主要目的为排除肺癌相关部位的远处转移，通常是在临床有怀疑转移时才进行检查。

知识点 3：MRI 检查　　副高：熟练掌握　正高：熟练掌握

胸部 MRI 检查的最大特点是比 CT 更容易鉴别实质性肿块和血管的关系，而且能显示气管支气管与血管的受压、移位及阻塞，但对肺部小结节的检查效果比不上 CT。

知识点 4：PET 检查　　副高：熟练掌握　正高：熟练掌握

正电子发射体层扫描是近年来新兴的一项新的检查技术，其机制是利用正常细胞与肺癌细胞对荧光去氧葡萄糖的代谢不同而产生不同的显像。主要用于排除纵隔淋巴结及远处转移。其他的影像学检查还有 B 超与 ECT 检查。前者用于疑有肝转移，后者用于排除骨转移。

知识点 5：痰找癌细胞　　副高：熟练掌握　正高：熟练掌握

痰找癌细胞是传统的方法，已大部分被纤维支气管镜代替，在 60%～80%的中央型肺癌和 15%～20%的外周型肺癌患者中，可通过反复的痰细胞学检查发现阳性结果。

知识点 6：纤维支气管镜检查　　副高：熟练掌握　正高：熟练掌握

除很小的肺癌和大多数外周型肺癌外，都应行检查，2/3 患者可有阳性结果，进一步处理在有明确的支气管狭窄情况下是可行的，即通过纤维支气管镜进行支气管活检。

知识点 7：骨髓穿刺和骨髓活检　　副高：熟练掌握　正高：熟练掌握

只有在 SCLC 局限期患者或明显可切除的 NSCLC 患者满足以下条件之一时：血清 LDH、ALP 上升；明显的贫血或血涂片发现不成熟红白细胞、可疑骨扫描结果。

知识点 8：淋巴结　　副高：熟练掌握　正高：熟练掌握

增大变硬的外周淋巴结，在出现其他显著远处转移时，可进行活检。若锁骨上淋巴结不可触及，进行盲目穿刺活检。<5%的患者可取得阳性结果。

知识点 9：纵隔镜检查指征　　副高：熟练掌握　正高：熟练掌握

（1）常规手术前分期。

（2）体质差的患者进行纵隔镜检查如果结果为阳性，可降低施行不必要的胸腔手术机会。

（3）有纵隔肿物，但痰细胞学检查和纤维支气管镜检查都是阴性的患者。

（4）淋巴结增大的评价。在极少情况下，外周型肺癌患者可以合并非肿瘤性的纵隔淋巴结大。在中央型肺癌，因阻塞继发感染所致的淋巴结增生较多见。纵隔镜检查可得到这类患者病情，以行手术切除。

知识点 10：经皮肺穿刺细针活检　　副高：熟练掌握　正高：熟练掌握

经皮肺穿刺活检只在下列情况使用。

（1）经其他方法（如纤维支气管镜检查、痰细胞学检查）无法获得病理学与细胞学诊断的无外科手术治疗适应证的晚期肺癌患者。

（2）经其他方法（如纤维支气管镜检查、痰细胞学检查）无法获得病理学与细胞学诊断的不愿接受外科手术治疗的肺癌患者。

二、支气管肺癌的鉴别诊断

知识点11：肺结核 副高：熟练掌握 正高：熟练掌握

结核球应与周围型肺癌相鉴别。前者多见于年轻患者，影像学显示病灶边界清楚，密度较高，有时可见钙化点，病变在较长时间内无变化。粟粒型肺结核需和弥漫型细支气管肺泡癌相鉴别。前者多有发热等全身中毒症状，但无呼吸道症状，影像学上病变为细小、分布均匀、密度较小的粟粒样结节。

知识点12：肺炎 副高：熟练掌握 正高：熟练掌握

支气管肺癌应和癌性阻塞性肺炎相鉴别。肺炎起病急，先表现寒战、高热等毒血症状，然后产生呼吸道症状，抗生素治疗病灶吸收快速。但当出现反复迁延不愈的局限性肺炎时，应考虑肺癌，痰细胞学检查或纤维支气管镜检查有助于鉴别诊断。

知识点13：肺部良性肿瘤 副高：熟练掌握 正高：熟练掌握

多见的有错构瘤、软骨瘤及瘤样改变的炎性假瘤。这类病变有时不易鉴别诊断，必要时需采取积极的剖胸探查术。

知识点14：纵隔肿瘤 副高：熟练掌握 正高：熟练掌握

纵隔淋巴瘤应和中央型肺癌相鉴别。淋巴瘤常出现双侧性改变，可有长期低热的症状。纵隔镜检查具有较大的鉴别诊断意义。

知识点15：结核性胸膜炎 副高：熟练掌握 正高：熟练掌握

淋巴性胸膜炎应与癌性胸腔积液相鉴别。胸腔积液细胞学检查是最佳手段。

第四节 支气管肺癌的治疗

知识点1：支气管肺癌的化学治疗 副高：熟练掌握 正高：熟练掌握

小细胞肺癌用联合化疗具有根治可能；对非小细胞肺癌目前只能起辅助和姑息性治疗作用，顺铂/培美曲塞用于非鳞状细胞癌比顺铂/吉西他滨疗效更好且毒性更低。

非小细胞肺癌术后辅助化疗方案可选用顺铂联合长春瑞滨、依托泊苷或者长春花碱的两药含铂方案，其他可接受的方案还有顺铂联合吉西他滨、多西他赛或者培美曲塞的两药方案，对于存在并发症或无法耐受顺铂的患者，也可以采用紫杉醇联合卡铂的方案。

非小细胞肺癌放化疗同步治疗时，可采用顺铂联合依托泊苷或者长春花碱的两药含铂方案，其次也可以应用紫杉醇联合卡铂的方案。

晚期或转移性非小细胞肺癌的全身化疗，一线治疗可选方案较多，顺铂或卡铂与下列任何一种药物联合都是有效的：吉西他滨、依托泊苷、紫杉醇、多西他赛、长春花碱、长春瑞滨、伊立替康、培美曲塞。EGFR 突变阳性患者的一线治疗方案有厄洛替尼、吉非替尼、埃克替尼。贝伐珠单抗结合化疗，西妥昔单抗联合长春瑞滨/顺铂也是常用的一线化疗方案。

知识点2：支气管肺癌的维持治疗　　副高：熟练掌握　正高：熟练掌握

维持治疗可分为两种情况，即继续维持治疗与换药维持治疗。继续维持治疗是指在一线治疗 4~6 个周期之后，若无疾病进展，使用至少一种在一线治疗中使用过的药物继续治疗。换药维持治疗是指在一线治疗 4~6 个周期之后，若无疾病进展，开始使用另一种不属于一线方案中的药物进行治疗。

在一线治疗期间或以后疾病进展的患者，单药多西他赛、培美曲塞或厄洛替尼、吉非替尼可用作二线治疗。对于三线治疗，已证明就生存期而言，厄洛替尼强于最佳支持治疗，具有统计学意义，而对于没有用过酪氨酸激酶抑制剂的患者，吉非替尼可作为三线治疗。

知识点3：支气管肺癌的继续维持治疗适应证　　副高：熟练掌握　正高：熟练掌握

（1）在 4~6 个周期含铂两药化疗联合贝伐珠单抗治疗以后可使用贝伐珠单抗继续维持治疗。

（2）在 4~6 个周期顺铂+长春瑞滨联合西妥昔单抗方案治疗以后可使用西妥昔单抗继续维持治疗。

（3）对于非鳞状细胞癌患者，在 4~6 个周期顺铂联合培美曲塞方案化疗以后可使用培美曲塞继续维持治疗。

知识点4：支气管肺癌的换药维持治疗适应证　　副高：熟练掌握　正高：熟练掌握

（1）对于非鳞状细胞癌患者，在 4~6 个周期含铂两药联合方案一线化疗后使用培美曲塞维持治疗。

（2）在 4~6 个周期含铂两药联合方案一线化疗后使用厄洛替尼维持治疗。

（3）在 4~6 个周期含铂两药联合方案一线化疗后使用多西他赛维持治疗。

知识点5：非小细胞肺癌常用化疗方案　　副高：熟练掌握　正高：熟练掌握

（1）EP方案：依托泊苷100mg/m² 静脉滴注，第1～3天；顺铂75～100mg/m² 静脉滴注，第1天，每3周重复。

（2）GP方案：吉西他滨1250mg/m² 静脉滴注，第1、8天；顺铂75mg/m² 静脉滴注，第1天；每3周重复。

（3）NP方案：去甲长春碱25～30mg/m² 静脉注射，第1、8天；顺铂75～80mg/m² 静脉滴注，第1天；每3周重复。

（4）TP方案：紫杉醇175～200mg/m² 静脉滴注，第1天；卡铂AUC=6静脉滴注，第1天；每4周重复。

（5）DP方案：多西他赛75mg/m² 静脉注射，第1天；顺铂75mg/m² 静脉滴注，第1天；每3周重复。

（6）培美曲塞+顺铂方案（腺癌）：培美曲塞500mg/m² 静脉注射，第1天；顺铂75mg/m² 静脉滴注，第1天；每3周重复。

知识点6：小细胞肺癌常用化疗方案　　副高：熟练掌握　正高：熟练掌握

（1）EP方案：依托泊苷100～120mg/m² 静脉滴注，第1～3天；顺铂60～80mg/m² 静脉滴注，第1天；每3周重复。

（2）EC方案：依托泊苷100mg/m² 静脉滴注，第1～3天；卡铂300mg/m² 或AUC（药时曲线面积）=5～6静脉滴注，第1天；每3周重复。

（3）IP方案：伊立替康65mg/m² 静脉注射，第1、8天；顺铂30mg/m² 静脉注射，第1、8天；3周为1周期。或者伊立替康60mg/m² 静脉注射，第1、8、15天；顺铂60mg/m² 静脉注射，第1天；每4周重复。

（4）IC方案：伊立替康50mg/m² 静脉注射，第1、8、15天；卡铂AUC（药时曲线面积）=5静脉注射，第1天；每4周重复。

（5）VIP方案：依托泊苷75mg/m² 静脉滴注，第1～4天；异环磷酰胺1200mg/m² 静脉滴注，第1～4天；卡铂20mg/m² 静脉滴注，第1～4天；每3周重复。

（6）NP方案：去甲长春碱25～30mg/m² 静脉注射，第1、8天；顺铂40mg/m² 静脉滴注，第1～3天；每3周重复。

（7）单药方案：①拓扑替康（托泊替康）1.5mg/m² 静脉滴注，第1～5天；每3周重复。②依托泊苷50mg/m² 口服，第1～21天；每3周重复。

知识点7：支气管肺癌分子靶向治疗　　副高：熟练掌握　正高：熟练掌握

酪氨酸激酶抑制剂厄洛替尼、吉非替尼或埃克替尼一线治疗可用于EGFR19或21外显子突变阳性的患者，或是一线化疗失败后二线治疗。

贝伐珠单抗+化疗可用于 PS 0~1 的晚期和复发的非鳞癌 NSCLC 患者，贝伐珠单抗用药至疾病进展。西妥昔单抗+长春瑞滨/顺铂可用于 PS 0~2 晚期和复发 NSCLC 患者。

常用的靶向药物用法：①盐酸厄洛替尼 150mg/次，口服，一天 1 次；②吉非替尼 250mg/次，口服，一天 1 次；③盐酸埃克替尼 125mg/次，口服，一天 3 次。

第八章　乳　腺　癌

第一节　乳腺癌的病因及发病机制

知识点1：乳腺癌的病因及发病机制　　副高：熟练掌握　正高：熟练掌握

乳腺癌的病因尚不清楚，可能与下列因素有关。

（1）家族史与乳腺癌相关基因：多项研究表明乳腺癌家族史是乳腺癌重要的危险因素。与乳腺癌有关的基因有BRCA-1，BRCA-2等。

（2）生殖因素：初潮年龄小、停经年龄晚、月经周期短、第一胎足月妊娠年龄晚都是乳腺癌发生的危险因素。

（3）性激素：乳腺癌和性激素有关，尤其是与雌激素有关。

（4）营养与饮食：有资料表明少年时期高热量饮食使生长发育加快以及月经初潮提前，造成中年以后体重增加，增加乳腺癌的发病率。国外报道每天饮酒3次以上的患者患乳腺癌的风险增加。

（5）环境因素：通常认为乳腺癌的发病和电离辐射有关，并且化疗药物在治疗肿瘤的同时自身也具有致癌作用。

第二节　乳腺癌的临床表现

知识点1：乳腺肿块　　副高：熟练掌握　正高：熟练掌握

乳腺出现无痛性并进行性生长的肿块为最多见的首发症状。肿块多处在不同象限，以外上象限较多，通常单侧乳房的单发肿块较多见，肿块大小不同，形态不规则。质地较硬，活动度欠佳。

知识点2：乳头改变　　副高：熟练掌握　正高：熟练掌握

（1）乳头溢液：乳头溢液可为乳汁样，水样，血性，通常为良性病变。乳腺癌发生率较低，一般<10%。国外资料报道，乳腺癌伴发乳头溢液为2.4%。50岁以上患者的乳头血性溢液，乳腺癌为64%。但是乳腺癌以乳头溢液作为唯一症状者罕见，多数伴有乳腺肿块。

（2）乳头和乳晕改变：肿瘤累及乳头或者乳晕时，牵拉乳头，使乳头偏向肿瘤一侧，病变进展可使乳头扁平、回缩、凹陷。Paget病的典型症状为乳头糜烂、结痂等湿疹样改变。

知识点3：乳房皮肤改变 副高：熟练掌握 正高：熟练掌握

根据乳腺癌病期的早晚可产生不同的皮肤改变。肿瘤累及乳房悬韧带或与皮肤粘连使皮肤外观凹陷，产生酒窝。癌细胞阻塞皮下淋巴管，产生皮肤水肿，呈橘皮样变。肿瘤波及皮内淋巴管，可在肿瘤周围形成卫星结节，若卫星结节发生融合成片状分布，则表现铠甲样变。部分肿瘤患者出现肿瘤破溃呈菜花状改变。

知识点4：乳房外形改变 副高：熟练掌握 正高：熟练掌握

肿瘤浸润可使乳房外形发生改变，导致双侧乳房不对称，两侧乳头不在同一水平面上。

知识点5：乳房疼痛 副高：熟练掌握 正高：熟练掌握

当乳腺癌发展到一定阶段时，出现不同程度的疼痛，表现为连续性或阵发性乳房刺痛、钝痛或隐痛不适。

知识点6：区域淋巴结肿大 副高：熟练掌握 正高：熟练掌握

乳腺癌细胞可伴随淋巴回流转移至区域淋巴结。临床上腋窝淋巴结转移最多见，发生率为50%~60%。隐形乳腺癌通常以腋下或者锁骨上淋巴结肿大为首发症状，而乳房内原发病灶很小，临床难以触及。

知识点7：肿瘤出现远处转移后的全身及远处器官受累症状 副高：熟练掌握 正高：熟练掌握

某些乳腺癌患者首次就诊就有远处转移，即Ⅳ期患者。有的患者可出现乏力、消瘦等全身症状，或出现骨痛、肝功能异常、呼吸困难等远处器官受累症状。

第三节 乳腺癌的诊断及鉴别诊断

知识点1：乳腺癌的诊断 副高：熟练掌握 正高：熟练掌握

触及乳腺肿块，质硬，表面不光滑，应考虑乳腺癌。如同时触及同侧腋下肿大淋巴结，临床则可诊断为乳腺癌。想确诊乳腺癌还必须进行细胞学检查或病理学检查，只有细胞学或病理学证实者方能确诊为乳腺癌。另外，完整的乳腺癌诊断必需注明ER、PR及HER-2的情况，这对指导治疗、判断预后具有重要意义。

知识点 2：乳腺癌的鉴别诊断　　副高：熟练掌握　正高：熟练掌握

（1）乳腺增生：常伴有疼痛，和月经来潮有一定关系。触诊时通常肿块不清楚，捏时可有肿块感。

（2）乳腺纤维瘤：通常病程长，肿块较小，质硬，表面光滑，可有多个。当诊断有困难时必须活检。

（3）乳腺炎症：通常发生在哺乳期，开始为炎性肿块，随后出现囊性病变。必须和炎性乳癌鉴别，活检确诊。

第四节　乳腺癌的治疗

一、乳腺癌的化学治疗

知识点 1：晚期及转移性乳腺癌化疗　　副高：熟练掌握　正高：熟练掌握

（1）符合下面某一条件的患者首选化疗：①年龄≤35 岁；②疾病进展快速，需要快速缓解症状；③ER/PR 阴性；④存在有症状的内脏转移。

（2）化疗药物与方案：①多种药物对于治疗乳腺癌都有效，其中包括蒽环类、紫杉类、长春瑞滨、卡培他滨、吉西他滨、铂类药物等。②应依据患者特点、治疗目的，制定个体化方案。③序贯单药化疗可用于转移部位少、肿瘤进展较慢、无重要内脏器官转移的患者，注重考虑患者的耐受性和生活质量。④联合化疗适用于病变广泛且有症状，需要快速缩小肿瘤的患者。⑤以往使用过的化疗药物应避免再次使用。患者第一次化疗选择蒽环类药物为主的方案（包括蒽环类药物加紫杉类药物），蒽环类药物治疗无效的患者通常首选含紫杉类药物的治疗方案。而蒽环类与紫杉类均失败时，可选用长春瑞滨、卡培他滨、吉西他滨、铂类等单药或联合化疗。

知识点 2：乳腺癌的术后辅助化疗的适应证　　副高：熟练掌握　正高：熟练掌握

（1）腋窝淋巴结阳性。

（2）对于淋巴结转移数目较少（1~3 个）的绝经后患者，若具有受体阳性、HER2 阴性、肿瘤较小、肿瘤分级Ⅰ级等其他多项预后较好的因素，或者患者不能耐受或不适合化疗，也可进行单用内分泌治疗。

（3）对淋巴结阴性乳腺癌，术后辅助化疗仅能用于那些具有高危复发风险因素的患者（患者年龄<35 岁、肿瘤直径>2cm、分级Ⅱ~Ⅲ级、脉管瘤栓、HER-2 阳性、ER/PR 阴性等）。

知识点3：乳腺癌的术后辅助化疗方案的选择及注意事项

副高：熟练掌握 正高：熟练掌握

（1）首选含蒽环类药物联合化疗方案包括：CA（E）F、AC（C 环磷酰胺、A 阿霉素、E 表阿霉素、F 氟尿嘧啶）。

（2）蒽环类和紫杉类药物联合化疗方案，如 TAC（T 多西他赛）。

（3）蒽环类和紫杉类序贯方案，如 AC-T/P（P 紫杉醇）或 FEC-T；序贯紫杉醇时，建议周疗（$80mg/m^2$）或 2 周疗（$175mg/m^2$）。

（4）老年、风险较低、蒽环类禁忌或无法耐受的患者可选用非蒽环类联合化疗方案，常用包括 CMF（C 环磷酰胺、M 甲氨蝶呤、F 氟尿嘧啶）或 TC（T 多西他赛、C 环磷酰胺）。

（5）不同化疗方案的周期数不一样，一般为 4~8 周期。如果没有特殊情况，不建议减少周期数及剂量。70 岁以上患者应个体化考虑辅助化疗。

（6）辅助化疗不与三苯氧胺或术后放射治疗一同进行。

（7）育龄妇女进行妊娠试验，保证不在妊娠期进行化疗。化疗期间避孕。

知识点4：乳腺癌的新辅助化疗的适应证

副高：熟练掌握 正高：熟练掌握

（1）临床分期为$Ⅲ_A$（不含 T_3，N_1，M_0）、$Ⅲ_B$、$Ⅲ_C$。

（2）临床分期为$Ⅱ_A$、$Ⅱ_B$、$Ⅲ_A$（仅 T_3，N_1，M_0）期，除了肿瘤大小之外，符合保乳手术的其他适应证。

知识点5：乳腺癌的新辅助化疗方案的选择

副高：熟练掌握 正高：熟练掌握

术后辅助化疗方案都能应用于新辅助化疗，推荐含蒽环类及紫杉类药物的联合化疗方案，常用的化疗方案有以下几种：①蒽环类方案：CAF、FAC、AC、CEF、FEC。②蒽环类和紫杉类联合方案：A（E）T、TAC。③蒽环类和紫杉类序贯方案：AC-T/P。④其他可能对乳腺癌有效果的化疗方案。⑤HER2 阳性患者化疗时需考虑联合曲妥珠单克隆抗体治疗。

知识点6：乳腺癌的新辅助化疗方案的注意事项

副高：熟练掌握 正高：熟练掌握

（1）化疗前必须对乳腺原发灶进行穿刺活检明确组织学诊断和免疫组化检查，区域淋巴结转移可采用细胞学诊断；确定病理组织学诊断后实施新辅助化疗。

（2）不建议Ⅰ期患者选用新辅助化疗。

（3）周期数通常为 4~8 周期。

（4）应从体检及影像学两个方面评价乳腺原发灶与腋窝淋巴结转移灶疗效，按照实体肿瘤疗效评估标准或世界卫生组织标准评价疗效。

（5）无效时停止该化疗方案，改用手术、放射治疗或其他全身治疗手段（更换化疗方案或改用新辅助内分泌治疗）。

（6）新辅助化疗后依据个体情况选择乳腺癌根治术、乳腺癌改良根治术或是保留乳房手术。

（7）术后辅助化疗需根据术前新辅助化疗的周期、疗效以及术后病理检查结果决定治疗方案。

知识点7：常用化疗方案 副高：熟练掌握 正高：熟练掌握

（1）CAF方案：环磷酰胺100mg/m^2，口服，第1~14天；多柔比星30mg/m^2，静脉注射，第1、8天；氟尿嘧啶500mg/m^2，静脉注射，第1、8天；4周为1周期。

（2）TC方案：多西他赛75mg/m^2，通过静脉通道迅速注射，第1天；环磷酰胺600mg/m^2，静脉注射，第1天；每3周重复。

（3）AC-T方案（密集方案）：多柔比星60mg/m^2，通过静脉通道迅速注射；环磷酰胺600mg/m^2，静脉注射；在生长因子支持下每2周重复；4周期后转换为：紫杉醇175mg/m^2，静脉滴注3小时，每2周重复，持续4周期。

（4）FEC方案：氟尿嘧啶500mg/m^2，静脉注射，第1天；表柔比星100mg/m^2，静脉注射，第1天；环磷酰胺500mg/m^2，静脉注射，第1天；每21天重复。

（5）TAC方案：多西紫杉醇75mg/m^2，静脉注射，第1天；多柔比星50mg/m^2，静脉注射，第1天；环磷酰胺500mg/m^2，静脉注射，第1天；每21天重复。

（6）紫杉醇：150~175mg/m^2，静脉注射，连续3小时以上，每3周重复；或80mg/m^2，静脉注射，持续1小时以上，每周1次。

（7）多西他赛：60~100mg/m^2，静脉注射，维持1小时以上，每3周1次（预处理方法：肾上腺皮质激素如地塞米松8mg，一天2次，在使用多西紫杉醇前一天开始用药，持续3天。该治疗可减少严重的水潴留及过敏反应的发生）。

（8）长春瑞滨：20~30mg/m^2，静脉注射，维持6~10分钟以上，每周一次。

（9）卡培他滨：1250mg/m^2，口服，每天2次，第1~14天用药，每3周重复1次。

（10）GT方案：吉西他滨1000~1250mg/m^2，静脉注射，第1、8天；紫杉醇175mg/m^2，静脉注射，第1天；每3周重复。

（11）白蛋白紫杉醇：260mg/m^2，静脉注射，维持30分钟以上，每3周重复；或100~130mg/m^2，静脉注射，维持30分钟以上，每周重复。

（12）AC方案：多柔比星60mg/m^2，静脉注射，第1天；环磷酰胺600mg/m^2，静脉注射，第1天；每3周重复。

（13）CMF方案：环磷酰胺100mg/m^2，口服，第1~14天；甲氨蝶呤40mg/m^2，静脉注射，第1天；5-FU 600mg/m^2，静脉注射，第1、8天；每4周重复。

（14）AT方案：多柔比星50mg/m^{2}或表柔比星75mg/m^2，静脉注射，第1天；紫杉醇175mg/m^{2}或多西他赛75mg/m^2，静脉注射，第1天；每3周重复。

（15）XT方案（多西他赛/卡培他滨）：多西他赛75mg/m^2，静脉注射，第1天；卡培他滨 950mg/m^2，口服，一天 2 次，第 1～14 天用药；每 3 周重复。

二、内分泌治疗

知识点 8：乳腺癌内分泌治疗适应证　　副高：熟练掌握　正高：熟练掌握

（1）辅助内分泌治疗：ER 和 PR 阳性的乳腺癌。

（2）复发或转移性乳腺癌：对于 ER 和 PR 阳性及无症状的内脏转移或骨和软组织转移、年龄<35 岁，无病生存期>2 年的患者，首选内分泌治疗。

知识点 9：内分泌治疗药物分类　　副高：熟练掌握　正高：熟练掌握

（1）抗雌激素药：包括屈洛昔芬、他莫昔芬、雷洛昔芬、托瑞米芬、氟维司群等。

（2）芳香化酶抑制剂（AIs）：通过影响芳香化酶的活性，阻断卵巢以外的组织雄烯二酮和睾酮经芳香化作用转化成雌激素，达到控制乳癌细胞生长，治疗肿瘤的目的。按照作用机制不同分为两类。①非甾体类药物，包括第一代的氨鲁米特（AG）、第二代的 fadrozole、第三代的阿那曲唑及来曲唑；②甾体类药物，如第一代的 Testolactone、第二代的兰他隆（福美司坦）、第三代的依西美坦。目前临床中应用的均为第三代芳香化酶抑制剂。

（3）促黄体素释放素类似物（LHRH 类似物）：人工合成的 LHRH 类似物或拮抗剂，即促黄体素释放素类似物（LHRha），竞争性结合腺垂体的 LHRH 受体，降低垂体分泌促性腺激素（LH 和 FSH），起到选择性药物垂体切除作用，进而抑制卵巢功能，抑制 EH 的促肿瘤作用。此类代表药物主要包括戈舍瑞林和亮丙瑞林两种。

（4）孕激素：孕激素（甲孕酮 MPA 与甲地孕酮 MA）可通过改变体内内分泌环境，利用负反馈作用抑制腺垂体催乳素与促性腺激素，影响雌激素或阻止 ER 在细胞核内的积蓄而产生抗乳腺癌作用。常用药物有佳迪（醋酸甲地孕酮）。

知识点 10：药物选择与注意事项　　副高：熟练掌握　正高：熟练掌握

（1）根据患者月经状态选用内分泌治疗药物。通常绝经前患者首选三苯氧胺，也可联合药物或手术去势。绝经后患者可选第三代芳香化酶抑制剂，通过药物或手术达到绝经状态的患者也可选用芳香化酶抑制剂。

（2）三苯氧胺与芳香化酶抑制剂失败的患者，可以考虑进行化疗，或者换用其他内分泌药物，例如：孕激素和托瑞米芬等。

（3）ER 与 PR 阴性的患者，不建议进行辅助内分泌治疗。

（4）术后辅助内分泌治疗期限是 5 年；对于具有高复发危险因素的患者，可延长内分泌治疗时间（只针对第三代芳香化酶抑制剂）。

三、靶向药物治疗

知识点 11：HER-2 阳性的定义　　副高：熟练掌握　正高：熟练掌握

（1）HER-2 免疫组化染色（3^+）、FISH 阳性或色素原位杂交法呈阳性。

（2）HER-2 免疫组化染色（2^+）的患者，应当进一步行 FISH 或 CISH 检测 HER-2 基因是否扩增。

知识点 12：靶向药物治疗注意事项　　副高：熟练掌握　正高：熟练掌握

（1）曲妥珠单抗通常不与蒽环类药物同期使用，但能够序贯使用；与非蒽环类化疗药物、内分泌治疗和放射治疗可同期应用。

（2）曲妥珠单抗开始治疗前需检测左心室射血分数（LVEF），使用期间每 3 个月测定 1 次 LVEF。出现以下情况时，应终止曲妥珠单抗治疗至少 4 周，并每 4 周测定 1 次 LVEF：①LVEF 较治疗前绝对数值下降>16%；②LVEF 低于正常值范围且 LVEF 比治疗前绝对数值下降>10%；③4~8 周内 LVEF 回升到正常范围或 LVEF 比治疗前绝对数值下降<15%，可恢复使用曲妥珠单抗；④LVEF 连续下降>8 周，或者>3 次因心肌病而暂停曲妥珠单抗治疗，需永久停止使用曲妥珠单克隆抗体。

（3）一线抗 HER-2 治疗可选择曲妥珠单抗+帕妥珠单抗+紫杉类化疗。即使一线选用含曲妥珠单抗（不含帕妥珠单抗）治疗失败的患者，仍然可以继续考虑曲妥珠单抗+帕妥珠单抗±化疗药物（如长春瑞滨或紫杉醇）。

（4）含曲妥珠单抗方案治疗后疾病进展的 HER-2 阳性患者，也可以选择卡培他滨+拉帕替尼，或是曲妥珠单抗+拉帕替尼。

（5）在一线或二线化疗中，联合贝伐单抗能够使部分患者受益（提高有效率，但不提高总生存期），推荐与贝伐单抗联用的是单周紫杉醇方案。

知识点 13：晚期 HER-2 阳性乳腺癌的靶向治疗　　副高：熟练掌握　正高：熟练掌握

（1）曲妥珠单抗联合化疗方案：紫杉醇（每周方案）、多西他赛、长春瑞滨、卡培他滨、其他药物或联合方案也可用。

（2）注意事项：①晚期患者推荐使用曲妥珠单抗的联合化疗；②ER 与 PR 阳性的患者，曲妥珠单抗可以和内分泌治疗同期进行；③晚期乳腺癌抗 HER-2 治疗的维持时间尚不确定。

知识点 14：HER-2 阳性乳腺癌术后辅助靶向治疗　　副高：熟练掌握　正高：熟练掌握

（1）适应证：①浸润癌 HER-2 基因扩增或过表达；②浸润癌最大径>1cm 或腋窝淋巴结阳性。

（2）注意事项：①为防止加重心脏毒性，不与蒽环类药物一同使用，但可以与紫杉类药物一同使用。紫杉类辅助化疗期间或化疗后开始应用曲妥珠单抗。②曲妥珠单抗辅助治疗期限是 1 年。③曲妥珠单抗治疗期间可以进行辅助放射治疗及辅助内分泌治疗。

知识点 15：常用靶向药物治疗方案　　副高：熟练掌握　正高：熟练掌握

（1）曲妥珠单抗+帕妥珠单抗+紫杉醇/多西他赛：曲妥珠单抗 6mg/kg（首剂 8mg/kg），每 3 周方案，或 2mg/kg（首剂 4mg/kg），每周方案；首次治疗后需留院观察 4～8 个小时；帕妥珠单抗：首剂 840mg，之后 420mg，每 3 周方案；紫杉醇/白蛋白紫杉醇、多西他赛，如前述使用。

（2）贝伐单抗：贝伐单抗可在一线或二线使用，典型剂量为 15mg/kg 每 3 周重复，或 10mg/kg，每 2 周重复。

（3）拉帕替尼：拉帕替尼 1250mg，口服，每天 1 次；联合卡培他滨 2000mg/m^2，分 2 次服用，第 1～14 天用药，每 21 天一个周期。用于以往蒽环类、紫杉类或曲妥珠单抗治疗无效的晚期或复发的 HER-2 阳性乳腺癌患者。拉帕替尼也可用在绝经期 HER-2 阳性、激素受体阳性的乳腺癌患者，与来曲唑（2.5mg，每天口服）联用，剂量是每天 1500mg。

第九章 甲状腺癌

第一节 甲状腺癌的病因及发病机制

知识点1：甲状腺癌的病因及发病机制 副高：熟练掌握 正高：熟练掌握

（1）电离辐射：甲状腺癌目前唯一确定的环境危险因素是暴露于电离辐射。以往有放射线接触者，其暴露时年龄越小、剂量越大，发生癌的危险性也就越高。

（2）缺碘：缺碘区甲状腺癌发病率相对较高。

（3）内分泌因素：垂体后叶释放的促甲状腺激素（TSH）为甲状腺癌发生的促进因子。

（4）其他：一些甲状腺增生性疾病、甲状腺瘤偶尔会发生癌变。

第二节 甲状腺癌的临床表现

知识点1：甲状腺癌的临床表现 副高：熟练掌握 正高：熟练掌握

（1）颈前肿物：通常是患者、家人或医生在无意发现，可为单发或多发。肿物质硬、境界不清、缓慢生长，随吞咽上下移动，但没有特异性。肿物合并出血时将出现肿瘤短期内增大或出现疼痛等。

（2）周围结构受侵的症状：病变至晚期，因为周围结构的累及而出现相应的症状，如喉返神经受累或受压，则表现为声音嘶哑；如气管、食管受累或受压，则表现为呼吸困难和吞咽困难；如颈静脉受累，则表现为颈静脉怒张、面部水肿等。

（3）合并颈淋巴结增大或其他脏器的转移：甲状腺乳头状癌比较容易出现颈部淋巴结转移，滤泡状癌的远处转移率较高，间变/未分化癌两者均多见。

第三节 甲状腺癌的诊断及鉴别诊断

知识点1：甲状腺癌的诊断 副高：熟练掌握 正高：熟练掌握

放射性核素检查甲状腺结节是冷（凉）结节，细胞学或组织学证明为癌者可确诊为甲状腺癌。

知识点2：甲状腺癌的鉴别诊断 副高：熟练掌握 正高：熟练掌握

（1）腺瘤：通常为单发结节，生长缓慢。肿物边界清楚，表面光滑，可随吞咽上下移动。女性多见。

（2）亚急性甲状腺炎：通常认为是病毒引起，发病较急，常有上呼吸道感染史，伴轻度发热或全身症状。甲状腺可及单侧单发结节，肿物坚实，结节不平，有压痛感。

（3）结节性甲状腺肿：多发于地方性甲状腺肿地区，病程较长。开始是双侧甲状腺弥漫性肿大，慢慢出现结节，大小不一，常为多发，质韧或柔软，表面光滑，随吞咽上下移动。

（4）淋巴性甲状腺肿：通常认为是自身免疫性疾病。多见于中年女性。表现为慢性进行性双侧甲状腺对称性整体肿大，较坚实，可触及稍隆起的结节，边界清楚，和周围组织无粘连。

第四节　甲状腺癌的治疗

知识点1：甲状腺癌的^{131}I治疗　　副高：熟练掌握　正高：熟练掌握

其目的是杀死残留的甲状腺组织及可能存在的显微残留病灶。适用于甲状腺高危患者，以及无法证明是极低危（肿瘤分期T_1、大小<1cm、较好的组织类型、无甲状腺外累及、无淋巴结转移）患者。治疗前应先施行甲状腺全或次全切除，以增强转移癌对碘的摄取。不同组织类型肿瘤吸碘不一样，滤泡癌组织吸碘率较高，其次是乳头状癌和髓样癌，未分化癌基本不吸碘。

对晚期广泛转移，身体状况较差者，多建议小剂量多次给药，每次15~30mCi，每隔4~5天用药1次。总剂量根据病情及个体情况而异，通常控制原发灶残留剂量为100mCi，抑制肺转移灶200mCi为宜。另有一次大剂量法，一次用药75~150mCi甚至200mCi，半年后根据病情可考虑重复给予。适用于转移极少，且全身情况良好者。

知识点2：甲状腺癌的内分泌治疗　　副高：熟练掌握　正高：熟练掌握

分化型甲状腺癌为内分泌依赖性肿瘤。甲状腺激素能够抑制垂体前叶促甲状腺激素的分泌，从而对甲状腺组织的增生和癌组织的生长起抑制作用。服用甲状腺激素为分化型甲状腺癌术后常规的辅助疗法和晚期患者的姑息性治疗手段。方法是甲状腺素片40~60mg，每天3次，长期服用。

知识点3：甲状腺癌的分子靶向治疗　　副高：熟练掌握　正高：熟练掌握

以酪氨酸激酶或血管生成作为靶标的药物，包括莫替沙尼、阿昔替尼、索拉非尼、舒尼替尼、凡德替尼、吉非替尼等。

第十章 膀 胱 癌

第一节 膀胱癌的病因及发病机制

知识点1：膀胱癌的病因及发病机制 副高：熟练掌握 正高：熟练掌握

（1）吸烟：吸烟是目前最为确定的膀胱癌致病危险因素。目前烟雾中具体哪种致癌物质导致膀胱癌尚未确定，其中4-氨基联苯可能是关键物质之一。

（2）职业因素：职业暴露在化学物质是最早确定的膀胱癌致病高危因素，20%～25%的膀胱癌患者有职业危险因素暴露史，此因素的发病潜伏期很长，一般在15年以上。

（3）遗传因素：美国Vysis公司从经常发生改变的染色体中筛选出诊断膀胱尿路上皮癌敏感性与特异性最高的3、7、17号染色体多体和9p21（p16基因）的缺失，将前3个染色体着丝粒探针和9p21区带特异探针组成检测试剂盒UroVysion，进行4色FISH，其诊断膀胱尿路上皮癌总敏感性为84.2%，高出同组病例尿脱落细胞学检查的59%，特异性和细胞学检查相同。

第二节 膀胱癌的临床表现

知识点1：膀胱癌的症状 副高：熟练掌握 正高：熟练掌握

（1）血尿：是膀胱癌最多见的症状，特别是间歇性全程无痛性血尿，临床表现为肉眼血尿或镜下血尿，但血尿的严重程度与肿瘤恶性程度、分期、大小、数目、形态没有相关性。

（2）局部刺激症状：部分患者将尿频、尿急、排尿困难和盆腔疼痛作为首发症状，往往与弥漫性原位癌或浸润性膀胱癌相关。当膀胱癌发生在膀胱颈部、肿瘤较大或血块形成时，可导致排尿困难或尿潴留。

（3）其他：有输尿管梗阻时将出现腰胁部疼痛，下肢水肿，晚期患者还可能出现盆腔包块、体重减轻、肾功能损害、腹痛及骨痛等症状。

知识点2：膀胱癌的体征 副高：熟练掌握 正高：熟练掌握

早期患者可无症状，局部进展患者可能扪及盆腔包块，晚期可有发热、贫血、下腹部包块、恶病质等现象。

第三节 膀胱癌的诊断及鉴别诊断

一、膀胱癌的诊断

知识点1：尿常规检查 副高：熟练掌握 正高：熟练掌握

尿常规检查是诊断膀胱癌的一个辅助手段，可以证明有无血尿。一般是取患者新鲜尿标本离心后在高倍显微镜视野下寻找红细胞。临床上以每高倍视野中发现3个或3个以上红细胞就能判断为镜下血尿。

知识点2：尿脱落细胞学 副高：熟练掌握 正高：熟练掌握

尿脱落细胞学检查是膀胱癌诊断与随访的重要方法，敏感度通常为13%~75%，特异性为85%~100%。敏感度和肿瘤恶性分级有关，分级低的膀胱癌敏感度低，分级高的膀胱癌和原位癌敏感度高。采用FISH法检测可显著提高敏感度。

知识点3：膀胱肿瘤抗原（BTA） 副高：熟练掌握 正高：熟练掌握

临床上对BTA的检验方法包括BTA试验、BTA Stat和BTA Trak 3种方法，因BTA试验误诊或漏诊率都较高，所以目前多采用BTA Stat和BTA Trak。后2种检查方法所检测的蛋白和BTA检测底物不同，它们是检测尿液中人补体因子H的相关蛋白和补体因子H蛋白。BTA Stat检测诊断膀胱尿路上皮癌的敏感性与特异性分别为29%~74%与56%~86%；BTA Trak检测诊断膀胱尿路上皮癌的敏感性与特异性分别为60%~83%与60%~79%，敏感性随着肿瘤分级与分期上升而提高，但泌尿系感染、结石、血尿等可造成假阳性结果。

知识点4：核基质蛋白22（NMP22） 副高：熟练掌握 正高：熟练掌握

NMP22属于核基质蛋白的一种，当细胞恶变时，NMP22合成激增并且通过凋亡细胞核的溶解释放进入尿中。NMP22检测诊断膀胱尿路上皮癌的敏感性与特异性分别为47%~100%与55%~98%。NMP22在低分级和低分期膀胱癌中仍可以保持较高的敏感性，是一种价值很高的诊断膀胱癌的尿肿瘤标志物。

知识点5：Immunocyt实验 副高：熟练掌握 正高：熟练掌握

Immunocyt实验是采用单克隆抗体联合免疫荧光细胞学方法检测和膀胱癌有关的抗原。Immunocyt检测诊断膀胱尿路上皮癌的敏感性与特异性分别为52%~100%与62%~82%，优点是操作相对简单，在各分级膀胱癌中都有较高的敏感性，G_1、G_2和G_3肿瘤的敏感性分别为 85.7%、73.9%和 83.3%。适合于高危人群的普查及低分级、低分期膀胱癌患者的随访。

知识点 6：荧光原位杂交　　副高：熟练掌握　正高：熟练掌握

美国 Vysis 公司已将 3、7、17 号染色体着丝粒探针和 9p21 区带特异探针组成检测诊断膀胱癌的试剂盒 UroVysion，进行 4 色 FISH。UroVysion 试剂盒癌检测膀胱癌的敏感性与特异性分别为 70%~86%与 66%~93%。

知识点 7：膀胱癌的超声表现　　副高：熟练掌握　正高：熟练掌握

超声检查可经由下腹部或腔内途径（经直肠、阴道）进行。能够了解膀胱肿瘤情况，有无局部淋巴结转移以及周围脏器是否受累。经直肠腔内超声还能够清楚显示肿瘤浸润深度，有利于判定膀胱肿瘤临床分期。超声显示，肿瘤是强回声或混合回声结节或肿块，外形为乳头状或菜花状，有蒂或无蒂，瘤内或边缘处彩超有轻度或明显血流。肿瘤未累及膀胱肌层时膀胱壁回声持续，肌层回声清晰（T1）。累及膀胱肌层时，肿瘤基底略宽或膀胱壁回声紊乱（T2）或膀胱壁变形（T3），肿瘤外侵时瘤体很大，膀胱壁不持续，膀胱内、外有肿物回声影。

知识点 8：静脉尿路造影（IVU）　　副高：熟练掌握　正高：熟练掌握

以往将 IVU 作为膀胱尿路上皮癌患者的常规检查项目，主要是用来检查上尿路是否伴发肿瘤。IVU 除了可以了解双肾的功能情况外，更能够显示上尿路有无积水和占位性病变，检出上尿路小病灶并同时检出多发肿瘤，是其他方法不可比拟的。当 IVU 检查无法清楚显示上尿路情况时，应行逆行肾盂造影检查。

知识点 9：膀胱癌的 CT 表现　　副高：熟练掌握　正高：熟练掌握

CT 平扫+增强扫描可以发现较大的膀胱肿瘤，并可鉴别血块，但是无法发现较小的肿瘤，无法了解输尿管情况，分期准确性较低。近来多排螺旋 CT 的广泛应用提升了 CT 分辨率，可发现 1~5mm 的肿瘤，但是原位癌仍不易发现，无法分辨肿大淋巴结性质。现在新的 CT 技术如三维成像，仿真膀胱镜等能够提供更多的图像信息，显示膀胱壁浸润深度、肿瘤向周围累及情况及与输尿管关系等，分期准确率较前显著提高。

知识点 10：膀胱癌 MRI 表现　　副高：熟练掌握　正高：熟练掌握

常规 MRI 软组织分辨率很高，T1 加权像有助于检查扩散到邻近脂肪的肿瘤、淋巴结转移及骨转移情况，并且了解前列腺等邻近器官受侵情况，T2 加权像有助于了解肌层累及情况。增强 MRI 可以区分非肌层浸润性肿瘤和肌层浸润性肿瘤以及浸润深度，鉴别肿大淋巴结有无转移，或是发现正常大小淋巴结有无转移征象，所以在分期方面优于传统的 CT 检查，而弥散加权成像技术可以更好地分辨肿瘤累及情况，更好地进行术前分期评估。

知识点 11：膀胱镜检查 副高：熟练掌握 正高：熟练掌握

膀胱镜检查为诊断膀胱癌的“金标准”，也是膀胱癌术后检测复发的主要手段。通过膀胱镜检查可以了解膀胱是否有肿瘤，肿瘤数目、大小、形态及部位，对肿瘤或可疑病变部位进行病变活体组织病理检查可以确诊。当尿脱落细胞学检查阳性但膀胱黏膜正常，怀疑有原位癌存在时，需进行随机活检。肿瘤位于膀胱三角区或颈部，怀疑有原位癌和肿瘤为多发癌时，应该进行前列腺部尿道活检。荧光膀胱镜检查是向膀胱内灌注 5-氨基乙酰丙酸（5-ALA）形成荧光物质特异性地积聚在肿瘤细胞中，在激光激发下发出强烈的红色荧光，与正常膀胱黏膜的蓝色荧光形成对比，可以发现普通膀胱镜很难发现的小肿瘤、不典型增生或原位癌，检出率提升 20%~25%，膀胱黏膜损伤、感染、化学或放射性膀胱炎、瘢痕组织等均能出现假阳性。

二、膀胱癌的鉴别诊断

知识点 12：膀胱、尿道炎 副高：熟练掌握 正高：熟练掌握

膀胱、尿道炎大多是大肠杆菌、链球菌、葡萄球菌感染引起，也可继发于泌尿系统外的疾病。已婚女性比较多见，临床上主要表现为尿频、尿急、尿痛的膀胱刺激症状，或有脓尿和血尿，很少有腰痛，肾功能正常。尿常规检查发现大量脓、白细胞。尿培养有致病菌生长。通常血尿发生在膀胱刺激症状之后。

知识点 13：泌尿系结石 副高：熟练掌握 正高：熟练掌握

泌尿系结石是泌尿系统最多见的一种疾病，多见于 20~40 岁。典型症状是突发性绞痛，沿输尿管走行区放射，也有呈肾区间歇性或连续性钝痛者。疼痛发作后可产生镜下血尿或肉眼血尿。膀胱结石患者，血尿经常在排尿结束时出现，可伴有尿流中断。腹部 X 线平片多数可显示结石影。

知识点 14：肾、肾盂、输尿管肿瘤 副高：熟练掌握 正高：熟练掌握

肾、肾盂、输尿管肿瘤均可以血尿作为首发症状。肾、肾盂、输尿管肿瘤患者通常无膀胱刺激症状，亦不影响排尿，血尿全程均匀，也可能有“蚯蚓状”血块，无坏死组织。通过 B 超、CT 扫描、MRI 扫描、尿路造影检查不难鉴别。

知识点 15：前列腺增生症或前列腺癌　　副高：熟练掌握　正高：熟练掌握

前列腺增生症或前列腺癌患者典型的症状是进行性排尿困难，轻者白天尿频，夜间排尿次数增加，重者滴沥不尽，血尿、尿线变细，排尿费力，更甚者出现尿潴留。通过直肠指检、PSA、尿流率检查及前列腺超声检查可基本确诊。但前列腺增生症或前列腺癌突入膀胱时在超声或是 CT、MRI 检查片上有时易误诊为膀胱颈部肿瘤，应结合临床症状及体征加以鉴别。

知识点 16：腺性膀胱炎　　副高：熟练掌握　正高：熟练掌握

腺性膀胱炎属于膀胱腺体的瘤样增生，有人认为是癌前病变的一种。膀胱镜下可见类似肿瘤样隆起，但其表面黏膜光滑，也没有典型乳头状或菜花状膀胱肿瘤的特征，鉴别诊断困难时应取活体组织进行病理检查加以鉴别。

知识点 17：脐尿管癌　　副高：熟练掌握　正高：熟练掌握

脐尿管癌多见表现为血尿及下腹部肿块，少数黏液腺癌患者可经由脐或尿道排出黏液，少见经脐排出脓或血液者。B 超、CT、MRI 扫描检查能发现膀胱顶部肿块；膀胱镜检查显示膀胱顶部菜花状肿瘤。多数脐尿管癌的症状和膀胱镜检查所见很难与膀胱癌鉴别，但膀胱镜检查所见肿瘤通常小于影像学检查所见。

知识点 18：放射线膀胱炎　　副高：熟练掌握　正高：熟练掌握

放射线膀胱炎以往有盆腔肿瘤（子宫、卵巢、阴道、直肠、前列腺）放疗史。血尿通常在放射治疗同时或治疗后 2 年之内出现，通常伴有膀胱刺激症状，也可以在放射治疗后 10~30 年产生无痛性肉眼全程血尿。膀胱镜检查显示苍白的黏膜下有散在片状充血、水肿和黏膜下出血区，严重者膀胱黏膜显著充血、水肿，有时可出现溃疡或膀胱挛缩。

第四节　膀胱癌的治疗

知识点 1：局部辅助治疗　　副高：熟练掌握　正高：熟练掌握

（1）膀胱灌注化疗：单纯 TUR-BT 术后仍然存在高复发问题，所有的非肌层浸润性膀胱癌患者应接受术后辅助性膀胱灌注化疗。常用药物包括 ADM、EPI、MMC、HCPT 等，新药有 GEM，通常为 EPI 50~80mg，THP 30mg，MMC 20~60mg，HCPT 10~60mg，GEM 1000mg。灌注应注意药物浓度，所以灌注前不宜大量饮水，避免尿液稀释药物，保留时间依药物不同有所差别，一般 0.5~2 小时。

低危患者（同时满足下列条件，单发、Ta、G_1 且直径<3cm）在 TUR-BT 术后只需术后

24 小时内进行灌注化疗 1 次。中高危的患者（中危患者为多发、Ta ~ T_1、G_1 ~ G_2，直径≥3cm；高危患者为多发或高复发、T_1、Tis、G_3）除 24 小时内灌注化疗外，还需要早期灌注化疗和维持灌注化疗，早期灌注化疗每周 1 次，共 4 ~ 8 周，之后维持性灌注化疗，每月 1 次，共 6 ~ 12 月。

（2）膀胱灌注卡介苗免疫治疗：卡介苗（BCG）适用于高危非肌层浸润性膀胱癌，低危患者不建议使用。一般在术后 2 周开始，6 周灌注诱导免疫，然后加 3 周的灌注强化，并建议维持灌注 1 ~ 3 年，分别在 3、6、12、18、24、36 个月时使用。治疗剂量 120 ~ 150mg，预防剂量 60 ~ 75mg。

知识点 2：全身化疗　　副高：熟练掌握　正高：熟练掌握

对膀胱癌比较有效的药物包括顺铂、吉西他滨、紫杉类药物等，此外甲氨蝶呤，5-FU，阿霉素，长春氟宁，丝裂霉素，培美曲塞二钠，长春花碱，异环磷酰胺等也具有一定疗效，联合化疗多选用含顺铂的化疗方案。

（1）新辅助化疗：对可手术的 T_2 ~ T_{4a}患者，新辅助化疗具有控制局部病变，使肿瘤降期，减小手术难度，消除亚临床病灶等作用。通常不少于 2 周期含顺铂方案的化疗。

（2）辅助化疗：辅助化疗能够延迟疾病进展，预防复发，适用于 T_2 或 T_3 期，根治性膀胱切除术后淋巴结阳性或为 pT_{3-4}，术前没有进行新辅助化疗的患者，以及膀胱部分切除术后淋巴结阳性或切缘阳性或为 pT_{3-4}的患者。

（3）系统化疗：对于转移性膀胱癌患者应常规行全身系统化疗，特别是不能切除、弥漫性转移的患者，身体状况较差或不愿意接受手术的患者也可以选择全身系统化疗±放疗。如化疗 2 ~ 3 周期后肿瘤缩小到可手术切除，则行手术后再化疗 2 周期。化疗疗程通常不超过 6 周期。

知识点 3：膀胱癌的常用一线化疗方案　　副高：熟练掌握　正高：熟练掌握

（1）GC 方案：GEM 1000mg/m^2 静脉滴注，第 1、8、15 天；DDP 70mg/m^2 静脉滴注，第 2 天；每 4 周重复。

（2）MVAC 方案：MTX 30mg/m^2 静脉注射，第 1、15、22 天；VLB 3mg/m^2 静脉注射，第 2、15、22 天：ADM 30mg/m^2 静脉注射，第 2 天；DDP 70mg/m^2 静脉滴注，第 2 天；每 4 周重复。

若患者无法使用顺铂，可使用含卡铂或紫杉类药物的方案（如 TC 方案），但如果肾功能正常，卡铂无法替代顺铂。

知识点 4：膀胱癌的常用二线化疗方案　　副高：熟练掌握　正高：熟练掌握

（1）TC 方案：PTX 200mg/m^2 静脉滴注，第 1 天；CBP AUC = 5 静脉滴注，第 1 天；每 3 周重复。

（2）CAP 方案：CTX 650mg/m^2 静脉注射，第 1 天；ADM 50mg/m^2 静脉注射，第 2 天；DDP 70mg/m^2 静脉滴注，第 1 天（加水化）；每 4 周重复。

（3）TP 方案：PTX 175mg/m^2 静脉滴注，第 1 天；DDP 75mg/m^2 静脉滴注，第 1 天；每 3 周重复。

（4）ICP 方案：PTX 200mg/m^2 静脉滴注，第 1 天；DDP 70mg/m^2 静脉滴注，第 1 天；IFO 1500mg/m^2 静脉注射，第 1~3 天；每 4 周重复。

此外还有 GD（吉西他滨+多西他赛），DC（多西他赛+顺铂），GT（吉西他滨+紫杉醇），GCT（吉西他滨+顺铂+紫杉醇），CMV（甲氨蝶呤+长春碱+顺铂），CGD（顺铂+吉西他滨+多西他赛）等方案。

第十一章 肾 癌

第一节 肾癌的病因及发病机制

知识点1：肾癌的病因及发病机制 副高：熟练掌握 正高：熟练掌握

（1）遗传因素：VHL基因（3p25）在VHL病遗传性肾癌与散发性透明细胞癌密切相关；c-MET基因（7q31）在遗传性乳头状肾细胞癌Ⅰ型（HPRCC）患者产生突变，在散发性乳头状肾细胞癌突变率比较低。FH基因（1q42~43）突变可引起遗传性平滑肌瘤病与遗传性乳头状肾细胞癌Ⅱ型（HLRCC）。BHD基因（17p11.2）突变能导致BHD综合征，并可引起嫌色细胞癌、嗜酸细胞瘤和透明细胞癌等。

（2）吸烟：吸烟是肾癌形成的重要诱因之一。OR通常为1.4~2.5。

（3）肥胖：肥胖和肾癌发生有一定的相关性。研究结果表明，体重指数（BMI）与肾癌发生相关。女性重度肥胖者患肾癌的风险更高。

（4）高血压及抗高血压药物：高血压诱发肾癌的确切机制还不明白，可能与高血压造成肾损伤，肾小管代谢、功能产生改变，导致肾对相关的致癌物易感有关。

第二节 肾癌的临床表现

知识点1：肾癌的症状 副高：熟练掌握 正高：熟练掌握

肾癌的典型症状为血尿、疼痛和腹部包块，称为“肾癌三联征”，但临床出现率<15%。

（1）血尿：为间断性无痛血尿，血尿严重程度和肿瘤的大小及分期无关。

（2）疼痛：约半数患者有腰部疼痛，多为钝痛。

（3）包块：10%~30%患者可能出现腰部或上腹部肿块。

（4）肾外症状：如发热、消瘦、贫血等，其中以发热最为多见。

（5）转移灶症状：如肺转移可导致咯血，骨转移可导致骨痛、病理性骨折，肾静脉癌栓导致精索静脉曲张等。

此外有些患者症状不典型，甚至没有任何症状，主要为早期小肿块肾癌。

知识点2：肾癌的体征 副高：熟练掌握 正高：熟练掌握

肾癌的体征主要为腰部或上腹部可能触及包块，有时可发生左侧精索静脉曲张或下肢水肿。

第三节 肾癌的诊断及鉴别诊断

一、肾癌的诊断

知识点1：实验室检查 副高：熟练掌握 正高：熟练掌握

肾癌患者必须进行的实验室检查项目有血尿素氮、肌酐、肝功能、全血细胞计数、血红蛋白、血钙、血糖、血沉、碱性磷酸酶及乳酸脱氢酶等。实验室检查主要作为对肾癌患者术前总体状况的评价和肾癌预后的判断。

知识点2：肾透明细胞癌的超声表现 副高：熟练掌握 正高：熟练掌握

肾透明细胞癌肿块多为低回声或等回声，少数可出现高回声或强回声，多见于小肾癌。肿块通常无完整的包膜，边缘清楚或不清楚。较大的肿瘤可见肾轮廓局限性膨隆，肾实质深部小肿瘤则不发生肾轮廓的改变。肿物内有出血、液化、坏死和钙化时回声不均匀，10%~15%肿物内存在钙化，钙化较大时有强回声伴后方声影。约15%存在囊性变，肾癌呈囊性变或内部出血时，肿物内为低回声或无回声，囊壁厚薄不均，内壁不平整，可有分隔及壁结节。在彩色多普勒图上，可见多种表现，多数表现为肿瘤周边彩色血流，可呈“抱球征”，肿瘤内部血流可大可小，呈点状或条状彩色血流。

知识点3：肾透明细胞癌典型CT表现 副高：熟练掌握 正高：熟练掌握

CT平扫呈略低或等密度，伴出血时可夹杂略高的密度。CT增强皮质期（动脉期）可显示肿瘤组织血供明显增强，达到甚至超过肾皮质增强程度。实质期可见瘤灶与正常肾组织相比，因为强化快速消退，密度低于肾实质，有“快进快退”的特征性改变。而且其他病理类型的肾癌（如乳头状癌或嫌色细胞癌等）CT上各有各的特点，多强化不明显或不强化，需注意鉴别。

知识点4：肾透明细胞癌典型的MRI检查 副高：熟练掌握 正高：熟练掌握

大多数肾透明细胞癌在T1加权像上为低信号，T2加权像上为高信号，信号通常不均匀。MRI检查比较特异处是可见肿瘤周围有假包膜，在T1与T2加权像上为包绕肿瘤的低信号薄环，特别是在T2加权像显示更清晰，增强扫描肿瘤大多数显著强化，也呈“快进快退”的特征性改变，其他肾癌可为轻度或不强化。

知识点5：肾癌患者行核素骨显像检查指征　　副高：熟练掌握　正高：熟练掌握

有相应骨症状；碱性磷酸酶高；临床分期大于Ⅲ期。

知识点6：肾癌患者行胸部CT扫描检查指征　　副高：熟练掌握　正高：熟练掌握

胸部X线片有可疑结节；临床分期大于Ⅲ期。

知识点7：头部CT、MRI扫描检查指征　　副高：熟练掌握　正高：熟练掌握

有头痛或相应神经系统症状的肾癌患者。

知识点8：MRI检查指征　　副高：熟练掌握　正高：熟练掌握

肾功能不全；超声和CT检查显示有肾静脉或下腔静脉瘤栓的患者。

知识点9：肾穿刺活检和肾血管造影　　副高：熟练掌握　正高：熟练掌握

对无法手术治疗的晚期肾肿瘤患者，如需要进行内科治疗，如分子靶向治疗、化疗、放疗或其他治疗的患者可选择肾穿刺活检获取病理诊断。对需姑息性肾动脉栓塞治疗或保留肾单位手术前需了解肾血管分布及肿瘤血管情况者可选择肾血管造影检查。

二、肾癌的鉴别诊断

知识点10：肾血管平滑肌脂肪瘤　　副高：熟练掌握　正高：熟练掌握

肾血管平滑肌脂肪瘤又称肾错构瘤。多见于女性，约50%的患者可同时伴发结节性硬化症、双侧多发的倾向。

临床上多为体检时发现，通常无明显症状；瘤体较大时可压迫十二指肠和胃部产生消化道症状；若肿瘤内部出血将出现局部疼痛不适症状；瘤体破裂可出现大出血，造成失血性休克，需要紧急手术。

因肿瘤内含有脂肪成分，在超声上显示为强回声或高回声占位伴后方声衰减，而肾癌组织内没有脂肪成分表现为低回声，两者一般不难区别；CT上肿瘤内脂肪成分密度极低，此部分组织CT值通常为负值区域（CT值为-20Hu或更低），基本能确定诊断错构瘤，所以，典型血管平滑肌脂肪瘤经超声和CT诊断并不难。

但对含脂肪成分少的肾血管平滑肌脂肪瘤有时很难与肾癌鉴别，需结合肾血管平滑肌脂肪瘤的临床特点和其他影像学检查进行鉴别。

知识点 11：肾囊性病变　　副高：熟练掌握　正高：熟练掌握

单纯性肾囊肿通过影像学检查容易与肾癌鉴别。单纯性肾囊肿超声显示为囊肿边缘锐利光滑，囊肿内没有回声区，其后方有声可以增强现象。CT 表现为平扫时是一圆形或椭圆形低密度病灶，CT 值是-15~15Hu；CT 增强扫描囊肿本身不增强，壁很薄很光滑。超声可表现为肿物为低回声、等回声或强回声，但彩色多普勒超声表示肿物内无血流信号。囊肿内有出血时 CT 平扫时可见等密度或高密度肿物，CT 值将高达 60~70Hu 甚至更高。但在 CT 增强扫描时肿物没有增化。另外，乳头状腺肾细胞癌可表现为囊实性肿物，囊性部分也经常含有血性液体，囊壁上有实性结节，注射对比剂后出现增强的软组织影。

知识点 12：肾转移瘤　　副高：熟练掌握　正高：熟练掌握

肾转移瘤为多见的肾继发性肿瘤，原发病灶可源自于肺、乳腺、食管、结肠及恶性黑色素瘤等。一般肾转移瘤大多数肿瘤较小（<3cm）且为多发病灶（80%），少数肾转移瘤是单发病灶，约 50%患者为双肾受波及。绝大多数患者无症状。影像诊断时应注意掌握肾癌和转移瘤典型的影像学表现进行鉴别。

超声显示大多数转移瘤为均匀的低回声结节，少数表现是强回声，常表现为双肾多发。彩色多普勒超声表示肿瘤内无明确的异常血流信号。CT 的典型表现是双肾多发低密度小结节影，肿瘤为浸润性生长，增强扫描可见肿瘤轻度强化。MRI 显示双肾多发小结节状异常信号影。

第四节　肾癌的治疗

知识点 1：肾癌的靶向治疗　　副高：熟练掌握　正高：熟练掌握

靶向治疗已广泛应用于一线和二线治疗，用于晚期透明细胞型肾癌的靶向药物包括索拉非尼、舒尼替尼、帕唑替尼、替西罗莫斯、依维莫司与贝伐单抗联合 IFN-α 六种。推荐的一线治疗靶向药物包括索拉非尼、舒尼替尼、帕唑替尼、替西罗莫斯、贝伐单抗联合 IFN-α，而依维莫司建议在酪氨酸激酶抑制剂之后应用。索拉非尼、舒尼替尼可用于细胞因子治疗无效后的二线治疗。替西罗莫斯是唯一被推荐用在非透明细胞型肾癌的靶向药物。各种靶向药物用法见表 4-1。

表 4-1 肾癌靶向治疗药物及剂量

药物	用药方法
索拉非尼	每次 400mg，口服，每天 2 次
舒尼替尼	每次 50mg，口服，每天 1 次，服药 4 周，停药 2 周
帕唑替尼	每次 800mg，口服，每天 1 次，服药 10 周，停药 2 周
替西罗莫斯	每次 25mg，静脉滴注，每周 1 次
依维莫司	每次 5mg，口服，每天 2 次
贝伐单抗联合 IFN-α	贝伐单抗：10mg/kg，静脉滴注，每 2 周 1 次 IFN-α：每次 900mU，皮下注射，每周 2 次

知识点 2：肾癌的生物治疗　　副高：熟练掌握　正高：熟练掌握

（1）干扰素：临床上常用的干扰素包括 IFN-α2a、IFN-α2b、IFN-γ。尚未确定最佳的剂量和给药方案，用法很多，如 IFN-α2b 皮下注射或静脉注射剂量 3～30mU/m^2，方案有每周 3 次、每周 5 天或每天。在皮下注射，每周 3 次，每次 3～10mU/m^2 的剂量下，应答率最高。有效者可继续应用，直至肿瘤消退为止。

（2）白细胞介素-2：推荐高剂量使用（60 万 U/kg 或 72 万 U/kg，静脉推注，每 8 小时 1 次，每周 5 次）。可选择部分复发或不能切除的Ⅳ期肾透明细胞癌患者作为一线治疗方案，但高剂量 IL-2 经常伴随较严重的不良反应，应结合患者一般情况、并发症、病理类型（透明细胞是主型）、生存风险评分和患者意愿进行评估。

干扰素可与白细胞介素-2 联用，客观缓解率 5%～27%，但尚未明确最佳剂量，有报道 IFN-α2b 皮下注射 6mU/m^2，1 周 3 次得到最高总体应答率，治疗期间可按照需要调整剂量。

知识点 3：肾癌的化学治疗　　副高：熟练掌握　正高：熟练掌握

肾癌是典型的具有多药耐药的肿瘤，因此化疗对肾癌的疗效很差。目前仅用于复发或无法手术切除的Ⅳ期非透明细胞型肾癌，推荐方案是吉西他滨联合多柔比星：吉西他滨 1500～2000mg/m^2 第 1 天，多柔比星 50mg/m^2 第 1 天，每 2～3 周重复，需 G-CSF 支持。

知识点 4：肾癌的激素治疗　　副高：熟练掌握　正高：熟练掌握

正常肾组织及肾癌组织均含有孕激素受体和雄激素受体，因此应用激素治疗肾癌具有重要意义。常用的药物包括甲羟孕酮、甲地孕酮、他莫昔芬、丙酸睾酮和雌二醇氮芥等。甲羟孕酮 250mg，每天 2 次；或甲地孕酮 160mg，每天 1 次。它们对晚期肾癌患者缓解症状以及延长生命可能有一定意义。

第十二章 前列腺癌

第一节 前列腺癌的病因及发病机制

知识点1：遗传及家族因素 副高：熟练掌握 正高：熟练掌握

（1）遗传及家族因素：大量的流行病学证据显示，前列腺癌与家族和遗传因素密切相关。大部分前列腺癌为多基因性的，但是某些遗传性前列腺癌可能是由单基因或相对少数基因变异决定的。

（2）炎症、感染及遗传易感性：前列腺的慢性炎症可造成细胞过度增殖以修复病变组织，容易形成感染相关性癌症。前列腺细胞缺少抵御炎性氧化产物破坏的能力可能是促进前列腺癌的发生发展的重要因素之一。

（3）饮食因素：前列腺癌的发病率、病死率和脂肪摄取的平均水平密切正相关，尤其是不饱和脂肪酸的摄入对于前列腺癌有重要意义。维生素D是一种必需维生素，其水平和前列腺癌风险存在一定的负相关性，而钙类物质的大量摄入可能增加患前列腺癌的风险。

（4）输精管结扎术：研究表明，输精管结扎术与患前列腺癌风险有关，且两者为线性关系，并随着时间的延长而增加。

（5）吸烟：吸烟是前列腺癌形成的危险因素之一，并且吸烟和前列腺癌确诊时高分期、病死率增高有关。

（6）肥胖：肥胖是前列腺癌的高危因素之一。

（7）饮酒：研究表明，前列腺癌的发病风险和酒精摄入量及种类有关系，少量饮酒不会增加前列腺癌的风险，葡萄酒和啤酒与前列腺癌无相关性，少量饮用葡萄酒有一定保护作用，而大量饮用烈性酒将增加患前列腺癌的风险。

第二节 前列腺癌的临床表现

知识点1：前列腺癌的临床表现 副高：熟练掌握 正高：熟练掌握

早期前列腺癌通常没有症状，若患者合并前列腺增生症或中晚期前列腺癌患者肿瘤累及尿道、膀胱颈时，会出现不同程度的下尿路梗阻或尿路刺激现象，表现为尿频、尿急，严重者可能出现急性尿潴留、血尿；梗阻症状；局部浸润性表现为前列腺癌累及前列腺包膜及其附近的神经时，可产生会阴部疼痛及坐骨神经痛；肿瘤累及压迫输精管时会出现腰痛以及患侧睾丸疼痛；累及和压迫输尿管膀胱开口处可造成单侧或双侧肾积水，严重时会造成肾衰竭；累及神经血管束时可导致勃起功能障碍；肿瘤累及直肠时会造成排便困难或结肠梗阻；累及尿道膜部时可发生尿失禁。

（1）转移性症状：前列腺癌最常转移的部位是骨骼和盆腔淋巴结等，有时也会转移至肺部、肝、肾上腺等脏器。骨转移时可引发骨骼疼痛、病理性骨折、贫血、脊髓压迫造成下肢瘫痪等；转移到盆腔淋巴结时会导致下肢水肿；转移到肺部会导致咳嗽、咯血等症状。

（2）全身症状：表现为消瘦乏力、低热、进行性贫血以及恶病质和肾衰竭。

第三节 前列腺癌的诊断及鉴别诊断

一、前列腺癌的诊断

知识点1：直肠指检 副高：熟练掌握 正高：熟练掌握

大多数前列腺癌始于前列腺的外周带，直肠指检（DRE）对于前列腺癌的早期诊断及分期有重要价值。但DRE不是特异性的检查，发现的多为中晚期患者，早期患者较少，同时经DRE发现的可疑结节，尚需要和其他前列腺疾病鉴别，包括前列腺增生时的结节、前列腺慢性炎性肉芽肿、前列腺炎、前列腺结核等。

知识点2：显微镜检查 副高：熟练掌握 正高：熟练掌握

（1）尿液涂片查找前列腺癌细胞，此法可帮助前列腺癌诊断，但由于存在假阳性和假阴性细胞，故此法仅用作辅助方法。

（2）前列腺液涂片细胞学检查，此方法准确率较高，尤其是通过导管法采取的前列腺液，其检查结果比较理想，可供前列腺癌细胞学诊断之用。

知识点3：生化检查 副高：熟练掌握 正高：熟练掌握

前列腺特异抗原（PSA）、酸性磷酸酶（PAP）测定、血清肌酸激酶测定、γ-精浆蛋白测定对于前列腺癌的早期诊断、病情变化的监测和鉴别诊断具有重要意义。碱性磷酸酶测定、癌胚抗原检测、激素受体测定也有一定价值。

PSA对前列腺癌的诊断、鉴别诊断、病情监测、随诊等都有意义。男性PSA正常值是0~4ng/ml；在PSA为4~10ng/ml男性中，25%的患者经活检证明为前列腺癌；当PSA≥10ng/ml时，有44%的患者是前列腺癌。PSA增高可见于良性前列腺增生、前列腺炎及前列腺癌等。前列腺炎、活检、射精和经尿道操作均能导致暂时性的PSA增高。因为PSA半衰期为22~32天，所以前列腺炎或前列腺活检后，应等待4~8周以后才能做血清PSA的检查。

知识点4：影像学检查 副高：熟练掌握 正高：熟练掌握

（1）超声检查：其声像图早期为形态不齐的小山型或不整型，两边不对称，包膜回声杂乱、断裂等；晚期出现内部回声不均一，呈块状光团。

（2）放射性核素扫描检查：因为前列腺癌容易发生骨转移，因此常需行此检查了解病变范围。此方法灵敏度极高。

（3）CT与MRI检查：此方法对早期发现及是否有包膜外浸润有重要意义。

（4）X线检查：有淋巴造影、前列腺造影、精囊造影、静脉肾盂造影和骨骼X线摄片，对于前列腺癌诊断以及了解是否有骨转移具有一定意义。

二、前列腺癌的鉴别诊断

知识点5：前列腺增生症 副高：熟练掌握 正高：熟练掌握

前列腺增生与前列腺癌在临床上有时非常难鉴别。两种疾病都发于老年男性，可见下尿路症状，都可造成PSA的升高。但前列腺增生通常病史比较长，而前列腺癌病史较短，进展迅速。前列腺增生引起的PSA升高极少>20ng/ml。可以进一步通过游离PSA、PSA密度、PSA速率等进行鉴别。

直肠指检前列腺增生表现为腺体增大，表面光滑，边缘清楚，质地略硬且有弹性，中央沟浅或消失，而前列腺癌则是腺体不规则增大、表面粗糙、肿瘤坚硬。

MRI显示前列腺增生好发于前列腺的移行带，前列腺增大，压迫、推压膀胱底壁，边缘光滑。增生显著时前列腺可有分叶，明显突入膀胱腔内，容易误诊为膀胱肿瘤。前列腺增生病变密度相对均匀，极少有坏死，而前列腺癌常密度不均匀，有坏死，肿瘤较大时伴发转移灶。鉴别困难时可进行前列腺穿刺活检。

知识点6：前列腺肉瘤 副高：熟练掌握 正高：熟练掌握

前列腺肉瘤和前列腺癌均能够引起排尿困难，前列腺肉瘤在影像表现上没有特征性，可根据患者年龄，身体情况综合判断。前列腺肉瘤多发于青壮年，而前列腺癌多发于老年男性。前列腺肉瘤的直肠指检上表现为腺体显著增大，质地较前列腺癌软，表面光滑，边缘清晰。前列腺肉瘤患者血清PSA无升高。

知识点7：其他 副高：熟练掌握 正高：熟练掌握

肉芽肿性前列腺炎、前列腺结石、前列腺结核、急性前列腺炎等也能够引发前列腺硬结，通过病史和辅助检查不难鉴别。如鉴别确实困难时，建议采用前列腺穿刺活检明确诊断。

第四节 前列腺癌的治疗

知识点1：前列腺癌的化学治疗 副高：熟练掌握 正高：熟练掌握

化学治疗疗效不确定，仅用于肿瘤转移及内分泌治疗无效的患者。

（1）FAM 方案：ADM 50mg/m^2 静脉注射，第 1 天；MMC 5mg/m^2 静脉注射，第 1、2 天；5-FU 750mg/m^2 静脉滴注，第 1、2 天；每 3~4 周重复。

（2）VAM 方案：ADM 50mg/m^2 静脉注射，第 1 天；MMC 10mg/m^2 静脉注射，第 1 天；VLB 1.5mg/m^2 静脉注射，第 1~5 天；每 3~4 周重复。

（3）DP 方案：DOC 75mg/m^2 静脉注射，第 1 天；PDN 5mg，口服，一天 2 次，第 1~21 天；每 3~4 周重复。

（4）NP 方案：NVT 12mg/m^2 静脉注射，第 1 天；PDN 5mg，口服，一天 2 次，第 1~21 天；每 3~4 周重复。

知识点2：前列腺癌的骨转移治疗 副高：熟练掌握 正高：熟练掌握

超过 90%的前列腺癌患者会发生骨转移。处理方法是合理选择内分泌治疗、化疗、放疗或是双膦酸盐和 Denosumab 等药物治疗，加用镇痛药物治疗。内分泌治疗包括完全雄激素阻断疗法与间歇性雄激素阻断疗法，但其总生存期只能延长 3~6 个月。局部放疗剂量为 3Gy/F，10 次，止痛率为 70%~80%，维持时间较长。唑来膦酸的推荐剂量：4mg，静脉滴注，每 4 周重复，通常连用 6 次以上，可以持续使用 2 年。

第十三章 睾丸肿瘤

知识点1：睾丸肿瘤的病因及发病机制　　副高：熟练掌握　正高：熟练掌握

睾丸GCTs的病因尚不清楚。目前研究发现，下列因素可使发生睾丸GCTs的危险性提升：隐睾、睾丸发育障碍、有GCTs家族史，Klinefelter综合征、以往有睾丸GCTs病史等。

（1）隐睾：尤其是腹腔隐睾恶变率明显高于正常下降睾丸。目前认为，睾丸生殖细胞异常、温度升高、血供障碍、内分泌失调、性腺发育不全等因素可能与隐睾恶变有关。

（2）先天性睾丸功能障碍：下降不全，也容易产生恶变。

（3）遗传：近亲中有16%左右存在肿瘤病家族史。

（4）Klinefelter′s综合征：又称为先天性睾丸发育不全、原发小睾丸症。是一种性染色体异常，症状是男性激素水平低，不育，乳房丰满，睾丸小。

（5）以往有睾丸GCTs史：有一侧睾丸GCTs病史的男性，另一侧睾丸肿瘤的发生率为1.2%~5.8%。

知识点2：睾丸肿瘤的临床表现　　副高：熟练掌握　正高：熟练掌握

睾丸肿瘤在早期症状不显著，典型的临床表现为慢慢增大的无痛性肿块，由患者自己、家属或医生常规检查时突然发现，有50%患者常觉睾丸沉重，有时感觉阴囊或下腹部、腹股沟牵拉感，在跳跃或跑步时显著，站立过久与劳累后有局部症状严重伴下坠感或轻度疼痛，当遇有偶然碰击或挤压时，可使疼痛加重。部分患者常有类似急性睾丸炎或附睾炎现象，抗感染治疗后，炎症虽已控制，但存在不消失的肿块，此时应考虑睾丸肿瘤。

极少数睾丸恶性肿瘤患者的最初症状是肿瘤转移所致。如腹腔内转移淋巴结融合成团块，压迫邻近组织和腹腔神经丛而引发腹部和后腰背部的疼痛，亦可出现胃肠道梗阻症状或因肺转移而出现咳嗽、气急、痰中带血。

如果是隐睾丸患者，当异位睾丸发生恶性病变时，经常在盆腔内或腹股沟区出现缓慢增大的肿块，体格检查时发现同侧睾丸缺如。偶见双侧性同时或先后发生。睾丸肿瘤偶可引发内分泌失调的症状，多发生于滋养细胞癌、间质细胞癌和胚胎癌的患者，表现为男性乳房发育、性早熟或女性化。

知识点3：睾丸肿瘤的诊断　　副高：熟练掌握　正高：熟练掌握

病史与查体是诊断睾丸肿瘤的重要手段。青壮年男性自述阴囊内或腹股沟有肿块，应考虑睾丸肿瘤。睾丸肿瘤基本的特征为睾丸肿大，可完全被肿瘤所替代，表面光滑，无弹性，一般无明显压痛。睾丸肿瘤质地坚实，有时患者双侧睾丸大小相同，但患侧较健侧沉重感显著，透光试验阴性，无波动感，少数患者因为肿瘤对鞘膜的影响，并发积液或肿瘤出血而导致血肿。除检查阴囊外，还应检查身体其他部位，尤其是腹部有无肿块，肝是否肿大，下肢有无水肿，锁骨上区淋巴结是否肿大。

常规辅助检查有血清肿瘤标志物甲胎蛋白、人类促性腺激素及乳酸脱氢酶，可以对睾丸肿瘤的诊断、预后判断、疗效评价和疾病监测方面提供帮助。

影像学检查包括 B 超、X 线胸片或 CT、腹盆腔 CT 和 MRI 以及骨扫描、脑 MRI 等观察肿瘤有无转移以及转移的范围和程度。

知识点4：睾丸肿瘤的鉴别诊断　　副高：熟练掌握　正高：熟练掌握

睾丸肿瘤应与以下疾病鉴别。①结核：主要累及附睾尾部，并常有输精管串珠状结节或既往有肺内结核病史；②鞘膜积液或精液囊肿：通过透过试验，尤其是 B 超检查，晚期可鉴别囊实性肿块；③睾丸炎或附睾炎：起病较急，多有发热及明显压痛，或者疼痛剧烈，积极抗感染治疗后，短期内显著缓解；④其他：睾丸梅毒病，病史与血清学检查有助于鉴别。

知识点5：睾丸肿瘤的化学治疗　　副高：熟练掌握　正高：熟练掌握

睾丸肿瘤的化学治疗在睾丸生殖细胞肿瘤治疗中非常重要。常用化疗方案包括 EP、BEP、VIP，其中对于Ⅰ期精原细胞瘤可使用单药卡铂化疗。

（1）EP 方案：VP-16 100mg/m^2 静脉滴注，第 1～5 天；DDP 20mg/m^2 静脉滴注，第 1～5天；每 3 周重复。

（2）BVP 方案：BLM 30mg/d 静脉注射，第 2、9、16 天；VP-16 100mg/m^2 静脉滴注，第 1～5 天；DDP 20mg/m^2 静脉滴注，第 1～5 天；每 3 周重复。

（3）VIP 方案：VP-16 75mg/m^2 静脉滴注，第 1～5 天；或用 VLB 0.11mg/kg 静脉注射，第 1、2 天；IFO 1.2g/m^2 静脉注射，第 1～5 天；DDP 20mg/m^2 静脉滴注，第 1～5 天；每 4 周重复。

（4）单药卡铂方案：卡铂 AUC=7；每 3 周重复。

第十四章 阴 茎 癌

第一节 阴茎癌的病因及发病机制

知识点1：阴茎癌的病因及发病机制 副高：熟练掌握 正高：熟练掌握

（1）包茎：阴茎癌患者几乎均有包茎或包皮过长。早期的包皮环切术使阴茎癌的发病风险减小3~5倍，但在成人期行包皮环切无法有效预防阴茎癌。

（2）慢性炎症疾病：包括包皮阴茎头炎等是阴茎癌的发病危险因素。

（3）HPV感染：HPV感染与性伴侣数目和湿疣发生有关，这些也与阴茎癌发病危险性相关。阴茎鳞癌存在多种亚型的HPV感染，以HPV16亚型最多见。

（4）吸烟：随吸烟数量的增多阴茎癌发病危险性增加，其风险可增4~5倍。

（5）紫外线照射：一项长达12年的随访研究表明，生殖器经紫外线A照射后，发生阴茎和阴囊癌的危险性可增加286倍，危险性和照射剂量有关。

第二节 阴茎癌的临床表现

知识点1：阴茎癌易发人群及部位 副高：熟练掌握 正高：熟练掌握

阴茎癌的发病率随着年龄增长而增加，多发于40~60岁。肿瘤可以发生在阴茎的任何部位，但最常见于阴茎头、冠状沟和包皮。阴茎体部肿瘤相对罕见，且阴茎体部的恶性黑色素瘤或Paget病比皮肤鳞癌常见，肉瘤（不包括卡波西肉瘤）也多发生在阴茎体。

知识点2：阴茎癌的症状 副高：熟练掌握 正高：熟练掌握

除局部病变外，阴茎癌患者通常无其他不适。开始时多无疼痛，感染时可产生疼痛、恶臭及血性或脓性分泌物。全身虚弱、消瘦、乏力、食欲缺乏等，通常继发于慢性化脓性感染。阴茎局部病灶与转移性淋巴结破溃都可能有出血，如肿瘤累及股动脉可发生致命性大出血。肿瘤侵及海绵体而造成的尿潴留或尿瘘极少见。但当合并产生包皮阴茎头炎时，可伴有尿道狭窄而出现排尿困难。

知识点3：阴茎癌的体征 副高：熟练掌握 正高：熟练掌握

典型阴茎癌表现是外生性或溃疡性阴茎肿物，常伴发腹股沟淋巴结肿大。阴茎病变能够从微小的硬结或赘生物到小的丘疹、疣，或者更为明显的菜花样外生性肿物。肿物外形不规则，表面溃烂，可有分泌物。阴茎病变也可以表现为表浅的糜烂或湿疹样变化进而形成溃疡，边缘突起。

知识点4：阴茎癌的扩散与转移 副高：熟练掌握 正高：熟练掌握

（1）局部扩散：肿瘤常从阴茎头向阴茎根部生长直至扩散到阴囊及下腹壁。

（2）淋巴转移：30%~60%将发生淋巴结转移。阴茎的淋巴引流一般是遵循从浅腹股沟淋巴结到深腹股沟淋巴结再到盆腔淋巴结的路径，所以，阴茎癌的淋巴转移通常不会跃过腹股沟区而直接扩散至盆腔淋巴结。

（3）血行转移：发生晚，临床上1%~10%出现肺、肝、骨或脑等远处转移。

第三节 阴茎癌的诊断及鉴别诊断

知识点1：阴茎癌的诊断 副高：熟练掌握 正高：熟练掌握

阴茎癌患者的原发病灶检查应包括下列几方面：阴茎病灶大小、部位、数目、形态（包括乳头状、结节状、溃疡或扁平状）、颜色及边缘，有无出血、有无坏死和分泌物、与其他结构的关系（包括黏膜下组织、白膜、尿道、阴茎根部、阴囊、前列腺等）、尿道海绵体与阴茎海绵体情况、阴茎长度和病灶边缘距阴茎根部的距离等。体检能够提供较好的肿瘤局部分期信息，体检结果不明确时，超声和MRI检查具有一定价值。阴茎癌的确诊需进行活组织检查。

知识点2：阴茎癌的鉴别诊断 副高：熟练掌握 正高：熟练掌握

（1）阴茎乳头状瘤：多见于青年患者。发生在阴茎的包皮、龟头和冠状沟等处，呈淡红色或红色，质软，表面有溃疡或出血，生长缓慢。活检易于确诊。

（2）阴茎白斑病：发生在包皮、龟头和尿道外口等处。病变边界清楚，呈灰白色，大小不一，表面可有糜烂等。此病常有癌变。活检不难确诊。

（3）阴茎增殖性红斑症：常发生在龟头，生长较慢，为淡红色圆形斑状，边界清楚，可单发或多发，斑块中常为乳头状，有鳞屑，也可出现溃疡。易发展成鳞状细胞癌。活检不难确诊。

（4）阴茎尖锐湿疣：有性病接触史，病变为菜花状、乳头状、颗粒状或结节状，紫红色，大小数目不一，可有蒂，表面可有破溃，常发生于龟头、冠状沟和包皮内板处。活检可确诊。

第四节 阴茎癌的治疗

知识点1：原发肿瘤的化学治疗 副高：熟练掌握 正高：熟练掌握

局部外用5-FU软膏或5%咪喹莫特乳膏可用来治疗Tis期等浅表性病变，但复发率相对较高。VBM方案（长春新碱+博来霉素+甲氨蝶呤）新辅助化疗结合 CO_2 激光切除治疗可用于 T_{1b} 期阴茎癌的局部治疗。

选择性 T_4 期阴茎癌患者可先进行新辅助化疗，对化疗有反应者行手术切除，否则行放射治疗或化疗。常用化疗方案包括VBM方案、PF方案等（表4-2）。

表4-2 阴茎癌常用联合化疗方案及不良反应

化疗方案	药物	剂量	用法	不良反应
VBM	长春新碱	1mg	第1天静脉注射	脱发、神经毒性
	博来霉素	15mg	长春新碱后第6小时及24小时肌内注射	黏膜炎、肺间质纤维化
	甲氨蝶呤	30mg	第3天口服	骨髓抑制、胃肠道反应
PF	顺铂	$100mg/m^2$	第1天静脉注射	骨髓抑制、肾及耳毒性
	氟尿嘧啶	$1.0g/m^2$	第1天连续静脉注射	骨髓抑制、黏膜炎

知识点2：区域淋巴结的化学治疗 副高：熟练掌握 正高：熟练掌握

单药治疗主要使用顺铂、博来霉素或甲氨蝶呤，回顾性分析结果显示，顺铂（$50\sim120mg/m^2$），博来霉素（$10\sim30mg/m^2$）及甲氨蝶呤（$30\sim3000mg/m^2$）的单药化疗有效率分别为15%~27%、20%~50%及0%~62%。目前多使用联合化疗，常用方案及不良反应见表4-2。

其他联合化疗方案还有顺铂+甲氨蝶呤+博来霉素，顺铂+甲氨蝶呤，顺铂+伊立替康等，包含顺铂的联合化疗总体有效率达20%~60%。包含紫杉醇的联合化疗（如紫杉醇+顺铂+氟尿嘧啶，紫杉醇+顺铂+异环磷酰胺，紫杉醇+卡铂），总有效率80%以上。

知识点3：远处转移的治疗 副高：熟练掌握 正高：熟练掌握

对于转移性阴茎癌患者，一般采用手术治疗远处转移灶，同时可结合放疗及化疗。目前的联合化疗已经显示出一定疗效，总有效率>50%，但化疗作用一般是不完全的，且持续时间短，毒副反应较明显。转移性患者中位生存时间约11个月，对化疗有反应者的生存期显著长于对化疗无效者。

第十五章 卵巢癌

知识点1：卵巢癌的病因及发病机制　副高：熟练掌握　正高：熟练掌握

卵巢癌的病因不明。流行病学调查结果表明下列因素与卵巢癌的发病有关：

（1）内分泌因素：初潮年龄早、未婚、不孕症、未育、分娩次数少等妇女，均比自然对照组发生卵巢癌的危险增加。怀孕和初产年龄早（25岁及以下）、使用口服避孕药、及母乳喂养可使患卵巢癌风险降低30%～60%。未产妇或初产年龄较大者（超过35岁）患病风险升高。

（2）遗传和家族因素：家族史如携带BRCA1和BRCA2基因型或遗传性非息肉病性结直肠癌家族史的人群通常与早发性卵巢癌有关，占卵巢癌的5%。

（3）其他因素：环境因素如放射线、化学致癌物、病毒感染（特别是腮腺炎病毒感染）可能与卵巢癌发病有关。经济发达国家、经济收入高和动物脂肪摄入量高的妇女，比其他人群易患卵巢癌。

知识点2：卵巢癌的临床表现　副高：熟练掌握　正高：熟练掌握

卵巢肿瘤早期大多无任何症状和体征，即使出现有关症状和体征也因缺乏特异性，而易被忽视或误诊。

（1）症状：卵巢癌的多见症状有下腹坠胀、疼痛、不适感，腹围增加，月经紊乱，病变晚期可能出现体重减轻、乏力、贫血、大小便排便困难等转移扩散及全身衰竭的症状。

（2）体征：妇科检查发现附件肿块，应该进一步检查。对于绝经后的老年妇女，即使妇科检查发现卵巢与绝经前卵巢大小相仿时，也需进一步检查。当卵巢肿瘤体积增大超出盆腔时，可能在下腹部触及肿块，膀胱充盈时易触及。出现癌性腹腔积液的卵巢癌患者，特别是晚期肿瘤，腹水征检查阳性。

知识点3：卵巢癌的诊断　副高：熟练掌握　正高：熟练掌握

（1）卵巢肿块，特别是实质性肿块，可能伴有腹腔积液等症状。

（2）影像学或腹腔内镜检查显示卵巢肿块。

（3）肿瘤标志物如CA125阳性。

（4）剖腹探查和组织病理学检查证实卵巢恶性肿瘤。

卵巢癌诊断除判断肿瘤性质外，应进一步做全面检查，并进行手术分期。

知识点4：卵巢癌的鉴别诊断 副高：熟练掌握 正高：熟练掌握

卵巢恶性肿瘤产生盆腔占位性病变，无显著特异性病变，需与盆腔其他器官组织的良性肿瘤及炎性病变相鉴别。

（1）卵巢囊肿及良性肿瘤：卵巢功能性囊肿、卵巢子宫内膜样囊肿和卵巢良性肿瘤也可出现卵巢肿块。卵巢良性肿瘤多见于生育年龄期，肿瘤多为单侧、表面光滑、生长迟缓，B超检查多为囊性，血清CA125阴性或低水平上升。

（2）子宫病变：子宫肌瘤、子宫腺肌瘤、子宫内膜异位、子宫内膜癌等子宫病变都可导致子宫增大，表面不规则以及盆腔肿块。

（3）输卵管病变：包括输卵管炎性肿块、输卵管妊娠和原发性输卵管癌等。

（4）非生殖器病变：包括盆腔炎性肿块、腹膜后肿瘤、肠和肠系膜肿瘤、肝硬化腹腔积液等。

知识点5：卵巢癌的化学治疗 副高：熟练掌握 正高：熟练掌握

化疗方案的选择取决于肿瘤的临床分期、分化程度等因素。大多数上皮性卵巢癌都需接受术后化疗，新辅助化疗目前仍存在争议，对于肿瘤较大的，不能手术的Ⅱ～Ⅳ期患者可考虑新辅助化疗，但是化疗之前必须掌握病理依据。化疗方式包括静脉化疗和腹腔化疗。不同分期的患者建议化疗周期数不同，早期患者推荐进行3～6周期，晚期患者（Ⅱ～Ⅳ期）推荐进行6～8周期。

知识点6：上皮性卵巢癌常用的化疗方案 副高：熟练掌握 正高：熟练掌握

（1）TC方案：TAX 175mg/m^2静脉滴注（3小时），第1天；CBP AUC＝5～7静脉滴注（1小时），第1天；每3周重复，共6周期。

（2）DC方案：DTX 60～75mg/m^2静脉滴注（1小时），第1天；CBP AUC＝5～6静脉滴注（1小时），第1天；每3周重复，共6周期。

（3）剂量密集型化疗：TAX 80mg/m^2静脉滴注（1小时），第1、8、15天；CBP AUC＝6静脉滴注（1小时），第1天；每3周重复，共6周期。

（4）腹腔化疗方案：TAX 135mg/m^2静脉滴注24小时，第1天；DDP 75～100mg/m^2腹腔化疗，第2天；TAX 60mg/m^2腹腔化疗，第8天；每3周重复，共6周期。

知识点7：卵巢上皮性恶性肿瘤复发病例的化疗 副高：熟练掌握 正高：熟练掌握

（1）铂类敏感型，若用铂类化疗后疗效显著，停用化疗6个月以上复发，其无病间隔越长，再次铂类化疗有效率越高，可考虑再次使用含铂类药物的化疗方案治疗，如卡铂/紫杉醇、卡铂/多西他赛、吉西他滨/卡铂、顺铂/吉西他滨或奥沙利铂/多西他赛。

（2）铂类耐药型（初始化疗有效，但完成化疗后6月内复发）与难治型（经过两种化疗方案，没有连续性临床获益），预后较差，可参加临床试验或采用非铂方案，可选择的化疗药物有多西他赛、依托泊苷、吉西他滨、多柔比星脂质体、紫杉醇、培美曲塞、拓扑替康等。

知识点8：生殖细胞恶性肿瘤化疗方案 副高：熟练掌握 正高：熟练掌握

（1）BEP方案：BLM 30mg/m^2 静脉注射或肌内注射，第1、8、15天；VP-16 100mg/m^2 静脉滴注（1小时），第1~5天；DDP 20mg/m^2 静脉滴注（1小时），第1~5天；每3周重复，3~4周期。

（2）EC方案（用于无性细胞瘤）：VP-16 120mg/m^2 静脉滴注，第1~3天；CBP 400mg/m^2（AUC=5~6）静脉滴注，第1天；每4周重复，3周期。

第十六章 宫 颈 癌

第一节 宫颈癌的病因及发病机制

知识点1：宫颈癌的病因及发病机制 副高：熟练掌握 正高：熟练掌握

（1）感染因素：①人类乳头状瘤病毒（HPV）：目前认为连续的HPV感染是引起宫颈癌发生的最重要的致病因素。HPV有100余种亚型，约20种和肿瘤有关，分为低危型与高危型，低危型如6、11等与外生殖器湿疣等良性病变相关，而高危型如16、18等和宫颈上皮内瘤变（CIN）及宫颈癌的发生有关。HPV疫苗能够预防某些特定类型的HPV感染，可能降低宫颈癌发病率。②其他：有研究发现单纯疱疹Ⅱ型病毒、人类巨细胞病毒等和宫颈癌发生有关。

（2）遗传易感性：目前只有少量研究表明宫颈癌可能存在着家族聚集现象。

（3）行为危险因素：包括吸烟、避孕药的使用、性生活过早、性同伴太多、性传播疾病史、慢性免疫抑制等。

第二节 宫颈癌的临床表现

知识点1：宫颈癌的临床表现 副高：熟练掌握 正高：熟练掌握

宫颈癌无特殊症状，最多见的是阴道不规则出血和白带增多，其他表现则随癌累及部位和程度不同而异。

（1）阴道出血：是宫颈癌多见的症状。在宫颈癌患者中81.4%发生阴道出血，特别是绝经后出血更应注意。开始常为接触性出血，之后又出现不规则阴道出血。出血时间过久过多都能导致继发性贫血。

（2）白带增多：是宫颈癌最多见的表现。宫颈癌患者中82.3%存在各种不同情况和程度的白带增多。开始为浆液性或黏液性白带，随病程的进展白带为米汤样，或混有血液。因为肿瘤的坏死、感染，阴道排出物具有特殊臭味。

（3）压迫症状：疼痛为多见的压迫症状之一。宫颈癌向盆壁蔓延，压迫血管和淋巴管可造成循环障碍，可引起患侧下肢和外阴水肿。扩展可压迫或累及膀胱，引起尿频、尿血，严重者可出现排尿困难、尿闭或尿瘘，甚至发生尿毒症，但罕见。肿瘤向后蔓延可压迫直肠，出现里急后重、黏液便等症状，肿瘤累及直肠而发生阴道直肠瘘者很少。癌肿在腹腔内破溃而引起癌性腹膜炎者罕见。

（4）全身症状：早期通常无明显的全身症状。但到了晚期，除继发的全身症状外，还将出现体温增高或恶病质。

（5）转移症状：宫颈癌的转移，通常是病变越晚转移的概率越高，但在较早期病变就发现转移者，也非罕见。因为转移的部位不同，症状不同。盆腔以外的淋巴转移以腹主动脉旁和锁骨上淋巴结为多见，表现为该淋巴结部位产生结节或肿块。肺转移可出现胸痛、咳嗽和咯血等症状；骨转移可出现相应部位的连续性疼痛。其他部位的转移也出现相应的症状。

第三节　宫颈癌的诊断及鉴别诊断

知识点1：宫颈癌的诊断　　副高：熟练掌握　正高：熟练掌握

（1）不规则阴道出血，特别是接触性出血或绝经后阴道出血，检查发现宫颈新生物，可能伴有阴道和宫旁累及。

（2）宫颈脱落细胞检查出癌细胞。

（3）活检和阴道镜下取材，组织病理学检查证明为宫颈癌，是确诊宫颈癌最可靠的方法。

知识点2：宫颈癌的鉴别诊断　　副高：熟练掌握　正高：熟练掌握

（1）宫颈糜烂：表现为宫颈外口附近及其周围有鲜红色微小颗粒，可见小量多点出血，质地柔软。宫颈糜烂与早期宫颈癌肉眼难以区别，需借助病理确诊。

（2）宫颈肥大：宫颈明显增大、表面光滑或有破溃，在光滑的表面上常可见多个灰白色并有光泽的宫颈腺体囊肿，刺破后有黏液流出。

（3）宫颈息肉：有蒂的扁圆形赘生物，表面光滑、色泽红润、质软。息肉通常来自宫颈管内，突出在宫颈管外，应进行息肉摘除术，并送组织学检查。

（4）宫颈结核：表现多样。宫颈外观可正常，也可肥大、糜烂、溃疡、乳头状或息肉样表现。多见于青年人，多有月经异常、结核病史和不育史。活体组织检查能够鉴别。

（5）妊娠期间的并发疾患：如流产、前置胎盘等，仔细检查可以鉴别。妊娠也可合并宫颈癌，所以在诊断和处理时要格外慎重。

（6）宫颈肌瘤及子宫黏膜下肌瘤：肌瘤突出在宫颈或阴道，其表面出现感染、坏死者，可类似于宫颈癌，但仔细检查是能够区别的。宫颈肌瘤因为肿瘤呈膨胀性生长，可将宫颈口推向对侧；黏膜下肌瘤常来自宫颈管或宫腔，也可有蒂，光滑的宫颈被挤压变薄包裹在肿瘤四周，质地均匀，不脆不硬。

（7）宫颈乳头状瘤：有局限性，呈乳头状，多无浸润表现，活检能够鉴别。

第四节 宫颈癌的治疗

一、宫颈癌的综合治疗

知识点1：常用增敏化疗方案 副高：熟练掌握 正高：熟练掌握

（1）DDP：50～70mg/m^2+5-FU 4g/m^2（静脉滴注96小时），第1天和第29天；

（2）DDP周疗：40mg/m^2，放疗第1、8、15、22、29天和第36天。

放化疗同步进行必将增加治疗并发症的风险，如果出现Ⅰ～Ⅱ度并发症，给予积极的对症治疗；如出现Ⅲ度以上并发症，首先考虑化疗减量（通常减25%），必要时停止化疗，甚至放化疗均停止治疗，同时进行积极的对症处理。

二、宫颈癌的化学治疗

知识点2：新辅助化疗 副高：熟练掌握 正高：熟练掌握

宫颈癌新辅助化疗（NAC）指在手术或放疗前全身或动脉灌注使用几个疗程化疗，以改善预后。将NAC引进宫颈癌，主要应用于Ⅰ$_B$～Ⅱ$_B$期，特别是宫颈局部巨块型肿瘤（最大径>4cm）局部晚期宫颈癌的患者。

NAC应用于宫颈癌的临床反应率为60%～95%，使原来不能接受手术的患者可以接受根治性手术，但是无法减少总的复发率和局部复发率，且对于总的生存期没有明显延长。一些研究还证实，NAC后肿瘤出现缓解的患者多数可以从这一治疗策略中获益。

DDP是目前最有效的细胞毒药物，DDP联合紫杉醇、拓扑替康、长春新碱等方案在Ⅱ期及Ⅲ期临床试验中表现出令人鼓舞的结果，但是对于最佳化疗方案仍存有争议。NAC的给药途径除了静脉给药外，也有介入化疗或动脉灌注，对于动脉、静脉两种给药方式是否会造成长期生存期的差异，目前尚未见报道。

知识点3：单药化疗 副高：熟练掌握 正高：熟练掌握

顺铂单药治疗复发宫颈癌的效果最好，公认为单药治疗的首选药物。

在不同研究中，顺铂的给药方案有所差异，多数采用的剂量是50mg/m^2，每3周给药1次。

顺铂的胃肠道反应及肾毒性相对较大，而肿瘤压迫造成肾功能受损在复发宫颈癌患者中多见，所以限制了顺铂的应用。另一方面，在卵巢癌等的研究显示，卡铂和顺铂具有相似的疗效，且无显著的肾毒性和消化道反应。卡铂治疗复发宫颈癌的疗效和顺铂相当，主要毒性反应是骨髓抑制，胃肠道反应、神经毒性和肾毒性都比顺铂轻微。

其他疗效较好的药物还有紫杉类与拓扑异构酶Ⅰ抑制药等，而蒽环类药物疗效欠佳。

知识点4：联合化疗 副高：熟练掌握 正高：熟练掌握

用于临床研究的联合化疗的药物包括拓扑替康，紫杉醇，5-FU，吉西他滨，IFO，博来霉素，长春碱等。多数联合用药的缓解率都比单药顺铂明显提高。

GOG 169比较了单药顺铂和紫杉醇/顺铂用于$Ⅳ_B$期及复发宫颈鳞癌的疗效。问卷调查显示，两组患者的生存质量没有明显差异。所以，复发转移宫颈鳞癌可采用联合化疗方案，特别是有铂类增敏化疗史的患者。

随着Ⅱ期试验的结果不断累积，又有一些新药或联合方案表现出了较好的治疗潜能，如吉西他滨和长春瑞滨，进入Ⅲ期临床研究进行验证。

自从同步放化疗成为中晚期宫颈癌的标准治疗后，越来越多的复发患者有以往铂类治疗史。

拓扑替康/紫杉醇治疗有以往增敏化疗史的复发宫颈癌的具体给药方案是紫杉醇175mg/m^2，拓扑替康1mg/m^2第1~5天，3周重复。拓扑替康/紫杉醇可能适合于铂类耐药的复发宫颈癌。

三、宫颈癌的分子靶向治疗

知识点5：宫颈癌的分子靶向治疗 副高：熟练掌握 正高：熟练掌握

近来一项Ⅱ期研究比较了拉帕替尼（EGFR酪氨酸激酶抑制药）和帕唑帕尼（以VEGFR、PDGFR和C-kit作为靶点的血管生成抑制药）的疗效。结果显示，前者的效果更好（HR=0.67）。两种药物的不良反应都较小，发生率>10%的3度不良反应只有腹泻。

第十七章 子宫肉瘤

第一节 子宫肉瘤的病因及发病机制

知识点1：子宫肉瘤的病因及发病机制 副高：熟练掌握 正高：熟练掌握

（1）年龄：不同性质的子宫肉瘤好发年龄不一样，横纹肌肉瘤（葡萄状肉瘤）多见于幼女；间质肉瘤与平滑肌肉瘤以绝经前后妇女最多，中胚叶混合瘤和癌肉瘤则好发于60岁以上老年妇女。

（2）婚产：李自新报道以5胎多见，但未婚未育者高达1/3；Marchese报道有30%是未产妇。

（3）放射治疗史：子宫肉瘤部分患者有因为良性疾病或恶性肿瘤而接受放射治疗的病史。在中胚叶混合瘤中为7%~37%，平滑肌肉瘤约4%。

第二节 子宫肉瘤的临床表现

知识点1：子宫肉瘤的症状 副高：熟练掌握 正高：熟练掌握

（1）阴道出血：为多见症状，约1/2以上患者是因为阴道不规则出血就诊。阴道出血可表现为经血过多，经期延长，或不规则性出血和绝经后阴道出血，出血量多少不定，可因大量出血导致出血性休克，可为阴道少量滴血，淋漓不净。

（2）阴道排液增加：为多见症状，可呈血性、黏液样、脓样恶臭排液。

（3）腹痛：可因为肿瘤增大，合并局部或盆腔感染引起，疼痛可为隐痛，胀痛和痉挛痛，1/3以上子宫肉瘤患者有此症状。

（4）肿块：当肿物增大超出盆腔时，患者可扪及肿块。部分患者因为阴道内的肿瘤增大，造成不适而发现阴道内肿块。

（5）排便障碍：肿瘤压迫或刺激膀胱、直肠引起，可表现为尿频，排尿不畅，肛门下坠，便秘等。

（6）阴道脱落组织：国内曾有报道，有阴道脱落组织掉出阴道外以及阴道内有来自宫腔的脱出物者占47.6%。

（7）其他继发性症状：如继发性贫血，肾功能不全，长期消耗引起恶病质以及肿瘤转移至不同器官而引起的相应症状。

知识点2：子宫肉瘤的体征 副高：熟练掌握 正高：熟练掌握

行阴道窥视时，显示有宫腔脱出物，肿物表面可有坏死组织，肿物大小不同，有的可于宫口见息肉样肿物，宫颈肉瘤可为局部巨大肿块，宫腔内肿物可合并宫口开大。三合诊检查子宫增大，增大范围可由丰满状子宫至足月妊娠，子宫可活动，可固定，表面可光滑可粗糙，宫旁可增厚，结节或有肿块存在，并可与子宫融合成块。

第三节 子宫肉瘤的诊断及鉴别诊断

知识点1：子宫肉瘤的诊断 副高：熟练掌握 正高：熟练掌握

子宫肉瘤没有特异症状，早期病变易被忽略而延误治疗，所以提高诊断水平尤为重要。除临床详细询问病史和仔细盆腔检查外，宫腔镜检查、B超、CT、MRI都有助于了解子宫情况，当肺部X线检查疑转移性肿瘤存在时，尽管子宫均匀丰满，也应考虑到恶性程度高的子宫肉瘤。如有下列情况时，应特别警惕。

（1）老年妇女和少女具有妇科症状并伴有子宫增大者。

（2）在进行阴道检查时，见有宫口开大，有息肉样物，宫腔脱出物，巨块肿物以及大量坏死组织。

（3）既往接受过盆腔放射治疗的患者，出现子宫增大，尤其是治疗多年之后的子宫增大者。

当然，最终诊断必须活检病理确诊。通过宫口息肉样物、阴道脱出物和取内膜活体组织检查可提高手术前诊断率。

知识点2：子宫肉瘤的鉴别诊断 副高：熟练掌握 正高：熟练掌握

诊断子宫肉瘤时，需要和子宫肌瘤、子宫内膜癌及造成阴道出血或子宫增大的其他妇科疾病相鉴别。疑为子宫肌瘤患者，若子宫在短期内明显增大，特别是伴有阴道出血时，应想到子宫肉瘤。

第四节 子宫肉瘤的治疗

知识点1：子宫肉瘤的化学治疗 副高：熟练掌握 正高：熟练掌握

对子宫肉瘤有效的化疗药物有：吉西他滨、多柔比星、紫杉醇、多西他赛、异环磷酰胺、达卡巴嗪、脂质体阿霉素、替莫唑胺等。常用联合化疗方案包括：ADI方案、CyVADic方案、GD方案、VAC方案。

（1）ADM单药：60~70mg/m^{2}静脉注射，第1天，每3周重复。

（2）GD方案：①一线治疗：吉西他滨900mg/m^{2}静脉注射（90分钟），第1、8天；

多西他赛 100mg/m^2 静脉注射，第 8 天；每 3 周重复。②辅助治疗：吉西他滨 900mg/m^2 静脉注射（90 分钟），第 1、8 天；多西他赛 75mg/m^2 静脉注射，第 8 天；每 3 周重复。

（3）CyVADic 方案：CTX 500mg/m^2 静脉注射，第 1 天；VCR 1mg/m^2 静脉注射，第 1、5 天；ADM 50mg/m^2 静脉注射，第 1 天；DTIC 250mg/m^2 静脉注射，第 1~5 天；每 3 周重复。

（4）VAC 方案：VCR 1mg/m^2 静脉注射，第 1 天；ACD 400μg 静脉注射，第 1~5 天；CTX 600~800mg/m^2 静脉注射，第 1 天；每 3~4 周重复。

（5）ADI 方案：ADM 60mg/m^2 静脉滴注 96 小时；DTIC 1g/m^2 静脉滴注 96 小时；IFO 6~7.5g/m^2静脉滴注 72 小时；美司钠 10g/m^2 静脉滴注 96 小时；每 3 周重复。

知识点 2：子宫肉瘤的内分泌治疗　　副高：熟练掌握　正高：熟练掌握

内分泌治疗只适用于子宫内膜间质肉瘤。首选醋酸甲地孕酮和甲羟孕酮。其次有他莫昔芬，GnRH 类似物，芳香化酶抑制剂。

第十八章 子宫内膜癌

第一节 子宫内膜癌的病因及发病机制

知识点1：子宫内膜癌病因及发病机制 副高：熟练掌握 正高：熟练掌握

（1）内分泌因素：体内雌激素水平过高者，容易发生子宫内膜癌。初潮早，绝经晚等月经因素也可增加子宫内膜癌的危险性。口服雌孕激素复合药物的治疗方法可以降低雌激素治疗所带来的风险。

（2）子宫内膜增生过长：子宫内膜增生过长，特别是腺瘤样增生过长及不典型增生过长，可能进一步发展成为子宫内膜癌。

（3）外源性雌激素：接受外源性雌激素替代治疗者的危险性升高3~4倍，用大剂量雌激素治疗持续10年以上的妇女，其子宫内膜癌的危险性增加约10倍。雌激素拮抗药（特别是他莫昔芬）因本身有弱雌激素作用，可能使患子宫内膜癌的危险性增加2倍。

（4）不孕、未孕、未产：无排卵性不孕症、未婚、未孕、未产的妇女出现子宫内膜癌的危险性高。

（5）饮食及并发症：摄入能量高的食物会增加子宫内膜癌发病的危险性。肥胖及缺乏锻炼可能增加其危险性。绿色蔬菜和新鲜水果则可能是其保护因素。合并糖尿病、高血压、肥胖的妇女会增加子宫内膜癌的发病危险性。关节炎和甲状腺等疾病也和子宫内膜癌发病有关。

（6）遗传因素：约20%的癌患者存在肿瘤家族史，5%有基因突变（如Lynch综合征）。

（7）其他：盆腔放射治疗史，子宫内膜息肉，子宫肌瘤，乳腺癌等病史。

第二节 子宫内膜癌的临床表现

知识点1：子宫内膜癌的症状 副高：熟练掌握 正高：熟练掌握

（1）阴道出血：这是子宫内膜癌最多见、最典型的症状，尤其是绝经后阴道出血的女性均需行子宫内膜癌的评估。子宫内膜癌患者80%以上存在异常阴道出血，表现为淋漓性出血、不规则出血或连续大量出血。

（2）阴道排液：是子宫内膜癌的多见症状之一。有的患者单纯阴道排液，也有的是阴道排液伴发阴道出血。

（3）下腹痛：早期患者没有明显症状，在宫腔内有积血或积液时刺激子宫收缩而出现下腹痛，合并盆腔感染时亦会有下腹痛。晚期癌压迫或累及输尿管或盆腔神经丛，可产生腰腿痛。

（4）其他症状：根据肿瘤扩散的部位具有相应的症状。如骨转移时在相应部位存在压痛等。

知识点2：子宫内膜癌的体征　　副高：熟练掌握　正高：熟练掌握

除一般检查要特别注意体表淋巴结外，主要靠妇科盆腔检查。早期患者盆腔检查总是正常，有时宫口可见血性分泌物或液体外流。随病情发展有2/3患者可出现子宫增大，子宫最大可平脐，质软且有不均匀感。宫旁组织可因炎症或癌浸润而增厚。晚期癌可根据癌扩散的部位而具有相应的体征。

第三节　子宫内膜癌的诊断及鉴别诊断

知识点1：子宫内膜癌的诊断　　副高：熟练掌握　正高：熟练掌握

子宫内膜癌的诊断除依据上述的症状、体征及辅助检查外，还必须有病理组织学证明。可采用分段刮宫：先刮取颈管内膜，然后探测子宫位置及深度，略扩张宫口，在宫底、宫角和宫体下部分别刮取。如刮出物肉眼观察似癌时，应立即停止刮宫，也可在宫腔镜直视下活检。

知识点2：子宫内膜癌的鉴别诊断　　副高：熟练掌握　正高：熟练掌握

（1）月经失调：特别是应注意与更年期功能紊乱性阴道出血进行鉴别。诊断性刮宫组织病理学检查是鉴别的主要方法。

（2）子宫肌瘤：子宫肌瘤表现为阴道出血和子宫增大。其阴道出血多为月经期出血量增多或经期延长。超声检查是鉴别检查的主要方法，必要时采取诊断性刮宫检查。

（3）老年性阴道炎：该病见于绝经后的妇女，可表现为阴道分泌物增加，不规则阴道出血等症状。鉴别要点为妇科检查可见阴道黏膜萎缩、充血或散在点状渗血，子宫大小正常或收缩，诊断性刮宫结果阴性。

（4）宫颈癌：宫颈癌累及宫腔容易与子宫内膜癌累及宫颈相混淆。鉴别要点：一是详细了解发病过程；二是分段诊断性刮宫；三是组织病理学检查。若患者的首发症状为接触性阴道出血，组织病理学检查是鳞状细胞癌，诊断首先考虑为宫颈癌。

第四节　子宫内膜癌的治疗

知识点1：子宫内膜癌的内分泌治疗　　副高：熟练掌握　正高：熟练掌握

内分泌治疗主要用在复发或转移性子宫内膜样腺癌，且不适用于其他病理类型，包括浆液性乳头状癌、透明细胞癌或癌肉瘤。治疗药物有孕激素、三苯氧胺及芳香酶抑制剂。

（1）孕激素：子宫内膜癌内分泌治疗主要是孕激素类药物，子宫内膜癌复发与转移接受内分泌治疗的总有效率为15%~25%。孕激素治疗选用甲羟孕酮或甲地孕酮口服用药。用药方案：甲羟孕酮200~400mg/d口服，或甲地孕酮160mg/d口服。研究表明，超过此剂量用药，无法提高治疗疗效。孕激素能够抑制子宫内膜癌细胞增殖。

（2）他莫昔芬：他莫昔芬等雌激素拮抗药对于雌激素受体阳性的患者有效。他莫昔芬用药剂量为20~40mg/d口服。他莫昔芬用于孕激素治疗失败的患者的有效率约20%。

（3）芳香化酶抑制剂：阿那曲唑和来曲唑也可用于内分泌治疗。

知识点2：子宫内膜癌的化学治疗 副高：熟练掌握 正高：熟练掌握

对子宫内膜样腺癌，化疗主要用于晚期和复发患者的辅助治疗。内膜样腺癌使用单药化疗的有效率在21%~36%，而多药联合化疗的有效率可达31%~81%，可选的联合方案有顺铂+阿霉素、顺铂+阿霉素+紫杉醇、卡铂+紫杉醇等。

子宫内膜癌的常用联合化疗方案：

（1）AP方案：ADM 60mg/m^2静脉注射，第1天；DDP 50~60mg/m^2静脉注射，第1天；每3周重复。

（2）PC方案：紫杉醇175mg/m^2静脉滴注（3小时），第1天；卡铂AUC=5~7静脉注射（30分钟），第1天；每3~4周重复；或选择每周疗法，紫杉醇80mg/m^2静脉滴注（3小时），第1、8、15天；卡铂AUC=2静脉注射（30分钟），第1、8、15天；每4周重复。必要时可选用多西他赛代替紫杉醇。

（3）TAP方案：ADM 45mg/m^2静脉注射，第1天；紫杉醇160mg/m^2静脉滴注（3小时），第2天；顺铂50mg/m^2静脉滴注（1小时），第1天；每3周重复。

第十九章 绒　　癌

第一节 绒癌的病因及发病机制

知识点1：绒癌的病因　　副高：熟练掌握　正高：熟练掌握

绝大多数绒癌和妊娠有关，分别继发于葡萄胎流产和正常分娩之后。也有报道认为直接从孕卵发生甚至极个别源于畸胎瘤内所含卵子的滋养叶成分，发生在输卵管妊娠或腹腔妊娠者极罕见。

绒癌多发于子宫，但也有子宫内未发现原发病灶仅有转移灶出现者。子宫绒癌可形成单个或多个宫壁肿瘤，呈深红紫或棕褐色，直径约2~10cm，为出血坏死组织肿瘤，可突入宫腔、侵入宫壁或突出于浆膜层，质脆，很容易出血，宫旁静脉中经常发现癌栓，卵巢可形成多囊性黄素囊肿。

知识点2：绒癌的发病机制　　副高：熟练掌握　正高：熟练掌握

绒癌的发病机制尚不清楚。由于恶性细胞常有染色体变异的存在，因此绒癌的核型分析也多有变异。这些异常有染色体数目变化、染色体结构部分缺失、插入或重排等。

第二节 绒癌的临床表现

知识点1：前次妊娠史　　副高：熟练掌握　正高：熟练掌握

绒癌可继发于正常或不正常妊娠之后，所以前次妊娠史可以为葡萄胎，也可以为流产、足月产或异位妊娠，妊娠后导致发病，其间隔时间不定。

知识点2：临床症状和体征　　副高：熟练掌握　正高：熟练掌握

多见症状为葡萄胎、流产或足月产后出现阴道连续不规则出血、有时也可出现一段时间正常月经之后出现闭经，然后发生阴道出血。绒癌发生远处转移后，则因转移部位不同而出现不同的症状，如阴道转移瘤破裂可导致阴道大出血；发生肺转移者，可产生咯血、胸痛及憋气等症状；发生脑转移后可出现头痛、呕吐、抽搐、偏瘫甚至昏迷等。长期阴道出血者可出现严重贫血，肿瘤在体内破坏并大量消耗，也可使患者极度虚弱，出现恶病质。

妇科检查时可发现阴道存在暗红色分泌物，子宫增大，柔软，形状不规则，可见宫旁两侧子宫动脉有明显搏动，并可有像猫喘样的血流漩涡感觉，这一征象是由宫旁组织内有转移瘤或动静脉瘘形成的。

第三节　绒癌的诊断

知识点1：绒癌的诊断　　副高：熟练掌握　正高：熟练掌握

（1）凡是产后、流产后，特别是葡萄胎后阴道连续性不规则出血，子宫复旧不好，且血 HCG 连续异常者，就应想到绒癌的可能。

（2）血 HCG 测定。通常足月产或流产后血 HCG 在 1 个月内转为阴性，葡萄胎完全排出后 2 个月 HCG 也应转阴。如超过上述时间，血 HCG 仍不正常，或一度正常后又变为阳性，在除外胎盘残留、不全流产或残留葡萄胎的情况下，应考虑是否有绒癌。

（3）上述临床病史的情况下，胸部 X 线检查可见肺部转移阴影或产生其他脏器转移者。

（4）盆腔动脉造影存在异常表现者。绒癌患者盆腔动脉造影多见的表现包括：①子宫动脉扩张、扭曲，子宫肌壁血管丰富，病灶部位产生多血管区；②子宫肌层动静脉瘘出现；③造影剂大量渗出血管外，形成边缘整齐均匀的“肿瘤湖”征象；④造影剂滞留，存在头发团样充盈，又称肿瘤着色。

（5）彩色多普勒超声显像。因为滋养细胞肿瘤具有很强的亲血管特点，一旦病灶侵蚀子宫肌层，彩超检查常可见广泛的肌层内肿瘤血管浸润和低阻性血流频谱。该技术不但对早期确定滋养细胞疾病的性质，而且对判断化疗效果和预测病变转归都有十分重要的意义。

（6）绒癌的病理诊断标准。在子宫肌层或其他切除的器官存在大片坏死和出血，在其周围存在大片生长活跃的滋养细胞，并且肉眼及镜下都找不到绒毛结构，并以此作为鉴别绒癌和侵蚀性葡萄胎的标准。

（7）在没有子宫或其他转移器官的标本供病理检查时，临床上可根据下列两点初步鉴别绒癌和侵蚀性葡萄胎。①依据末次妊娠性质：凡是在流产或足月产后产生恶变的，临床诊断为绒癌。②依据葡萄胎排出的时间：葡萄胎排出后在 1 年内被诊断为侵蚀性葡萄胎，超过 1 年者，都诊断为绒癌。

第四节　绒癌的治疗

知识点1：常用化疗药物　　副高：熟练掌握　正高：熟练掌握

国外最早试用成功的为 MTX，我国最早试用成功的是 6-MP。之后又找到了 5-FU、放线菌素 D、硝卡芥（AT-1258）等一系列药物。单药或联合应用都能取得明显疗效。

知识点2：绒癌的单药化疗　　副高：熟练掌握　正高：熟练掌握

主要用于病灶局限于子宫和低危转移性滋养细胞肿瘤患者。常用的方案：①氟尿嘧啶28~30mg/（kg·d）溶于5%葡萄糖溶液500ml，静脉滴注8小时，8~10天为1个疗程，疗程间隔2周；②放线菌素D 10~13μg/（kg·d），溶于5%葡萄糖溶液500ml，静脉滴注，5天为1个疗程，疗程间隔为12~14天；③甲氨蝶呤-四氢叶酸方案：甲氨蝶呤1.0~2.0mg/（kg·d），深部肌内注射，第1、3、5、7天。在MTX给药后24小时，第2、4、6、8天按0.1~0.2mg/（kg·d）肌内注射四氢叶酸，8天为1个疗程，疗程间隔为12~14天。

知识点3：绒癌的联合化疗 副高：熟练掌握 正高：熟练掌握

对肿瘤发生多处转移或FIGO预后评分为高危患者，需采用两种或两种以上的药物联合化疗，首选以5-FU为主的联合化疗方案。若患者对以5-FU为主的联合化疗或EMA/CO发生耐药，也可采用以顺铂等联合化疗方案治疗，以提升缓解率。紫杉醇用作新一代植物碱类抗肿瘤药，对耐药性GTT患者的治疗也有成功的报道，但确切疗效还需进一步临床验证。

第二十章 骨 肿 瘤

第一节 骨 肉 瘤

知识点1：骨肉瘤的病因及发病机制 副高：熟练掌握 正高：熟练掌握

骨肉瘤的病因尚不清楚，但遗传因素、放化疗因素、以前曾经有良性疾病和肿瘤、外伤及矫形植入物等危险因素已被确定。

知识点2：骨肉瘤的症状 副高：熟练掌握 正高：熟练掌握

骨肉瘤最多见的临床表现为疼痛，疼痛在早期较轻，为暂时性或间歇性的隐痛，随后逐渐加重，变为连续性的疼痛，最后演变为剧烈疼痛，疼痛以夜间较明显。如肿瘤累及邻近的关节，使关节出现不同程度的功能受累，表现为屈伸疼痛和受限，以及跛行等。10%～20%骨肉瘤在初次诊断时已出现远处转移，其中90%转移到肺。骨肉瘤出现肺转移，可表现为咳嗽、咯血及胸痛等症状。

知识点3：骨肉瘤的体征 副高：熟练掌握 正高：熟练掌握

局部肿胀，早期可无肿胀或有轻度肿胀，随后逐渐加重。肿块的质地因肿瘤类型不同而不同。局部压痛明显。病理性骨折可出现肿胀、疼痛、畸形及异常活动症状。

知识点4：骨肉瘤的诊断 副高：熟练掌握 正高：熟练掌握

临床上依据患者的年龄、症状和体征，结合影像学检查就能确立临床诊断。最后确诊必须经由组织病理学检查。胸部影像学检查很重要，一旦确诊为骨肉瘤，胸部CT检查是推荐的标准检查。

知识点5：骨肉瘤的鉴别诊断 副高：熟练掌握 正高：熟练掌握

骨肉瘤有时要与急性与慢性骨髓炎、骨结核、骨关节炎等良性疾病相鉴别，同时也须排除其他部位原发恶性肿瘤的骨转移癌。

知识点6：骨肉瘤的化学治疗 副高：熟练掌握 正高：熟练掌握

骨肉瘤单纯手术治疗（截肢术和保留肢体手术）其5年无病生存率都小于20%。有80%的患者在术后6~12个月内就会出现为肺和骨的转移。化疗可用在手术前后及姑息治疗。辅助化疗的主要目的为消灭微小转移病灶。术前化疗可以使肿瘤收缩，以利手术进行。姑息化疗可减轻症状，延长生存期。

知识点7：骨肉瘤的一线化疗方案　　副高：熟练掌握　正高：熟练掌握

治疗骨肉瘤的四个标准单一药物是顺铂、多柔比星、异环磷酰胺及大剂量的甲氨蝶呤。通常联合应用，推荐如下一些方案。

（1）AP方案：多柔比星90mg/m^2，中央静脉导管连续96小时静脉输注；顺铂120mg/m^2，动脉内（对原发肿瘤）或静脉给药，第6天；DDP使用前后应水化处理，应用中也可将DDP总量分3天静脉输注；每3~4周重复一次。

注：此方案骨髓抑制强烈，注意粒细胞集落刺激因子（G-CSF）支持治疗。

术前应进行3~4个周期化疗，术后化疗依据原发肿瘤的反应情况而定。肿瘤坏死90%或以上者，术后可沿用原方案化疗3~6个周期，直至多柔比星的累积剂量达到600~800mg/m^2。

（2）大剂量AI方案（若必须提早停止顺铂，可换为此方案）：多柔比星75mg/m^2，静脉滴注，72小时连续滴注；异环磷酰胺（IFO）2g/m^2，>2小时静脉注射，连用5天；美司钠1200mg/m^2，每天的剂量分成3次静脉注射（400mg/m^2，每4小时一次，每天3次，从IFO开始输注起，即IFO的0、4、8小时输注）；注意G-CSF支持治疗；每3~4周重复。

初次化疗之后，若术后病理提示坏死的肿瘤细胞<90%，也可改用大剂量MTX方案或大剂量AI方案。

（3）大剂量MTX方案：MTX 3~20g/m^{2}静脉滴注，注意碱化尿液，监测MTX血药浓度，依据MTX血药浓度调整下一周期MTX用药剂量；CF 12~16mg/m^{2}静脉注射进行解毒，MTX开始后2~24小时，每6小时一次，连用12次；可根据MTX血药浓度调节CF用量；注意G-CSF支持；每3~4周重复。

知识点8：骨肉瘤的其他二线方案　　副高：熟练掌握　正高：熟练掌握

（1）吉西他滨（GEM）+多西他赛（DOC）：吉西他滨1000mg/m^2，静脉滴注，第1、8天；多西他赛75mg/m^2，静脉滴注，第1天；每3~4周重复。

（2）IE方案：IFO 3000mg/m^{2}静脉滴注（3小时），第1~4天；美司钠1800mg/m^2，分3次于IFO的0、4、8小时静脉滴注；VP-16 75mg/m^{2}静脉滴注（1小时），第1~4天；每3~4周重复。

第二节　尤因肉瘤

知识点1：尤因肉瘤的临床表现　　副高：熟练掌握　正高：熟练掌握

（1）症状：局部疼痛和肿胀是尤因肉瘤多见的症状。初发时比较轻微，呈间隙性，随着病情的发展逐渐加剧，有时为放射痛。

（2）体征：局部有软组织肿块，生长迅速。局部压痛很多见。

知识点2：尤因肉瘤的诊断　　副高：熟练掌握　正高：熟练掌握

尤因肉瘤的确诊必须通过病理诊断。在术前可以根据患者的发病年龄和临床表现，同时经影像学检查满足尤因肉瘤诊断标准的可以确定临床诊断。

知识点3：尤因肉瘤的化学治疗　　副高：熟练掌握　正高：熟练掌握

化学治疗是尤因肉瘤综合治疗必需的治疗方法。单一有效的药物包括：环磷酰胺、多柔比星、放线菌素 D、异环磷酰胺和长春新碱等。联合化疗是最常用的方法。

知识点4：尤因肉瘤常用联合化疗方案　　副高：熟练掌握　正高：熟练掌握

（1）大剂量 VAI 方案：长春新碱 2mg，第 1 天；多柔比星 75mg/m^2，连续 72 小时连续静脉滴注给药；异环磷酰胺 2.5g/m^2，2～3 小时静脉注射，每天 1 次，持续 4 天；美司钠 500mg/m^2 与第 1 天的 IFO 混合使用，另外 1500mg/m^2 溶于 2000ml 碱性溶液中，持续 24 小时静脉滴注，连用 4 天；也可采用 500mg/m^2，于 IFO 的 0、4、8 小时静脉滴注，连用 4 天；G-CSF 支持；每 3 周重复一次。

（2）CyVADIC 连续输注方案：环磷酰胺 600mg/m^2，静脉注射，第 1 天；长春新碱 1.4mg/m^2（最大剂量 2mg），静脉注射，每周 1 次，连用 6 周，然后用于每个周期的第 1 天；多柔比星 60mg/m^2，连续 96 小时中央静脉导管插管滴注给药；达卡巴嗪 1000mg/m^2，与多柔比星混合在同一个药袋或药泵中，连续 96 小时静脉滴注；每 3～4 周重复一次。

（3）VAC/IE 交替方案化疗：①VAC 方案：长春新碱 1.5mg/m^2，静脉注射，第 1 天；多柔比星 75mg/m^2，静脉注射，第 1 天；环磷酰胺 1200mg/m^2，静脉注射，第 1 天。②IE 方案：异环磷酰胺 1800mg/m^2，静脉注射，每天 1 次，连续 5 天；美司钠 360mg/m^2，于 IFO 的 0、4、8 小时静脉注射，连用 5 天；依托泊苷（VP-16）100mg/m^2，静脉注射，每天 1 次，连用 5 天；每 3 周 VAC 与 IE 方案交换使用。

第二十一章 软组织肉瘤

知识点1：软组织肉瘤病因及发病机制 副高：熟练掌握 正高：熟练掌握

目前认为软组织肉瘤不是单一因素引起的，可能引起软组织肉瘤的因素有先天性畸形、家族性遗传、异物刺激、化学物质刺激、创伤学说、病毒因素、内分泌因素及放射线因素。

知识点2：软组织肉瘤的临床表现 副高：熟练掌握 正高：熟练掌握

软组织肉瘤的主要表现为局部肿块，因肿瘤的部位不同而表现各种症状。位于浅表部位的患者能够触及肿块；位于深部者出现症状较晚；发生于胃肠道者可能引起胃肠梗阻及便血等症状。软组织肉瘤的形状、大小不同，可为圆球形或橄榄球形，小者直径1~2cm，大者20~30cm，或者更大。

部分软组织肉瘤可出现疼痛，疼痛的强度与肿瘤的来源、大小及部位有关。平滑肌肉瘤常有疼痛，滑膜肉瘤与横纹肌肉瘤可有疼痛或无疼痛。脂肪肉瘤多数无疼痛。肿瘤破溃和合并感染者多有疼痛。

知识点3：软组织肉瘤的诊断 副高：熟练掌握 正高：熟练掌握

软组织肉瘤的确诊必须经过组织病理学检查。

知识点4：软组织肉瘤的化学治疗 副高：熟练掌握 正高：熟练掌握

化学治疗是软组织肉瘤综合治疗的一种方法。对于肿瘤体积较大、恶性程度较高的软组织肉瘤，术前化疗能够使肿瘤缩小，提高切除率，防止截肢手术。对于恶性程度高的软组织肉瘤，术后短期内化疗可能减少远处转移，提高生存率。目前主要以联合化疗为主。

知识点5：软组织肉瘤常用的联合化疗方案 副高：熟练掌握 正高：熟练掌握

（1）大剂量AI方案：多柔比星75mg/m^2，72小时持续静脉滴注；异环磷酰胺2.5g/m^2，连续2~3小时，第1~4天；美司钠500mg/m^2与第1天的异环磷酰胺混合应用，或者1500mg/m^2溶于2000ml碱性溶液中，持续24小时静脉滴注，连用4天；或500mg/m^2，于IFO的0、4、8小时静滴，连用4天；G-CSF支持，第5天开始；每3~4周重复。

治疗小圆细胞肿瘤（如尤因肉瘤、横纹肌肉瘤和原始神经外胚叶性肿瘤等）时，在第

1 天加长春新碱 2mg。

（2）持续输注 CyADIC 方案：环磷酰胺 600mg/m^2，静脉滴注，第 1 天；多柔比星 60mg/m^2，持续 96 小时静脉滴注；达卡巴嗪 1000mg/m^2 和多柔比星联用，持续 96 小时静脉滴注；每 3~4 周重复。

（3）持续输注 ADIC 方案：多柔比星 90mg/m^2，持续 96 小时静脉滴注；达卡巴嗪 900mg/m^2 和多柔比星混于同一个药袋或药泵，持续 96 小时静脉滴注；每 3~4 周重复。

（4）MAID 方案：美司钠 8000mg/m^2，持续 96 小时静脉滴注；多柔比星 60mg/m^2，持续 72 小时静脉滴注；异环磷酰胺 6000mg/m^2，72 小时静脉滴注；达卡巴嗪 900mg/m^2 和多柔比星混于同一个药袋或药泵，持续 72 小时静脉滴注；每 3~4 周重复 1 次。

（5）CVADIC 方案：环磷酰胺 500mg/m^2 静脉注射，第 1 天；长春新碱 1.5mg/m^2 静脉注射，第 1、5 天；多柔比星 50mg/m^2 静脉注射，第 1 天；达卡巴嗪 200mg/m^2 静脉滴注，第 1~5 天；每 3~4 周重复。

（6）GEM+DOC 方案：吉西他滨 900mg/m^2，90 分钟静脉滴注，第 1 天与第 8 天；多西他赛 100mg/m^2，第 8 天；G-CSF 支持；3~4 周重复。多为二线使用，对于从前接受过强力化疗和盆腔照射的患者，两药的剂量都减少 25%。VAC 和 IE 方案化疗每 3 周交替 1 次，连续 39 周。

知识点 6：其他化疗药物治软组织肉瘤　　副高：熟练掌握　正高：熟练掌握

其他化疗药物对某些肉瘤有效，比如：血管内皮生长因子抑制剂用于腺泡软组织肉瘤；贝伐单抗+替莫唑胺用于孤立性纤维瘤；紫杉醇用于血管肉瘤；放线菌素 D、长春新碱或依托泊苷用于儿童尤因肉瘤和横纹肌肉瘤。吉西他滨和多西他赛连用对子宫平滑肌肉瘤及某些血管肉瘤有效。黏液样脂肪肉瘤对曲贝替定高度敏感（但国内没有上市）。

第二十二章　恶性黑色素瘤

第一节　恶性黑色素瘤的病因及发病机制

知识点1：恶性黑色素瘤病因及发病机制　　副高：熟练掌握　正高：熟练掌握

皮肤黑色素瘤的病因目前唯一可确定的就是与过度接受紫外线照射相关。紫外线中的UVA与UVB都能诱导黑色素瘤的产生，其中UVB是诱导发病的主因。光敏型皮肤容易生雀斑，有大量普通痣或发育异常的痣和皮肤癌家族史等，通常被认为是发病的高危人群。外伤和恶性黑色素瘤的发生有一定关系。

第二节　恶性黑色素瘤的临床表现

知识点1：恶性黑色素瘤的临床表现　　副高：熟练掌握　正高：熟练掌握

早期皮肤黑色素瘤的表现可以通过ABCDE法则来进行早期诊断。A：非对称，色素斑的一半和另一半看起来不对称；B：边缘不规则，边缘不整或有切迹、锯齿等，不像正常色素痣那样具有完整的圆形或椭圆形的轮廓；C：颜色改变，正常色素痣通常为单色，而黑色素瘤主要呈污浊的黑色，也可有褐、棕、棕黑、蓝、粉、黑甚至白色等各种颜色；D：直径，色素斑直径>5mm或色素斑明显长大时要注意，黑色素瘤往往比普通痣大，要留心直径>5mm的色素斑，直径>1cm的色素痣最好做活检评估；E：隆起，某些早期的黑色素瘤，整个瘤体会略有隆起。任何一处色素沉着病变若有快速抬起或表面不平，应当立即做检查。ABCDE的唯一不足就是它没有将黑色素瘤的发展速度考虑在内，也就是说，几周或几个月内发生明显变化的趋势。早期皮肤黑色素瘤进一步发展可产生卫星灶、溃疡、反复不愈以及区域淋巴结转移和移行转移。黏膜黑色素瘤，如口腔、会阴部等可参照ABCDE法则。晚期黑色素瘤因为不同的转移部位症状不一，容易转移的部位是肺、肝、骨、脑。眼底和直肠黑色素瘤容易出现肝转移。

第三节　恶性黑色素瘤的诊断及鉴别诊断

知识点1：恶性黑色素瘤的诊断　　副高：熟练掌握　正高：熟练掌握

典型的临床表现与查体体征是黑色素瘤诊断的常用方法。病理学检查为黑色素瘤确定诊断甚至分期的最终标准，因此在整个黑色素瘤的诊断、分期、治疗和预后判断中都占有非常重要的地位。免疫组织化学染色是鉴别黑色素瘤的重要辅助手段。S-100，HMB-45及波形蛋白是诊断黑色素瘤的特异指标。HMB-45在检查恶性黑色素肿瘤方面比S-100更具特异性。

知识点2：恶性黑色素瘤的鉴别诊断　　副高：熟练掌握　正高：熟练掌握

普通痣通常为圆形或卵圆形，将其一分为二，两边对称；边缘规则整齐，与周围皮肤界限清楚；颜色为棕黄色、棕色或黑色，恶性黑色素瘤通常在棕黄色或棕褐色的基础上还有少量粉红色、白色、蓝黑色等多种色彩；普通痣直径一般都<5mm，恶性黑色素瘤则为不规则形状，界限参差不齐呈锯齿状，直径常>5mm；恶性黑色素瘤还应和其他含有色素的皮肤病损（如老年性色素性疣、硬化性血管瘤、甲下血肿和色素性基底细胞上皮瘤等）鉴别。

第四节　恶性黑色素瘤的治疗

知识点1：恶性黑色素瘤的全身治疗　　副高：熟练掌握　正高：熟练掌握

（1）Ipilimumab（易普利姆玛，商标名Yervoy）：属于人源化单克隆抗体，可以有效阻断细胞毒性T淋巴细胞相关抗原-4（CTLA-4）与其配体相结合，从而调动特异性抗肿瘤免疫反应，增加晚期黑色素瘤患者生存时间。目前推荐剂量3mg/kg，90分钟内滴注完毕，每3周重复，持续4个周期。

（2）Vemurafenib（BRAF V600抑制剂）：这个药物可能对我国1/4黑色素瘤患者有效。

（3）伊马替尼（CKIT抑制剂）：适用于KIT突变或扩增的，晚期黑色素瘤患者（Ⅱ类证据推荐）。

（4）化疗：因为Ipilimumab（伊匹莫单抗）和Vemurafenib还没在国内上市，所以化疗药物仍然是重要的治疗手段。一线治疗建议达卡巴嗪（DTIC）单药、替莫唑胺（TMZ）或TMZ/DTIC单药为主的联合治疗（如联合顺铂或福莫司汀）；二线治疗一般建议紫杉醇联合卡铂方案。替莫唑胺和福莫司汀，尽管在疗效上并未明显超越DTIC，但两者均能透过血脑屏障。

（5）推荐参加临床试验。

知识点2：恶性黑色素瘤的灌注治疗及其他　　副高：熟练掌握　正高：熟练掌握

肢体移行转移，属于Ⅲ期患者的一种特殊类型，表现为一侧肢体原发灶与区域淋巴结之间的皮肤、皮下及软组织的广泛转移，手术很难切除干净。推荐肢体隔离热灌注化疗或肢体隔离热输注化疗。常用药物为美法仑、顺铂、TNF-α等。如移行转移灶数目有限，尤其是皮肤病灶，不易完全切除的可以在病灶内注射卡介苗或IFN-α或局部咪喹莫特；激光消除对少数患者有效。

第二十三章　霍奇金淋巴瘤

第一节　霍奇金淋巴瘤的病因及发病机制

知识点1：霍奇金淋巴瘤（HL）的病因及发病机制

副高：熟练掌握　正高：熟练掌握

霍奇金淋巴瘤的病因尚不清楚，发病危险因素与环境因素、遗传因素和病毒感染等有关。HL发病曲线的独特双峰提示，儿童时期的社会环境因素和HL发病相关。经济状况较好的青少年HL患者很多，在亚洲和非洲人群中，初次发病高峰提前，这可能与较低社会阶层因素促使儿童过早暴露于多见感染，特别是Epstein-Barr病毒（EBV）的感染有关。流行病学与分子证据表明，HL发病机制与EB病毒感染有关。另外，HL具有遗传易感性。化学和环境因素可能与HL风险相关，诸如包括木和木材制品、工业化学制品和除草剂。某些原发免疫缺陷性疾病，HL患病风险上升，如联合免疫缺陷、低γ球蛋白血症与高免疫球蛋白（高IgM）综合征以及器官或异基因骨髓移植患者。

第二节　霍奇金淋巴瘤的临床表现

知识点1：霍奇金淋巴瘤的表现　副高：熟练掌握　正高：熟练掌握

霍奇金淋巴瘤典型表现为无痛性淋巴结肿大，似橡胶样坚韧，保持数月甚至数年，缓慢增大。

出现颈部锁骨上淋巴结病变的HL占60%~70%，纵隔淋巴结病变占50%~60%，腋淋巴结病变占25%~35%。

较少受侵的部位有肺门，主动脉旁区、髂淋巴结及腹股沟淋巴结区。纵隔淋巴结肿大压迫气道、血管、食管可造成呼吸困难、上腔静脉综合征、吞咽困难。腘窝、肠系膜、滑车上和臂丛淋巴结极少侵及。约30%的患者出现脾大，肝大罕见。5%的患者韦氏环可能受累。

知识点2：霍奇金淋巴瘤的体征　副高：熟练掌握　正高：熟练掌握

多见全身症状为盗汗、发热及体重减轻。霍奇金淋巴瘤的发热多见于午后，呈Pel-Ebstein发热，为典型的周期性发热，连续数日不规则发热，继以几天到几周的无发热间隔，发热成为特异性症状，但并不多见。发热、盗汗及半年内原因不明的体重减轻>10%甚至消瘦，考虑为 B 症状，与不良预后有关。

此外，皮肤瘙痒在晚期患者中较多见。皮肤其他病变包括皮肤瘙痒所致的表皮脱落、荨麻疹、色素沉着或淋巴瘤直接累及。

霍奇金淋巴瘤患者饮酒后可致受累的骨与淋巴结部位疼痛。

偶见小脑变性、运动和感觉异常的副瘤综合征。

第三节 霍奇金淋巴瘤的诊断及鉴别诊断

知识点 1：霍奇金淋巴瘤的诊断及鉴别诊断　　副高：熟练掌握　正高：熟练掌握

霍奇金淋巴瘤的诊断主要依据病史、临床表现、影像学诊断和病理学诊断。在临床上应和淋巴结反应性增生、巨大淋巴结增生、非霍奇金淋巴瘤、淋巴结急慢性炎症、急慢性白血病、传染性单核细胞增多症或淋巴结结核、结节病、嗜酸性淋巴肉芽肿、淋巴结转移癌等相鉴别。

第四节 霍奇金淋巴瘤的治疗

知识点 1：霍奇金淋巴瘤的治疗原则　　副高：熟练掌握　正高：熟练掌握

早期 HL 推荐化疗、受累野放疗为主的综合治疗；晚期患者推荐化疗为主；复发、难治性患者推荐高剂量化疗或常规放化疗综合治疗为主。治疗原则如下：

（1）$\text{I}_A \sim \text{II}_A$期预后良好型：ABVD 方案化疗 2～4 周期，进行受累野照射，剂量为 20Gy，肿瘤残存区域照射剂量为 36Gy。

（2）Ⅰ～Ⅱ期预后不良型：ABVD 方案化疗 4～6 周期，进行受累野照射，剂量为 30Gy，肿瘤残存或化疗前大肿块区域照射剂量为 36～40Gy。

（3）Ⅲ/Ⅳ期：ABVD 方案化疗 6 周期，肿瘤残存或化疗前是大肿块时建议局部照射。若 IPS≥4，BEACOPP 方案 8 周期。

（4）复发、难治患者的治疗：初治联合化疗方案，如 ABVD 无法达到 CR 的难治病例或 CR 后 12 个月内短期复发病例应选择与原化疗方案无明显交叉耐药的新方案，如 ICE、DHAP、ESHAP、mini-BEAM 等，或应用大剂量化疗联合自体造血干细胞移植治疗。

（5）儿童患者的治疗：儿童患者因为处于发育期，为了避免放射引起的发育障碍，放疗剂量应适当减小，受累野照射也适当限制。

知识点 2：早期 HL 的治疗　　副高：熟练掌握　正高：熟练掌握

早期 HL 的治疗原则为预后良好者，接受 2～4 周期 ABVD 化疗+受累野照射 20～30Gy；预后欠佳者，接受 4～6 周期 ABVD 化疗+受累野照射 30～36Gy。对于化疗抗拒或不能耐受化疗的早期霍奇金淋巴瘤，应考虑根治性放疗，即进行扩大野放疗，根治性放疗剂量是

36～40Gy，预防区域照射剂量是 20Gy。

知识点 3：晚期 HL 的治疗——ABVD 方案　　副高：熟练掌握　正高：熟练掌握

ABVD 方案一般使用 6～8 个疗程，4 个疗程后进行再分期，得到 CR 或 PR 患者接受 2 个疗程之后再进行评价，获得 CR 患者或 PR 但 PET 结果阴性患者可不用再进一步治疗。有原发纵隔巨大肿块者，应在 6 个疗程 ABVD 方案后进行巩固放疗（30～36Gy 剂量的 IFRT），治疗结束后进行再分期，PR 但是 PET 结果阴性者可以继续用 2 个疗程 ABVD，共 8 个疗程。

知识点 4：晚期 HL 的治疗——Stanford V 方案　　副高：熟练掌握　正高：熟练掌握

Stanford V 方案治疗 12 周（3 个疗程），3 周内进行巩固放疗（I_B～II_B期患者剂量 30Gy，原发灶≥5cm 或脾脏受侵患者剂量 36Gy）。采用 Stanford V 方案的患者再分期后的治疗与前面所述相同。

知识点 5：晚期 HL 的治疗——强化的 BEACOPP 方案　　副高：熟练掌握　正高：熟练掌握

强化的 BEACOPP 方案是 3 周方案，4 个疗程治疗后进行再分期，CR 患者建议接受基础 BEACOPP 方案，PR 患者接受 4 个疗程强化的 BEACOPP 方案，治疗结束后进行再分期。所有患者均需进行巩固治疗，原发灶>5cm 患者剂量为 30～40Gy，残留灶 PET 结果阳性者剂量为 40Gy。PET 结果阳性的 PR 患者或进展期的患者，建议治疗前行活检。

第二十四章 非霍奇金淋巴瘤

第一节 慢性淋巴细胞白血病（CLL）/小淋巴细胞淋巴瘤（SLL）

知识点1：CLL与SLL诊断 副高：熟练掌握 正高：熟练掌握

CLL和SLL是同一种疾病的不同表现，在很大程度上治疗也相同。若临床表现以淋巴结病变为主，通常诊断为SLL；当主要为骨髓和血液受累时，则诊断为CLL。

知识点2：CLL与SLL治疗 副高：熟练掌握 正高：熟练掌握

对于局限期SLL（Ann Arbor Ⅰ期）患者，局部区域性放疗是恰当的一线诱导治疗。对于放疗后进展的局限期SLL及无del（17p）的进展期SLL患者，根据有无下列适应证选择治疗：明显的疾病有关症状（乏力、盗汗、体重减轻、非感染性发热）、危及终末器官功能、巨块型病变（脾肋下>6cm、淋巴结>10cm）、淋巴细胞倍增时间（LDT）不足6个月、进行性贫血、血小板计数进行性下降连续进展。没有治疗适应证的患者可以观察等待，直到疾病进展；对存在任何上述适应证的患者应给予化疗或免疫化疗，首选以嘌呤类似物作为基础的治疗。CLL患者有发生肿瘤溶解综合征的危险，应考虑预防治疗。

目前SLL/CLL可选择的治疗方案有苯丁酸氮芥±泼尼松、环磷酰胺±长春新碱与泼尼松、氟达拉滨单药或联合环磷酰胺，无法耐受氟达拉滨的患者也可选用CHOP方案；喷司他丁+环磷酰胺+利妥昔单抗（PCR）及苯达莫司汀单药等，上述方案亦可选择联合利妥昔单抗。

诱导治疗后达到完全缓解或部分缓解的患者，经常进行观察随访。二线治疗推荐选用化疗联合利妥昔单抗或阿仑单抗（CD52单抗）。异基因造血干细胞移植能够作为疾病复发后再度诱导缓解后的选择。

对于del（17p）阳性细胞比例>20%的患者，常规治疗疗效较差，可以选择阿仑单抗治疗，70岁以下的患者还可以在缓解后进行异基因造血干细胞移植。因阿仑单抗能够激活巨细胞病毒（CMV），治疗中应最少每3周进行1次CMV病毒滴度检测。

对于组织学转化为弥漫大细胞或霍奇金淋巴瘤的患者，可依照侵袭性淋巴瘤治疗，经诱导化疗缓解后，可考虑进行异基因造血干细胞移植治疗。

对于伴有自身免疫性血细胞下降的患者需要针对溶血进行治疗。自身免疫性溶血性贫血与免疫性血小板减少性紫癜患者可以先选用糖皮质激素治疗，难治性病例可以选用免疫球蛋白静脉注射、利妥昔单抗或脾切除，单纯红细胞再生障碍性贫血需要选用免疫抑制药治疗。

第二节　滤泡（1/2 级）淋巴瘤

知识点 1：滤泡淋巴瘤（FL）诊断及鉴别诊断　　副高：熟练掌握　正高：熟练掌握

切取肿大淋巴结病理活检，根据典型病理形态学表现可以确诊，辅助免疫组织化学染色、分子生物学及细胞遗传学检查有助于鉴别诊断。

知识点 2：滤泡淋巴瘤的治疗原则　　副高：熟练掌握　正高：熟练掌握

（1）Ⅰ、Ⅱ期患者初始治疗：局部区域放射治疗（RT）；利妥昔单抗治疗加或不加化疗；化疗加或不加 RT；无症状、年老体弱患者可以观察。

（2）Ⅱ期巨块病变，腹部病变和Ⅲ、Ⅳ期患者的初始治疗：存在治疗适应证的患者可以选择治疗，否则可观察。治疗适应证包括进行新的临床试验，有症状患者，疾病发展影响到器官功能，继发血细胞减少，巨块病变，病情进展或患者要求治疗。

知识点 3：滤泡淋巴瘤的治疗方法　　副高：熟练掌握　正高：熟练掌握

（1）诱导治疗：措施为利妥昔单抗联合单一或多药化疗，临床试验，利妥昔单抗单药治疗，或局部姑息放疗治疗缓解症状。

（2）利妥昔单抗维持治疗：诱导治疗后病变稳定或有效患者可经常用利妥昔单抗持续治疗。

（3）观察、随访：无治疗适应证患者可采取观察、随访。随访期为每 3 个月 1 次，维持 1 年。此后，3~6 个月 1 次。

（4）复发或初始治疗无效患者：可考虑高剂量化疗结合自体或异体干细胞移植、临床试验、观察、放射免疫治疗、姑息治疗或对症支持治疗。

（5）组织学转化为 DLBCL 患者：以往多程治疗者：进入临床试验，放射免疫治疗或化疗+利妥昔单抗或 IFRT 或 BSC。有效者，可行高剂量化疗加自体或异体干细胞移植。以往没有或很少量治疗者：蒽环类药物为基础化疗+RT 或化疗+利妥昔单抗治疗。

知识点 4：滤泡淋巴瘤的Ⅰ~Ⅱ期 1/2 级滤泡淋巴瘤的放射治疗
副高：熟练掌握　正高：熟练掌握

目前比较倾向局部受累野放射治疗。FL 对放射治疗敏感，呈较显著的剂量-效应关系。研究显示，剂量偏低导致照射野内复发，剂量偏高也无法提高肿瘤局部控制率。目前通常认为，亚临床病灶合适的照射剂量为 25~30Gy，肉眼可见病灶的照射剂量为 36~40Gy。目前仍无法明确化疗加入放疗能否提高早期低度恶性淋巴瘤的生存率。综合治疗可能提高Ⅰ~Ⅱ期滤泡淋巴瘤的生存率。NCCN推荐Ⅰ~Ⅱ期1/2级FL采用根治性局部受累野放射治疗，放射治疗剂量为24~30Gy，对伴有大肿块和放射治疗过程中肿瘤退缩缓慢者可局部补量6Gy。

知识点5：滤泡淋巴瘤的推荐治疗方案　　副高：熟练掌握　正高：熟练掌握

（1）初始治疗方案：①CHOP（多柔比星、长春新碱、环磷酰胺、泼尼松）+利妥昔单抗；②CVP（长春新碱、环磷酰胺、泼尼松）+利妥昔单抗；③氟达拉滨+利妥昔单抗；④FND（氟达拉滨、米托蒽醌、地塞米松）+利妥昔单抗；⑤放射免疫治疗或CHOP治疗后放射免疫治疗。

（2）一线利妥昔单抗维持治疗。

（3）老年患者一线治疗。利妥昔单抗；单药烷化剂：瘤可宁、环磷酰胺。

（4）局部巨块或症状患者。可采取IFRT 30~40Gy+全身治疗。

（5）二线或后续治疗。高剂量治疗结合自体或异体干细胞移植，化疗-免疫治疗或放射免疫治疗。

（6）二线利妥昔单抗维持治疗。

第三节　结外黏膜相关淋巴组织（MALT）淋巴瘤

知识点1：MALT淋巴瘤病因及发病机制　　副高：熟练掌握　正高：熟练掌握

流行病学资料、实验室研究和抗幽门螺杆菌（Hp）感染治疗等已经充分证实90%以上的胃MALT淋巴瘤的发生发展与Hp感染密切相关。

知识点2：MALT淋巴瘤的临床表现　　副高：熟练掌握　正高：熟练掌握

胃MALT淋巴瘤多见于50~60岁，男性略多。肿瘤多发于胃窦和胃体远侧，多灶性，常表现为黏膜下广泛浸润。肿瘤易累及胃周围区域淋巴结，而极少累及外周淋巴结。临床Ⅰ~Ⅱ期最常见，占60%~80%，Ⅲ~Ⅳ期罕见。远处转移发生时，胃MALT淋巴瘤易转移到其他黏膜部位，如小肠、腮腺和脾边缘带等。

知识点3：MALT淋巴瘤的治疗原则　　副高：熟练掌握　正高：熟练掌握

美国癌症综合网推荐早期非大肿块胃MALT淋巴瘤临床$Ⅰ_E$期、Hp阳性病例应用抗Hp治疗3周，同时合并使用H_2受体阻滞剂3个月后通过内镜做病理和Hp检查，若淋巴瘤和Hp均阴性，则可随访观察；若Hp阳性，但淋巴瘤阴性或淋巴瘤阳性而病情稳定，可考虑使用二线抗生素治疗3周；不管Hp阳性还是阴性，淋巴瘤未控或病情继续进展时，必须考虑放射治疗。对于大肿块 I_E期或 II_E期、Hp 阴性者，首选放射治疗。Ⅲ～Ⅳ期胃 MALT 淋巴瘤，若有胃肠道出血、大肿块、过去 6 个月内病变进展、有症状、累及器官功能或患者要求治疗，应考虑化疗或放射治疗；如无上述现象，可考虑临床观察。

知识点 4：MALT 淋巴瘤的抗 HP 治疗　　副高：熟练掌握　正高：熟练掌握

I_E期胃 MALT 淋巴瘤 Hp 阳性时，首先考虑抗 Hp 感染，完全缓解率为 60%～100%，平均约 80%。大部分病例在治疗后 12 个月内得到完全缓解，完全缓解后复发率<10%。

知识点 5：MALT 淋巴瘤的化学治疗　　副高：熟练掌握　正高：熟练掌握

化疗目前只用于早期转化的胃 MALT 淋巴瘤和晚期胃 MALT 淋巴瘤。

第四节　套细胞淋巴瘤

知识点 1：套细胞淋巴瘤（MCL）的病因及发病机制
副高：熟练掌握　正高：熟练掌握

MCL 的发病机制表现为一同发生的细胞周期调控机制和 DNA 损伤应答机制的紊乱。

知识点 2：MCL 的临床表现　　副高：熟练掌握　正高：熟练掌握

绝大多数患者在诊断时为Ⅲ/Ⅳ期。结外受累多见，多见的部位有骨髓、外周血、胃肠道、肝、脾及韦氏环等。胃肠道受侵常表现为多发性淋巴瘤样息肉。淋巴瘤白血病表现也较多见。有研究报道，如采用外周血流式细胞检测技术，能够在所有患者的外周血中检测到肿瘤细胞的存在。皮肤受累是疾病播散的表现，常与母细胞样变相关。中枢神经系统（CNS）受累罕见，常是 MCL 的晚期并发症，几乎总是与白血病伴发。

知识点 3：MCL 的诊断及鉴别诊断　　副高：熟练掌握　正高：熟练掌握

MCL 主要通过病理组织学结合免疫组化特征确诊。在一些病例中，细胞遗传学或 FISH 检测 t（11；14）有助于诊断。Cyclin D1 表达常为诊断 MCL 所必需，但最近发现部分病例不表达 Cyclin D1，而表现为 Cyclin D2 或 Cyclin D3 的过度表达。若有典型的免疫表型，如 $CD5^+$，$CD23^-$，$CD20^+$，但 Cyclin D1 阴性，就需检测 Cyclin D2 或 Cyclin D3 的表达，阳性病例应属于免疫表型变异的 MCL，阴性病例应属于变异型 SLL/CLL。

知识点 4：MCL 的治疗　　副高：熟练掌握　正高：熟练掌握

绝大多数的晚期患者，应进行全身治疗。目前认为，对于部分存在典型惰性病程特点的患者，可选择观察和等待。这些患者通常表现为无症状、增长缓慢的肿大淋巴结、没有大肿块，病理上通常呈结节样生长，且肿瘤细胞的增殖比例低。

在化疗的基础上联合利妥昔单抗，可以提高缓解率，但是无法延长无进展生存（PFS）和总生存（OS）时间。与 CHOP 方案比较，R-CHOP 可以明显提高总有效率（94% VS75%）与完全缓解率（34% VS 7%），但是 PFS 没有差别。

多项研究显示，提高剂量的化疗方案可以明显改善缓解率和延长缓解时间。

以氟达拉滨为基础的联合化疗方案，例如 FCMR（氟达拉滨、环磷酰胺、米托蒽醌和利妥昔单抗）对 MCL 有效，在 FCM 方案基础上联用利妥昔单抗可以明显延长复发和耐药 MCL 患者的 OS。一项Ⅱ期临床研究表明，蛋白酶体抑制药硼替佐米治疗复发或难治 MCL，有效率是 33%，CR 率为 8%，TTP 为 6.2 个月。利妥昔单抗联合沙利度胺也有很好的疗效。此外，来那度胺是与沙利度胺作用机制类似的免疫调节药，无论其单药或与利妥昔单抗联用，均对复发和耐药的 MCL 有效。苯达莫斯汀不但在滤泡淋巴瘤和小淋巴细胞淋巴瘤/慢性淋巴细胞白血病中展示了很好的疗效，对 MCL 也同样有效。另外，对部分合适的复发患者，还可以选用异基因造血干细胞移植。

第五节 弥漫大 B 细胞淋巴瘤

知识点 1：弥漫大 B 细胞淋巴瘤（DLBCL）的病因及发病机制

副高：熟练掌握 正高：熟练掌握

DLBCL 的病因尚不清楚。免疫缺陷的患者较正常人更易发生 DLBCL，类风湿关节炎等自身免疫病患者 DLBCL 发病率升高。免疫缺陷的 DLBCL 患者 EB 病毒的阳性率超出其他 DLBCL 患者。少数 DLBCL 是由其他类型淋巴瘤转化而来，包括滤泡淋巴瘤、慢性淋巴细胞白血病/小 B 细胞淋巴瘤、边缘带 B 细胞淋巴瘤及结节性淋巴细胞为主型的霍奇金淋巴瘤。

DLBCL 是一种异质性极强的病症，发病机制错综复杂，包括染色体易位、异常体细胞高频突变、基因扩增、缺失和突变等各个方面。

知识点 2：DLBCL 的临床表现

副高：熟练掌握 正高：熟练掌握

DLBCL 初起时多表现为无痛性淋巴结肿大，发病时局限于结外病变的比例最高可达 40%。DLBCL 可以始发于任何结外组织器官，最多见的结外原发部位是胃肠道，其他部位包括皮肤、软组织、中枢神经系统、肝、肺、骨、肾、睾丸、女性生殖系统、涎腺等。

临床主要表现为快速增大的肿物，患者常因单一的淋巴结区或结外组织器官被波及就诊，但全面的分期检查常发现更广泛的病变。Ⅰ、Ⅱ期患者为 30%～50%，Ⅳ期患者为 30%～40%。当肿物累及周围器官或引起梗阻时可引起相应器官的功能障碍或疼痛。约 1/3 的患者出现 B 症状，50%以上的患者 LDH 升高。

知识点3：DLBCL的诊断及鉴别诊断　　副高：熟练掌握　正高：熟练掌握

DLBCL的诊断依赖病理。和其他类型的淋巴瘤一样，临床医师需要结合患者的症状体征，考虑到淋巴瘤或相似疾病的诊断，然后进行病理学检查。临床与病理诊断不符时，须重复活检以确保诊断的准确性。

知识点4：局限期DLBCL的初始治疗　　副高：熟练掌握　正高：熟练掌握

对于Ⅰ/Ⅱ期患者，若无不良预后因素（不良预后因素定义为LDH增高、Ⅱ期、年龄>60岁、ECOG评分≥2）且无大肿块，应该使用R-CHOP 3周期联合放疗30~36Gy；或使用R-CHOP 6~8周期，在此基础上可以联合30~36Gy受累野放疗。若存在不良预后因素且无大肿块，应采用R-CHOP 3周期联合放疗30~36Gy；或选用R-CHOP 6~8周期，在此基础上可以联合30~36Gy受累野放疗。对于有大肿块的Ⅰ/Ⅱ期患者，应选用R-CHOP方案6~8周期，在此基础上可以联合30~40Gy受累野放疗。

知识点5：晚期患者的一线治疗　　副高：熟练掌握　正高：熟练掌握

（1）利妥昔单抗联合CHOP的标准方案：利妥昔单抗是人鼠嵌合型的CD20单抗，多项大型随机对照研究显示，在CHOP方案基础上加用利妥昔单抗联合能够进一步提高疗效，R-CHOP方案已成为侵袭性淋巴瘤治疗的标准方案。

（2）新的传统化疗方案：DSHNHL的B1研究表明，对于<60岁LDH正常的患者，在CHOP方案基础上给予VP-16，可提高CR率和5年EFS，而双周方案比三周方案可提高OS。

另外，两项对照研究一致表明，在双周CHOP方案基础上联合利妥昔单抗，可提高EFS、PFS或无治疗失败生存，同时提高OS。

（3）放疗：对于Ⅲ、Ⅳ期有大肿块的患者，应考虑进行原大肿块部位放疗。多因素分析显示，是否放疗影响OS与PFS（P<0.0001）。在配对分析中放疗提高了OS（HR分别为0.52和0.29）与PFS（HR分别为0.45和0.24）。

根据已有的研究结果，对于存在大肿块的Ⅱ期患者，应给予R-CHOP方案6~8个周期，在此基础上能够联合30~40Gy受累野放疗。对于Ⅲ、Ⅳ期患者，建议参加合适的临床研究，以期进一步提高疗效；没有合适的临床研究时，应给予R-CHOP方案化疗6~8周期。

知识点6：DLBCL的解救治疗　　副高：熟练掌握　正高：熟练掌握

DLBCL的解救方案包括MINE、DHAP、ESHAP、DICE、ICE、EPOCH和mini-BEAM等，RR率为20%~80%，CR率多在20%~30%，但CR经常是短期的，长期DFS不到10%。在细胞毒类药物中，较新的药物如紫杉类、吉西他滨、奥沙利铂、拓扑替康、长春瑞滨用于治疗复发或难治性DLBCL也有一定效果。利妥昔单抗用于单药或联合化疗可取得一定效果。

对于适合给予高剂量治疗的患者，先用解救方案（可含利妥昔单抗）诱导，缓解后使用高剂量治疗或临床研究。对于不适合使用高剂量治疗的患者，可进行临床研究、二线化疗或是姑息性放疗。

第六节 Burkitt 淋巴瘤

知识点1：伯基特淋巴瘤的病因及发病机制　　副高：熟练掌握　正高：熟练掌握

EB 病毒感染在伯基特淋巴瘤的发生过程中具有重要作用。EBV 可见于绝大多数的地方性 BL、25%~40%的免疫缺陷相关性 BL 和小于 30%的散发性 BL。分子病因学的研究表明，所有的伯基特淋巴瘤均存在 C-myc 基因重排，C-myc 基因的重排和异常激活可能是导致 BL 发生、发展的根本原因。

知识点2：伯基特淋巴瘤的临床表现　　副高：熟练掌握　正高：熟练掌握

伯基特淋巴瘤恶性度高，生长快速，临床上多表现为一系列与受侵部位相关的症状。地方性 BL 多累及下颌骨，还可能累及眼眶或眼球；散发性 BL 多见的症状是腹部包块，经常累及空肠、回肠和胃。此外，伯基特淋巴瘤还可能累及卵巢、肾、乳腺、扁桃体、甲状腺或腮腺等。免疫缺陷相关性 BL 最常受累的部位是淋巴结和骨髓。中枢神经系统受侵或骨髓受侵常见于散发性和免疫缺陷相关性 BL，两者的受侵存在一定的相关性。累及骨髓者常合并白血病。

知识点3：伯基特淋巴瘤的诊断及鉴别诊断　　副高：熟练掌握　正高：熟练掌握

伯基特淋巴瘤形态学诊断的可重复性欠佳，免疫表型特征对于诊断至关重要，但是形态学表现和免疫表型都很难与弥漫大 B 细胞淋巴瘤区分，只有进行细胞遗传学或 FISH 检测证实存在 C-myc 基因重排才能确诊。

知识点4：伯基特淋巴瘤的治疗　　副高：熟练掌握　正高：熟练掌握

伯基特淋巴瘤的治疗以化疗为主，有全身化疗和中枢神经系统治疗/预防两方面。化疗应选用高强度、短疗程的治疗方案，剂量强度与预后相关。加强全身化疗的剂量强度，尤其是增加容易透过血脑屏障的药物，如 MTX 和 Ara-C 的剂量，联合治疗性或预防性鞘内注射，可以提高患者的治愈率。就算是骨髓或中枢神经系统受累的患者，经过大剂量化疗后亦有可能治愈。

目前较为常用的化疗方案有 CODOX-M 或 CODOX-M/IVAC、剂量调整的 EPOCH 方案、HyperCVAD 方案及 CALGB9251 方案。其中 CODOX-M 方案可用于病变局限、LDH 正常的低危患者，CODOX-M/IVAC 交替方案适用于病变范围较广、预后较差的高危患者，剂量调整的 EPOCH 方案适用于低危患者或耐受性不理想的高危患者。上述方案的治疗强度虽然大，但远期不良反应较小、生育功能得到保留，最多见的不良反应为骨髓抑制和感染。

在化疗基础上结合利妥昔单抗能够提高伯基特淋巴瘤的疗效。

第二十五章　中枢神经系统肿瘤

第一节　脑胶质瘤

知识点1：脑胶质瘤的病因及发病机制　　副高：熟练掌握　正高：熟练掌握

病因至今尚不清楚。目前确定的两个危险因素是暴露于高剂量电离辐射和与罕见综合征有关的高外显率基因遗传突变。近年来，对TP53基因突变、P53蛋白表达及肿瘤干细胞的研究是恶性胶质瘤发病机制研究的热点。

知识点2：脑胶质瘤的临床表现　　副高：熟练掌握　正高：熟练掌握

恶性胶质瘤临床表现无特异性，头痛为主要症状，可以合并颅内压增高的相应症状及体征，如恶心、呕吐、视物模糊，根据肿瘤部位与进展程度不同，可出现局灶性神经系统缺失症状，如抽搐、轻偏瘫及语言障碍等。

知识点3：脑胶质瘤的诊断　　副高：熟练掌握　正高：熟练掌握

患者有局灶性神经功能障碍的特征，影像学检查有上述表现，可考虑脑胶质瘤的诊断，部分脑脊液细胞学检查阳性可帮助诊断，但确诊需病理学检查。

知识点4：脑胶质瘤的鉴别诊断　　副高：熟练掌握　正高：熟练掌握

（1）脑寄生虫病：患者多有感染源接触史，虫卵病原学检查和血清补体结合试验呈阳性。

（2）转移瘤：患者以往多有颅外肿瘤病史，病灶常为多灶性，CT显示肿瘤多近皮质，肿瘤小而水肿重。

（3）脑血管意外：患者年龄大，有高血压病，CT显示出血灶，水肿较轻。

（4）脑脓肿：患者有感染病史，多有脑膜刺激征，CT显示低密度影周围呈环形增强。

知识点5：脑胶质瘤的化学治疗　　副高：熟练掌握　正高：熟练掌握

化疗是脑胶质瘤的重要辅助治疗方法。对于新诊断的恶性胶质瘤患者，目前认为替莫唑胺同步放疗结合辅助化疗方案是其标准治疗方案。具体方案：放化疗同步，口服替莫唑胺 75mg/m^2，疗程 42 天。放疗结束后 4 周，进行替莫唑胺治疗：150~200mg/m^2，持续用药 5 天，28 天为 1 疗程，建议服药至 6 个疗程。

第二节 松果体区肿瘤

知识点 1：松果体区肿瘤的临床表现 副高：熟练掌握 正高：熟练掌握

临床上主要表现为伴眼肌麻痹的颅内压升高，部分患者有嗜睡、肥胖、性功能障碍。

知识点 2：松果体区肿瘤的诊断 副高：熟练掌握 正高：熟练掌握

患者有伴眼肌麻痹的颅内压增高的症状，影像学检查提示松果体区占位病变和钙化影即可临床诊断。确诊及病理分类依靠术后病理组织学检查。

知识点 3：松果体区肿瘤的鉴别诊断 副高：熟练掌握 正高：熟练掌握

松果体区肿瘤应与松果体区脑膜瘤、室管膜瘤、上皮样囊肿等进行鉴别。诊断性放疗、HCG 和 AFP 测定及必要时活检病理是重要的鉴别方法。

知识点 4：松果体区肿瘤的化学治疗 副高：熟练掌握 正高：熟练掌握

松果体区肿瘤对于化学治疗敏感，复发及转移病例可选用。

（1）常用化疗方案：BEP：顺铂 20mg/m^2，静脉滴注，第 1~5 天；依托泊苷 100mg/m^2，静脉滴注，第 1~5 天；博来霉素 15~30mg，肌内注射，第 1、8、15 天，每 21 天为一周期。

（2）挽救性治疗方案：①VIP：异环磷酰胺 1200mg/m^2，静脉滴注，第 1~5 天；依托泊苷 75mg/m^2，静脉滴注，第 1~5 天；顺铂 20mg/m^2，静脉滴注，第 1~5 天，每 21 天为一周期。（注：其中异环磷酰胺滴注需用美司钠保护泌尿系统。）②TIP：紫杉醇 250mg/m^2，静脉滴注，第 1 天；顺铂 25mg/m^2，静脉滴注，第 2~5 天；异环磷酰胺 1500mg/m^2，静脉滴注，第 2~5 天。（注：异环磷酰胺滴注需用美司钠保护泌尿系统；在 G-CSF 支持下每 3 周重复。）

第三节 颅内转移瘤

知识点 1：颅内转移瘤病因及发病机制 副高：熟练掌握 正高：熟练掌握

肺癌是颅内转移瘤最多见的原发肿瘤，占 30%~40%，其他依次是黑色素瘤、乳腺癌、消化系统肿瘤、泌尿系统肿瘤、生殖系统肿瘤等。大约 30%的颅内转移瘤找不到原发灶。

知识点2：颅内转移瘤的临床表现 副高：熟练掌握 正高：熟练掌握

患者多有原发肿瘤病史。颅内转移瘤患者的多见症状可分为局部或全身表现：局部症状因为转移瘤定位部位不同可表现相应定位体征，如偏瘫、失语、视野缺损等；全身症状因颅内压升高或脑水肿导致，如头痛、意识障碍、乏力、恶心、呕吐等。位于脑室附近肿瘤可格挡正常第三、四脑室脑脊液流出通路引起阻塞性脑水肿。

颅内转移瘤病灶多位于灰质与白质交界处。其中大脑半球约占80%，15%位于小脑，5%见于脑干部位。

知识点3：颅内转移瘤的诊断 副高：熟练掌握 正高：熟练掌握

患者有恶性肿瘤病史，有中枢神经系统损伤的定位表现，CT和MRI提示颅内占位病变就能诊断。术后病理检查可明确肿瘤的病理类型。

知识点4：颅内转移瘤的鉴别诊断 副高：熟练掌握 正高：熟练掌握

（1）原发性脑瘤：患者无颅外恶性肿瘤病史，CT和MRI显示病灶多为单个，脑脊液细胞学检查及术后病理检查都有利于确诊。

（2）脑血管意外：颅内转移瘤突发偏瘫，失语是首发症状，易与脑血管意外相混淆，但后者多有高血压病史，CT和MRI可见颅内出血灶，颅外其他检查可见原发灶更有利于鉴别诊断。

（3）脑寄生虫病：患者多有感染源接触史，虫卵病原学检查和血清学检查有助于鉴别诊断。

（4）脑脓肿、急性脱髓鞘性斑块、亚急性脑梗死等。

知识点5：颅内转移瘤的治疗原则 副高：熟练掌握 正高：熟练掌握

在治疗原发肿瘤的同时积极进行综合治疗。应综合考虑下列因素：①患者（年龄、体能状况和伴发疾病）；②原发肿瘤（组织学类型、局部控制情况及颅外转移灶的情况）；③脑转移瘤（位置、大小及数目）。

知识点6：颅内转移瘤的局部治疗 副高：熟练掌握 正高：熟练掌握

（1）局限性脑转移（1~3个脑转移灶）：①外科切除只限于那些脑转移灶位置较好且全身疾病较局限者，并应遵守最大安全切除的原则。②播散性全身疾病的患者，如针对其全身疾病的治疗手段较少，则应行WBRT而非手术切除。对于全身疾病局限的患者，如果针对其全身疾病的治疗方案有效，则可以考虑侵袭性治疗手段。④对于可切除的脑转移灶，治疗手段有：外科手术联合术后 WBRT；SRS 联合 WBRT；单用 SRS。⑤对于不可切除者，可选用 WBRT、SRS。⑥对于颅外疾病进展者，如其生存期不足 3 个月，应单用 WBRT。

注：WBRT 常规治疗方案 30Gy/10 次/2 周。SRS 适用于直径<3cm 的病灶。

（2）多发性脑转移（>3 个脑转移灶）：①对于多发性脑转移患者，如果其病灶数量较少，应采取 WBRT 联合或不联合 SRS 治疗；②对于神经系统状况欠佳者，可考虑采用疗程缩短的快速放疗（如：20Gy/5 次/周）；③若单个病灶引起危及生命的肿瘤压迫症状、出血或脑积水，应选择姑息性手术。

知识点 7：颅内转移瘤的化学治疗　　副高：熟练掌握　正高：熟练掌握

对原发灶化疗敏感的转移瘤（如生殖细胞肿瘤、小细胞肺癌等）可选择化疗。

知识点 8：颅内转移瘤的靶向治疗　　副高：熟练掌握　正高：熟练掌握

靶向药物对于实体瘤脑转移的治疗具有一定前景（如：TKIs 在 EGFR 突变的小细胞肺癌和拉帕替尼在 HER-2 过表达的乳腺癌等）。

知识点 9：颅内转移瘤的对症治疗　　副高：熟练掌握　正高：熟练掌握

（1）皮质类固醇治疗：皮质类固醇可用于肿瘤周围水肿或颅内压上升而出现局灶性功能障碍、头痛以及其他症状的患者。皮质类固醇可恢复血脑屏障的完整性，从而减轻脑水肿。用法：首次静脉给药 10mg 负荷剂量后 16mg/d，分 2～4 次经静脉或口服给药。若脑水肿显著患者可考虑 20%甘露醇 125ml 静脉滴注每 8～12 小时 1 次，或甘油果糖静滴减轻脑水肿。皮质类固醇的不良反应为剂量依赖性，所以应慢慢减量至能够改善症状的最低剂量。注意对血糖、胃肠道的影响。

（2）抗惊厥治疗：在所有脑肿瘤患者中，20%～40%患者确诊前出现癫痫发作，这些患者需使用抗癫痫药物。另外有 20%～40%患者随着病情进展也会出现癫痫发作。目前尚无证据显示有必要对没有癫痫发作的患者行预防性抗惊厥治疗。

第二十六章　浆细胞肿瘤

知识点1：浆细胞肿瘤（LPL/WM）的病因及发病机制

副高：熟练掌握　正高：熟练掌握

病因尚不清楚。因 LPL/WM 在欧美白种人中的发病率显著高于其他人种，且有家族成员聚集发病现象，表明有易感基因遗传现象。曾怀疑丙肝病毒、人疱疹病毒-8 和本病有关，但未得到公认。

知识点2：浆细胞肿瘤的临床表现

副高：熟练掌握　正高：熟练掌握

本病多见于中老年人，中位发病年龄 65 岁。临床症状由肿瘤细胞浸润及瘤细胞分泌大量单克隆 IgM 引起。

（1）血液系统：骨髓浸润可见于所有患者。常有贫血，也可有血小板减少或全血细胞减少。血中生成大量单克隆 IgM（常≥30g/L）。IgM 可干扰凝血因子与血小板功能而引发出血。偶发冷凝集素性溶血。不足 5%的患者不分泌 IgM。

（2）高黏滞血症：血中大量单克隆 IgM 使血黏滞度明显增高，微循环发生障碍，造成头晕、头痛、视力下降、听力减退、出血倾向，甚至发生昏迷。

（3）神经系统：周围神经病见于部分患者，也许是单克隆 IgM 具有抗髓鞘磷脂性引起。偶可发生肿瘤细胞浸润中枢神经系统，造成意识障碍、昏迷。

（4）淋巴结、肝、脾肿大：由肿瘤细胞浸润所致。若伴发淀粉样变性，则心脏、肺和胸膜常被累及。

知识点3：浆细胞肿瘤的诊断

副高：熟练掌握　正高：熟练掌握

（1）骨髓、淋巴结或受累器官存在淋巴样浆细胞、小 B 淋巴细胞、浆细胞弥散性浸润。

（2）血中有单克隆 IgM。

（3）排除其他 B 细胞增殖性疾病。

知识点4：浆细胞肿瘤的鉴别诊断

副高：熟练掌握　正高：熟练掌握

LPL/WM 需与下列疾病鉴别。

（1）意义未明单克隆免疫球蛋白血症（MGUS）：MGUS 的单克隆 IgM 增多有限（<30g/L）且相对稳定，不伴发任何相关症状。骨髓中只有少量成熟浆细胞（一般<5%）而

非淋巴样浆细胞或小 B 淋巴细胞。

（2）多发性骨髓瘤：IgM 型多发性骨髓瘤极少见，仅占多发性骨髓瘤的 1%。其骨髓中为骨髓瘤细胞而非淋巴样浆细胞或小 B 淋巴细胞。多发性骨质破坏、高钙血症、肾功能损害是骨髓瘤多见临床表现而非 LPL/WM 所具有。

（3）SLL/CLL：SLL 由类似成熟小淋巴细胞组成，可有假滤泡形成，表达 CD5，且不分泌单克隆 IgM。CLL 有白血病血象，表达 CD5，一般不分泌单克隆 IgM，均可与 LPL/WM 区别。

知识点 5：浆细胞肿瘤的治疗　　副高：熟练掌握　正高：熟练掌握

LPL/WM 属惰性淋巴瘤，进展缓慢。常规化疗无法治愈本病。对于早期无症状者，推荐定期检查不予化疗。当病情进展至出现临床症状时，应予治疗。

（1）苯丁酸氮芥：6～10mg/d，3～4 周为 1 个疗程。可添加泼尼松 0.5～1.0mg/（kg·d）。有效率>90%。

（2）核苷类似物：如氟达拉滨 25mg/m^2，连用 3～5 天，28 天为 1 个疗程。有效率 60%～70%。

（3）联合化疗：对单药治疗无效者，可选用联合化疗，如 CHOP 方案。

（4）单克隆抗体：抗 CD20 抗体单用有效率约为 30%。与联合化疗并用（如 R-CHOP）的有效率可达 90%。

（5）其他治疗：蛋白酶体抑制药（如 bortezomib）的有效率可达 90%。沙利度胺的有效率为 25%。对严重高黏滞血症可先采用血浆置换，后进行化疗。局部放射治疗可用于治疗早期局限性淋巴结肿大或晚期姑息性治疗。

第二十七章　儿 童 肿 瘤

第一节　儿童白血病

知识点 1：儿童白血病病因及发病机制　　副高：熟练掌握　正高：熟练掌握

儿童急性白血病有许多易感因素。部分患者的发病和遗传因素有关。病毒感染与白血病发生有关，部分反转录病毒感染可引发白血病，研究发现母亲 EB 病毒感染和下一代患儿 ALL 有关。化学物质的接触与白血病发病有关，例如吸烟所产生的烟雾和装修材料含有的苯，以及治疗其他恶性肿瘤的烷化剂、拓扑异构酶Ⅱ抑制剂等。物理因素包括大剂量的高能量电离辐射或超过 0. 3μT 的高频率的强磁场等可导致白血病。部分血液病如骨髓增生异常综合征和多发性骨髓瘤等可发展为白血病。出生前接触 X 射线有生后产生白血病危险因素。

知识点 2：急性淋巴细胞白血病的诱导治疗　　副高：熟练掌握　正高：熟练掌握

儿童 ALL 为化疗敏感肿瘤，给予长春新碱、肾上腺皮质激素和左旋门冬酰胺酶三药联合诱导化疗，完全缓解率可达 95%。为提高长期生存率，目前大多数方案选用四药或五药联合的诱导方案。

当地塞米松和泼尼松剂量的比值为 1∶5~1∶7 时，可表现出两者疗效的差别，而当地塞米松和泼尼松剂量的比值为 1∶10 时，两者效果相似。虽然地塞米松疗效比泼尼松好，但其不良反应也较大。

经诱导化疗 4 周后，约 95%的患者可获得 CR。未获得 CR 的患者中，约 50%为毒性相关死亡，且多死于感染，另外 50%为原发性耐药。诱导化疗 4 周后未 CR 的患者预后非常差，这些患者接受异基因造血干细胞移植可从中受益。对于获得 CR 的患者，肿瘤细胞能否快速清除与预后相关，多药联合化疗开始后 7~14 天骨髓形态学检查仍可见肿瘤细胞者预后相对欠佳。有研究显示，诱导第 8 天、第 15 天以及诱导化疗结束后的微小残留病灶都与预后密切相关。

儿童 ALL 长期生存率的提高主要归功于中枢浸润的预防。中枢预防措施包括鞘内化疗、全身化疗和颅脑放疗。颅脑放疗因毒性较大，而且药物治疗可获得与其相似的结果，因此多数方案已不用；若采用预防性放疗，剂量也降至较低水平。鞘内化疗从治疗开始，贯穿整个诱导、巩固、再诱导、维持治疗各个阶段。研究表明 MTX+Ara-C+DXM 三联鞘注和单用 MTX 鞘注相比，前者中枢复发率明显减少（3.4% VS. 5.9%），但总生存没有差异。MTX 鞘内化疗尚起全身化疗的作用，较早使用鞘内化疗有助于全身肿瘤的控制，而 Ara-C

鞘内化疗无此功能。全身化疗也有一定程度的中枢预防功能，例如地塞米松、左旋门冬酰胺酶、大剂量 MTX 等可通过血脑屏障进行预防肿瘤的中枢浸润。

中枢预防性治疗的近期毒性包括抽搐、中风、嗜睡综合征、上行性麻痹等，远期毒性包括脑膜瘤或其他第二肿瘤、脑白质病、行为异常、神经认知功能障碍、神经内分泌功能紊乱等。研究表明 MTX+Ara-C+DXM 三联鞘注与单用 MTX 鞘注相比，两者对患者的神经认知功能的影响相同。有人认为诱导化疗期间用地塞米松与用泼尼松相较，前者的神经内分泌功能紊乱发生率较高，有随机对照研究表明两者的神经认知功能障碍后遗症发生率相同。颅脑放疗有继发第二肿瘤的风险，多为脑膜瘤等低恶性度的肿瘤；放疗剂量太大时易出现脑白质病；放疗后防止静脉使用>$1g/m^2$ 的 MTX，否则会增加脑白质病等神经后遗症的风险。

知识点 3：急性淋巴细胞白血病的巩固和再诱导治疗

副高：熟练掌握　正高：熟练掌握

所有患者诱导缓解后都需行巩固、强化、庇护所治疗等，依据危险度进行个体化治疗。

标危 ALL 预后良好，很多研究试图减少蒽环类抗癌药和烷化剂，或缩短疗程以降低远期毒性，例如 POG9201 方案在 HD-MTX 巩固治疗后直接开始维持治疗，取消再诱导化疗，6 年 EFS 86.6%，OS 97.2%；再如 I-BFM-SG 的 IDH-ALL-91 方案在诱导治疗 4 周达 CR 后直接应用左旋门冬酰胺酶维持治疗 20 周，10 年 EFS 达 87.5%。

高危 ALL 预后欠佳，治疗强度比标危 ALL 强，例如 BFM 高危 ALL 方案在巩固阶段应用大剂量的 MTX、Ara-C、L-ASP、DXM 等，还加入其他非交叉耐药性的药物如 IFO、VP-16 等，剂量强度显著提高。还有研究在巩固阶段后用两次再诱导治疗高危 ALL，结果表明可提高疗效。随着化疗药物尤其是蒽环类抗癌药和烷化剂的累积剂量的增多，远期副作用比如心脏毒性等也增大。右丙亚胺是一种心肌保护剂，可减轻蒽环类抗生素化疗引发的心肌毒性。

某些 ALL 患者如婴儿 ALL、有 t（9；22）等预后较差遗传学改变、低倍体、早期治疗反应差、诱导后没有完全缓解者等，预后极差，称为超高危 ALL，约占儿童 ALL 的 10%～20%。这些患者在首次缓解后推荐行异基因造血干细胞移植，但是否能从中受益仍有争议。有研究比较移植和常规化疗治疗超高危 ALL 发现，移植能明显提高 5 年 DFS（57% VS. 41%），但 OS 无差别（56% VS. 50%）。也有研究显示造血干细胞移植对于超高危 ALL 的 DFS 和 OS 没有提高。

知识点 4：急性淋巴细胞白血病的维持治疗

副高：熟练掌握　正高：熟练掌握

大多数方案的维持治疗为每天口服 6-MP，每周口服 MTX。有研究显示维持治疗的 6-MP 与 MTX 晚上口服较早上口服取得更好的 EFS。维持治疗期间尽可能地不要用 6-TG 代替 6-MP，由于 6-TG 的肝脏毒性较大，易引发肝静脉阻塞综合征和门脉性高血压，而且和 6-MP 相比，6-TG 并不提高长期生存率。

知识点5：特殊类型ALL的治疗　　副高：熟练掌握　正高：熟练掌握

婴儿ALL占儿童ALL的2%~4%，具有特异生物学特征，起病时常有高白细胞血症、诱导及巩固阶段MRD较高、复发率高，虽然采用较强烈的化疗方案，长期生存率仅为17%~40%。婴儿ALL中MLL异位的发生率较高，影响预后。

青少年及年轻成人ALL具有T细胞性很多、Ph染色体阳性、预后较好、细胞遗传学改变较少等特征，所以预后比1~10岁的儿童差。很多研究已证实，青少年和年轻成人ALL采取儿童ALL的治疗方案比成人的方案效果更好。还有研究显示，目前强烈的化疗方案使青少年和年轻成人ALL的疗效显著提高，接近儿童的疗效水平。由于目前强烈的化疗方案治疗青少年和年轻成人ALL效果较好，故不建议在首次缓解后就进行造血干细胞移植。

Ph染色体阳性的ALL在格列卫使用之前，化疗加造血干细胞移植是主要治疗手段。一项有关Ph+ALL患者的研究显示，移植和常规化疗相比，7年EFS和OS均明显提高。但预后仍不理想。格列卫是abr/bcl酪氨酸激酶抑制剂，对于Ph+ALL的单药有效率为60%，长期生存率也有提高。有研究表明格列卫治疗儿童Ph+ALL强于移植。

知识点6：急性髓系白血病的治疗　　副高：熟练掌握　正高：熟练掌握

目前AML经诱导治疗，约85%~90%的患者得到缓解，5年EFS为45%~55%。规范的治疗包括诱导治疗与诱导后的巩固/加强治疗。最有效的药物是阿糖孢苷和蒽环类抗癌药，但儿童AML方案通常联合其他药物，如VP-16（组成DAE方案）或6-TG（组成DAT方案），两方案效果相近，CR率为83%，6年DFS为43%。蒽环类药物中以柔红霉素应用最多，有研究尝试用其他蒽环类药物如去甲氧柔红霉素和米托蒽醌取代柔红霉素，与Ara-C、VP-16组成IAE方案或MAE方案，但和DAE方案相比有效率或长期生存率均无明显差异。

有研究，缩短化疗间歇期可使EFS明显提高。有研究，把每疗程的Ara-C延长至10天，长期生存率得到提高。大剂量Ara-C［2~3g/（m^2·d）］在成人AML中可以提高疗效，但在儿童AML中没有优势。AML化疗骨髓抑制较重，但BFM的随机对照研究表明预防性使用G-CSF未能减少感染并发症，对5年EFS也没有影响，所以不推荐在儿童AML治疗中常规预防性使用G-CSF。

AML理想的治疗应包括骨髓肿瘤和髓外病灶的控制。AML累及中枢也不罕见，特别是M4型和M5型最多。中枢预防例如腰穿鞘注等是治疗方案的一部分，但未见与长期生存率有关。

AML诱导缓解后，仍然需强烈治疗。巩固治疗可用诱导化疗所用药物，或改换其他非交叉耐药性药物。研究显示，巩固治疗使用大剂量Ara-C和常规剂量相比疗效较好。巩固治疗理想的疗程数多认为最少3个疗程，有研究比较4个或5个疗程的巩固治疗发现二者疗效相同。有研究显示，异基因造血干细胞移植和常规化疗相比能提高疗效，也有研究显示两者无区别。对有预后良好因素的患者，因为常规化疗已获得较好的疗效，有人建议造血干细胞移植在首次复发之后进行。除M3型以外，AML维持治疗没有意义；有研究显示，

M3 型 AML 用 6-MP+MTX 小剂量化疗和维 A 酸进行维持治疗 2 年，能明显提高长期生存率。

第二节 儿童淋巴瘤

一、儿童霍奇金淋巴瘤

知识点 1：儿童霍奇金淋巴瘤临床表现　　副高：熟练掌握　正高：熟练掌握

大约 80%的患者存在无痛性淋巴结肿大，最常出现在锁骨上及颈部区域。纵隔肿块见于 75%的青少年和年轻成人。大约 35%发于年轻儿童，而且倾向 MCHL 或 LRCHL 型。5%患者出现 R-S 细胞释放的淋巴因子及细胞因子所致的 B 症状。20%的患者有巨大肿块（纵隔肿块最大横径不小于胸廓内径 1/3；外周淋巴结>10cm）。80%~85%的患者主要是淋巴结和（或）脾脏累及（Ⅰ~Ⅲ期），15%~20%的患者结外累及（Ⅳ期），最多见的结外部位是肺、肝、骨和骨髓。

知识点 2：儿童霍奇金淋巴瘤的化疗　　副高：熟练掌握　正高：熟练掌握

化疗是所有儿童 HL 首选的初始治疗方案。化疗药物选择上尽量考虑疗效好毒性低的方案。根据危险因素选用不同方案和化疗疗程。常用化疗方案包括：ABVD，ABVE，VAMP，OPPA，OEPA，COPP/ABV，BEACOP 等。低危患者可使用 ABVD、VAMP 等方案，高危患者可选用 COPP/ABV 杂交方案或 BEACOP 等高强度方案。

知识点 3：儿童霍奇金淋巴瘤的治疗策略选择　　副高：熟练掌握　正高：熟练掌握

（1）低危 HL：化疗 4 个疗程联合低剂量受累野放疗（15~25Gy）；或 4 个疗程化疗后完全缓解不需要进行放疗。

（2）中危 HL：化疗 4~6 个疗程联合低剂量受累野放疗（15~25Gy）。

（3）高危 HL：化疗 6~8 个疗程联合低剂量受累野放疗（15~25Gy）。

二、儿童非霍奇金淋巴瘤

知识点 4：儿童非霍奇金淋巴瘤概念　　副高：熟练掌握　正高：熟练掌握

儿童非霍奇金淋巴瘤（NHL）属于高度恶性、侵袭性强的恶性肿瘤。在许多方面和成人不同：①儿童 NHL 病理组织类型明显与成人有差异，以高度恶性病理类型为主，弥漫大 B 细胞淋巴瘤、淋巴母细胞淋巴瘤、伯基特淋巴瘤和间变大细胞淋巴瘤是四种主要的组织学类型；②儿童 NHL 结外累及为主，早期广泛播散和非邻近扩散，易累及骨髓，中枢神经系统累及多见；③儿童 NHL 临床分期和成人 NHL 不同，儿童 NHL 采用 St Jude Stage System 分期系统；④儿童 NHL 治疗推荐积极强化疗法。淋巴母细胞淋巴瘤采用急淋白血病治疗方案。广泛期伯基特淋巴瘤与弥漫大 B 细胞淋巴瘤采用短疗程、高强度、多药联合及中枢预防等方案。除选择性的局限期的患者外，成人 NHL 常用的 CHOP 方案极少用于儿童 NHL。儿童 NHL 现代标准治疗策略是依据不同的病理类型，按照危险因素进行分层治疗，选用现代标准治疗方案，儿童青少年 NHL 的 5 年生存率已达 80%，早期患者达 95%以上，广泛期患者也可达 75%以上。

知识点 5：儿童非霍奇金淋巴瘤的病因及发病机制

副高：熟练掌握　正高：熟练掌握

淋巴母细胞淋巴瘤按照免疫表型可称为前 T 或前 B 淋巴母细胞淋巴瘤/白血病。经常表达末端脱氧核酸转移酶（TdT）。TdT 阳性是淋巴母细胞淋巴瘤和其他淋巴瘤鉴别的重要标志。

伯基特淋巴瘤（BL）源自于成熟 B 淋巴细胞，表达 B 细胞标记，CD19（+），CD20（+），CD22（+），表面免疫球蛋白 SmIg（+），可伴发 Kappa 或 Lambda 轻链表达，有“满天星”现象，核分裂较多见，Ki67≥99%，TdT（-）。与 B 淋巴母细胞淋巴瘤不一样，不表达 CD34 或 TdT。染色体 t（8；14）异位，C-Myc 基因重组是诊断金标准。

弥漫大 B 细胞淋巴瘤源自于成熟 B 淋巴细胞，表达 B 细胞标记，CD19、CD20、CD22、CD79a，50%表达细胞表面及细胞质免疫球蛋白，不表达 CD34 或 TdT。

间变大细胞淋巴瘤（ALCL）源自于成熟 T 淋巴细胞，属于外周 T 细胞，表达 T 细胞抗原。

知识点 6：淋巴母细胞淋巴瘤临床表现

副高：熟练掌握　正高：熟练掌握

淋巴母细胞淋巴瘤约为儿童青少年 NHL 的 30%。T-LBL 源自于胸腺 T 细胞。好发于男性青少年，进展快，死亡率高。表现为快速的颈、纵隔淋巴结肿大，75%的病例出现前纵隔肿块，胸腔渗出，上腔静脉压迫综合征，常累及骨髓、肝脾、中枢神经系统等。B-LBL 好发于儿童，常累及淋巴结、皮肤、骨、骨髓和中枢。淋巴母细胞淋巴瘤骨髓累及在骨髓形态学和免疫表型常与急性淋巴细胞白血病相混淆，一般而言，骨髓幼稚淋巴细胞>25%诊断为急性淋巴细胞白血病，<25%则诊断为淋巴瘤骨髓侵犯。

知识点 7：伯基特淋巴瘤的临床表现

副高：熟练掌握　正高：熟练掌握

伯基特淋巴瘤约为儿童 NHL 的 40%，发生在流行区的伯基特淋巴瘤常累及下颌骨。散发区则是广泛腹内侵犯与骨髓侵犯。腹部是散发区伯基特淋巴瘤最多见的累及部位（占 90%）。多见右下腹部包块或急性阑尾炎、肠套叠和小肠梗阻。多见于 5～10 岁的男孩。肿瘤累及远端回盲肠、肠系膜、腹膜后、肾脏、卵巢和腹膜表面，常伴恶性腹水，手术难以切除。头颈区是第二多见累及部位，表现为扁桃体肿大，鼻咽口咽肿块、牙龈肿块、颈淋巴结肿大，可见与下颌骨或其他面骨相关的面部软组织肿块。常累及骨髓和中枢神经系统。

恶性程度高，进展快，死亡率高，骨髓侵犯形态学常见为L3型骨髓象，免疫表型为成熟B细胞单克隆标记，肿瘤细胞没有TdT或CD34等早期标记表达，可与前B急淋白血病进行鉴别。肿瘤可自发崩解，常出现水、电解质等代谢紊乱，严重可导致肾功能不全。

知识点8：弥漫大B细胞淋巴瘤的临床表现　　副高：熟练掌握　正高：熟练掌握

弥漫大B细胞淋巴瘤约为儿童青少年NHL的10%~20%。多见于10岁以上儿童。临床表现和伯基特淋巴瘤相似，但较少累及骨髓和中枢神经系统。大约20% DLBCL源自于纵隔，原发纵隔DLBL好发于大龄儿童和青少年，约为儿童大细胞淋巴瘤的10%，表现为前纵隔肿块，累及肺、胸膜、可伴上腔静脉压迫综合征，预后比其他部位DLBCL差。

知识点9：间变型大细胞淋巴瘤的临床表现　　副高：熟练掌握　正高：熟练掌握

间变型大细胞淋巴瘤（ALCL）约为儿童青少年NHL的10%。易累及淋巴结和结外组织，包括皮肤、软组织、肺和骨，较少累及中枢神经系统和骨髓。间变型大细胞淋巴瘤常伴高热和体重减轻，经常误诊为感染，部分患者可合并嗜血综合征。某种ALCL亚型可伴有外周血白血病累及，表现为弥漫性肺浸润所致严重性呼吸性窘迫或胸腔积液及肝脾肿大，这些患者大部分有异常T细胞表型合并髓系抗原表达，必须高强度积极治疗。

知识点10：淋巴母细胞淋巴瘤的治疗　　副高：熟练掌握　正高：熟练掌握

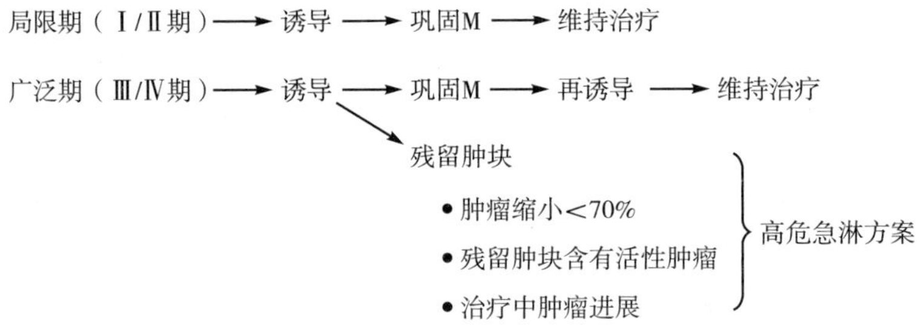

图4-1　分组治疗淋巴母细胞淋巴瘤示意图

淋巴母细胞淋巴瘤治疗上应采用类似急淋方案，其疗效和生存期优于采用淋巴瘤方案。目前效果最好的化疗方案是德国NHL-BFM-90/95方案（表4-3），有诱导缓解、巩固治疗、再诱导缓解、中枢预防和维持治疗，治疗时间维持2年，NHL-BFM-90方案5年EFS为90%，NHL-BFM-95方案5年EFS为82%。Ⅲ期和Ⅳ期患者疗效相同，纵隔巨大肿块不需要做纵隔放疗。B-LBL与T-LBL疗效相似。NHL-BFM-95方案对无中枢累及的Ⅲ期或Ⅳ期淋巴母细胞淋巴瘤患者，停止头颅预防照射，只用鞘内注射联合大剂量MTX（$5g/m^2$）24小时静脉滴注，中枢复发未见显著增加，提示Ⅲ期或Ⅳ期淋巴母细胞淋巴瘤患者，不需要采用头颅预防照射，仅对中枢累及患者采用头颅照射。

表 4-3 NHL-BFM-90 方案（淋巴母细胞淋巴瘤）

药 物	剂量	应用时间（天）
诱导缓解Ⅰ		
泼尼松（口服）	60mg/m^2	1~28 天后每 3 天减半，9 天减停
长春新碱（静脉注射）	1.5mg/m^2（max 2mg）	8，15，22，29
柔红霉素（静脉注射）	30mg/m^2	8，15，22，29
左旋门冬酰胺酶（静脉滴注）	6000IU/m^2	12，15，18，21，24，27，30，33
环磷酰胺（静脉注射）	1000mg/m^2	36，64
阿糖胞苷（静脉滴注）	75mg/m^2	38~41，45~48，52~55，59~62
6-巯基嘌呤（口服）	60mg/m^2	36~63
甲氨蝶呤（鞘注）	12mg	1，15，29，45，59
方案 M		
6-巯基嘌呤（口服）	25mg/m^2	1~56
甲氨蝶呤	5g/m^2	8，22，36，50
甲氨蝶呤（鞘注）	12mg	8，22，36，50
再诱导Ⅱ		
地塞米松（口服）	10mg/m^2	1~21 天后每 3 天减半，9 天减停
长春新碱（静脉注射）	1.5mg/m^2（max 2mg）	8，15，22，29
阿霉素（静脉注射）	30mg/m^2	8，15，22，29
左旋门冬酰胺酶（静脉滴注）	10000IU/m^2	8，11，15，18
环磷酰胺（静脉注射）	1000mg/m^2	36
阿糖胞苷（静脉滴注）	75mg/m^2	38~41，45~48
6-硫鸟嘌呤（口服）	60mg/m^2	36~49
甲氨蝶呤（鞘注）	12mg	38，45

知识点 11：伯基特淋巴瘤和弥漫大 B 细胞淋巴瘤的治疗

副高：熟练掌握　正高：熟练掌握

局限期手术完整切除的低危患者可采取 CHOP 方案。

广泛期患者治疗上则应采用短疗程、多药联合、高强度化疗和中枢神经系统预防，总治疗时间为 3~5 个月。

高危患者在高强度化疗基础上结合抗 CD20 单克隆抗体（利妥昔单抗）以改善疗效和

生存期。德国 BFM 协助组Ⅱ期临床研究表明单药利妥昔单抗对儿童伯基特淋巴瘤和弥漫大 B 细胞淋巴瘤有效。下面介绍 NHL-BFM-95 方案分组。

B-NHL-BFM-95 方案：

R1 组（手术完整切除）：A-B；

R2 组（手术无法切除的Ⅰ期和Ⅱ期，LDH<500 U/L 的Ⅲ期）：V-A-B-A-B；

R3 组［Ⅲ期伴 LDH≥500U/L 且 LDH<1000U/L，Ⅳ期+B-ALL 和 LDH<1000 U/L 和 CNS（-）］：V-AA-BB-CC-AA-BB；

R4 组［Ⅲ期、Ⅳ期和 B-ALL 伴 LDH>1000（U/L）患者；或（和）CNS（+）］：V-AA-BB-CC-AA-BB-CC。

表 4-4 B-NHL-BFM-90/95 方案

	药 物	剂量和用法	时间
减积期（V）	泼尼松	$30mg/m^2$ po/iv	d1～d5
	环磷酰胺	$200mg/m^2$ iv	d1～d2
	MTX（12mg）+Ara-C（30mg）+泼尼松龙（10mg 鞘注）		d1
疗程 A	地塞米松	$10mg/m^2$po/iv	d1～d5
	异环磷酰胺	$800mg/m^2$ iv	d1～d5
	甲氨蝶呤	90 方案：$500mg/m^2$ 24h iv 95 方案：$1g/m^2$ 4h iv	d1
	阿糖胞苷	$150mg/m^2$q12h iv	d4，d5
	依托泊苷	$100mg/m^2$ iv	d4，d5
	MTX（12mg）+Ara-C（30mg）+泼尼松龙（10mg 鞘注）		d1
疗程 B	地塞米松	$10mg/m^2$ po/iv	d1～d5
	环磷酰胺	$200mg/m^2$	d1～d5
	甲氨蝶呤	90 方案：$500mg/m^2$ 24h iv 95 方案：$1g/m^2$ 4h iv	d1
	阿霉素	$25mg/m^2$	d4，d5
	MTX（12mg）+Ara-C（30mg）+泼尼松龙（10mg 鞘注）		d1
疗程 AA	地塞米松	$10mg/m^2$po/iv	d1～d5
	异环磷酰胺	$800mg/m^2$ iv	d1～d5
	长春新碱	$1.5mg/m^2$（最大 2mg）iv	d1
	甲氨蝶呤	$5g/m^2$ 24h iv	d1
	阿糖胞苷	$150mg/m^2$ q12h iv	d4，d5
	依托泊苷	$100mg/m^2$ iv	d4，d5
	MTX（6mg）+Ara-C（15mg）+泼尼松龙（5mg 鞘注）		d1，d5

续 表

	药 物	剂量和用法	时间
疗程 BB	地塞米松	10mg/m^2 po/iv	d1～d5
	环磷酰胺	200mg/m^2 24h iv	d1～d5
	长春新碱	1.5mg/m^2（最大 2mg）iv	d1
	甲氨蝶呤	5g/m^2 24h iv	d1
	阿霉素	25mg/m^2	d4，d5
	MTX（6mg）+Ara-C（15mg）+泼尼松龙（5mg 鞘注）		d1，d5
疗程 CC	地塞米松	10mg/m^2 po/iv	d1～d5
	长春酰胺	3mg/m^2（最大 5mg）iv	d1
	阿糖胞苷	2g/m^{2}q 12h iv	d1，d2
	依托泊苷	150mg/m^2 iv	d3，d4，d5
	MTX（12mg）+Am-C（30mg）+泼尼松龙（10mg 鞘注）		d5

第三节 神经母细胞瘤

知识点 1：神经母细胞瘤的病因及发病机制 副高：熟练掌握 正高：熟练掌握

大多数神经母细胞瘤的病因不清楚。婴儿期神经母细胞瘤的发生可能与父母或怀孕期间接触某些药物或化学品有关，如乙内酰脲和乙醇等。神经母细胞瘤能够合并先天性巨结肠，多发性神经纤维瘤病。有 1%～2%的神经母细胞瘤有家族史，患者年龄通常较小，中位年龄<9 个月，其中约 20%的患者可见双侧或多个原发肿瘤。家族性神经母细胞瘤的主要病因是 ALK 基因突变，ALK 基因突变、扩增也可出现 8%～12%的散发型神经母细胞瘤，该突变造成 ALK 磷酸化，促进瘤细胞生长，可能成为 ALK 基因突变或扩增的神经母细胞瘤患者靶向治疗的新靶点。细胞遗传学研究提示 1p36、11q14～23 和 14q 等位点的杂合子丢失和神经母细胞瘤的发生有关。某些基因多态性与高危神经母细胞瘤有关，另一些则与低危神经母细胞瘤有关。有 N-myc 癌基因扩增的神经母细胞瘤通常预后差，多属于Ⅲ期、Ⅳ期，Ⅰ、Ⅱ和ⅣS 期中也存在 5%～10%的神经母细胞瘤有 N-myc 癌基因扩增，其往往进展快速、预后不良。

知识点 2：神经母细胞瘤的临床表现 副高：熟练掌握 正高：熟练掌握

神经母细胞瘤初发时常表现为原因不明的发热，且有面色苍白、贫血、食欲缺乏、肢体疼痛。不同部位有不同临床表现：

（1）腹膜后神经母细胞瘤：肿块压迫腹部脏器可引发腹痛，检查发现腹部肿块，肿块坚硬并有结节状，不活动，无压痛的块状物，经常超越中线。晚期患者常有腹水、腹壁静脉怒张、腹壁水肿。

（2）纵隔神经母细胞瘤：多位于后纵隔脊柱旁，上纵隔多于下纵隔。早期可无症状。肿块巨大压迫者可出现呛咳、呼吸道感染、吞咽困难。压迫椎管神经根可导致上肢感觉异常和疼痛。

（3）颈部神经母细胞瘤：容易发现，也易误诊为淋巴结炎或恶性淋巴瘤。常因压迫颈胸神经节而造成颈交感神经麻痹综合征（Horner 综合征），表现为单侧瞳孔收缩，上睑下垂及虹膜异色症。

（4）盆腔神经母细胞瘤：位于结肠后骶骨前，较早期就会因压迫邻近器官而出现症状。包括便秘、排便困难，排尿不畅或尿潴留。

（5）哑铃状神经母细胞瘤：指椎旁神经母细胞瘤经由椎间隙进入脊柱椎管硬膜外。临床上可见脊椎僵直、感觉异常、疼痛。下肢肌张力减退，甚至瘫痪。

（6）转移症状：神经母细胞瘤转移发生较早，可经由淋巴道转移至淋巴结，也可经由血道转移至骨髓、骨、肝、脑和肺等。神经母细胞瘤的骨转移多发生在颅骨或四肢长骨。颅骨眼眶出现转移时，局部出现淤斑和隆起，并常有眼球突出；骨转移患儿经常有肢体疼痛、关节疼痛，可出现跛行。骨髓转移可见贫血，出血或血小板减少。

（7）其他症状：因分泌儿茶酚胺，可引起高血压。因分泌血管活性肠肽，可出现比较严重的水样腹泻。肠道淋巴管扩张还可引起蛋白丢失性肠病。

知识点3：神经母细胞瘤的诊断及鉴别诊断　　副高：熟练掌握　正高：熟练掌握

神经母细胞瘤诊断标准：①肿块病理组织学诊断为神经母细胞瘤，可伴有或不伴有 VMA、HVA 升高；②骨髓穿刺或活检可见神经母细胞瘤浸润，菊花团样伴有儿茶酚胺上升或其代谢产物 VMA、HVA 升高。以上两条标准满足一条即可诊断神经母细胞瘤。

神经母细胞瘤应与淋巴瘤、肾母细胞瘤、横纹肌肉瘤、腹膜后恶性畸胎瘤、尤因肉瘤等恶性肿瘤进行鉴别。通过病理活检结合免疫组织化学染色可确诊。神经母细胞瘤表现贫血、骨痛和发热，需与白血病相鉴别，骨髓检查可确诊。

知识点4：低危神经母细胞瘤的治疗　　副高：熟练掌握　正高：熟练掌握

低危神经母细胞瘤的治疗主要为手术切除和观察或单纯观察。化疗主要用于肿瘤手术切除<50%的Ⅱ期患者；肿瘤压迫引起呼吸性窘迫，肾或肠缺血，脊髓压迫、胃肠道或泌尿生殖道梗阻及凝血紊乱的患者。化疗药物为中等剂量的卡铂或顺铂、环磷酰胺、阿霉素及依托泊苷，大约 4 个疗程。

1 岁以内的低危神经母细胞瘤预后良好，如果没有严重症状可以不用治疗。

ⅣS 期患者治疗依靠临床表现，临床稳定不需要治疗，如有并发症则应进行干预，否则无须治疗；研究表明ⅣS 期患者切除原发肿瘤并不能提高远期生存率。具有下列生物学特征的肿瘤容易自行消退：肿瘤为近三倍体、没有 N-myc 基因扩增、没有染色体 1p 丢失，端粒末端转移酶无表达、Ha-ras 高表达、Trk-A 高表达等。围生期筛查或 B 超突然发现的、无症状的、肿块较小、低分期的神经母细胞瘤自然消退的概率较大，可予观察，不必治疗。

知识点 5：中危神经母细胞瘤的治疗　　副高：熟练掌握　正高：熟练掌握

Ⅲ期患者肿块往往无法切除，常需要先化疗，待肿块缩小后才手术切除。神经母细胞瘤对化疗极为敏感，有效率可达 80%～90%，有效的化疗药物主要有环磷酰胺、长春新碱、阿霉素、顺铂/卡铂、依托泊苷（足叶乙苷）、异环磷酰胺等。常用的化疗方案有：CAV（CTX、ADR、VCR）和 VM-26+DDP/VP-16+CBP 交替使用 4～8 个疗程，待肿瘤缩小后，可再次手术尽量切除肿瘤。

建议 12 个月以下、无症状、无骨骼转移、无 N-myc 基因扩增的Ⅳ期神经母细胞瘤患儿即使原发肿瘤不能切除，但仍可予以观察。

知识点 6：高危神经母细胞瘤的治疗　　副高：熟练掌握　正高：熟练掌握

高危神经母细胞瘤需要高强度的治疗。化疗药物包括：CTX，IFO，DDP，卡铂，VCR，ADR，VP-16。常用化疗方案有：①CAV/EP 交替方案：CAV（CTX，ADR；VCR），EP（DDP，VP-16）两方案交替使用，疗程间隔 2～3 周，对高危患者尽量缩短每疗程间隔时间。②OPEC 方案（VCR；CTX，DDP，VM-26）。化疗后切除原发肿瘤，不管肿瘤是否完整切除均应行瘤床放疗。随后进行造血干细胞支持下的超大剂量化疗。

在强烈化疗方案尽可能地杀灭肿瘤细胞的基础上，自体造血干细胞移植的方法可以重建造血与免疫功能，提高神经母细胞瘤患儿的生存率，已经成为治疗高危神经母细胞瘤的标准治疗。移植后口服 13-顺式维 A 酸诱导分化行维持治疗可改善生存率。

在高危神经母细胞瘤的标准的强烈治疗后的维 A 酸维持治疗阶段，加用抗 GD2 的单克隆抗体、GM-CSF 和白介素 2，和单纯的维 A 酸维持治疗相比，2 年 EFS 和 OS 均有明显提高，提示这种免疫治疗有可能进一步提高高危神经母细胞瘤患儿的预后。

高危神经母细胞瘤患儿常规治疗疗效较差，新的治疗方法正逐渐开发、利用，包括诱导分化治疗、抗血管生成治疗、免疫治疗、病毒治疗和基因治疗等。

第四节　肾母细胞瘤

知识点 1：肾母细胞瘤病因及发病机制　　副高：熟练掌握　正高：熟练掌握

部分肾母细胞瘤患者出现肿瘤特异性的 11 号染色体短臂丢失，进一步研究表明肾母细胞瘤基因位于 11p13 区域，命名为 WT1 基因。WT1 基因已被认证为肾母细胞瘤的抑癌基因，其功能结构异常在肾母细胞瘤的产生中起重要作用。WT1 基因的缺失多见于伴有遗传综合征的肾母细胞瘤患儿，在没有遗传综合征的肾母细胞瘤患儿中发生率仅为2%。有WT1基因缺失的肾母细胞瘤患儿特别是2岁以下发病的患儿容易发生高血压、肾病、肾功能衰竭，应密切监测。定位在染色体11p15.5的WT2基因变异也与肾母细胞瘤有关，多见于Beckwith Wiedemann综合征的患儿，而在没有遗传综合征的肾母细胞瘤患儿中的发生率仅为2%。伴有WT2基因变异的肾母细胞瘤患儿多为双侧肿瘤或具有家族遗传病史。定位在X染色体的WTX基因也与肾母细胞瘤有关，发生于17%的肾母细胞瘤，但此基因多为无活性的，和临床表现无关。

知识点2：肾母细胞瘤的临床表现　　副高：熟练掌握　正高：熟练掌握

90%的患者以腹部肿块和腹围增加为首诊原因。通常是家人给患儿洗澡换衣时偶然发现。肿块通常位于一侧上腹季肋部，表面光滑，实质性，位置固定，无压痛。肿块巨大可超过中线。约1/3的患者可因为肿块浸润或压迫邻近组织器官，出血坏死而引发腹痛。腹痛可为隐痛或胀痛。偶因肿瘤破溃累及腹腔表现为急腹症。约30%患儿出现血尿，其中10%~15%为肉眼血尿，严重者尿中有血凝块，为肿瘤累及集合系统所致，与预后无关。部分患者可出现高血压，可能与肾血管受压缺血、肾素分泌增加或肿瘤细胞分泌肾素相关，切除肿瘤后血压可恢复正常。个别患者可产生肿瘤自发破溃，表现为严重腹痛、腹腔出血或休克。下腔静脉出现瘤栓时可有腹壁静脉曲张及腹水，但发生率较低。15%的患者就诊时已发生远处转移，主要是肺、骨、肝和脑转移。肺转移可表现气促、呼吸困难。骨转移可有骨痛。晚期患者可有贫血、发热、体重减轻等。部分患者可伴有各种先天畸形，如虹膜缺如、偏身肥胖或泌尿生殖道畸形等。

知识点3：肾母细胞瘤的诊断　　副高：熟练掌握　正高：熟练掌握

肾母细胞瘤尚未出现诊断性的肿瘤标志物，但是测定尿VMA、HVA和血AFP、HCG可帮助鉴别神经母细胞瘤、肝母细胞瘤及生殖细胞肿瘤。胸部X线或CT检查可排除有无肺转移。疑为骨转移应行骨X线检查或放射性核素扫描，必要时进行骨活检以协诊。疑脑转移应行脑MRI或脑CT检查。如果淋巴结肿大，应行淋巴结活检明确诊断。

知识点4：肾母细胞瘤的鉴别诊断　　副高：熟练掌握　正高：熟练掌握

肾母细胞瘤需要和神经母细胞瘤、肝母细胞瘤、淋巴瘤、横纹肌肉瘤、腹膜后畸胎瘤和肾囊性病变等鉴别，尤其是与神经母细胞瘤鉴别。神经母细胞瘤起源于肾上腺，但累及肾脏时在影像学上往往很难与肾母细胞瘤鉴别。神经母细胞瘤肿块质地硬而固定，表面结节状，经常跨越中线到对侧。患者常有发热、贫血和骨痛。骨髓检查可发现神经母细胞瘤累及骨髓。尿儿茶酚胺和VMA升高等有助于诊断。

知识点5：预后良好型肾母细胞瘤——Ⅰ/Ⅱ期的治疗方案

副高：熟练掌握　正高：熟练掌握

术后行辅助化疗18周，长春新碱结合放线菌素D（ACTD）。不需要行放射治疗。不到10个月的患者化疗剂量减半；10~12个月的患者用药为总剂量的3/4量；1岁以上足量。

化疗方案：①VCR 1.5mg/m^2，从第0周开始，每周1次，共10次，然后在第12、15、18周各1次；②ACTD 15μg/kg，第1~5天（或ACTD 45μg/kg第1天），在第0、3、6、9、12、15、18周各1次。

知识点6：预后良好型肾母细胞瘤——Ⅲ期和Ⅳ期的治疗方案

副高：熟练掌握　正高：熟练掌握

术后辅助化疗24周，长春新碱、放线菌素D及阿霉素。腹部瘤床行放射治疗（10.8Gy），依据肿瘤残留或腹部播散情况增加放疗剂量和范围。肺转移患者不管病灶多少都应行全肺放疗（12Gy）。肝转移患者化疗后残留病灶采取手术切除。不足10个月的患者化疗剂量减半；10~12个月的患者给予总剂量的3/4量；1岁以上足量。

化疗方案：①VCR 1.5mg/m^2，从第0周开始，每周1次，共10次，然后在第12、15、18、21、24周各1次；②ACTD 15μg/kg第1~5天（或ACTD 45μg/kg第1天），在第0、6、12、18、24周各1次；③ADR 45mg/m^2，第1天，在第3、9、15、21周各1次。

知识点7：预后不良型肾母细胞瘤（局灶间变和弥漫间变型）的治疗

副高：熟练掌握　正高：熟练掌握

（1）局灶间变型Ⅰ/Ⅱ期：术后辅助化疗24周，长春新碱、放线菌素D及吡柔比星，瘤床放疗（10.8Gy）。剂量用法与预后良好型Ⅲ期和Ⅳ期相同。

（2）局灶间变Ⅲ/Ⅳ期：术后辅助化疗24周，长春新碱、环磷酰胺、吡柔比星、卡铂及依托泊苷，瘤床放射治疗（10.8Gy），依据肿瘤残留或腹部播散情况增加放疗剂量与范围。

（3）弥漫间变Ⅰ期：术后辅助化疗24周，长春新碱、放线菌素D及吡柔比星，瘤床放疗（10.8Gy）。剂量用法与预后良好型Ⅲ期和Ⅳ期相同。

（4）弥漫间变Ⅱ期、Ⅲ期和Ⅳ期：术后辅助化疗24周，长春新碱、环磷酰胺、吡柔比星、卡铂及依托泊苷，瘤床放射治疗（10.8Gy），以及肿瘤残留或腹部播散情况增加放疗剂量与范围。

知识点8：Ⅴ期肾母细胞瘤治疗

副高：熟练掌握　正高：熟练掌握

治疗必须个体化，所有患者需行术前化疗，化疗前需进行双侧肾肿瘤活检、病理诊断和分期。化疗2~4个疗程后评价疗效后考虑手术切除。术后继续放化疗。根据病理诊断分型及临床分期进行后续治疗。剂量和用法与单侧肾母细胞瘤相同。预后良好型：如双侧肾脏分期≤Ⅱ期，长春新碱结合放线菌素D化疗；如双侧肾脏分期≥Ⅱ期，则使用长春新碱、放线菌素D、吡柔比星化疗。预后不良型、间变细胞型：选用长春新碱、环磷酰胺、吡柔比星、依托泊苷等药物。

知识点9：复发和难治的肾母细胞瘤　　副高：熟练掌握　正高：熟练掌握

若首次治疗无放疗，则应该在复发治疗方案中结合放疗。复发和难治患者的化疗药物有长春新碱、阿霉素、环磷酰胺、依托泊苷、顺铂及异环磷酰胺等。局部复发的患者化疗后肿瘤收缩可再次手术切除，术后放疗。肺转移与肝转移患者应强烈化疗后放疗。造血干细胞移植是治疗的选择。

第五节　软组织肉瘤

一、横纹肌肉瘤

知识点1：横纹肌肉瘤的临床表现　　副高：熟练掌握　正高：熟练掌握

横纹肌肉瘤可发于身体任何部位，最多见的部位为头部、颈部（脑膜旁及眼眶）、泌尿生殖道（膀胱、前列腺、阴道、睾丸旁）和四肢等。症状多取决于肿瘤的原发部位，临床上多为无痛性肿块，但在某些如骨盆、躯干等深的部位的症状可出现较晚。随着肿瘤的不断增大，常可出现疼痛，并且影响肢体功能。肿块表面皮肤温度升高而潮红。眼球突出、鼻塞、出血及脑神经麻痹常是头颈部横纹肌肉瘤的多见症状；血尿、黏液性的组织息肉挤压阴道及无痛性的阴囊肿块是泌尿生殖道横纹肌肉瘤的典型临床表现；腹水、胃肠道和尿路梗阻可能与腹部横纹肌肉瘤密切相关。

知识点2：横纹肌肉瘤的诊断　　副高：熟练掌握　正高：熟练掌握

（1）活组织检查：采用手术活检或肿块穿刺活检，明确病理诊断和组织学分类，为选择正确的治疗方法提供准确的依据。

（2）影像学和实验室检查：诊断为横纹肌肉瘤后必须全面检查，判断肿瘤累及范围。四肢或软组织原发部位需要行MRI检查。其他检查有胸部X线、胸部CT、双侧骨髓穿刺与活检、骨扫描、脑膜旁肿瘤需要采用头颅和脑MRI扫描。下肢和泌尿生殖道肿瘤需要采用腹部和盆腔CT扫描。PET/CT检查可以鉴别其他影像学没有发现的转移病灶。

知识点3：低危患者的化学治疗　　副高：熟练掌握　正高：熟练掌握

预后良好部位的局部没有转移胚胎性横纹肌肉瘤，肉眼切除；眼眶胚胎性横纹肌肉瘤不能完整切除；预后不良部位胚胎性横纹肌肉瘤，肉眼切除。低危患者使用的标准化疗方案：VA 方案（长春新碱+放线菌素 D）或 VAC 方案。（环磷酰胺+长春新碱+放线菌素 D）。每 3 周重复，共 45 周。联合局部放疗 36～45Gy，生存率高达 85%。低危患者化疗疗程为 6～8个疗程结合局部放疗。

知识点 4：中危患者的化学治疗　　副高：熟练掌握　正高：熟练掌握

预后不良部位的胚胎性横纹肌肉瘤伴有肉眼残留；任何部位非转移的腺泡型横纹肌肉瘤。化疗、手术及放疗生存率无事件生存率大约 50%～70%。目前采用的化疗方案：VAC（CTX+VCR+ACT-D）或 CAV/IE（CTX+VCR+ADR/IFO+VP-16）交替方案。结合局部放疗。

中危患者多选用 CAV/IE 方案化疗，疗程为 8～10 个疗程联合局部放疗。

知识点 5：高危患者的化学治疗　　副高：熟练掌握　正高：熟练掌握

诊断时已转移患者应先进行化疗，根据肿瘤情况行局部治疗。化疗方案可采用 VAC（CTX+VCR+ACT-D）和 CAV/IE（CTX+VCR+ADR/IFO+VP-16）交替方案。也可选用伊立替康或托泊替康+VCR，或者托泊替康+CTX。转移患者积极治疗生存率只有 30%～50%。自体造血干细胞移植支持下的超大剂量化疗并不能改善高危患者的生存率。

“节拍”治疗：长春瑞滨联合小剂量的环磷酰胺可帮助改善晚期患者的生存期及预后。

知识点 6：横纹肌肉瘤的靶向治疗　　副高：熟练掌握　正高：熟练掌握

靶向治疗在横纹肌肉瘤中的作用还没有得到证明，目前正在研究的靶向药物包括：酪氨酸激酶抑制剂（舒尼替尼）；雷帕霉素靶蛋白抑制剂（特癌适）；肿瘤坏死因子相关凋亡配体-2 受体激动剂；血管内皮生长因子受体抗体；胰岛素样生长因子-1 受体激酶抑制剂；贝伐单抗等。

知识点 7：复发横纹肌肉瘤的治疗　　副高：熟练掌握　正高：熟练掌握

复发治疗主要依据复发部位、以往治疗以及个体化选择。局部治疗包括手术和放疗。全身化疗方案有：长春瑞滨+CTX；卡铂+依托泊苷；环磷酰胺+托泊替康；单药长春瑞滨；西罗莫司（雷帕霉素）；异环磷酰胺+卡铂+依托泊苷；吉西他滨+多西他赛；伊立替康+VCR；拓扑替康+VCR+ADR 等，但总的生存率较低。

二、非横纹肌肉瘤样软组织肉瘤

知识点 8：非横纹肌肉瘤样软组织肉瘤（NRSTSs）的病因及发病机制
副高：熟练掌握　正高：熟练掌握

p53 基因突变的家族 Li-Fraumeni 综合征患者出现骨和软组织肿瘤风险增高。大约 4%神经纤维瘤病 I 型患者可产生恶性外周神经鞘瘤。家族性腺瘤样息肉病患者发生韧带样纤维瘤的危险增加。原放疗部位可发恶性纤维组织细胞瘤。平滑肌肉瘤可能与艾滋病患者的 EB 病毒感染相关。很多 NRSTSs 有特定染色体异常。

知识点 9：NRSTSs 的临床表现　　副高：熟练掌握　正高：熟练掌握

NRSTS 可见于身体的任何部位，多发于躯干和四肢。NRSTS 主要表现为孤立的无痛性软组织肿块。多见的发病部位为：四肢、躯干、胸、腹、头颈部等。约 15%~30%患者病初有远处转移，转移的部位多为肺、脑、骨髓、淋巴结等。

知识点 10：NRSTSs 的诊断　　副高：熟练掌握　正高：熟练掌握

非横纹肌肉瘤样软组织肉瘤的诊断主要依靠病理诊断和影像学检查：如 X 线、CT、MR 和 PET/CT 等。

知识点 11：转移性 NRSTSs 的治疗　　副高：熟练掌握　正高：熟练掌握

转移性 NRSTSs 的治疗主要有化疗、放疗和手术，化疗药物主要为 CTX、VCR、ACT-D、IFO、ADR、DTIC 和 VP-16 等，预后欠佳。

知识点 12：复发进展 NRSTSs 的治疗　　副高：熟练掌握　正高：熟练掌握

复发进展 NRSTSs 治疗主要有手术、放疗和化疗，必要时截肢。除外先天性婴儿型纤维肉瘤，复发或进展的患者预后欠佳。

第六节　中枢神经系统肿瘤

一、髓母细胞瘤

知识点 1：髓母细胞瘤的临床表现　　副高：熟练掌握　正高：熟练掌握

临床上患者常出现头痛、呕吐、走路不稳等颅内高压及小脑症状，因为肿瘤压迫第 4 脑室引起的颅内高压症状比小脑的症状更多见。颅内高压紧急情况下经常行脑室腹腔引流术。然而，已有报道脑室腹腔引流术可导致腹膜肿瘤种植。应引起注意。髓母细胞瘤源自于小脑，肿瘤可沿小脑脚播散到第 4 脑室，沿脑脊液播散至脊髓和颅内。初诊时脑脊液肿瘤种植的发生率为 10%~40%。

知识点2：中危髓母细胞瘤的治疗 副高：熟练掌握 正高：熟练掌握

中危髓母细胞瘤指年龄>3岁，肿瘤完整切除或近完整切除，残留病灶<1.5cm^2，无扩散转移。中危髓母细胞瘤患者采取手术+放疗+化疗（放疗同时化疗和放疗后化疗）。术后28天内进行放疗，全中枢23.4Gy，后颅窝追加31.8Gy（后颅窝共55.2Gy）。放疗期间每周静脉注射长春新碱1.5mg/m^2（最大剂量2mg/次），共8次。放疗结束后6周起进行辅助化疗，药物有长春新碱、顺铂和洛莫司汀，每6周1个疗程，共8个疗程。5年无进展生存率79%。手术后全中枢减少剂量放疗联合化疗（放疗同时和放疗后化疗）为目前3岁以上中危髓母细胞瘤患者标准治疗方案。

知识点3：高危髓母细胞瘤的治疗 副高：熟练掌握 正高：熟练掌握

高危髓母细胞瘤指小脑肿瘤次全切除，残留病灶>1.5cm^2。高危髓母细胞瘤患者在放疗剂量和中危髓母细胞瘤不同，全中枢放疗剂量是36Gy。目前推荐对>3岁高危髓母细胞瘤患者治疗方法：手术结合标准剂量放疗（全中枢放疗剂量36Gy，瘤床55.8Gy）联合化疗。化疗药物可选用中危髓母细胞瘤方案，包括环磷酰胺、长春新碱、依托泊苷、顺铂及洛莫司汀等。5年生存率大约55%。

知识点4：年龄≤3岁的髓母细胞瘤的治疗 副高：熟练掌握 正高：熟练掌握

≤3岁的髓母细胞瘤无论术后有无肿瘤残留，都定义为高危。一般不建议术后马上放疗。放疗对≤3岁的儿童生长发育影响极大。手术结合化疗仍能使部分患者获得较好的疗效。若手术能完整切除或化疗获得完全缓解的患儿，可考虑放疗推迟或调节剂量或取消放疗。待复发后再放疗。有效化疗药物有环磷酰胺、长春新碱、依托泊苷、顺铂及洛莫司汀等。造血干细胞支持下超大剂量化疗也是治疗选择。

知识点5：促结缔组织增生性髓母细胞瘤和广泛小结节性髓母细胞瘤的治疗 副高：熟练掌握 正高：熟练掌握

促结缔组织增生性髓母细胞瘤与广泛小结节性髓母细胞瘤这两种病理亚型髓母细胞瘤手术完全切除率比经典型髓母细胞瘤高，预后比经典型、大细胞型和间变型髓母细胞瘤良好。这两种亚型术后单纯化疗（联合脑室MTX化疗）5年生存率为77%~90%，而其类型髓母细胞瘤术后单纯化疗生存率只有17%~30%（P<0.0001）。研究提示，对于这两种病理亚型患者可以考虑取消放疗。其他病理亚型的髓母细胞瘤虽然采用积极化疗联合脑室内注射和鞘内注射及造血干细胞支持下大剂量化疗，其预后也欠佳，EFS<40%。播散性转移患者预后更差。

二、原发中枢神经系统生殖细胞肿瘤

知识点6：原发中枢神经系统生殖细胞肿瘤的临床表现

副高：熟练掌握　正高：熟练掌握

CNS GCTs最多见位于松果体和蝶鞍上区，偶尔可见基底神经节和丘脑，罕见在大脑皮质和白质。大约51%处于松果体区、30%处于蝶鞍区，3%在基底神经节，16%在其他部位。同时累及蝶鞍和松果体区占12%。临床表现主要取决于肿瘤累及部位。松果体区肿瘤压迫和阻塞中脑导水管出现进行性的脑水肿及颅内高压，表现出头痛、呕吐等症状。蝶鞍上区或垂体神经部的肿瘤将压迫视交叉，引起双颞偏盲，视力下降。肿瘤累及垂体可引起垂体功能减退和糖尿病尿崩症等内分泌功能改变。基底神经节或丘脑的肿瘤可累及锥体束，导致对侧轻偏瘫。肿瘤引起下丘脑和垂体功能不全表现为体重增加或减轻、生长迟缓、内分泌改变、性早熟或青春期延迟。

知识点7：原发中枢神经系统生殖细胞肿瘤的诊断

副高：熟练掌握　正高：熟练掌握

诊断颅内生殖细胞瘤，血清与脑脊液甲胎蛋白，绒毛膜促性腺激素（β-HCG）水平具有重要临床价值。松果体和蝶鞍上区的生殖细胞瘤手术很难切除，活检也较困难，血清和脑脊液的肿瘤标志物检测将帮助临床诊断。非生殖细胞的生殖细胞肿瘤常属于分泌型的肿瘤，主要为绒毛膜上皮细胞癌可分泌β-HCG，内胚窦瘤细胞分泌AFP，胚胎癌、混合性生殖细胞瘤与未成熟畸胎瘤可分泌β-HCG和AFP。纯生殖细胞瘤及畸胎瘤则属于非分泌型肿瘤。这些肿瘤标志物已经成为生殖细胞肿瘤患者重要的治疗前评价指标，但无法决定准确的组织亚型，可作为疗效观察及随访的指标。大部分纯生殖细胞瘤血清可发现胎盘型碱性磷酸酶（PLAP）升高，有利于诊断。但是，吸烟患者血清PLAP比正常人高10倍。血清PLAP评估目前没有包括在生殖细胞瘤患者诊断中。

知识点8：纯生殖细胞瘤的治疗　　副高：熟练掌握　正高：熟练掌握

纯生殖细胞瘤约为颅内生殖细胞肿瘤50%，不分泌AFP/β-HCG，和外周精原细胞瘤类似，对放疗和化疗极其敏感。传统进行局部+全中枢放疗，5年生存率高达90%~100%。极好的生存率促使进一步进行缩小放疗范围和剂量的研究。局限期的纯生殖细胞瘤全中枢和全脑或全脑室放疗比较结果强烈支持取消脊髓放疗。目前对局限期纯生殖细胞瘤采取全脑室联合原发灶放疗，有助于减少急性和远期毒性。

纯生殖细胞瘤对化疗极其敏感，常用药物为CTX、DDP、VP-16、IFO和CBP等药物。为了降低或防止放疗对儿童患者的毒性，一项国际研究表明：纯生殖细胞瘤患者单纯化疗完全缓解率为84%，但是，50%患者随后复发和进展，复发部位主要为局部、局部+脑室、脑室及脑室+脑膜播散，需要进一步治疗包括放疗。先化疗之后再放疗的剂量和范围目前还未建立，需要进一步研究。

目前对初诊局限期纯生殖细胞瘤的标准治疗为：①单纯放疗；②新辅助化疗后依据化疗疗效降低放疗的剂量和范围。转移性纯生殖细胞瘤患者则应全中枢+局部放疗（瘤床和转移灶）。

知识点9：非生殖细胞肿瘤的治疗　　副高：熟练掌握　正高：熟练掌握

非生殖细胞肿瘤（NGGCT）相当于颅外的非精原细胞瘤，有畸胎瘤（成熟和未成熟）、胚胎癌、内胚窦瘤（卵黄囊瘤）、绒毛膜上皮癌及混合性生殖细胞瘤等，与纯生殖细胞瘤相比预后欠佳。NGGCT 放疗敏感，但是，单纯放疗 5 年生存率只有 20%～45%。采用化疗联合放疗生存率获得明显改善。

目前标准治疗为化疗联合放疗。化疗药物包括 CTX、DDP、VP-16、IFO 及 CBP 等药物。化疗后肿瘤标志物正常，肿瘤收缩残留，手术将有助于明确残留肿块是畸胎瘤或纤维或 NGGCT 肿瘤。在特定情况下，化疗后肿瘤标志物恢复正常，但是肿瘤继续增长，这应该属于成长畸胎瘤综合征，并不是 NGGCT 治疗失败，需手术切除肿瘤。

CNS NGGCT 对放化疗的敏感性低于纯生殖细胞瘤，尤其是恶性畸胎瘤，对于这一类型的肿瘤，放化疗后的残留病灶应手术切除，有助于改善生存率。

第二十八章 成人白血病

第一节 成人白血病的病因及发病机制

知识点1：成人白血病病因及发病机制 副高：熟练掌握 正高：熟练掌握

白血病病因和病毒感染、遗传、接触放射物及化学毒物等因素有关。成人T细胞白血病和T细胞性白血病病毒感染有关。射线辐射，特别是全身及骨髓受照射而诱发白血病产生。反复接触苯、烷化剂及细胞毒药物等可能诱发白血病。据研究，白血病是一种恶性克隆性疾病，多发于造血干细胞周围，其中反转录病毒感染导致肿瘤基因激活，放射线、化学药物引起染色体异常，免疫功能低下多种因素综合作用造成恶性克隆形成，进一步发展成为白血病。

第二节 急性白血病

知识点1：急性白血病的临床表现 副高：熟练掌握 正高：熟练掌握

急性白血病多见为淋巴细胞、粒细胞和单核细胞三型。急性白血病起病通常较急，高热、进行性贫血、明显出血倾向或全身疼痛为首发症状。

（1）发热与感染：大多数患者由于呼吸道感染、口腔炎症及真菌感染、病毒感染为疾病的早期表现而就医。

（2）出血：表现为皮下、口腔齿龈、鼻黏膜和全身出血，甚至可表现为致命性颅内出血或消化道大出血。出血的主要原因为血小板减少，大量白血病细胞形成白血病血栓及血管破裂。

（3）贫血：因大量失血，红细胞生成减少，血红蛋白含量不到正常水平。

（4）其他：白血病细胞浸润可导致肝脾大，淋巴结肿大，脑膜浸润。少数患者可发生幻听、幻觉等精神症状，也可浸润神经根及周围神经，发生各种麻痹症状。部分患者表现为骨髓与关节疼痛，原因为骨髓腔内白血病细胞大量增殖，压迫和破坏骨质及骨膜浸润，表现为隐痛、酸痛或剧痛。儿童患者关节痛往往较明显。患者还可出现皮肤和黏膜病变，表现为弥漫性斑丘疹、剥脱性皮炎、结节及肿块。患者还可出现心包浸润症状和体征。眼球突出的白血病是白血病细胞浸润眼眶或泪腺导致。

知识点2：急性白血病的诊断 副高：熟练掌握 正高：熟练掌握

急性白血病诊断的重要依据为外周血涂片和骨髓象检查。在诊断急性白血病时还需进行分型诊断。

知识点3：急性白血病的鉴别诊断　　副高：熟练掌握　正高：熟练掌握

急性白血病患者产生贫血、出血、发热、淋巴结肿大和肝脾大等临床表现，这些表现均无明显特异性，所以，需与再生障碍性贫血，粒细胞减少症及某些感染进行鉴别。外周血及骨髓象检查以及细胞遗传学检测是鉴别诊断的重要手段。

知识点4：急性白血病的治疗原则　　副高：熟练掌握　正高：熟练掌握

急性白血病的治疗原则为消灭或控制白血病细胞，解除白血病细胞浸润造成的各种临床表现。化疗为主要的治疗手段，治疗期间要注意保护正常细胞，加强对症支持治疗，治疗方法需个体化对待。

知识点5：急性白血病的化学治疗　　副高：熟练掌握　正高：熟练掌握

化疗分为两大阶段：第一阶段即诱导缓解阶段，使得白血病细胞减少到一定程度，正常造血功能得到恢复，症状消失，一般检查方法血片中看不到白血病细胞。第二阶段指缓解后继续进行治疗，即疾病已进入缓解期，但体内仍残留少量白血病细胞，需要继续进行抗白血病治疗。急性淋巴细胞白血病需要完全缓解后维持治疗3年。

知识点6：急性淋巴细胞白血病诱导缓解常用联合化疗方案　　副高：熟练掌握　正高：熟练掌握

（1）VP方案：VCR 1~2mg静脉注射，第1天，每周1次；PDN 40~60mg口服，分次服用；至少用2~3周。

（2）VAP方案：VCR 1~2mg静脉注射，第1天，每周1次；ADM 40~60mg静脉注射，第1~2天，每周1次；PDN 40~60mg口服，分次口服。

（3）MOAD方案：MTX 50~100mg静脉注射，第1天；VCR 1~2mg静脉注射，第1天；ASP 20000U静脉注射，第2天；DXM 6.75mg，分次口服，连用10天；每10天为1周期，维持5个周期，如病情允许，可增加MTX剂量。

知识点7：急性髓系白血病诱导缓解常用联合化疗方案　　副高：熟练掌握　正高：熟练掌握

（1）HA方案：ADM 40mg静脉注射，第1~3天；Ara-C 150mg静脉注射，第1~7天；每2~3周重复。

（2）HOAP 方案：HRT 4～6mg 静脉注射，第 1～5 天或第 1～7 天；VCR 2mg 静脉注射，第 1 天；Ara-C 150mg 静脉注射，第 1～5 天或第 1～7 天；PDN 40～60mg 口服，分次服用；每 2～3 周重复。

（3）THAP 方案：6-TG 100～150mg 口服，第 1～7 天；ADM 40～60mg 静脉注射，第 1～3 天；Ara-C 150mg 静脉注射，第 1～7 天；PDN 40～60mg 口服，连用 7 天；每 2～3 周重复。

知识点 8：急性白血病缓解后继续治疗常用方案

副高：熟练掌握　正高：熟练掌握

急性淋巴细胞白血病缓解后连同原方案巩固 2～4 个疗程，或用下列药物：MTX 50mg 长期服用；6-MP 2.5mg/kg 长期服用；CTX 200～300mg/m^2 每周 1 次；第 2～3 周联合化疗一次。也可在每月交替使用各种诱导化疗方案治疗维持 1 年。

知识点 9：急性白血病的诱导分化治疗

副高：熟练掌握　正高：熟练掌握

（1）小剂量阿糖胞苷 10～20mg/m^2，每天 2 次，皮下注射，15～21 天为 1 疗程，用于治疗老年急性髓系白血病、骨髓增生转化的白血病和继发性白血病。

（2）小剂量高三尖脂碱 0.25～1mg，每天 1 次肌内注射或静脉注射。用于治疗急性髓系白血病。

（3）维 A 酸成人量 30～45mg/m^2，儿童酌减，每天 3 次服用。应与化疗交替维持巩固、降低复发。

（4）1，25（OH）$_2$D$_3$ 和维 A 酸、α-干扰素及小剂量阿糖胞苷联用效果增加，用于急性髓系白血病。

知识点 10：急性白血病的造血干细胞移植治疗

副高：熟练掌握　正高：熟练掌握

急性白血病可采取异基因造血干细胞移植，移植前使用大剂量环磷酰胺 120～200mg/kg，在 2～4 小时内静脉滴注，同时给予 VP-16 与蒽环类药物合并全身放疗，分次照射，剂量为 6～16Gy，中位剂量为 10Gy。目前建议对高危急性淋巴细胞白血病患者在化疗后第 1 次缓解期开始造血干细胞移植。据报道急性白血病造血干细胞移植治疗，40%缓解期>2 年，甚至高达 7 年者。

知识点 11：急性白血病的中枢神经系统白血病治疗

副高：熟练掌握　正高：熟练掌握

预防和治疗脑膜白血病的常用方法是鞘内注射化疗药和头颅照射治疗，可根据情况选用下列方法。

（1）甲氨蝶呤：10～15mg 鞘内注射，每 2～4 天 1 次，直到脑脊液细胞数恢复正常。

（2）阿糖胞苷：25mg/m^2 鞘内注射，每周 2 次。

（3）肾上腺皮质激素：主要控制及减轻头痛、呕吐症状，地塞米松 10mg 静脉注射，连用 2~3 天。

（4）颅脑照射：选用全脑+脊髓照射。放疗是控制脑膜白血病的特效方法。

第三节　慢性粒细胞白血病

知识点 1：慢性粒细胞白血病临床表现　　副高：熟练掌握　正高：熟练掌握

慢性粒细胞白血病临床表现为粒细胞明显增多，脾明显肿大，病程相对迟缓。以中年人多见，男性多于女性。慢性粒细胞白血病早期无症状，偶然发现脾进行性增大或粒细胞增多而就诊。病情进展可产生发热、贫血及骨痛等症状。

知识点 2：慢性粒细胞白血病的治疗　　副高：熟练掌握　正高：熟练掌握

（1）化疗：①烷化剂类：对慢性期有效率高，用白消安每天口服 2~4mg，要定期复查血象，以避免骨髓抑制，此药可长期服用。②羟基脲是一种核糖核酸还原酶抑制剂，主要用在变异期。羟基脲常用剂量每天 3g，分 2 次服用，如白细胞数减少后用维持量，每天 1~1.5g，如出现耐药可与巯嘌呤合用，前者剂量 500mg，后者为 50mg。

（2）酪氨酸激酶抑制剂：伊马替尼为特异性 Bcr-Abl 酪氨酸激酶抑制剂，用于慢性粒细胞白血病的一线治疗，每天口服 400mg，5 年完全缓解率是 87%，5 年生存率是 89%。其耐受性好，多见不良反应为水肿、皮疹、消化道反应等，3~4 级反应表现为中性粒细胞或血小板减少。

（3）放射治疗：在用白消安治疗后，可在脾区放疗。

（4）手术治疗：切除脾治疗慢性粒细胞白血病主要是为了减少粒细胞总数和相应的储藏部位，但切脾死亡率高。建议早期切脾，因早期切脾手术容易，术后并发症少。

（5）白细胞分离术：使用白细胞分离机，一次分离去除过多的白细胞，以降低白细胞数量和解除脾区疼痛。主要用在出现威胁生命的白细胞及血小板极度增多，急需治疗的孕妇，用于日后自身干细胞移植。

（6）自体造血干细胞移植：对慢性粒细胞白血病采取造血干细胞移植，年轻患者和急性者预后较好，早期进行希望更大。自体造血干细胞移植者应在 Ph 染色体转阴后再做，这时复发率小，存活期长。

（7）干扰素治疗：应用干扰素治疗主要是抑制肿瘤病毒增殖和分裂，调动机体免疫系统杀伤肿瘤细胞。干扰素治疗应在病变早期进行，用药剂量应足量，宜每天注射。最好与化疗药物联合使用，其疗效可能更好。

第四节 慢性淋巴细胞白血病

知识点1：慢性淋巴细胞白血病的临床表现 副高：熟练掌握 正高：熟练掌握

慢性淋巴细胞白血病病情发展缓慢，自然生存期较长。多见在50岁以后发病，男性是女性的2倍。慢性淋巴细胞白血病又分为T细胞与B细胞两类。两类细胞的白血病临床表现类似，B细胞的皮肤结节和红皮病较T细胞少。它们的典型表现为全身淋巴结肿大，互不粘连；脾大，体重减轻、腹胀，也有在血象中发现淋巴细胞增多而确诊的。

知识点2：慢性淋巴细胞白血病的治疗原则 副高：熟练掌握 正高：熟练掌握

慢性淋巴细胞白血病和其他白血病不同，治疗指征应由疾病分期决定。早期应密切观察，Ⅱ期以上适当治疗，避免过分治疗导致造血和免疫功能衰竭而死亡。

知识点3：慢性淋巴细胞白血病的治疗方法 副高：熟练掌握 正高：熟练掌握

（1）选择细胞周期非特异性药物杀伤非增殖期淋巴细胞，主要药物包括肾上腺皮质激素、烷化剂，也可口服苯丁酸氮芥，每天2~6mg，可使白细胞总数下降，低热、盗汗症状得以缓解。

（2）如白细胞数接近正常水平可以暂停使用苯丁酸氮芥，出现复发时可再服用该药，但长期服用可造成骨髓抑制。

（3）晚期患者治疗时，泼尼松60~80mg，每周或隔天给药，也可结合泼尼松加苯丁酸氮芥持续用药一周，每4周重复。

（4）放射治疗只用作局部紧急治疗，改善压迫症状，减少浸润。

第二十九章 皮 肤 癌

第一节 皮肤癌的病因及发病机制

知识点1：皮肤癌的病因及发病机制 副高：熟练掌握 正高：熟练掌握

（1）化学致癌物质：常常接触砷化物、焦油、沥青、苯并芘或二甲基苯甲蒽类化学物。

（2）紫外线照射：皮肤癌多见于长期从事户外工作的人群，且好发于头面、手背等容易受阳光照射的暴露部位。

（3）电离辐射：长期从事放射工作且忽视防护措施易导致辐射性皮肤干燥，在此基础上易产生皮肤癌。少数接受放射治疗的患者，可能在若干年后于放射野内发生皮肤癌。

（4）癌前病变：烧伤瘢痕、长久不愈的皮肤慢性溃疡、瘘管及慢性炎症等在长期刺激下都易恶变为皮肤癌。

（5）遗传因素：某些基因缺陷性疾病并发皮肤癌的危险性增高，如患有白化病、着色性干皮病及痣样基底细胞癌综合征，但关于癌基因和皮肤癌发生的关系目前还不清楚。研究发现基底细胞癌的发病和 Hedgehog pathway 通路所涉及的多个基因变异相关，其中最多见的是 PTCH1 基因。另外，p53 肿瘤抑制基因突变和 ras、fos 等癌基因突变现象也常在皮肤癌中发生。

第二节 皮肤癌的临床表现

知识点1：基底细胞癌的临床表现 副高：熟练掌握 正高：熟练掌握

基底细胞癌常发生于面部特别是上唇部，也可发生于任何其他部位，但多见于头面等光暴露部位。此病早期表现为淡黄色或粉红色略微高出皮面的小结节，表面光滑、出现毛细血管扩张、质地硬、常有疼痛或压痛。病灶部位较深者，其表面皮肤略微凹陷，失去正常皮肤的色泽和纹理，后表面产生鳞状脱屑片，反复结痂，表面出现破溃、渗血。中央可形成溃疡，似虫蚀样。依据皮损颜色为皮色或黑色，可以分类为色素型和非色素型。结合病理，比较公认的临床分型有：结节型、硬斑病样型、微结节型、浅表型、基底鳞癌性、囊肿型和 Pinku 纤维上皮瘤。结节型最多见，常中央出现溃疡，多见于头面部。微结节型与硬斑病样型相对罕见，但也多见于头面部。浅表型多见于躯干。

知识点2：鳞状细胞癌的临床表现 副高：熟练掌握 正高：熟练掌握

鳞状细胞癌常发于50岁以上的老年人，多见于皮肤黏膜交界处。早期鳞状细胞癌与基底细胞癌类似，一般为红斑样皮损，伴有不同程度的鳞形脱屑及痂皮形成，临床上常很难鉴别。但鳞状细胞癌常在老年性角化过度、慢性溃疡和烧伤瘢痕等病变的基础上发展得来，表现为红色、坚硬、高出皮面的结节；当其表面角质层脱落后就出现红色的糜烂面，伴有渗液、渗血，开始的糜烂面可愈合结痂，但不久痂皮脱落而再出现糜烂面；当病灶向深处浸润形成边缘略隆起的溃疡，基底高低不平，呈红色颗粒状，常伴有坏死组织和肉芽样增生。肿瘤质脆，有继发性感染并伴有恶臭的分泌物。其恶性程度较基底细胞癌者高，发展迅速，向深处浸润可达肌肉和骨骼。易产生区域淋巴结转移，如耳前和颌下淋巴结，晚期可发生内脏转移。

知识点3：皮肤原位癌的临床表现　　副高：熟练掌握　正高：熟练掌握

皮肤原位癌又称Bowen病，30岁以前少发，好发年龄60岁以上，女性较多见，以下肢比较多见，占60%~85%。发生在受阳光照射的暴露部位者通常为单发，亦可有2~3个病灶，表现为淡红色或暗红色略微隆起的皮损，表面有少许脱屑和痂皮，病灶逐渐扩大呈边缘清楚的圆形成环状丘疹，覆盖棕色或灰色厚痂，很少出现溃疡。病程发展缓慢，可连续数年，若未经治疗，可最终演变成浸润癌，进而发生区域淋巴结转移。

知识点4：乳腺外Paget病的临床表现　　副高：熟练掌握　正高：熟练掌握

乳腺外Paget病是一种罕见的以表皮内具有透明胞质的Paget细胞为特征的皮肤恶性肿瘤。多见于肛周、会阴、外生殖器等部位，个别发生在腋窝。病灶多为单个，极少数多发。病灶边界清楚，直径为0.5~10cm，呈褐色或淡褐色，中央潮红、糜烂，其表面覆以少量鳞屑或痂皮。发生于肛周及会阴部者可为疣状或乳头状瘤样突起，患者经常感觉到局部瘙痒、刺痛或灼痛，溃破后并发出血。

第三节　皮肤癌的诊断及鉴别诊断

知识点1：皮肤癌的诊断　　副高：熟练掌握　正高：熟练掌握

早期皮肤癌多为红斑或高出皮面的丘疹样皮损，表面常出现鳞形脱屑或痂皮。局部刮片或印片经过细胞学初步诊断，最后确诊需行活体组织病理学检查。

知识点2：皮肤癌的鉴别诊断　　副高：熟练掌握　正高：熟练掌握

结节型基底细胞癌最多见，要与色素痣、脂溢性角化、毛发上皮瘤等进行鉴别诊断。躯干最多见的浅表型基底细胞癌要与皮炎湿疹、硬斑病、Bowen病等进行鉴别。鳞状细胞癌要注意与慢性肉芽肿、非特殊性溃疡、光线性角化病、角化棘皮瘤和基底细胞癌区别。

尤其是癌前皮肤病有恶化成鳞状细胞癌的可能性时，要做组织病理学检查。

第四节　皮肤癌的治疗

知识点1：皮肤癌的联合化疗方案　　副高：熟练掌握　正高：熟练掌握

（1）DF方案：DDP 100mg/m^2 静脉注射，第1天；5-FU 1g/m^2 静脉注射，第1~4天；每3周为1周期，共用3个周期，总有效率可达85.3%。

（2）DFB方案：DDP 100mg/m^2 静脉注射，第1天；5-FU 650mg/m^2 静脉注射，第1~5天；BLM 15mg/m^2 静脉注射，第1天；16mg/m^2 静脉注射，第2~5天；每3~4周为1周期，有效率约为84%。

第三十章 其 他

第一节 原发灶不明转移癌

知识点1：原发灶不明转移癌临床表现 副高：熟练掌握 正高：熟练掌握

50%出现肝大、腹部包块或其他腹部症状。15%～25%出现淋巴结肿大。10%～20%表现为骨、肺、胸膜肿瘤累及。<10%出现中枢神经系统症状。

知识点2：原发灶不明转移癌鉴别诊断 副高：熟练掌握 正高：熟练掌握

（1）恶性淋巴瘤：病理可鉴别，必要时进行免疫组化检查。但临床上确有两者很难鉴别的病例，特别是很难做到病理检查的纵隔及腹膜后的恶性肿瘤，必要时可行诊断性化疗，淋巴瘤化疗效果显著。

（2）恶性间皮瘤：转移性恶性胸腔积液应和恶性间皮瘤鉴别。后者X线上主要是胸膜显著增厚及胸腔积液，CT表现为以胸膜为基底的不规则肿块影，推荐超声或荧光透视引导下针吸胸膜活检或开放性活检。

知识点3：原发灶不明转移癌治疗原则 副高：熟练掌握 正高：熟练掌握

对单一区域淋巴结转移患者的治疗，可能获得根治性治疗效果，这部分患者占25%；而对全身多发性转移或内脏器官受累及的患者，治疗的目的是减轻痛苦、改善生存质量。

知识点4：原发灶不明转移癌化学治疗 副高：熟练掌握 正高：熟练掌握

依据病理类型和所推测的肿瘤选择药物进行化疗。肿瘤局限在单侧腋下淋巴结的腺癌和低分化癌女性患者考虑可能是乳腺癌，按乳腺癌Ⅱ期进行处理。扩散到腹膜表面的腺癌及低分化癌考虑用含顺铂的卵巢癌方案。中上颈部的未分化癌，按照鳞癌的原则处理，采用以顺铂为主的联合化疗方案。PSA呈阳性的男性腺癌患者可选择试验性激素治疗。进展期的腺癌或低分化癌在排除了乳腺癌、前列腺癌或可治疗的原发灶后，应按照组织学分类处理。以顺铂为基础的联合化疗对低分化癌和低分化腺癌是有意义的。

含紫杉醇、多西他赛或吉西他滨的化疗方案对于原发灶不明肿瘤患者也有效。近年来，一些化疗新药的应用使得患者的疗效显著提高。这些药物有紫杉类（紫杉醇、多西他赛）、吉西他滨和拓扑异构酶Ⅰ抑制剂（依立替康、托泊替康）。其中紫杉类药物的探究最多。紫杉类加铂类药物为基础的联合化疗方案中位生存期9~13个月。所以建议对于一般状况不错的患者采用紫杉醇加卡铂为基础方案（±鬼臼乙叉甙或吉西他滨）。吉西他滨的使用与紫杉类药相似，吉西他滨的抗瘤谱广，表示其在原发灶不明转移癌的经验治疗中有潜在的价值。

TC方案：紫杉醇200mg/m^2（第1天，静脉给药），卡铂（AUC=5，第1天，静脉给药），21天重复。

单药吉西他滨：吉西他滨1000mg/m^2，第1，8，15，28天重复。

知识点5：原发灶不明转移癌靶向治疗　　副高：熟练掌握　正高：熟练掌握

靶向治疗研究较多的是表皮生长因子受体抑制剂和抗血管生成抑制剂，或联合化疗，可能提高原发灶不明转移癌的疗效。

第二节　上腔静脉压迫综合征

知识点1：上腔静脉压迫综合征（SVCS）的病因及发病机制　　副高：熟练掌握　正高：熟练掌握

目前90%以上SVCS为恶性肿瘤所致，其中肺癌为70%左右，尤其是小细胞肺癌及右肺中央型肺癌。

知识点2：SVCS的临床表现　　副高：熟练掌握　正高：熟练掌握

上腔静脉压迫综合征的症状和体征与受压时间、受压程度、受压部位相关。时间短、受阻程度重，病情也比较严重。反之，病情较缓和。

（1）症状：呼吸困难、面部水肿、躯干和上肢水肿是最多见的症状，有时还会产生胸痛、咳嗽及吞咽困难。

（2）体征：患者呼吸急促，颜面和球结膜水肿，颈、胸部静脉曲张，严重时可出现口唇和上肢发绀、声嘶及Horner综合征。

知识点3：SVCS的治疗原则　　副高：熟练掌握　正高：熟练掌握

应依据病理组织学诊断及原发肿瘤的临床分期来选择治疗方案。

知识点4：SVCS的治疗方法　　副高：熟练掌握　正高：熟练掌握

（1）化学治疗：选择化疗方案要依据临床诊断和病理组织学类型来定。纵隔淋巴瘤可单用CTX或CHOP，从下肢静脉给药良好。小细胞肺癌和非小细胞肺癌、生殖细胞瘤等应选择对其有效的化疗方案。恶性淋巴瘤、小细胞肺癌及生殖细胞瘤化疗效果出现迅速，其他肿瘤则较慢。

（2）内科治疗：患者应卧床、头抬高、吸氧，限制液体和钠的摄入量，利尿及使用皮质激素、镇痛及镇静剂，如有血栓应考虑溶栓治疗等。

第三节　脊髓压迫综合征

知识点1：脊髓压迫综合征的病因及发病机制　　副高：熟练掌握　正高：熟练掌握

在造成脊髓受压的肿瘤中，95%以上是髓外的脊髓转移瘤，多见的原发肿瘤包括肺癌、乳腺癌、前列腺癌和肾癌等。

知识点2：脊髓压迫综合征的临床表现　　副高：熟练掌握　正高：熟练掌握

脊髓压迫初期在相应的部位有局部疼痛，然后在相应的节段有束带感，疼痛由间歇性变为连续性，并逐渐加重。感觉异常也较多见，开始出现感觉过敏，以后出现感觉减退或消失。因脊髓受压，大部分患者表现无力，其范围和受压的部位相关，严重者可发生瘫痪及大小便功能障碍。

知识点3：脊髓压迫综合征的诊断　　副高：熟练掌握　正高：熟练掌握

依据患者的临床表现，如连续性局部疼痛并逐渐加重，中等程度的运动障碍、感觉失常，以往有无其他部位的原发肿瘤病史，结合 CT 或 MRI 的检查结果就能明确诊断。定性诊断应通过细胞学或组织病理学检查确定。

知识点4：脊髓压迫综合征的鉴别诊断　　副高：熟练掌握　正高：熟练掌握

对于早期症状（如疼痛、感觉异常和感觉缺失），需与脊髓放疗后或长春碱类药物所致的症状相鉴别。后者有放疗或使用长春碱类药物的病史，通过 CT 或 MRI 能够鉴别。脊椎骨质破坏需与结核所引起的椎体破坏进行鉴别，前者椎间隙往往不变狭窄。急性压迫应与外伤、感染和结核相鉴别，若疑为恶性，则应区分原发瘤和转移瘤。

知识点5：脊髓压迫综合征的治疗原则　　副高：熟练掌握　正高：熟练掌握

脊髓压迫治疗的目的是恢复及维持正常的神经功能，控制局部肿瘤，稳定脊髓和缓解疼痛。治疗方法的选择通常依据临床表现、组织学类型、临床病程的快慢、肿瘤的类型、脊髓累及的部位、脊髓的稳定性和以往的治疗情况来决定。

知识点6：脊髓压迫综合征的化学治疗　　副高：熟练掌握　正高：熟练掌握

化学治疗主要与手术或放疗联合使用。常用于对化疗敏感的肿瘤，如恶性淋巴瘤、小细胞肺癌等。常用药物包括 CCNU、BCNU 等，成人 150mg，每 6 周 1 次。鞘内注射 MTX 也有一定的效果。

知识点 7：脊髓压迫综合征的激素治疗 副高：熟练掌握 正高：熟练掌握

若依据患者的病史和神经功能检查表示有脊髓压迫，应给予地塞米松治疗。高剂量静脉注射地塞米松（96mg）用作转移性脊髓压迫的患者的辅助治疗可能改善神经功能。然而，地塞米松 10mg 静脉注射最常使用。

第四节 颅内压增高

知识点 1：颅内压增高病因及发病机制 副高：熟练掌握 正高：熟练掌握

引起颅内压增高的原因较多，肿瘤引起颅内压增高主要是颅内原发性或转移性肿瘤所致。在转移性肿瘤中以肺癌、绒毛膜上皮癌和乳腺癌脑转移发生率较高。颅内肿瘤导致颅内压增高的原因有肿瘤本身体积增大及占位病变，脑实质受压出现液化、坏死引起容积增大。肿瘤破坏血脑屏障，导致血管通透性增加而发生脑水肿。肿瘤位于脑室附近或位于室间孔区导致中脑导水管狭窄，造成脑脊液循环障碍。位于脑干的肿瘤可干扰脑脊液的吸收，造成颅内压增高。脑内无淋巴引流，使水肿液容易积聚。

知识点 2：颅内压增高的临床表现 副高：熟练掌握 正高：熟练掌握

颅内压增高主要的临床表现为头痛、呕吐及视觉障碍。头痛是颅内压增高最早期最多见的症状，发生率为 80%~90%。其特点为初期时症状较轻，缓慢加重，并呈连续性阵发性加剧；呕吐为喷射状，常与饮食无关，和头痛的剧烈程度无关；视觉障碍为视神经盘水肿，发展至晚期视神经萎缩时才出现。

15%~30%的脑肿瘤患者早期产生癫痫样症状，以后出现颅内压增高症状。如同时合并出血和梗死将出现急性脑卒中样症状，偏瘫、失语，甚至昏迷、死亡。有的颅内压增高的患者还表现精神不振、昏迷、嗜睡、神志错乱以及记忆丧失等精神症状。

脑疝是更危急的一种状况，患者可快速出现意识丧失、颈项强直、单侧或双侧瞳孔异常、同侧偏瘫或是呼吸功能异常。

知识点 3：颅内压增高的诊断 副高：熟练掌握 正高：熟练掌握

依据患者有连续加重的头痛、喷射状呕吐，眼底检查可见视神经盘水肿，结合 CT 或 MRI 检查即可做出判断。转移性肿瘤患者常有原发肿瘤的病史或在身体的其他部位有原发肿瘤。

知识点4：颅内压增高的治疗原则　　副高：熟练掌握　正高：熟练掌握

出现颅内压增高的患者多是肿瘤晚期，治疗原则以姑息治疗为主。颅内压增高为急症，一旦临床诊断明确应立即开始治疗，首先降低颅内压，然后抑制肿瘤，以缓解症状、延长患者的生存时间为目的。

知识点5：颅内压增高的内科治疗　　副高：熟练掌握　正高：熟练掌握

主要目的是缓解脑水肿，降低颅内压，改善一般状态和降低癫痫样发作。常用的药物有皮质类固醇。甾体类激素可降低血管通透性，稳定脑毛细血管。临床上可给予地塞米松10~100mg/d；在使用皮质类固醇时应注意患者有无出血性疾病及消化性溃疡，防止加重疾病。地塞米松的剂量>32mg/d时，患者有胃肠出血及其他不良反应的风险，因此较大剂量地塞米松的用药时间通常≤72小时。脱水药20%甘露醇注射液也为常用的高渗溶液，常用的剂量为125~250ml/次，每4~6小时1次。化学治疗对于继发性肿瘤有一定的效果。常用能够通过血脑屏障的药物，有亚硝脲类药物（BCNU、CCNU）、替尼泊苷、依托泊苷等，目前临床上常用的药物有替莫唑胺。椎管内注射MTX亦有一定的效果。

第五节　癌性胸腔积液

知识点1：癌性胸腔积液的病因及发病机制　　副高：熟练掌握　正高：熟练掌握

除脑肿瘤之外的所有恶性肿瘤几乎都可引起癌性胸腔积液。由于肿瘤细胞浸润胸膜表面使毛细血管通透性变大而形成的胸腔积液称为周围性胸腔积液；因肿瘤阻塞淋巴管、静脉，造成脏层胸膜静水压增高形成的胸腔积液称中心性胸腔积液。

知识点2：癌性胸腔积液的临床表现　　副高：熟练掌握　正高：熟练掌握

（1）症状：患者出现胸痛、咳嗽、呼吸困难等症状。

（2）体征：患侧胸部叩诊有浊音，语颤减弱，呼吸音减弱或消失。

知识点3：癌性胸腔积液的诊断　　副高：熟练掌握　正高：熟练掌握

患者有恶性肿瘤病史，体检或影像学检查证明胸腔积液存在，胸腔积液检查出现上述特征即可诊断。胸腔积液脱落细胞学检查阳性可用作细胞学诊断依据。胸腔镜活检术后的病理组织学检查可能帮助确诊原发灶不明的胸腔积液。

知识点4：癌性胸腔积液的鉴别诊断　　副高：熟练掌握　正高：熟练掌握

癌性胸腔积液应与结核性胸膜炎、心力衰竭、胶质性疾病导致的胸腔积液相鉴别。

知识点5：癌性胸腔积液的治疗原则　　副高：熟练掌握　正高：熟练掌握

癌性胸腔积液应选用综合治疗。

知识点6：癌性胸腔积液的药物治疗　　副高：熟练掌握　正高：熟练掌握

（1）全身化疗：针对引起恶性胸腔积液的原发肿瘤，尤其是对化疗敏感的肿瘤，可用全身化疗以控制全身病变及胸腔积液。化疗方案根据原发肿瘤性质而定。

（2）局部化疗：可选择氮芥0.4mg/kg、顺铂80～120mg、多柔比星60mg加入生理盐水中胸腔内给药，每周1次，给药前应尽可能地抽尽胸腔积液。博来霉素1mg/kg或40mg/m^2，骨髓抑制作用相对较小且效果良好。

（3）生物反应调节剂：常用的药物为高聚生，常用剂量为3000～5000U，其他还包括白介素-2、短小棒状杆菌、卡介苗等。目前胸腺肽和恩度（重组人血管内皮抑制素）胸腔灌注也逐渐使用于临床。

（4）胸膜硬化剂：可应用四环素19或米帕林50～100mg加入生理盐水中胸腔内给药。给药后需变换体位，使药物均匀分布在胸膜上，以促进胸膜腔广泛粘连达到封闭胸膜腔的目的。

知识点7：癌性胸腔积液的对症治疗　　副高：熟练掌握　正高：熟练掌握

（1）胸腔穿刺：穿刺抽液能够缓解患者的肺部压迫症状，同时可注射药物。但通常3天左右又恢复到原来的积液量。每次抽液以≤800ml为宜，应防止频繁抽液。

（2）胸腔闭式引流：可连续引流胸腔积液，防止反复穿刺，并可通过引流管给药。

第六节　癌性心包积液

知识点1：癌性心包积液的病因及发病机制　　副高：熟练掌握　正高：熟练掌握

癌性心包积液由恶性肿瘤经血道、淋巴道转移至心包或直接累及心包，从而使间皮细胞受刺激和淋巴管受阻引起。

知识点2：癌性心包积液的临床表现　　副高：熟练掌握　正高：熟练掌握

（1）症状：患者出现气急、咳嗽、胸痛、心悸、下肢水肿等症状。

（2）体征：表现为心界扩大、心音减弱、奇脉、颈静脉怒张。

知识点3：癌性心包积液的诊断 副高：熟练掌握 正高：熟练掌握

患者有恶性肿瘤病史，体格检查或影像学检查证明心包积液存在即可临床诊断。心包积液细胞学检查阳性可用作细胞学诊断。原发肿瘤的病理类型对病理诊断有重要参考意义。

知识点4：癌性心包积液的鉴别诊断 副高：熟练掌握 正高：熟练掌握

癌性心包积液主要与结核、炎症、心肌梗死、结缔组织病等引发的心包积液进行鉴别。病史、影像学检查、心包积液细胞学检查是主要的鉴别手段。

知识点5：癌性心包积液的治疗原则 副高：熟练掌握 正高：熟练掌握

癌性心包积液的治疗原则是以综合治疗为主。

知识点6：癌性心包积液的药物治疗 副高：熟练掌握 正高：熟练掌握

（1）全身化疗：对化疗敏感的肿瘤，例如白血病、恶性淋巴瘤、小细胞肺癌引起的恶性积液有效。化疗方案应依据原发肿瘤的病理类型来选择。

（2）局部化疗：可采用顺铂80～120mg加入生理盐水中行心包腔注射。氟尿嘧啶50～100mg溶于注射用水中用药。通常不重复使用。塞替派25mg/m^{2}溶于10ml生理盐水中使用。多柔比星不适用心包注射。

（3）生物反应调节剂：常用药物为白介素-2、卡介苗。

知识点7：癌性心包积液的对症治疗 副高：熟练掌握 正高：熟练掌握

超声定位下心包穿刺抽液可以缓解心脏的压迫症状。卧床休息、给氧、使用利尿药等可缓解患者的心脏压塞症状。

第七节 癌性腹腔积液

知识点1：癌性腹腔积液的病因及发病机制 副高：熟练掌握 正高：熟练掌握

除脑肿瘤之外的恶性肿瘤大多可引起癌性腹腔积液。由肿瘤累及腹膜所引起的称周围性腹腔积液；由静脉和淋巴管阻塞所引起的称中心性腹腔积液。

知识点2：癌性腹腔积液的临床表现 副高：熟练掌握 正高：熟练掌握

（1）症状：患者出现腹痛、呼吸困难、腹胀、消化不良等症状；

（2）体征：腹部可扪及包块，叩诊有移动性浊音。

知识点3：癌性腹腔积液的诊断　　副高：熟练掌握　正高：熟练掌握

患者有恶性肿瘤病史，体检或影像学检查表示腹腔积液存在即可临床诊断，腹腔积液肿瘤细胞学检查阳性可用作细胞学诊断。腹膜活检病理组织学检查阳性即可确诊。

知识点4：癌性腹腔积液的鉴别诊断　　副高：熟练掌握　正高：熟练掌握

主要应与肝硬化、腹膜炎、充血性心力衰竭引起的腹腔积液进行鉴别。病史、影像学检查、腹腔穿刺、腹腔积液理化性质以及细胞学检查是重要的鉴别方法。

知识点5：癌性腹腔积液的治疗　　副高：熟练掌握　正高：熟练掌握

（1）治疗原则：控制原发肿瘤，并且积极综合治疗。

（2）治疗方法：①药物治疗：针对原发肿瘤的病理类型可选择全身化疗。腹腔内化疗可使用顺铂80～120mg，噻替哌40～60mg。卡铂对卵巢癌引起腹腔积液效果良好。另外，还可选用高聚生、白介素-2等生物反应调节药。②对症治疗：如腹腔积液太多、腹腔压力过高影响呼吸时，可进行腹腔穿刺放液，但应注意放液量不应过大，不可频繁放腹腔积液。卧床休息、限制钠盐摄取、给予利尿药，均有助于减少腹腔积液产生，但用量不得过大，否则可导致脱水及低血压。合理的利尿剂用法为：呋塞米40mg或氢氯噻嗪50～100mg/d，同时给予螺内酯50～100mg/d。

第八节　合并感染

知识点1：合并感染的病因及发病机制　　副高：熟练掌握　正高：熟练掌握

肿瘤患者合并感染的病原体有细菌、真菌、病毒、囊虫等。细菌及真菌常起始于癌症患者自身所带菌群，也可由环境病原体引起。人体某些免疫屏障功能下降甚至破坏，如皮肤黏膜破损及肿瘤阻塞部位都可能发生细菌移位，使正常细菌转变为致病性菌种，也可变成病原体入侵人体的门户。癌症患者容易合并感染，其易感原因如下。

（1）粒细胞减少症：肿瘤患者接受化疗、放疗可造成粒细胞的减少或缺乏以及功能障碍，这些重要的免疫功能缺损，极易发生细菌感染或感染扩散，甚至造成真菌感染和非条件致病菌感染。

（2）免疫功能低下：癌症患者进行放化疗等抗癌治疗、激素治疗、脾切除术后和癌症患者自身免疫功能低下使得患者容易感染病原体。免疫功能低下的患者易感病原体包括细菌、真菌、病毒、寄生虫等。文献报道的感染多见部位有呼吸道、口咽部、菌血症、肠道、皮肤、泌尿道、导管相关感染、肛周、败血症以及不明部位的感染。不同部位感染、院内院外感染的病原体不完全一样。

（3）其他原因：肿瘤局部浸润造成局部正常组织防御屏障破坏或肿瘤阻塞正常组织器官腔道；肿瘤坏死；侵入性操作留置导管；长期卧床；长期住院以及使用抗生素；营养不良；低蛋白血症；神经功能障碍等。

知识点2：合并感染的诊断　　副高：熟练掌握　正高：熟练掌握

合并感染的治疗患者可出现发热和受感染器官组织出现相应的炎症变化的症状。严重时可能出现低血压及循环系统等并发症。

对于怀疑感染的患者需仔细体格检查，明确感染病灶，包括耳、鼻窦、口腔、肺、置入导管区、皮肤、黏膜、泌尿生殖系统等。

明确感染病灶后，应争取确诊其病原体类型和药敏试验，如选择进行血、尿、痰、脑脊液、大便培养等。必要时应进行创伤性取材检查。

知识点3：凭经验治疗合并感染　　副高：熟练掌握　正高：熟练掌握

当患者的体温>38.5℃，或持续两次>38℃时，表示有合并感染。若患者同时伴有粒细胞减少症，则应考虑使用抗生素。合并粒细胞减少症的患者应考虑联合用药，例如喹诺酮类+妥布霉素类，或头孢菌素类+阿米卡星。抗生素持续用药5天或7天以上时，应考虑使用预防真菌感染的药物，如氟康唑。

知识点4：合并感染的确诊后治疗　　副高：熟练掌握　正高：熟练掌握

革兰阴性菌感染时，通常需要联合使用抗生素；革兰阳性菌感染时，一般用单一种抗生素，合并粒细胞减少症时则需一同合用抗革兰阴性菌的抗生素。

知识点5：特殊感染治疗　　副高：熟练掌握　正高：熟练掌握

（1）与置放导管相关的感染：大多为革兰阳性细菌感染，少数是革兰阴性细菌或真菌感染。治疗的最佳办法是更换或取出导管。

（2）真菌感染：粒细胞减少症的患者易出现念珠菌感染，甚至发生深部组织念珠菌感染，治疗可使用两性霉素或氟康唑。

（3）疱疹病毒感染：癌症患者容易发生带状疱疹病毒或单纯疱疹病毒感染，治疗可使用阿昔洛韦等抗病毒药物。

（4）诺卡菌属感染：反复用细胞毒类化疗药和皮质激素类药物的癌症患者易感染此类菌属，治疗可使用磺胺类药物，注意需要足够疗程用药。

知识点6：合并感染的生物调节剂治疗　　副高：熟练掌握　正高：熟练掌握

该治疗能够改善患者的免疫功能，增强患者自身对病原体的抵抗与清除能力。生物调节剂治疗有以下几种。

（1）粒细胞成分输血：适用于粒细胞减少合并感染的患者。

（2）粒细胞生长刺激因子：G-CSF 或 GM-CSF 可有效帮助粒细胞的生成。

（3）被动免疫治疗：包括抗革兰阴性菌的单克隆抗体、免疫球蛋白、肿瘤坏死因子、白细胞介素-2、干扰素等。

知识点7：预防合并感染　　副高：熟练掌握　正高：熟练掌握

对于易发生感染的癌症患者，采取合适的预防措施可以减少患者感染机会。

（1）防止创伤。

（2）保持清洁环境：与易感染患者接触的所有人员，特别是医务人员应常洗手，防止医源性感染；隔离及房间空气净化；饮食卫生，防止食入铜绿假单胞菌污染食品；患者身体的自身洁净。

（3）预防性用药：粒细胞生长因子和抗生素，主要用于感染高危患者，如粒细胞 $<2\times10^9/L$ 的患者。

附录一 高级卫生专业技术资格考试大纲
（肿瘤内科学专业——正、副高级）

一、专业知识

（一）本专业知识

1. 系统掌握内科肿瘤学专业的基础理论知识和新进展。

2. 正确理解肿瘤发生、发展、转移是一个漫长的过程，以及不同阶段的病理生理学改变如细胞学、细胞因子、分子生物学等；树立肿瘤可以预防、早期诊断及早期治疗的观念。

3. 掌握与内科肿瘤学专业相关学科如解剖、生理、病理生理学、影像诊断学、临床生物化学、临床免疫学、流行病学和医学统计学等基础理论知识。

4. 掌握临床药理学的基础理论知识及抗肿瘤药物的临床药理学、药代动力学知识。

5. 掌握常见恶性肿瘤的综合治疗（规范化治疗）原则。

6. 熟悉生物靶向治疗的原则和适应证。

（二）相关专业知识

1. 掌握内科学包括心血管、呼吸、消化、血液、免疫及感染性疾病等的相关知识。

2. 掌握与本专业相关的肿瘤放射治疗学、肿瘤外科等专业知识。

3. 掌握与内科肿瘤学有关的妇科、儿科、老年病学等专业知识。

4. 熟悉与本专业密切相关学科如临床药理学、细胞生物学、分子生物学、遗传学等的基础理论知识。

二、学科新进展

1. 熟练掌握本专业国内外现状及发展趋势，不断吸取新理论、新知识、新技术，新进展，并用于医疗实践、科学研究和教学。

2. 熟悉相关学科近年来的新进展。

三、专业实践能力

1. 熟练掌握内科肿瘤学专业的常见病、疑难病症的病因、发病机制、临床表现、诊断、鉴别诊断、治疗原则和治疗方法。熟练掌握与本专业有关的其他学科疑难病症的诊断、鉴别诊断和治疗。

2. 熟练掌握本专业的急、危、重症患者的诊断、鉴别诊断和治疗，如上腔静脉综合征、颅内高压、脊髓压迫综合征、感染等。

3. 熟练掌握胸腹腔、心包腔穿刺术，骨髓穿刺术和腰椎穿刺术，并熟练掌握腔内药物治疗的适应证、禁忌证以及不良反应的防治。

4. 熟练掌握抗肿瘤药物的临床药理学、药代动力学知识及临床应用，做到合理用药。熟练掌握抗肿瘤新药临床研究及 GCP 知识。

5. 熟练掌握抗肿瘤药物的不良反应及常见并发症的处理及预防。

6. 掌握抗肿瘤药物的疗效评价标准和生活质量的评估并合理应用于临床。

四、本专业病种

1. 鼻咽癌
2. 食管癌
3. 胃癌
4. 大肠癌
5. 肝癌
6. 胰腺癌
7. 支气管肺癌
8. 乳腺癌
9. 甲状腺癌
10. 膀胱癌
11. 肾癌
12. 男性生殖系统肿瘤
13. 卵巢癌
14. 宫颈癌
15. 子宫肉瘤
16. 子宫内膜癌
17. 绒癌
18. 骨肿瘤
19. 软组织肿瘤
20. 恶性黑色素瘤
21. 霍奇金病/非霍奇金淋巴瘤
22. 中枢神经系统肿瘤
23. 浆细胞肿瘤
24. 儿童肿瘤
25. 成人白血病
26. 皮肤癌
27. 其他

附录二　全国高级卫生专业技术资格考试介绍

为进一步深化卫生专业技术职称改革工作，不断完善卫生专业技术职务聘任制，根据中共中央组织部、人事部、卫生部《关于深化卫生事业单位人事制度改革的实施意见》（人发〔2000〕31号）文件精神和国家有关职称改革的规定，人事部下发《加强卫生专业技术职务评聘工作的通知》（人发〔2000〕114号），高级专业技术资格采取考试和评审结合的办法取得。

一、考试形式和题型

全部采用人机对话形式，考试时间为2个小时（卫生管理知识单独加试时间为1时）。考试题型为单选题、多选题和案例分析题3种，试卷总分为100分。

二、考试总分数及分数线

总分数450~500分，没有合格分数线，排名前60%为合格。其中的40%为优秀。

三、考试效用

评审卫生高级专业技术资格的考试，是申报评审卫生高级专业技术资格的必经程序，作为评审卫生高级专业技术资格的重要参考依据之一，考试成绩当年有效。

四、人机对话考试题型说明

副高：单选题、多选题和案例分析题3种题型。

正高：多选题和案例分析题2种题型。

以实际考试题型为准。

五、考试报名条件

（一）正高申报条件

1. 取得大学本科以上学历后，受聘副高职务5年以上。
2. 大学普通班毕业以后，受聘副高职务7年以上。

（二）副高申报条件

1. 获得博士学位后，受聘中级技术职务2年以上。
2. 取得大学本科以上学历后，受聘中级职务5年以上。
3. 大学普通班毕业后，受聘中级职务5年以上。
4. 大学专科毕业后，取得本科以上学历（专业一致或接近专业），受聘中级职务7年以上。
5. 大专毕业，受聘中级职务5年以上。
6. 中专毕业，受聘中级职务7年以上。
7. 护理专业中专毕业，从事临床护理工作25年以上，取得护理专业的专科以上学历，受聘中级职务5年以上，可申报副主任护师任职资格。